国家卫生健康委员会"十四五"规划教材

全国中等卫生职业教育教材

供医学影像技术专业用

医学影像技术

第4版

主 编 黄 霞 刘建成

副主编 张玉松 李敬玉 董 印

编 者 （以姓氏笔画为序）

于海燕（山东省莱阳卫生学校） 李 冰（四川卫生康复职业学院）

王 平（沧州医学高等专科学校） 李敬玉（河北医科大学第一医院）

王 江（山东省临沂卫生学校） 张玉松（临沂市人民医院）

王 宇（安徽省淮南卫生学校） 张春雨（甘肃卫生职业学院）

王 利（泰山护理职业学院） 房立洲（安徽省阜阳卫生学校）

朱 明（临沂市中医医院） 黄 霞（山东省临沂卫生学校）

刘建成（山东省莱阳卫生学校） 盛 蕾（泰安市中心医院）

刘俊恒（山西省长治卫生学校） 董 印（山东第一医科大学附属省立医院）

人民卫生出版社

·北 京·

图书在版编目（CIP）数据

医学影像技术 / 黄霞，刘建成主编 . —4 版 . —北京：人民卫生出版社，2022.11（2025.5 重印）
ISBN 978-7-117-33915-5

I. ①医⋯ II. ①黄⋯②刘⋯ III. ①影像诊断 — 中等专业学校 — 教材 IV. ①R445

中国版本图书馆 CIP 数据核字（2022）第 199748 号

| 人卫智网 | www.ipmph.com | 医学教育、学术、考试、健康，购书智慧智能综合服务平台 |
| 人卫官网 | www.pmph.com | 人卫官方资讯发布平台 |

医学影像技术

Yixue Yingxiang Jishu

第 4 版

主　　编：黄　霞　刘建成
出版发行：人民卫生出版社（中继线 010-59780011）
地　　址：北京市朝阳区潘家园南里 19 号
邮　　编：100021
E - mail：pmph @ pmph.com
购书热线：010-59787592　010-59787584　010-65264830
印　　刷：廊坊一二〇六印刷厂
经　　销：新华书店
开　　本：850×1168　1/16　印张：33.5　插页：8
字　　数：713 千字
版　　次：2003 年 2 月第 1 版　　2022 年 11 月第 4 版
印　　次：2025 年 5 月第 4 次印刷
标准书号：ISBN 978-7-117-33915-5
定　　价：89.00 元

打击盗版举报电话：010-59787491　E-mail：WQ @ pmph.com
质量问题联系电话：010-59787234　E-mail：zhiliang @ pmph.com
数字融合服务电话：4001118166　E-mail：zengzhi @ pmph.com

修订说明

为服务卫生健康事业高质量发展,满足高素质技术技能人才的培养需求,人民卫生出版社在教育部、国家卫生健康委员会的领导和支持下,按照新修订的《中华人民共和国职业教育法》实施要求,紧紧围绕落实立德树人根本任务,依据最新版《职业教育专业目录》和《中等职业学校专业教学标准》,由全国卫生健康职业教育教学指导委员会指导,经过广泛的调研论证,启动了全国中等卫生职业教育护理、医学检验技术、医学影像技术、康复技术等专业第四轮规划教材修订工作。

第四轮修订坚持以习近平新时代中国特色社会主义思想为指导,全面落实党的二十大精神进教材和《习近平新时代中国特色社会主义思想进课程教材指南》《"党的领导"相关内容进大中小学课程教材指南》等要求,突出育人宗旨、就业导向,强调德技并修、知行合一,注重中高衔接、立体建设。坚持一体化设计,提升信息化水平,精选教材内容,反映课程思政实践成果,落实岗课赛证融通综合育人,体现新知识、新技术、新工艺和新方法。

第四轮教材按照《儿童青少年学习用品近视防控卫生要求》(GB 40070—2021)进行整体设计,纸张、印刷质量以及正文用字、行空等均达到要求,更有利于学生用眼卫生和健康学习。

前　言

　　医学影像技术是医学影像技术专业的专业核心课程。本版教材是依据国家卫生健康委员会"十四五"规划教材的出版要求而编写的,主要面向全国中等卫生职业教育医学影像技术专业师生,以培养具有崇高道德水准和高素质劳动者与技能型人才为中心任务,充分体现社会主义核心价值观,突出爱国主义、集体主义、社会主义教育,在教材中融入课程思政内容,弘扬劳动光荣、技能宝贵、创造伟大的时代风尚。

　　教材全面落实党的二十大精神进教材要求,整体上强调立德树人、德技并修的思想。在坚持"三基、五性"的教材编写原则基础上,突出技能、对接岗位、学考兼顾、纸媒与数字资源互补。教材内容体现"以就业为导向,以能力为本位"的原则,将知识与临床实际应用相结合,重视对学生实践能力和创新精神的培养,突出素质教育和技能型人才的培养目标。

　　教材内容主要包括总论、普通 X 射线检查技术、X 射线造影检查技术、CT 检查技术、MRI 检查技术、介入放射学简介及医学影像信息系统等知识。教材新增加了 X 射线成像物理学基础等知识、典型案例及丰富的数字资源内容。本教材图文并茂,更新了配套PPT 课件,增加了自测题,加入大量技术操作视频,构建一体化的"互联网 + 教育"平台,以适应现代医学发展、学生考证及继续深造的需要。全书共分七章,建议授课学时 216 学时,其中实训指导 78 学时。

　　本教材是在第 3 版教材的基础上进行修订的,教材编写人员来自全国中高职院校一线骨干教师和三甲医院临床一线专家,是院校合作的集体智慧结晶。教材编写和出版得到了兄弟院校及全体编写人员的大力支持,参考了国内外专家的著作和教材,在此表示衷心的感谢!

　　在本次修订过程中,全体编写人员任劳任怨、努力工作,但由于编者水平有限,加之经验不足,书中缺点和错误之处在所难免,恳请广大师生批评指正。

黄　霞　刘建成

2023 年 9 月

目　录

第一章 | 总 论

01章 数字内容

医学影像技术课程是医学影像技术专业的核心课程，属于专业技能课程。通过本课程的学习，应具备医学影像技术人才所需要的基本理论知识和临床基本技能，能够和医学影像技术岗位相对接。本章主要介绍医学影像技术的概念、研究内容、发展状况和医学影像常用检查方法；另外对本课程的学习目标及学习方法进行简单介绍，从而为后续的学习打下坚实的基础。

一、医学影像技术的发展及现状

自 1895 年德国物理学家伦琴发现 X 射线以来，随着科学技术的进步，医学影像技术取得了长足的发展。不仅 X 射线的应用、成像技术不断更新，而且非 X 射线的成像方法如超声检查（ultrasonography，US）、磁共振成像（magnetic resonance imaging，MRI）、正电子发射体层摄影（positron emission tomography，PET）/计算机体层成像（computed tomography，CT）、PET/MRI 等技术也在临床中广泛应用，已成为现代医学的重要支柱之一。医学影像技术专业发展前景广阔，临床医学领域对医学影像技术的依赖度也愈来愈高。

（一）医学影像技术及研究内容

医学影像技术是借助于某种介质（如 X 射线、电磁场、超声波等）与人体的相互作用，利用多种专门成像设备,将人体内部组织、器官正常与异常的形态、结构以及某些生理或病理功能,以影像的形式呈现出来,为临床诊断和治疗提供影像信息的一门科学。

医学影像技术研究的主要内容包括:各种医学影像成像的基本原理,普通 X 射线检查技术,各种造影检查技术,X 射线计算机体层摄影(X-ray computed tomography,X-CT)技术,磁共振成像技术,介入放射学技术,影像存储与传输系统(picture archiving and communication system,PACS)。超声检查技术和核医学影像检查技术虽然也属于医学影像技术的范畴,但是它们分别由单独教材专门讲授,故本教材不包括超声和核医学的影像检查技术。

(二)医学影像技术的发展历程

1. X 射线的发现与普通 X 射线摄影技术　1895 年 11 月 8 日,德国物理学家威廉·康德拉·伦琴(图 1-0-1)发现了 X 射线。1895 年 11 月 22 日,伦琴拍摄了第一张 X 射线照片,是伦琴夫人手的 X 射线照片(图 1-0-2)。1901 年,伦琴因这一发现而获得了第一届诺贝尔物理学奖。从此,X 射线检查便成为临床非常重要的检查方法,直到今天还是使用普遍且有相当大临床诊断价值的医学影像检查方法。

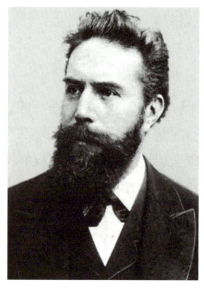

图 1-0-1　X 射线发现者——伦琴

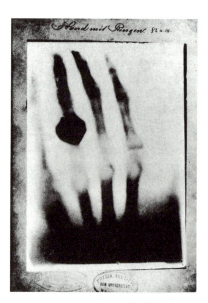

图 1-0-2　伦琴夫人手骨 X 射线像

随后的几十年中,X 射线摄影技术不断发展,包括使用影像增强管、滤线器、增感屏、旋转阳极 X 射线管及断层摄影等。但是由于这种常规 X 射线成像技术是将三维人体结构显示在二维平面上,加之其对软组织的显示能力差,使整个成像系统的功能受到限制。20 世纪 70 年代初期,由于 CT 的出现,使飞速发展的医学影像技术达到了一个高峰。随后超声、磁共振、单光子、正电子等的断层成像技术不断涌现。

最初的 X 射线透视检查是在暗室内进行的。随着 X 射线成像技术的不断更新,现在的 X 射线透视已经从暗室转向了明室,并且从最初的医患同室变成了隔室透视;随着计算机技术的不断发展,数字 X 射线透视得到了广泛应用。患者和工作人员接受射线的辐射剂量越来越少。X 射线胶片的处理,也发生了翻天覆地的变化:从最初的暗室内纯手工操作到自动冲洗机的运用,随后出现了干式激光打印机,如今得到了广泛应用。

随着计算机技术的飞速发展,医学影像开始进入数字化时代。20 世纪 90 年代,在 X 射线摄影设备中研发出现了计算机 X 射线摄影(computed radiography,CR)和数字 X 射线摄影(digital radiography,DR)成像技术。进入 21 世纪以来,CR 及 DR 广泛应用于临床。许多全新的数字化成像设备迅猛发展,使 X 射线摄影进入了全面数字化时代,构筑了全新的数字 X 射线摄影技术及智能 DR。摄影时间明显缩短,工作环境明显改善,放射防护进一步完善,图像的处理更加快捷、方便。大大减轻了影像技术人员的工作强度,提高了工作效率,降低了患者的辐射剂量。

2. X 射线造影检查技术 普通 X 射线检查技术有利于 X 射线吸收差异比较大的组织及器官的影像显示,但是对于人体软组织来说,由于其对 X 射线的吸收天然对比较小,因而不利于其组织结构图像的显示。为了提高软组织及一些中空器官的影像显示能力,人们借助对比剂,利用引入对比剂的方法来提高组织之间的对比,于是造影检查技术应运而生。

最早应用于临床的造影检查是胃肠道造影,其借助的是医用硫酸钡对比剂,如今气钡双重对比造影广泛应用于胃肠道造影检查中。曾经气体被应用于脑部造影,之后又被应用于腹腔、关节等部位,后来由于 CT 及 MRI 技术的广泛应用,气体造影检查已经被淘汰。随后碘制剂的应用,使得造影检查的应用越来越广泛。从无机碘制剂到有机碘制剂,从离子型碘对比剂到非离子型碘对比剂,先后被应用于脊髓、气管、支气管、胆道、尿路、心血管、生殖器官、窦道等的造影检查。如今非离子型对比剂因其毒副作用小,临床的应用越来越广泛。特别是心、脑血管造影,几乎全部采用非离子型碘对比剂。

3. X 射线计算机体层摄影(X-ray computed tomography,X-CT)检查技术 X-CT是近代飞速发展的计算机技术与 X 射线检查技术有机结合的产物。X-CT 是利用 X 射线对人体层面进行扫描,获取信息,经计算机进行计算处理而获得的重建图像。它显著扩大了人体的扫描范围,提高了病变的检出率和诊断的准确率。这种诊断价值高、无痛苦的CT 检查方法,被公认为是伦琴发现 X 射线以来的重大突破,是医学影像设备与计算机相结合的里程碑。

4. MRI 检查技术 MRI 检查技术以磁源性技术替代了 X 射线技术成像,是另一类与 X 射线影像具有不同特征的医学影像成像技术。它具有无放射线损害,无骨性伪影,能多方向、多参数成像;具有高度的软组织分辨力,不需使用对比剂即可显示血管结构等独特优点。它经历了从理论到实践、从形态到功能、从宏观到微观的发展历程。其在中枢神经系统方面的临床应用已成为疾病诊断的"金标准",在骨关节、软组织等疾病的诊断中也有其独到之处。近年来超高场磁共振设备的出现,使磁共振脑功能成像、频谱成像、白质纤维束成像、心血管检查、腹部及盆腔检查等都得到了突飞猛进的发展。

5. 介入放射检查技术 介入放射学是 20 世纪 70 年代后期迅速发展起来的一门边

缘学科,于80年代初传入我国。介入放射检查技术是在医学影像设备(X射线、B超、CT、MRI等)的精确监视下,通过经皮穿刺途径或通过人体原有通道,将特制的导管或器械插至病变部位进行诊断性造影和治疗,或采集组织进行组织学、细胞学检查。介入放射学是借助于影像技术而进行临床诊断与治疗的边缘学科,目前发展迅速。介入放射检查技术属于微创检查技术,具有重复性强、定位准确、疗效高、见效快、并发症发生率低等优势,目前已经涉及人体消化、呼吸、骨骼、泌尿、心血管等多系统疾病的诊断和治疗,在现代医疗诊治领域已迅速确立其重要地位。介入放射学的发展与普及,使患者有了更多的康复机会,日益成为人们选择性治疗的首选方法,备受患者接受和欢迎。

(三)医学影像技术现状

当今的医学影像科已经不是当年仅靠透视和摄片进行诊断的放射科,而是拥有CR、DR、CT、MRI等一系列大型医学影像设备进行诊疗的现代临床医学影像学科。其含义和内容已经扩展为影像技术、影像诊断、介入治疗、工程信息技术以及人工智能技术的应用。

20世纪80年代,我国的X射线摄影还普遍处于非自动控制摄影技术上,X射线摄影离不开暗室技术、T颗粒技术等,多幅相机以及自动冲洗机等在当时广泛应用。如今,随着计算机技术的不断开发与更新,以及探测器的不断更新换代,使旋转数字减影血管造影(digital subtraction angiography,DSA)、平板DSA、DR、数字激光打印机和干式激光打印机等都相继得到广泛的应用与研究,数字成像技术已基本代替了传统的屏-片摄影。

我国自1980年引进CT技术,目前已普及乡镇级医院。CT从最初的单层扫描,到如今的多层容积扫描、强大的图像后处理功能,逐渐成为临床影像检查技术的主力军。双源CT、能谱CT、320排螺旋CT在临床使用越来越广泛。

我国自1985年引进第一台常导型MRI设备,目前已普及县级医院。近40年以来,随着超导技术、低温技术、磁体技术、电子技术及计算机技术的不断进步,MRI技术得到了飞速发展。MRI快速扫描技术和不同类型的序列脉冲设计,极大地扩展了MRI的使用领域。现在的MRI导航技术、MRI波谱成像、脑功能成像使得影像检查已经达到了分子影像学水平。

另外,人工智能(artificial intelligence,AI)已经成为影像数字化和精准化的重要支撑。AI已应用于影像技术的各个场景,针对医学影像进行AI技术处理,包括图像分割、目标检测、图像分类、图像配准、图像映射等技术范围。通过AI算法的图像重建技术,可将低剂量CT、PET图像重建得到相当于高剂量CT的高质量图像。这样临床上减少辐射剂量,便能获得高质量的满足临床诊断需求的图像。

分子影像学是医学影像领域的一大技术革命,也是医学影像未来发展的主导与趋势。运用分子影像学手段,探索肿瘤等重大疾病的分子诊疗靶点,研发纳米影像探针与诊疗一体化药物,构建重大疾病诊疗一体化方案。运用多模态影像技术和影像组学等方法,挖掘医学影像图像深层定量特征,分析影像组学特征与临床数据、病理数据和基因数据间的关联,实现疾病严重并发症预防和癌症早筛、早诊及预后预测,为肿瘤诊疗决策提供了强大的支持工具,对推动癌症的防治关口前移起到重要作用。以超高磁场 MRI、光子计数 CT 为代表的全新一代影像技术,推动着影像技术的蓬勃发展。光子计数 CT 的使用能够将 X 射线衰减转换为电信号光子计数探测器,使得每一个光子产生的信号脉冲都被计数,被电极的电路读取,实现多能成像、减少辐射剂量,以更高的密度对比度、更高的分辨率重建图像,推动影像的成像更清晰、扫描更快速、性能更安全、结果更智能,为疾病诊治带来历史性飞跃。

医学精准、影像先行,医学微创、影像支撑。面向人民生命健康的现代医学已经从以疾病治疗为主转变到生命健康全过程的预防、治疗和康养。在临床诊疗中,75%~85% 的信息来源于影像图像,医学影像已经由临床辅助检查手段发展成临床诊断疾病的主要方法,广泛应用于体检、疾病筛查、诊断与鉴别、疗效评价及预后等多方面,为人民群众提供全方位、全周期的健康保障。医学影像无创、快捷、精准,为疾病的诊疗提供了科学和直观的依据,在疾病筛查、诊断、治疗、预后评估等方面起到不可替代的作用,已成为临床医生诊治疾病的"眼睛"。

二、医学影像技术常用方法及选择

现代医学影像技术包括普通放射检查技术(X 射线)、CR/DR、CT、发射型计算机断层成像(ECT)/正电子发射体层摄影(PET)、MRI、超声检查(US)以及数字减影血管造影(DSA)等。不同影像检查设备的成像原理不同,影像学的表现也不同,各自成像技术的诊断价值和范围也各不相同,但对人体内部的结构和器官的成像基本一致,用不同的检查方法,可显示其结构器官的影像形态和功能情况。各种影像检查方法均有优缺点,面对如此多的检查方法,我们如何进行选择呢?

(一)医学影像技术常用方法

1. X 射线检查　包括普通 X 射线检查和 X 射线造影检查。

普通 X 射线检查包括透视和摄影。透视是 X 射线检查中最基本、最简单和使用最广泛的 X 射线检查方法之一。透视操作方便、费用低,检查时可随意转动体位,能够动态观察患者脏器功能情况,但是由于透视检查所用时间较长,患者接受 X 射线的辐射量较多,所以一般透视检查已经被 X 射线摄影检查所取代。X 射线摄影由于具有检查时间短暂,患者接受 X 射线辐射量明显减少,图像清晰度及对比度明显增高等特点,应用更加广泛。

对于缺乏自然对比的结构或器官,通过人为引入对比剂而形成人工对比,称之为 X 射线造影检查。X 射线造影检查广泛应用于胃肠道、尿路、心脑血管等中空脏器及窦道病变的检查中。

随着计算机技术的不断更新,目前 DR 在临床上广泛应用,操作更加便捷。由于其影像是数字影像,所以在图像后处理方面具有明显的优势,图像存储及传输更加方便、快捷,图像的清晰度及对比度明显提高。

2. CT检查 CT图像是显示人体器官组织的某一层面的横断面或冠状面图像,具有较高的密度分辨力,能够清晰显示器官组织及病变的解剖形态。患者只需躺在检查床上即可完成全身各部位的检查。通过增强检查,还能进一步了解病变血供情况及血流灌注情况,对病变的定性起到决定性作用。随着计算机技术的不断更新,现在的CT具有强大的图像后处理功能,检查时间明显缩短,CT图像清晰度、对比度更高,所以CT检查广泛应用于临床,特别是颅脑、神经、胸部、腹部、四肢关节、心脏及大血管等全身各部位、器官都可进行CT检查。

3. MRI检查 MRI是利用原子核在磁场内发生共振所产生的信号经计算机重建而成像的一种成像技术。MRI图像对软组织的分辨力比X射线及CT图像明显增高,它能获得横断面、矢状面、冠状面及任意方向切面的二维图像,三维重建所显示的解剖结构逼真,并且利用其流动效应及水成像技术,在不用对比剂的情况下可显示血管、胆管、尿路、耳蜗等结构,MRI检查越来越受到临床的青睐。在完成MRI的磁场范围内,对人体健康不至于造成危害,属于无创检查。因此MRI广泛应用于神经系统、软组织、腹部及盆腔脏器的检查。因其具有检查费用较贵,扫描时间较X射线及CT长,噪声稍高、空间分辨力低于X射线及CT等缺点,应用受到一定的限制。另外一些手术后患者如置入心脏起搏器的患者,禁用MRI检查。

4. DSA检查 DSA是行血管造影时,利用计算机处理数字化的信息,消除骨骼及软组织影像的检查技术。DSA已取代了一般的血管造影检查技术,是一种微创性的检查方法,广泛应用于心脏、大血管、脑血管等疾病的检查中。DSA设备及技术已经相当成熟,通过三维立体实时成像,再加上任意旋转,可动态地从不同方位对血管及其病变进行观察,并能观察血液流动情况。对介入技术,特别是血管内介入技术的开展,DSA更是不可缺少的。

5. 其他检查 超声检查及核医学检查技术分别在相应教材内讲授,本教材不再讲述。

(二)医学影像技术常用方法的选择

随着现代影像学设备的不断更新,影像技术得到不断完善,医学影像技术人员也要不断提升自己,加强学习,熟练掌握并应用现代化影像设备。不同的影像检查手段,其成像原理不同,影像学表现各异。每种成像技术的诊断价值各不相同。面对如此多的影像检查方法,我们应该如何作出正确选择呢?

1. 选择原则 首先必须了解每种影像检查方法的特点,明确不同器官、组织最适合应用哪种检查方法;其次需要了解各种检查方法之间的关系,能够相互取长补短,使检查方法达到最佳组合,从而减少不必要的检查或重复检查;第三,具有相同临床诊断价值时,应选用简单方便并对患者无痛、无损伤、费用低的影像检查方法。

2. 影像检查方法选择

(1) 普通 X 射线透视检查：主要应用于骨骼系统、胸部、腹部急腹症的检查及造影检查。X 射线摄影检查广泛应用于人体各部位，包括头颅、胸部、腹部、四肢、骨关节、脊柱、乳腺、牙齿等。

(2) X 射线造影检查：广泛应用于消化道、心脑血管系统、泌尿系统、生殖系统、窦道及瘘管等。

(3) CT 检查：应用非常广泛，颅脑、头颈部、胸部、腹部脏器、脊柱、心脏大血管、四肢关节及软组织等均可进行 CT 检查。随着计算机技术的不断更新，CT 在三维重建、大血管计算机体层血管成像（computed tomography angiography，CTA）及脑灌注等功能检查方面，越来越发挥出其无可替代的优势，为临床诊断及治疗提供便捷而又准确的诊断信息。

(4) MRI 检查：广泛应用于神经系统、软组织、腹部、盆腔脏器、四肢、关节及心脏大血管等的检查中。中枢神经系统和纵隔病变显示最佳，颅底部及头颈交界处病变有较好的显示，对心脏大血管病变、腹部、四肢、关节病变都有很大的诊断价值，但对肺部病变及钙化显示较差。

(5) DSA 检查：有助于心、脑大血管及冠状动脉的检查，对腹主动脉及其分支、肢体大血管的检查也很有帮助。DSA 发展很快，现已达到三维立体实时成像，更有利于病变的显示和介入治疗。

三、课程总目标及学习方法

(一) 课程总目标

医学影像技术课程是医学影像技术专业的专业核心课程之一。学习这门课程有助于学生理解医学影像技术基本原理，掌握基本操作方法，熟练操作医学影像设备，为临床提供优质的影像诊断图像和治疗随访图像资料，帮助临床医生对患者作出正确的诊断和积极有效的治疗，为患者减轻痛苦，在平凡的岗位上作出应有的贡献。

通过本课程的学习，能够对不同部位及疾病所用何种影像检查方法熟练进行选择。要求掌握各部位的 X 射线检查技术，特别是能够熟练掌握 DR 操作技术及 CT 检查技术，熟悉 MRI 检查步骤、体位及常见部位的检查技术，了解 DSA 检查的步骤，能够配合临床医生完成 DSA 检查，能够积极了解本学科的最新发展，为以后继续教育打下良好基础。

(二) 学习方法

医学影像技术是一门专业技能课程，有很强的应用性和实践性。如何才能学好这门课程呢？建议如下：

1. 明确学习医学影像技术的学习目的，端正学习态度。我们学习这门课程的目的是学以致用，能够知道医学影像技术基本原理、基本知识，熟练掌握基本医学影像检查设备的应用方法，获得符合诊断标准的图像资料。

2. 热爱医学影像技术职业,具有高尚的道德情操和职业素养,能处处为患者着想,时刻注意患者及自己的 X 射线防护,操作过程中能够和患者进行良好的沟通。

3. 树立应用基本理论知识提高动手能力的理念。注意勤于动脑、动手能力的培养。由于医学影像技术是一门专业技能课程,那么我们要具有工匠精神、劳模精神和创新精神。同学要多实训、多观察,注意总结经验、教训。在"做中学、学中做",熟练进行相应设备的操作,为顶岗实习打好基础。

4. 注意相应课程的相互联系。既要加强影像设备操作技术的运用,又要加强人体解剖及影像断层解剖的学习,学会分析医学影像图像质量,能够熟练进行影像资料后处理,制作出符合诊断要求的影像资料,熟练处理和存储影像资料,以便更好地服务于临床。

本章小结

　　本章主要介绍医学影像技术的发展历程及现状。学习重点是明确医学影像技术这门课程的主要内容,包括各种医学影像技术的基本原理、普通 X 射线检查技术、X 射线造影检查技术、CT 检查技术、MRI 检查技术、介入放射学技术、影像存储与传输系统。学习难点是如何对医学影像技术的常用方法进行选择。在学习过程中注意明确学习目标及学习方法,树立坚强的信念,勤于动手,善于动脑,为后续的学习打下坚实的基础。

（黄　霞）

 思考与练习

一、名词解释

医学影像技术

二、填空题

1. 自 1895 年德国物理学家 _____ 发现 X 射线以来,随着科学技术的进步,医学影像技术取得长足的发展。

2. MRI 是利用 _____ 在磁场内发生共振所产生的信号经计算机重建而成像的一种成像技术。

三、简答题

1. 简述医学影像技术研究的主要内容。

2. 医学影像技术常用检查方法有哪些?

第二章 | 普通 X 射线检查技术

02章 数字内容

第一节 X 射线成像物理学基础

导入案例

患者,男,50 岁,右肘关节外伤 2h,遂到当地医院放射科摄片检查,2h 后拿到 X 射线照片及报告。

请问:

1. 这张 X 射线照片的影像是怎样形成的?
2. 这张 X 射线照片是利用了 X 射线的哪个特性?
3. 一张优质的 X 射线照片有哪些条件?

一、X射线的产生及性质

（一）X射线的发现

X射线是德国物理学家伦琴于1895年11月8日做阴极射线管（cathode ray tube）实验时意外发现的。它是19世纪末20世纪初物理学最伟大的发现之一。

 知识拓展

X射线的发现经过

1895年11月8日，伦琴像平时一样把一只放电管用黑纸严严实实地裹起来，把房间弄黑，接通感应圈，使高压放电通过放电管，黑纸没有漏光，一切正常后他切断电流，准备做每天做的实验——放电实验。突然，他眼前似乎闪过一丝微绿色荧光。刚才放电管是用黑纸包着的，荧光屏也没有竖起，怎么会有荧光呢？这个一般人很快就会忽略的现象，却引起了伦琴的注意，使他产生了浓厚的兴趣。于是，伦琴开始了对这种射线的研究，最后他发现这种射线竟能穿过手骨。经反复的实验，伦琴认为从阴极射线管中放出的是一种穿透力极强的射线。他一连多天将自己关在实验室里，集中精力研究。后来，伦琴确认这的确是一种新的射线，当时因不详其性质，将其称为X射线。

伦琴的这一重大发现，引起了科学界的浓厚兴趣。在发现X射线3个月之后，维也纳一家医院首先用它协助外科手术。由于当时使用的是充气X射线管，产生的X射线量甚微，拍摄一张头颅片需要20min的曝光时间。这是X射线在医学中应用的初始阶段。

X射线的发现在人类科学史上具有极其重要的意义，它为自然科学和临床医学的发展开辟了一条崭新的道路。因此伦琴于1901年获得诺贝尔物理学奖，并且成为世界上第一个诺贝尔物理学奖获得者。后来，为了纪念伦琴的杰出贡献，人们把X射线称为伦琴射线。从伦琴发现X射线以来，X射线日益广泛地应用在医学诊断和治疗方面，成为医疗保健工作中不可缺少的检查手段。

（二）X射线的产生

1. X射线产生的条件　X射线的产生必须具备3个条件（图2-1-1）。

（1）电子源：X射线管灯丝通电加热，灯丝周围形成空间电荷。

（2）电子高速运动：灯丝周围的电子在X射线管阴、阳两极间高压电场作用下高速运动，使电子高速运动具有动能。X射线管两端施加直流高压和维持X射线管内高真空来满足电子高速运动。

（3）高速电子骤然减速：高速电子骤然减速是阳极阻止的结果。阳极的作用：一是阻止高速电子产生 X 射线,二是形成高压电路的回路。阳极上接受电子撞击的范围称为靶面,阳极靶一般用高原子序数、高熔点的钨制成。

X 射线的产生是能量转换的结果,电能转换为阴极电子的动能。在阳极靶面的阻止下,阴极电子的动能 99% 以上转换为热能,不到 1% 的动能转换为 X 射线。

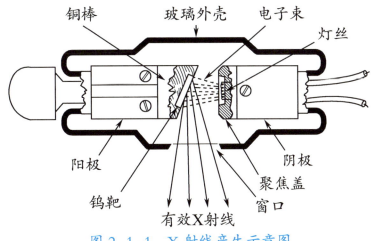

图 2-1-1　X 射线产生示意图

2. X 射线产生的装置　根据 X 射线的产生原理,人们研制出的将电能转变为 X 射线能的装置称为 X 射线机。它能根据不同需要,产生量和质都能够控制的 X 射线束。医用 X 射线机分为诊断用 X 射线机和治疗用 X 射线机两大类。用于透视、摄影检查的 X 射线机统称为诊断用 X 射线机,用于疾病治疗的 X 射线机统称为治疗用 X 射线机。

随着科学技术的发展以及使用要求的不同,X 射线机的结构形式有很大差别,但其基本结构是一样的,都由主机、机械装置及辅助设备等几部分组成。其中主机是指产生 X 射线的最基本的组成部件,它由 X 射线管(X-ray tube)、高压发生器、控制台等部分组成。

(1) X 射线管:是 X 射线机的心脏,是产生 X 射线的关键部件。现代 X 射线设备使用的都是高真空度的热电子式 X 射线管。它是在特制的玻璃管内插入两个电极,一个是产生和发射热电子的阴极,另一个是阳极,也叫阳极靶面,它是高速电子撞击的目标。

1) 阴极:由灯丝(钨丝绕制而成)和集射罩组成。其作用是按需要提供足额数量的电子,经聚焦加速后撞击阳极靶面而产生 X 射线。灯丝电压愈高,灯丝加热温度愈高,每秒释放出的电子数就愈多。当在阴极和阳极间加上高电压时,这些从灯丝中释放出来的热电子在强电场的作用下奔向阳极而形成管电流。

2) 阳极:使高速电子突然受阻而产生 X 射线的地方。阳极由靶面和散热体两部分组成(图 2-1-2)。

3) 管壳:是维持高真空度空间,并起着

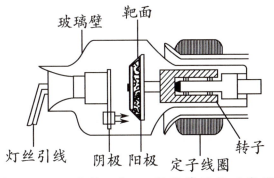

图 2-1-2　旋转阳极 X 射线管结构示意图

固定阳极和阴极的作用。在实际应用中,有固定阳极 X 射线管和旋转阳极 X 射线管。旋转阳极 X 射线管与固定阳极 X 射线管产生 X 射线的原理完全相同,但它的容量大、性能好,是一种很理想的 X 射线管。另外,为了适应各种不同的需要,还有特殊 X 射线管,如软组织摄影用的钼靶 X 射线管、放射治疗用的金靶 X 射线管等。

(2) 高压发生器:X 射线管需要的电能应满足两个要求,一个是使 X 射线管灯丝加热而放射出电子;另一个是使这些电子加速奔向阳极。根据这两个要求,X 射线高压发生器中分别设有灯丝加热电路和高压电路。

(3) 控制台:是整个 X 射线机的控制中心,控制台有许多控制电路,如限时电路、限时保护电路等。限时电路控制 X 射线的照射时间,限时电路与高压发生器中的两种电路相互关联,就能得到所需要的 X 射线束。控制台上有多个开关和选择键,如电源开关,工作方式选择开关,mA、kV、照射时间选择键等,它们互相配合就能产生符合要求的 X 射线束。

(4) 机械装置和辅助设备:一台 X 射线机除了上述主机设备外,还有各种机械装置如诊视床(检查床)、立柱、天轨、地轨、支架、吊架等,以及其他各种配套的辅助设备,如影像增强器 X 射线电视系统、摄影架等。目前国内外的 X 射线机生产厂商都在竭力提高主机系统质量,以及各种诊视床、影像转换、显示记录、储存数字处理等辅助设备的质量。

(三) X 射线产生的效率及影响因素

高速运行的电子流轰击阳极靶面,只有少于 1% 能量转变为 X 射线,其余部分转变为热能。X 射线产生的效率与管电压、靶面物质的原子序数、管电流及高压波形有关。

1. 管电压的影响 管电压峰值决定高速电子撞击靶面的最大能量,改变管电压,整个 X 射线谱曲线的形状也将发生变化,当管电压升高时,曲线向短波长方向移动。当管电流、靶物质固定时,随着管电压的升高,X 射线谱的最短波长和最大强度所对应的波长均向短波长方向移动。X 射线产生的效率与管电压成正比。

2. 靶面物质的原子序数的影响 靶面物质的原子序数越高,产生的 X 射线效率越高,X 射线产生的效率与靶面物质的原子序数成正比。

3. 管电流的影响 管电流越大,撞击靶面的高速电子数量越多,产生的 X 射线强度越大,效率越高。

4. 高压波形的影响 高压波形受整流方式影响,最终影响管电压峰值及有效管电压,进而影响 X 射线强度和 X 射线产生效率。

(四) X 射线与物质的相互作用

电离辐射分为带电粒子辐射和不带电粒子辐射。电子与物质的作用是带电粒子辐射与物质的相互作用,而 X 射线与物质的作用则属于不带电粒子辐射与物质的作用。

X 射线通过物质时,小部分从物质原子的间隙中穿过,大部分被吸收和散射,从而产生各种物理的、化学的及生物的效应。这些效应的产生都是物质吸收 X 射线能的结果。物质对 X 射线的吸收过程不是简单的能量转移,而是一个很复杂的过程。

X射线是一种不带电的电离辐射,它通过物质时只引起少量的初级电离,而绝大部分电离都是由初级电离产生的带电粒子引起的次级电离。电离和激发是辐射能传递给物质的主要过程,所谓X射线的生物效应主要是它们的次级电子所产生的生物效应。X射线与物质的相互作用主要有光电效应和康普顿效应。

1. 光电效应　光电效应称光电吸收,它是X射线光子被原子全部吸收的作用过程。光电效应不产生散射线,减少了照片的灰雾;增加了人体不同组织和对比剂对X射线的吸收差别,利于提高诊断的准确性。

光电效应对诊断放射学的影响,应从利弊两方面进行认识。

有利的方面是,由于光电效应的发生而使照片影像质量好。这是因为:①光电效应不产生散射线,增大光电效应即可减少照片的灰雾;②由于光电效应与原子序数4次方成正比,因此光电效应可增加人体不同组织和对比剂对射线的吸收差别,产生高对比度的X射线照片。钼靶软组织X射线摄影就是利用低能射线在软组织中因光电吸收的明显差别而产生高对比度照片的。另外,在放疗中光电效应可增加肿瘤组织的吸收剂量,提高其疗效。

有害的方面是,入射X射线通过光电效应可全部被人体吸收,增加了被检者的剂量。从防护角度讲,应尽量减少每次X射线检查的剂量。根据光电效应发生概率与光子能量3次方成反比的关系,采用高千伏摄影技术可达到降低剂量的目的。

2. 康普顿效应　又称康普顿散射,它是X射线光子能量被部分吸收而产生散射线的过程。康普顿效应的发生概率与光子能量和原子序数有关。

康普顿效应的发生概率通常与光子能量成反比,与原子序数和单位体积内的原子个数 N 成正比。散射光子的能量在诊断X射线能量范围内,散射光子仍保留了入射光子的大部分能量。小角度偏转的光子,几乎保留了入射光子的能量。X射线通过人体时产生的小角度散射光子,不可避免地要到达胶片产生灰雾,影响照片质量。对于其中较大偏转角的散射线,可用滤线器将其吸收,而对偏转角度非常小的散射线,滤线器难以将它们全部滤除。

康普顿效应中产生的散射线是X射线检查中最大的散射线来源,从被照射部位和其他被照体上产生的散射线充满检查室的整个空间,因此对射线工作者和其他处于辐射场的人员应采取相应的防护措施。

(五)X射线的本质和特性

1. X射线的本质　1912年,德国物理学家劳厄等利用晶体做衍射光栅实验时,成功地观察到X射线的衍射现象,证实了X射线的本质是一种电磁波。X射线与可见光、红外线、紫外线、γ射线一样都是电磁波,它们的本质完全相同,只是波长、频率有所差别,X射线的频率很高,在 $(3 \times 10^{16} \sim 3 \times 10^{20})$ Hz,波长很短,在 $10^{-3} \sim 10$ nm。

(1) 具有波动性:X射线具有干涉、衍射、反射及折射等现象,说明它具有波动性。

(2) 具有微粒性:X射线光子辐射和吸收时具有能量、质量和动量,说明它具有微粒性。X射线的波动性不能解释它的光电效应、荧光作用、电离作用等,这些只能用爱因斯坦的光量子理论,即把X射线束看作是由一个个微粒(X射线光子)的组成来解释。

(3) 具有波粒二象性:X射线在传播中具有频率和波长,并有反射、干涉及衍射等现象,突出表现了它的波动性;而在与物质相互作用发生能量交换时,具有能量、质量和动量,就突出表现了它的粒子性。因此,X射线具有波粒二象性,波粒二象性是X射线的客观属性。

随着物理学的发展,20世纪初出现了量子力学,应用量子力学原理,可把X射线看作概率波,这种波代表光子在空间出现的概率,从而把X射线本质即波粒二象性统一起来。

2. X射线的特性

(1) 物理特性

1) 穿透性:X射线具有一定的穿透能力。波长越短,穿透力越强,穿透力与被穿透物质的原子序数、密度和厚度成反比关系。X射线对人体不同组织穿透性能的差别,是X射线透视、摄影和X射线CT检查的基础,也是选择屏蔽防护材料和滤过板材料的依据。

2) 荧光效应:荧光物质如磷、铂氰化钡、硫化锌镉等,在X射线照射下被激发,能释放出可见的荧光。荧光效应是X射线透视的基础。

3) 电离作用:具有足够能量的X射线光子不仅能击脱物质原子的轨道电子产生一次电离,脱离原子的电子再与其他原子碰撞,还会产生二次电离。在固体和液体中,电离后的正、负离子能很快地复合,不易收集,但气体中的电离电荷却很容易收集起来。通常就是利用电离电荷的多少来测定X射线的照射量。多种测定照射量仪器的探头,如电离室、正比计数管、盖革-米勒计数管等都是利用这个原理制成的。电离作用是X射线放射治疗的基础,但对人体也有伤害。

4) 热作用:物质吸收X射线能量,最终绝大部分都将变为热能,使物体产生温升。测定吸收剂量的量热法仪器就是根据X射线的热作用原理制作而成的。

(2) 化学特性

1) 感光效应:X射线具有光化学作用,可使摄影的胶片感光。感光效应是X射线摄影的基础。

2) 着色作用:某些物质如铂氰化钡、铅玻璃、水晶等经X射线长期照射后,其结晶体脱水渐渐改变颜色,称为着色作用。

(3) 生物效应:X射线在生物体内能产生电离和激发作用,使生物体产生生物效应。X射线是电离辐射,它对生物细胞,特别是增殖性强的细胞有抑制、损伤,甚至使其坏死的作用。因其对X射线敏感程度的不同而出现种种反应,这一作用可在放射治疗中得到充分应用。当然X射线对人体的正常组织也有损伤作用,因此必须注意非被检部位和非治疗部位的屏蔽防护,同时放射工作者也应注意自身特别是敏感部位的防护。

（六）X 射线成像的基本原理

X 射线成像是利用 X 射线与物质作用产生衰减的特性,当相同强度入射的 X 射线通过人体时,由于人体组织密度与厚度不同,X 射线衰减也不相同,因此,透过人体的 X 射线强度不同,形成了 X 射线强度的差异。

X 射线成像的基本原理可归纳如下:

1. X 射线具有一定的穿透力。

2. 人体组织结构存在密度及厚度差异。

3. 透过人体的 X 射线经过影像接收器显像,形成灰度影像。

二、X 射线的量与质及影响因素

（一）X 射线的量与质

X 射线束的能量是对感光系统产生感光效应的根本因素,它取决于 X 射线光子的数量以及单个光子的能量。习惯上常用 X 射线强度来表示 X 射线的量与质,X 射线强度是指单位时间内通过垂直于 X 射线束方向的单位面积上的 X 射线光子数量与能量乘积的总和。可见 X 射线强度是由光子数目和光子能量两个因素决定的。

1. X 射线的量　X 射线的量就是 X 射线光子的数目,用管电流量表示,即曝光时的管电流值与曝光时间的乘积,通常以毫安（mAs）为单位。X 射线的量越大,X 射线束的总能量就越大,所给予感光系统的感光效应就越大。

2. X 射线的质　X 射线的质又叫线质,它表示 X 射线的硬度,即穿透物质本领的大小。X 射线的质用来描述单个 X 射线光子能量大小。X 射线质是由管电压所决定的,管电压值越大,单个 X 射线光子的能量就越大,X 射线束的总能量也就越大。例如,使用 80kV 管电压所得到最大光子能量是 80keV。X 射线束中的光子能量大小不一、波长不等,是一束混合能量的射线束。

（二）影响 X 射线量与质的因素

X 射线管阳极靶物质、管电压、管电流以及高压波形是直接影响 X 射线量与质的因素。

1. 影响 X 射线量的因素

（1）靶物质:连续 X 射线的强度与靶物质的原子序数 Z 成正比。在管电压和管电流都相同的情况下,阳极靶的原子序数 Z 高,则 X 射线的强度也成正比地增大。

（2）管电流:在一定的管电压下,X 射线的强度决定于管电流。管电流愈大,说明撞击阳极靶面的电子数愈多,产生的 X 射线强度也就愈大。实际 X 射线强度与管电流成正比,管电流越大,X 射线强度越大,反之越小。

（3）管电压:X 射线束中最大光子能量等于高速电子的最大动能,而电子的最大动能又决定于管电压的峰值,即 X 射线的质取决于管电压值。当管电流不变时,X 射线强度

与管电压 n 次方成正比。

2. 影响 X 射线质的因素　X 射线的质仅取决于管电压值。无论何种靶物质,在一定的管电压下所产生的连续 X 射线谱的最短波长是相同的,产生的连续 X 射线谱的最长波长也是相同的,峰值辐射强度发生在相同能量光子处,光子的最大能量完全由管电压控制。连续 X 射线的质随管电压的升高而变硬,但特征 X 射线的质只与靶物质有关。脉动电压产生的 X 射线质比恒定电压下产生的 X 射线质要软些,所以管电压波形对 X 射线的质也有影响。

值得注意的是,管电压的波形除了影响 X 射线的质外,对 X 射线的量也有很大影响。另外,滤过对 X 射线的量、X 射线的质以及 X 射线能谱构成均有很大影响,增加滤过厚度,可大量衰减连续谱中的低能成分,使能谱变窄,线质提高,但总的强度降低。

综上所述,X 射线的量与靶物质原子序数、管电压的 n 次方、管电流及照射时间成正比,X 射线的质取决于管电压的值。

三、X 射线检查参数

(一) X 射线管焦点

X 射线管焦点是 X 射线的发生区域。焦点的大小、形状及线量是 X 射线管焦点成像性能的主要参量之一,与成像系统的成像性能有密切关系。焦点的大小除与 X 射线机本身的设计有关外,也与焦点的投影方位及使用的曝光条件等因素有关。

1. 实际焦点　实际焦点是指灯丝发射的电子经聚焦后在 X 射线管阳极靶面上的撞击面积。实际焦点的大小取决于聚焦槽的形状、宽度以及灯丝在聚焦槽内的深度(图 2-1-3)。

2. 有效焦点　X 射线管阳极靶面具有一定的倾斜角度,即为阳极倾角,它是阳极靶面与 X 射线管长轴的垂直面所构成的夹角,用 α 表示。一般阳极倾角为 17°~20°。由于靶面的倾斜,实际焦点的投影在不同方位上的大小是不

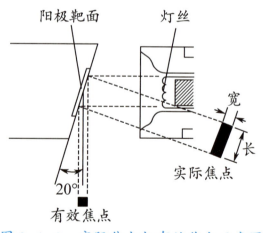

图 2-1-3　实际焦点与有效焦点示意图

一致的,这些在像面上不同方位上实际焦点的投影称为 X 射线管有效焦点(图 2-1-3)。有效焦点的大小,对 X 射线成像质量影响很大。作为 X 射线管焦点成像性能的参量之一,通常我们把实际焦点在 X 射线管长轴垂直方向上的投影称为 X 射线管的标称有效焦点。有效焦点约为一矩形,其大小可用 $a \times b \sin \alpha$ 来表示。其中:a 为焦点的宽、b 为焦点的长、α 为阳极倾角。

3. 有效焦点标称值　1982 年,国际电工委员会(IEC)336 号出版物上阐述了用无量

纲的数字(如1.0、0.3、0.1等)来表示有效焦点的大小,此数字称为有效焦点标称值,其值是指有效焦点或实际焦点宽度上的尺寸。另外,由于焦点面上的线量分布是不均匀的,故在描写焦点成像性能时又用"等效焦点"来描述。

(二)线量分布

1. 焦点面上的线量分布　X射线管阴极灯丝上的电子撞击阳极靶面,产生X射线,撞击电子多的区域产生的X射线多,撞击电子少的区域产生的X射线少。通过一种特殊的小孔成像装置获取X射线管焦点的影像,利用焦点影像可以观察焦点面上线量分布情况。这种小孔成像装置结构简单,在一块铅皮上钻一个针尖大小的小孔即可。根据小孔成像原理,焦点的影像能反映X射线管焦点的形状及焦点的大小,并根据焦点影像的密度(密度的概念将在本节X射线影像部分中介绍)观察焦点面上X射线量的分布状态。从焦点像上可以看出密度分布是不均匀的,沿焦点像的宽方向(X射线管短轴方向)用显微密度计扫描得出两端密度高、中间密度低的双峰分布曲线,这证明焦点宽方向上的线量分布是中间少、两边高的双峰形。沿焦点像的长方向(X射线管长轴方向)用显微密度计扫描得出两端密度低、中间密度高的单峰分布曲线图,这说明焦点长方向上的线量分布是中间多、两边少的单峰形。线量呈单峰分布时,焦点成像性能较好。

2. 照射野内线量分布　X射线管管套内壁包裹一层铅皮,但在管套中部有缺口,用有机玻璃来密封绝缘油,这一区域称为X射线管窗口,这个区域绝缘油厚度薄,方便X射线顺利射出。X射线管靶面上产生的X射线,经过X射线管窗口呈"束状"射出,称为X射线束。通过X射线管窗口的X射线束入射于成像介质的曝光面大小称为照射野。照射野内的X射线量分布是不均匀的,平行于X射线管长轴方向的照射野内,近阳极侧X射线量少,近阴极侧的X射线量多,这一现象称为X射线管阳极效应。在平行于X射线管短轴方向的照射野内,X射线量的分布两侧基本对称。

X射线摄影时,应将肢体厚度大、密度高的组织置于X射线管阴极侧,而肢体厚度薄、密度低的组织置于X射线管阳极侧。

在照射野内,X射线管有效焦点的大小也是不均匀的,在平行于X射线管长轴方向上,近阳极侧有效焦点小,近阴极侧有效焦点大,这一现象称为焦点的方位特性。需重点观察细微组织结构的部位也应置于阳极侧。在X射线管短轴方向上,有效焦点的大小两侧对称(图2-1-4)。

若用一块厚度为1mm的铅皮,在铅皮上加工几排平行的针孔,并将此铅皮置于X射线管焦点和胶片的正中间,且与X射线管长轴、影像接收器(胶片)平面平行。用适当的条件进行曝光,得到一张焦点的多个针孔像

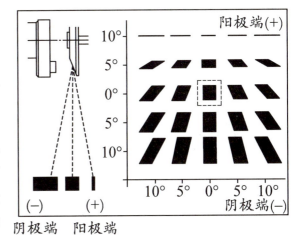

图2-1-4　焦点的方位特性示意图

的照片。从照片上可以看出,近阳极侧焦点影像面积小,近阴极侧焦点影像面积大,这表明近阳极侧有效焦点小,近阴极侧有效焦点大。

(三) X 射线束

X 射线管阳极靶面上产生的 X 射线,原本是按一定规律向各方向发射,由于阳极结构的自身吸收以及 X 射线管套和窗口的限制,所以实际上 X 射线管发出的 X 射线是以阳极靶面的实际焦点为锥尖的锥形射线束(图 2-1-5)。

1. 照射野　通过 X 射线管窗口的 X 射线束入射于被照体的曝光面大小。

2. 中心线、斜射线　X 射线束中心部分的射线称为中心线。中心线垂直于窗口平面,是摄影方向的代表。X 射线束中除中心线外的射线称为斜射线,在某些特殊体位摄影时偶尔利用斜射线作为中心线摄影,以减少肢体影像的重叠。

3. 散射线的产生及消除

(1) 散射线定义:是 X 射线管发射出的原发射线穿过人体及其他物体时,会产生光电效应和康普顿散射,而产生方向不定、能量较低的二次射线(图 2-1-6)。这些射线不能用于成像,只能使照片产生灰雾,照片对比度下降。同时对工作人员和患者都产生辐射。

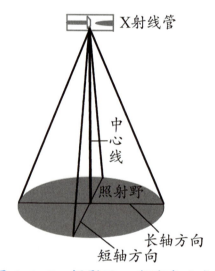

图 2-1-5　摄影用 X 射线束示意图

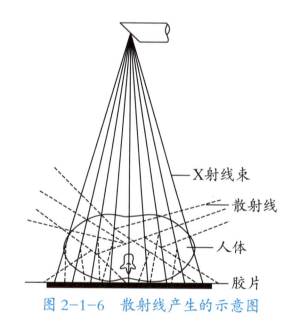

图 2-1-6　散射线产生的示意图

(2) 评价散射线的指标:散射线含有率是作用于胶片上的散射线与全部射线的比率。散射线含有率与原发射线和受检体有关。

1) 管电压:散射线含有率随着管电压的升高而加大。当管电压超过 80kV,散射线含有率趋于平稳。

2) 受检体的厚度:当受检体的厚度小于 15cm 时,在相同的管电压和照射野下,散射线含有率随着受检体的厚度增加而增加。当被检体厚度超过 15cm 时,因其上层组织中产生的散射线被下层组织所吸收而不能达到胶片,因此,散射线含有率不再增加。

3) 照射野:照射野增大时,散射线含有率大幅上升。散射线含有率的增加在

30cm×30cm 的照射野时达到了饱和,照射野小于 2cm×2cm 时,散射线很少。

（3）抑制和消除散射线的方法

1）抑制散射线的方法

A. 遮线器：主要是通过控制照射野的大小减少散射线。遮线器分透视和摄影用两种,通常以铅板的机械装置组成,使相互垂直的两对铅板并拢或张开,以控制照射野大小。实际应用时应尽量缩小照射野,一般与胶片等大。

B. 滤过板：通过使用适当厚度的金属薄板（如铝板、铜板等）,置于 X 射线管窗口处,吸收原发射线中波长较长的无用射线,减少软 X 射线对患者的辐射。

2）消除散射线的方法

A. 空气间隙法：又称为空气间隙效应。它是利用空气可吸收能量较低的 X 射线及 X 射线衰减与距离的平方成反比的规律,在增加了肢－片距后,一部分与原发射线成角较大的散射线可射出胶片以外（图 2-1-7）。

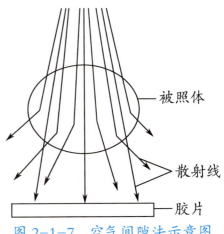

图 2-1-7 空气间隙法示意图

B. 滤线栅：是直接吸收散射线最有效的设备。

滤线栅的构造：是由许多薄的铅条（一般厚 0.05~0.1mm）和易透过 X 射线的低密度物质（0.15~0.35mm 的铝或有机化合物等）作为填充质,使铅条相互平行或形成一定斜率固定排列,两面再附加铝板或合成树脂板起支撑和保护作用,成为有一定厚度的能吸收散射线的铅条板（图 2-1-8）,即滤线栅。

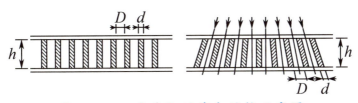

图 2-1-8 滤线栅的基本结构示意图

滤线栅根据构造特点分为平行式、聚焦式及交叉式等。聚焦式滤线栅（图 2-1-9）的铅条延长线聚焦于空中一条直线；平行式滤线栅的铅条互相平行排列；交叉式滤线栅中的铅条相互垂直或斜交叉组成,栅平面呈网格状。此外,滤线栅根据运动功能分为静止式（固定式）和活动式两种。静止式滤线栅在曝光过程中保持不动,会在照片上留下细小的铅条影；运动式滤线栅则滤线栅与机械振动结构连接在一起,曝光时铅条运动产生模糊,避免铅条影像对被照体影像的影响。

滤线栅的工作原理：在摄影时,将滤线栅置于肢体与胶片之间,焦点至滤线栅的距离应在滤线栅焦距允许的范围内,并使 X 射线中心线对准滤线板中心。这样,从 X 射线管发出的原发射线与滤线栅的铅条平行,大部分穿过铅条间隙到达胶片,小部分照射到铅条上被吸收。散射线因与铅条成角,大部分不能通过铅条间隙而被吸收,减少了胶片上接收的散射线量,有效地改善了照片对比度,提高了影像质量(图2-1-10)。

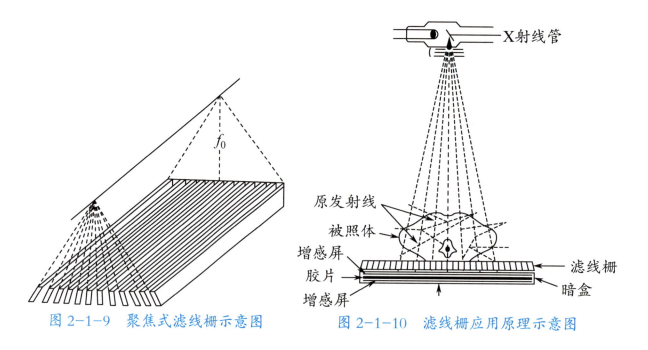

图2-1-9　聚焦式滤线栅示意图　　　图2-1-10　滤线栅应用原理示意图

滤线栅的特性:

a. 栅比(R):指铅条高度h与相邻两铅条间距D的比值。

$$R=\frac{h}{D}$$
式(2-1-1)

R表示一个滤线栅清除散射线的能力,栅比值越高其消除散射线作用越好。R值有8:1、12:1、16:1、34:1等多种。

b. 栅密度(n):表示在滤线栅表面上单位距离(1cm)内,铅条与其间距形成的线对数,常用线/cm表示。

$$n=\frac{1}{d+D}$$
式(2-1-2)

d为铅板的宽度,栅比值相同,n值大的滤线栅,吸收散射线能力强。

c. 滤线栅的焦距(f_0)和焦栅距离界限($f_1 \sim f_2$):f_0指聚焦滤线栅的倾斜铅条会聚于空中一直线到滤线栅板平面的垂直距离。$f_1 \sim f_2$是指X射线摄影时,在聚焦滤线栅有效面积边缘处,原射线透射值在聚焦距离上的透射值的60%(满足临床需要的X射线照片)时允许焦点距离聚焦入射面的最低f_1和最高f_2的范围。此范围随栅比的增加而缩小。

滤线栅的切割效应:即滤线栅铅条对X射线原射线的吸收作用(图2-1-11)。有以下4种情况:①聚焦式滤线栅倒置,照片显示中部密度大,而两边密度小的不均匀现象。②侧向倾斜(或偏离)焦栅距,一种是摄影距离与焦栅距一致,但X射线管焦点向一侧偏离了聚焦线;另一种是摄影距离与焦栅距一致,而栅平面不与X射线束垂直,向一侧倾斜了一定角度;两者都会产生密度不均匀的影像。③偏离焦栅距,当X射线管焦点对准栅中心,但焦栅距过大或过小,都会产生切割效应。④双重偏离,侧向偏离及上、下偏离焦栅距同时发生,双重偏离可造成胶片不均匀照射,照片影像密度一边高一边低。

使用滤线栅的注意事项:①使用聚焦式滤线栅时,不能将滤线栅倒置;②X射线中心线要对准滤线栅中线,左右偏差不超过3cm;③倾斜X射线管时,倾斜方向只能与铅条排列方向平行;④使用聚焦式滤线栅时,焦点至滤线栅的距离要在允许的焦栅距离界限$f_1 \sim f_2$范围内;⑤使用调速运动滤线栅时,要调好与曝光时间相适应的运动速度,一般运动时间应长于曝光时间的1/5。

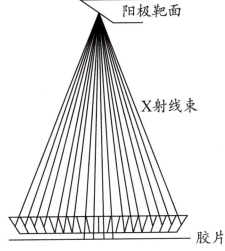

图 2-1-11 聚焦式滤线栅倒置使用造成切割效应

(四) X射线摄影条件的制订与应用

优质X射线照片影像的获得,与X射线摄影条件密切相关。因而在制订合理的X射线摄影条件时,既要考虑被检体的组织和病变的特点,还要选择恰当的X射线质、X射线量等参数,才能获得具有最大诊断信息量的X射线照片影像。

1. 摄影用管电压　管电压是影响影像密度、对比度以及信息量的重要因素。在实际选择管电压时,必须考虑到管电压与X射线照片影像形成的关系:①管电压表示X射线的穿透力;②管电压控制照片影像对比度;③管电压升高,摄影条件的宽容度增大;④高电压摄影,在有效消除散射线的情况下,信息量和影像细节可见度增大。

2. 摄影用管电流与摄影时间　管电流与摄影时间的乘积为管电流量。在感光效应一定时,两者成反比关系。由于X射线管容量的限制,管电流的选择不能是任意的,必须从X射线管规格表中找出对应于管电压和摄影时间的最大管电流。具体选择应在容许的最大管电流以下,根据摄影部位的需要选择适当的摄影时间,再确定出对应于所需管电压下的容许管电流。

3. 照射野的选择　X射线摄影时,有效地缩小照射野,不仅减少了X射线照射量,而且也提高了影像质量,附加的散射线也减少了。

4. 摄影距离的选择　为了减小影像失真及模糊度,在X射线摄影时,摄影距离必须确定在模糊值小于0.2mm的范围内。

5. 滤线栅的选择　被检肢体厚度超过15cm或应用60kV以上管电压进行摄影时,应使用滤线栅。使用滤线栅摄影时,必须熟悉所用滤线栅的特性及使用注意事项。

6. 自动曝光　用探测器实测透过被检体后的X射线量,当数值达到一定的量后,切断照射的X射线,称作程序表制订方式,也有称作自动切断方式或反馈方式的。现在所用探测器有两种,即电离槽式和光电计式。

(1) 电离槽式:用X射线照射离子槽,使其积蓄电离离子并产生电流,然后将电流输入控制系统。电离槽多是平行板型,置于被检肢体与片盒之间。

(2)光电计式:用荧光物质将 X 射线转变为可见光,再用光电管等光电转换元件使之形成电流并输入控制系统。光电转换元件装入一探头内,置于肢体和片盒间,但需固定在对应于肢体某一定点的片盒槽前(安装调整时选定)。当到达胶片的 X 射线量至预先选定值时,即立刻切断 X 射线照射。

四、X 射线影像

(一)X 射线影像的形成与信息的传递

1. X 射线影像的形成　X 射线通过肢体被检部位时,一部分射线被吸收和散射,另一部分则通过肢体成为具有诊断信息的 X 射线。在这一过程中,由于肢体被检部位的结构和成分不同,而形成了 X 射线的强度差异。通过各种传递系统及变换系统,将人眼观察不到的 X 射线信息记录在胶片上,通过转换成为人眼可见的光学密度影像。因此,X 射线影像的形成是一种影像信息传递与转换的过程。

2. X 射线影像信息的传递　如果把被检体作为信息源,X 射线作为信息载体,那么 X 射线影像形成的过程就是一个信息传递与转换的过程。

(1)X 射线对三维空间的被检体进行照射,获得载有被检体信息成分的强度不均匀的 X 射线。这种信息形成的质与量,取决于被检体因素(原子序数、密度、厚度)和射线因素(线质、线量、散射线)等。

(2)将不均匀的 X 射线强度分布,通过接受介质(增感屏－胶片系统、荧光屏、影像增强系统、成像板、平板探测器等)直接或间接地转换为二维的光强度分布。

(二)X 射线影像的观察方法

1. 透视　X 射线透视是利用 X 射线的穿透性和荧光效应,在荧光屏上形成人体组织结构影像的检查方法,是一种经济、简便的检查方法。透视的优点在于可多角度、实时动态观察组织器官的形态和功能。但动态的影像不能永久保留,影像的细节显示不及 X 射线摄影,且患者接受的辐射剂量较大。

(1)荧光屏透视:荧光屏透视的接收器是荧光屏。荧光屏由荧光纸、铅玻璃和背板组成。穿过被照体的透射线不同,人体中 X 射线吸收系数小的组织或厚度薄的组织透过的 X 射线量大,激发荧光屏发出的荧光亮度强;反之,发出的荧光亮度弱,因此可在荧光屏上产生亮暗不同的荧光影像(图2-1-12)。

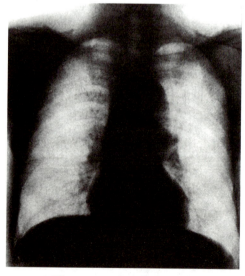

图 2-1-12　荧光图像

荧光屏透视由于荧光亮度太弱,必须在暗室进行,操作不便而且影像效果不佳,目前临床上已经淘汰。

（2）影像增强透视：影像增强透视接收器是 X 射线电视系统。X 射线电视系统是由影像增强器、光分配器和闭路电视组成。影像增强器包括增强管、管套和电源三部分（图 2-1-13），增强管是影像增强器的核心，它可把接收的 X 射线影像转换成可见光影像，并由输入屏的光电阴极转换为电子影像；在阳极电位和聚焦电极电位共同形成的电子透镜作用下加速聚焦，冲击在输出屏上形成缩小并增强了的电子影像；电子影像再由输出屏转换成可见光影像。可见光影像与电视摄像机、监视器配接，显示透视影像。阳极电位越高，光电子运动速度越快，撞击到输出屏时动能越大，输出屏亮度越高。

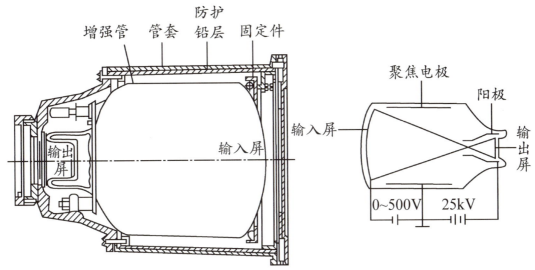

图 2-1-13　影像增强器结构示意图

影像增强透视使影像亮度明显提高，透视由暗室转为明室，方便操作，完全可取代荧光屏透视。

2. X 射线摄影　X 射线摄影（图 2-1-14）是应用光或其他能量来表现被照体信息状态，并以可见光学影像加以记录的一种技术。X 射线摄影以其简单、经济、常用的特点在临床上广泛应用。其优点在于影像的空间分辨力高、患者受照剂量小及影像便于长期保存记录等，缺点是难以了解脏器的动态变化。

按照 X 射线能量的不同，可分为普通 X 射线摄影、软 X 射线摄影和高千伏摄影。

（1）普通 X 射线摄影：是指使用管电压在 40~100kV 产生的 X 射线进行的摄影技术，是临床上主要应用的摄影方法。

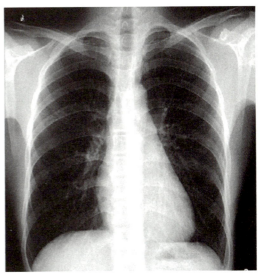

图 2-1-14　X 射线摄影的影像

（2）软 X 射线摄影：是指使用管电压在 25~40kV 产生的软 X 射线进行的摄影技术，也称软组织摄影。用于乳腺摄影、喉部软组织摄影、鼻咽部软组织摄影、四肢部软组织摄影等，目前临床上多用于乳腺 X 射线摄影。

软 X 射线摄影的基本原理是利用钼靶 X 射线机产生的单色性强、波长恒定、强度较大的 X 射线，增加光电效应，扩大软组织的 X 射线吸收差异，以此获取具有一定对比的软组织影像。

（3）高千伏摄影：是指使用 120~150kV 的高电压产生 X 射线进行的摄影技术，又称概观摄影。临床上主要用于胸部 X 射线摄影。

胸部使用高千伏摄影，虽然照片上肺组织与肋骨对比度低，但影像的层次丰富，肺野也可清晰可见，这样照片呈现肺纹理连续追踪的效果，增加了病灶的可见度。

（三）X 射线照片的密度及对比度

1. X 射线照片影像密度及影响因素

（1）照片密度：又称光学密度或黑化度，是指 X 射线胶片经过感光后，通过显影等处理在照片上形成的黑化程度，用 D（density）表示。照片密度是观察 X 射线照片影像的先决条件，构成照片影像的密度必须适当，才能符合影像诊断的要求。

（2）光学密度的求值：光学密度值是一个对数值，无量纲。其大小决定于入射光线强度（I_0）与透过光线强度（I）的比值。

1）透光率：指照片上某处的透光程度。其数值等于透过光线强度与入射光线强度之比，用 T 表示：

$$T = \frac{I}{I_0} \qquad 式（2-1-3）$$

T 值越大，表明照片密度越低，在照片上吸收光能的黑色银原子越少；T 值越小，表明照片密度高，照片吸收光的黑色银原子越多；当 T 值为 1 时，表明在照片上无吸收光能的黑色银原子，入射光全部通过照片；当 T 值为 0 时，表示照片黑色银原子将入射光线全部吸收，无透过光线。

2）阻光率：指照片上阻挡光线能力的大小。其在数值上等于透光率的倒数，用 O 表示：

$$O = \frac{1}{T} = \frac{I_0}{I} \qquad 式（2-1-4）$$

O 值越大，表示照片密度越高，在照片上吸收光能的黑色银原子越多；O 值越小，表示照片密度越低，在照片上吸收光能的黑色银原子越少，照片透过的光线越多；当 O 值为 1 时，表示入射到照片上的光线全部通过，即表示照片无吸收光线的黑色银原子。

3）光学密度值：照片阻光率的常用对数值。表示为：

$$D = \lg O = \lg \frac{I_0}{I} \qquad 式（2-1-5）$$

如 I_0=1 000lx，I=1 00lx，则 D=1。光学密度仪即根据此原理制作，借助光学密度仪可以直接读出照片影像的光学密度值。

在阅读照片时,D 值大小由照片吸收光能的黑色银粒子多少决定,与观片灯的强弱无关;但人眼对密度值大小的感觉,却随观片灯光线的强弱而有差异。根据有关的实验资料表明,人眼在正常的观片灯下能分辨的光学密度值范围在 0.25~2,对于低于 0.25 的光学密度值或高于 2 的光学密度值的 X 射线照片影像,人眼则难以辨认,需要通过调节入射光线强度,将其 X 射线照片置于弱光源或强光源下,才能使人眼增加分辨能力。良好的 X 射线诊断照片的密度范围在 0.3~1.5,在这一范围内对于人眼有最佳反差的感觉。

(3) 影响照片密度的因素

1) 照射量(mAs):当管电压一定时,决定 X 射线照片影像密度的因素是照射量,即管电流和曝光时间的乘积。不同的照射量,在照片上得到不同的照片密度。两者的关系符合胶片特性曲线(又称 H-D 曲线)关系。曝光量正确时,照射量与照片密度成正比。但在曝光不足或过度时,照片密度的变化小于照射量的变化。

2) 管电压(kV):管电压决定 X 射线的硬度,管电压增加,使 X 射线穿透物体到达胶片的量增多,即照片密度增加。由于作用于 X 射线胶片的感光效应与管电压的 n 次方成正比,所以当胶片对其响应处于线性关系时,照片密度的变化则与管电压的 n 次方成正比。管电压的 n 值可因管电压数值、被照体厚度及增感屏与胶片组合等因素而发生改变。

管电压的变化为 40~150kV 时,n 值的变化从 4 降到 2。所以使用低电压摄影技术时,管电压对照片密度的影响要大于高电压摄影技术。高电压摄影时,摄影条件选择的通融性要大;低电压摄影时,管电压选择要严格。

由于照片密度与管电压的 n 次方成正比,所以管电压数值变化比照射量(mAs)变化对照片密度的影响要大。但是由于管电压的升高可增加散射线,降低照片对比度,因此在摄影中应当利用照射量调节照片密度,利用管电压控制照片对比度。

3) 摄影距离(FFD):X 射线强度在空间中的衰减遵循平方反比定律,即 X 射线强度的衰减与摄影距离的平方成反比。在 X 射线摄影中,摄影距离越短,X 射线强度越大,照片密度越高,但由于缩短摄影距离将增加影像的模糊及放大变形,所以摄影距离的确定原则,一要考虑在 X 射线机容量允许的条件下,尽量增大摄影距离,确保影像的清晰;二要根据影像诊断的要求,选择合适的摄影距离。

4) 增感屏:增感屏在 X 射线作用下可转换成低能量可见光,使胶片感光,从而提高照片密度。增感屏对照片密度的提高能力,取决于增感屏的增感率。增感率越高,所获得的照片密度越大。

5) 胶片的感光度:在曝光量一定时,胶片的感光度越大,形成的照片密度越大。在胶片与增感屏组合应用时,可以提高相对感度,降低照射量,有利于减少患者的辐射量。

6) 被照体厚度及密度:照片密度随着被照体的厚度和密度的增加而降低。人体除肺之外,各组织的密度大体接近于 1。肺的 X 射线摄影不能单纯以厚度来决定 X 射线的吸收程度,肺对 X 射线的吸收在吸气位与呼气位时不同,要获得相同照片密度,照射量相差 30% 左右。

7) 照片冲洗因素:照片冲洗加工不是导致胶片产生照片密度的决定因素,但胶片感光后只有通过冲洗加工才能显示出照片密度来。因此,冲洗环境的安全性、显影液特性、显影温度及时间等因素,对照片密度的大小有较大影响。

2. X射线照片影像对比度及影响因素

(1) 照片对比度是形成X射线照片影像的基础因素之一。其中涉及4个基本概念,即肢体对比度、X射线对比度、胶片对比度和X射线照片对比度。

1) 肢体对比度:肢体对比度($\Delta\mu$)又称对比度指数,是肢体对X射线吸收系数的差($\mu_2-\mu_1$),是受检体所固有的,是形成射线对比度的基础。

2) X射线对比度:X射线对比度(K_X)又称射线对比度,X射线到达被照体之前是强度分布均匀的一束射线。当X射线透过被照体时,由于被照体对X射线的吸收、散射而减弱,透过被照体的透射线形成了强度分布不均,这种X射线强度的差异称为射线对比度。此时即形成了X射线信息影像。射线对比度K_X记作:

$$K_X = \frac{I_2}{I_1} \qquad \qquad 式(2-1-6)$$

式(2-1-6)中,I_1、I_2代表透过线强度。

对于不同部位的透射线。其强度为:

$$I_1 = I_0 e^{-\mu_1 d_1}$$
$$I_2 = I_0 e^{-\mu_2 d_2}$$
$$K_X = \frac{I_2}{I_1} = \frac{I_0 e^{-\mu_2 d_2}}{I_0 e^{-\mu_1 d_1}} = e^{-\mu_1 d_1 - \mu_2 d_2} \qquad 式(2-1-7)$$

式(2-1-7)中,μ_1、μ_2、d_1、d_2分别表示被照体上两部分的X射线吸收系数和厚度。

3) 胶片对比度:又称胶片对比度系数,是X射线胶片对射线对比度的放大能力。通常采用胶片的最大斜率(γ值)或平均斜率($\overline{G}$)来表示。

4) X射线照片对比度:又称为光学对比度(K),是X射线照片上相邻组织影像的密度差。照片对比度依存于被照体不同组织对X射线衰减所产生的射线对比度,以及胶片对射线对比度的放大结果。照片的光学对比度(K):

$$K = D_2 - D_1 \qquad \qquad 式(2-1-8)$$

照片对比度(K)为:

$$K' = \gamma(D_2 - D_1) = \gamma lg\frac{I_2}{I_1} = \gamma lg K_X = \gamma(\mu_2 d_2 - \mu_1 d_1)lge \qquad 式(2-1-9)$$

在X射线对比度一定时,照片对比度的大小决定于胶片的γ值大小,γ值越大则获得的照片对比度越大,反之越小。

X射线照片对比度可用相加的方法计算(图2-1-15):

$$\sum K_1 + K_2 + K_3 + \cdots K_n \qquad \qquad 式(2-1-10)$$

因此,两面药膜的医用X射线胶片,其照片上的对比度分别是两个药膜各自产生的照片对比度之和。

（2）影响照片对比度的因素

1）被照体因素

A. 照片对比度是 X 射线对比度被胶片对比度放大的结果，X 射线对比度是被照体组织结构对 X 射线不同吸收的结果。在强度相同的 X 射线照射下，X 射线对比度主要取决于被照体本身的因素，如组织的原子序数、组织的密度及厚度等。人体除骨骼及气体外，大部分是由水、蛋白质、脂肪及碳水化合物组成的软组织，这些化合物的有效原子序数相差较少，对 X 射线的吸收率较接近。因此，临床上通过借助高原子序数的对比剂，如碘、硫酸钡等；低密度的介质，如气体等，增加组织间对比，提高照片对比度。

B. 组织的密度与厚度：被照体组织的密度与 X 射线的吸收成正比。组织的密度愈大，X 射线吸收愈多。当被照体的密度、原子序数相同时，照片对比度则受被照体的厚度影响，肢体厚度大时，吸收 X 射线多，照片密度越小。如果在软组织中出现空腔，因为空气对 X 射线几乎没有吸收，相当于减小厚度。

2）射线的因素：X 射线的质、X 射线量和散射线。

X 射线的质：通常 X 射线的质是由射线的波长决定的。而波长受管电压的影响，管电压越高，X 射线波长越短，X 射线的穿透能力越强，被检组织对 X 射线的衰减越少，反之越大。因此，不同的管电压摄影，所获得的照片对比度也不同，使用高电压摄影，射线对比度减小，照片对比度也减小；反之增大。

图2-1-16说明，对于肌肉组织的 X 射线吸收曲线，用高千伏或低千伏摄影基本相同，而对于骨组织和脂肪组织，在不同管电压时则出现差异。高千伏摄影时，X 射线吸收系数彼此相互接近，说明骨、肌肉、脂肪组织对 X 射线量的吸收差异不大，所获得的照片对比度低（黑色柱体间的对比）；而在低千伏摄影时，骨、肌肉、脂肪等组织的 X 射线吸收系数差异大，故获得的 X 射线照片对比度高（白色柱体间的对比）。

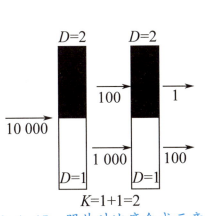

图 2-1-15 照片对比度合成示意图

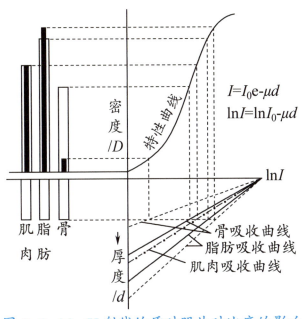

图 2-1-16 X 射线的质对照片对比度的影响

$I=I_0 e^{-\mu d}$

$\ln I=\ln I_0-\mu d$

因此,使用高电压摄影,照片对比度减小,获得的层次丰富,病灶与正常组织清晰可见,甚至在胸部可呈现出肺纹理连续追踪的效果。

从理论上讲,在高千伏摄影时用 γ 值大的胶片所获得的照片对比度与低千伏摄影用 γ 值小的胶片所获得的照片对比度可以相等。但实际上,前者显示出的组织密度一般在胶片特性曲线的直线部分,而后者易在胶片特性曲线的趾部或肩部显示,因而获得优质的照片是较困难的。

X 射线吸收差随被检组织的性质、原子序数、厚度、密度及管电压的不同而发生改变,特别是原子序数不同的物质,如对比剂、钙化灶等,在照片上有明显的对比。而乳腺、腹腔内的组织器官等因吸收差小,照片对比度较小。为获得良好对比度的照片,尽量将组织吸收差显示在胶片特性曲线的直线部。为此,可通过改变 X 射线的质,压缩吸收差,将被检组织的影像显示在胶片特性曲线的直线部,不需要的其他组织显示在直线部分之外。

X 射线量:一般情况下,X 射线量对照片对比度无直接的影响。但是,随着 X 射线量的增加可增加照片密度,从而使照片低密度区的影像对比度明显好转。

以四肢为例(图 2-1-17),当摄影时曝光量为 E 时,骨骼由于组织密度高,对 X 射线吸收大而形成的照片密度落在胶片特性曲线的足部;肌肉、脂肪组织由于组织密度小而落在胶片特性曲线的直线部,因而可形成良好的对比度,X 射线影像清晰,而骨骼的影像由于在足部缺乏对比,无法观察。若把曝光量增加到 2 倍 E 时,其他条件不变,则由于曝光量的增加使各种组织均向特性曲线横坐标的右侧移动,致使原落在足部的骨骼通过增加曝光量落在了直线部,加大了对比度;而肌肉、脂肪组织则由直线部移到肩部,对比度减小甚至消失。因此,在使用 X 射线量调节影像时,应注意 X 射线量不可过分增加。

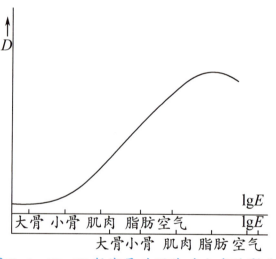

图 2-1-17 X 射线量对照片对比度的影响

在影像密度过高时,可适当减少 X 射线量增加对比度。但不改变 X 射线的质,而仅加减 X 射线量的摄影方法,在使用高千伏摄影后已不常用。

散射线:散射线是 X 射线管发射出的原发射线穿过人体及其他物体时,会产生光电效应和康普顿散射,而产生方向不定、能量较低的二次射线。这些射线不能用于成像,只能使照片发生灰雾,照片对比度下降,同时对工作人员和患者都产生辐射。

(四)X 射线照片的模糊及影响因素

1. X 射线照片的模糊

(1) 锐利度(S):是指在照片上所形成的影像边缘的清楚程度。若以 X 射线照片影像相邻两点的照片密度差 D_2-D_1 为照片对比(K),从 D_1 到 D_2 移行距离为 H,则锐利度为:

$$S = \frac{D_2 - D_1}{H} = \frac{K}{H}$$ 式(2-1-11)

(2) 模糊度（H）：是锐利度的反义词，在 X 射线照片上组织器官、解剖结构、病灶等影像的轮廓边缘不锐利，均称为"模糊"。它表示从一个组织的影像密度过渡到相邻的另一组织影像密度的幅度，此移行幅度大小，称为模糊度。当移行幅度超过 0.2mm 时，人眼即可识别出影像的模糊。图 2-1-18 中 H 值越大，表示两密度移行幅度越大，其边缘越模糊。

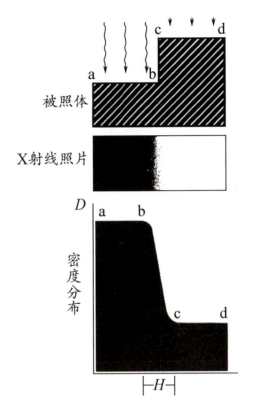

图 2-1-18　X 射线影像模糊示意图

2. X 射线照片影像模糊的影响因素　X 射线照片影像的模糊是由多种原因引起的综合效果，其中对影像质量影响较大的是焦点的几何学模糊、运动性模糊和屏 – 片系统产生的模糊。针对这些原因，进行全面正确的分析，采取有效措施降低、限制影像模糊，才能提高照片影像的质量。

(1) 几何学模糊：根据几何光学的原理可知，一个理想的点光源发出的光束呈放射状，在肢 – 片距不等于零时，对物体的几何投影只有放大变化而不产生模糊。然而，X 射线管焦点不是理想的点光源，而是一个具有一定面积的发光源。因此，在 X 射线摄影成像时，由于几何学原因而形成半影（H），即几何学模糊（图 2-1-19）。分析影响半影大小的因素，有利于减少照片影像模糊。

半影的大小可按式(2-1-12)计算：

$$H = F \cdot \frac{b}{a}$$ 式(2-1-12)

式中 F 代表焦点的尺寸，b 代表肢 – 片距，a 代表焦 – 肢距。

影响半影大小的因素有：焦点的大小、肢 – 片距、焦 – 肢距。

焦点的大小：焦点越大，几何学模糊度即半影越明显。在 X 射线管负荷允许的情况下，为使影像清晰，应尽量采用小焦点摄影。焦点的大小，在一定程度上主要受管电流的影响。

放大率：在 X 射线摄影中，X 射线束是以焦点作为顶点的圆锥形放射线束，将被照体 G 置于焦点与胶片之间时，因为几何投影关系，一般被照体离开焦点一定的距离 a（焦 – 肢距），胶片离开肢体一定距离 b（肢 – 片距），所以肢体在 X 射线胶片上的影像 S 比肢体 G 大，将 S 与 G 之比称为影像的放大率 M（图 2-1-20）。

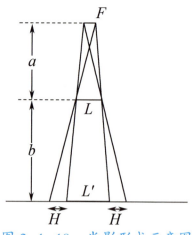

图 2-1-19　半影形成示意图

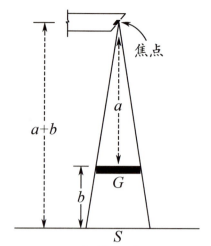

图 2-1-20　X 射线影像的放大示意图

影像的放大率为:

$$M=\frac{S}{G}=\frac{a+b}{a}=1+\frac{b}{a}\qquad\text{式}(2-1-13)$$

当 a 越小,b 越大时,影像的放大率越大,反之相反。

焦点的允许放大率:国际放射学界公认人眼的模糊阈值,当半影模糊值<0.2mm 时,人眼观察影像毫无模糊之感;当半影模糊值>0.2mm 时,人眼观察影像开始有模糊之感。故 0.2mm 的半影模糊值就是人眼的模糊阈值。

根据半影计算公式:

$$H=F\cdot\frac{b}{a}=F\cdot\left(\frac{a+b}{a}-1\right)=F(M-1)\qquad\text{式}(2-1-14)$$

将模糊阈值 H=0.2mm 代入式(2-1-14),则:

$$0.2=F(M-1)$$

$$M=1+\frac{0.2}{F}\qquad\text{式}(2-1-15)$$

式(2-1-15)中,M 为焦点的允许放大率;0.2 为人眼的模糊阈值;F 为焦点的尺寸。如果已知焦点(F)的尺寸,即可求出该焦点所允许的最大放大率(M)。

(2)运动性模糊

1)定义:X 射线摄影过程中,X 射线管、被照体及胶片三者均应保持静止或相对静止,即三者之间的相互几何投影关系保持不变。如果其中一个因素在 X 射线摄影过程中发生移动,所摄影像必然出现模糊,称为运动性模糊。

2)产生运动性模糊的因素:产生运动性模糊有 X 射线管、胶片的运动及被检体的运动。在 X 射线摄影时,产生运动性模糊的因素主要是由于组织脏器的生理性运动(如心脏大血管的搏动、胃肠道的蠕动等)以及病理性运动(如哮喘、肢体震颤、胃肠道痉挛等)造成的,病理性运动性模糊是不可避免的;同时,有时被检者不合作(如婴幼儿哭闹、精神不健全者以及人为的体位移动等),会导致在照片上产生运动性模糊。其运动性模糊的程

度取决于物体运动的幅度(m)与照片影像的放大率(图 2-1-21),即:

$$H_m = m\left(1 + \frac{b}{a}\right)$$ 式(2-1-16)

在一般情况下,运动性模糊是影像模糊最主要的因素。由于运动性模糊量为运动幅度与放大率的乘积,因此运动性模糊要比单纯性的几何学模糊严重得多。

3) 减少运动性模糊的方法:为了控制和降低运动性模糊,在 X 射线摄影中应采取的措施有:

A. 保证 X 射线管、诊断床以及活动滤线器托盘的机械稳定性,发现故障应及时维修。

B. 在摄影时,通过固定患者肢体、屏气与缩短曝光时间等方法,减少运动性模糊。如对于活动脏器和不合作者采用短时间曝光法,在动中求静。对于合作的被检者,在某些部位摄影前向其说明并训练屏气动作,使其很好地配合摄影。对于四肢部位可用沙袋等做必要的压迫及固定,以避免摄影时移动。

C. 尽量缩小肢 – 片距,使肢体与胶片紧贴。肢 – 片距在不等于零的情况下存在不同程度的放大现象,而放大现象又增加了运动性模糊,因此缩小肢 – 片距也是降低运动性模糊的一种措施。

D. 为了减少曝光时间,可配用高感光度的胶片,高增感率的增感屏、强力显影液等,保证 X 射线胶片有合适的感光效应。

(3) 屏 – 片系统产生的模糊

1) 定义:屏 – 片组合系统对照片影像会产生一定程度的模糊,其原因除增感屏及胶片本身具有微小的模糊作用外,增感屏与胶片的接触不佳,也会扩大屏 – 片组合系统的模糊程度。因此对屏 – 片系统产生的模糊也应引起足够的重视(图 2-1-22)。

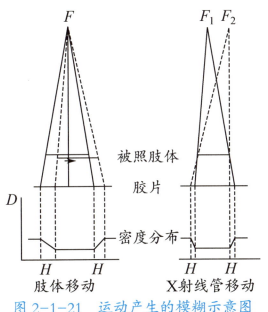

图 2-1-21　运动产生的模糊示意图

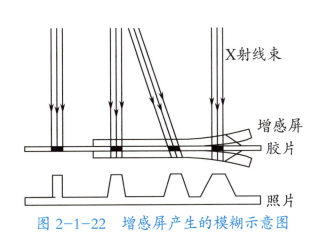

图 2-1-22　增感屏产生的模糊示意图

2）产生屏－片系统模糊的因素：主要有增感屏性模糊、屏－片接触模糊及中心线斜射导致的模糊。

A. 增感屏性模糊：增感屏产生的模糊，是因光的扩散现象造成的。增感屏荧光颗粒越大，荧光发光效率越高，荧光扩散现象越严重，产生的模糊度则越大。另外，荧光颗粒发出的荧光在传递到胶片之前可有各种程度的反射，若反射层越大，荧光层越厚，模糊度越大。

B. 屏－片接触模糊：X 射线摄影一般均为屏－片组合使用，若组合使用时两者接触不良，继发产生的屏－片接触性模糊对影像质量的影响更为明显。因此，屏－片组合必须紧密，要求在粘贴增感屏后进行屏－片接触性测试合格者，方可在摄影技术中应用。

C. 中心线斜射导致的模糊：在 X 射线摄影技术中，经常需要中心线倾斜一定角度来摄取某一解剖部位。为此，X 射线对双增感屏－双乳剂胶片（暗盒）形成了倾斜照射。此时，胶片前后乳剂层形成的影像将因错开一个距离而造成模糊。中心线倾斜角度越大，影像也就越模糊。这种现象即为 X 射线对屏－片系统的斜射效应。

（4）散射性模糊：到达胶片的散射线较多时，会造成影像的对比度降低，进而使影像锐利度减少，模糊度增加。

（五）X 射线照片的伪影及失真

1. X 射线照片的常见伪影

（1）异物伪影：由于被检者、屏胶组合、检查床的影响产生的，如被检者的毛发及所佩戴的耳环、项链、金属拉链、皮带等，屏胶组合、检查床上的污迹都可能产生异物伪影。

（2）运动伪影：运动伪影主要是由被检者的自主性运动及非自主性运动所产生的。加强操作管理及做好准备工作，可以有效避免或控制运动伪影。

（3）X 射线机及相关成像设备产生的伪影：如滤线栅使用不当产生的伪影、老化的增感屏、胶片静电、自动冲洗机管理不善等，都可产生伪影。

2. X 射线照片的失真　根据影像失真的原因，照片影像失真主要包括放大失真、歪斜失真、重叠失真三大类。

（1）放大失真：X 射线摄影的照片均有放大，由于被照体各部与胶片距离不同，导致被照体各部位放大率不一致，称为影像的放大失真（图 2-1-23）。

例如，在体内有 A，B 两点，离焦点近者为 A，离焦点远者为 B。A，B 之间距离为 b，焦点离 A 点的距离为 a，B 点至胶片距离为 c 时（图 2-1-23），则 A 点在胶片上的放大率 α 为：

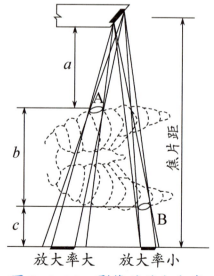

图 2-1-23　影像的放大失真

$$\alpha = \frac{a+b+c}{a} \qquad\qquad 式(2-1-17)$$

B 点的放大率 β 为：

$$\beta = \frac{a+b+c}{a+b} \qquad\qquad 式(2-1-18)$$

如果用 ω 表示因放大率不同的比值，即为引起的失真，则：

$$\omega = \frac{\alpha}{\beta} = 1 + \frac{b}{a} \qquad\qquad 式(2-1-19)$$

由式(2-1-19)可知，当两个物体位于体内，若其距离较大，且焦点至物体 A 的距离不是足够大时，那么 ω 值是不可忽视的；当焦-片距离增大，病灶离胶片又较近时，ω 值近似于 1，这时可认为 X 射线几乎是平行的。

矫正方法：摄影过程中，应按设定的标准摄影方法进行摄影，使被照体或被摄病灶尽量与胶片平行且靠近，减少放大失真。

(2) 歪斜失真：摄影时 X 射线中心线与被照物的投影关系不合理，被照体不在焦点的正下方可引起歪斜失真（又称为形状变形）。歪斜失真基本上包括被照体的影像被拉长和缩短，如图 2-1-24 所示，但不限于诊断上的特别要求。

X 射线中心线投射方向和角度的改变，对被照体影像的变化有很大影响。因此，对于歪斜失真，可采取的措施有：①将焦点置于被照体中心的正上方；②尽量使被照体与胶片平面平行。

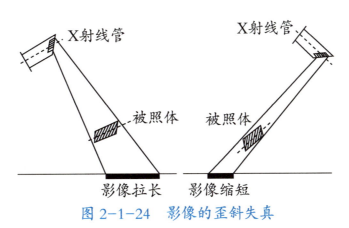

图 2-1-24　影像的歪斜失真

(3) 重叠失真：由于被照体组织结构相互重叠，在影像上形成的光学密度减低，对比下降，乃至影像消失的现象叫重叠失真。

被照体为三维立体的人体，而照片影像则是二维的平面影像，必然会存在影像重叠现象。X 射线照片影像的重叠有 3 种情况：①大物体密度小于小物体，而且相差很大，其重叠的影像中对比度较好，可以看到小物体的影像，如胸部肺野中的肋骨阴影；②大小物体组织密度相等并且密度较高时，重叠后的影像中小物体的阴影隐约可见，对比度差，如膝关节正位照片中髌骨的影像；③大小物体组织密度相差很大，而且大物体的密度大于小物体的密度，重叠后的影像中小物体的阴影由于对 X 射线吸收很少而不能显示，如正位胸片中看不到胸骨的影像。

为了减轻和避免被照体影像的重叠,在 X 射线摄影时应合理选择体位,灵活运用中心线的投射方向,如图 2-1-25 所示,若投射方向从 G_1 和 G_2 的垂直方向上摄影时,仅得 G_1 的影像 S_1,而 G_2 的影像 S_2 与 S_1 重叠。若 X 射线管转动 90° 角进行摄影时,G_1 和 G_2 的投影 S_1 和 S_2 即分开。因此,合理利用各种角度摄影,旋转体位,倾斜射线、体层等方法是减少影像重叠的主要措施。

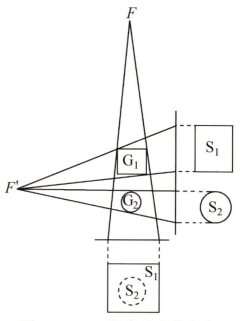

图 2-1-25　影像的重叠失真

(六)优质 X 射线照片具备的条件

1. 符合临床诊断要求　符合临床诊断要求的 X 射线图像,必须具备两方面:①从 X 射线成像的角度上看,几何投影正确;②能清晰显示欲观察的感兴趣区组织的细微结构。

正确的几何投影取决于 X 射线管、被检部位、影像接收器(image receptor,IR)三者之间相对几何投影关系是否正确,即摄影位置是否正确。在 X 射线几何投影正确的基础上,选择好恰当的曝光条件,进行正确的摄影后处理,使欲观察的感兴趣区组织细微结构清晰显示,以满足临床诊断的要求。

2. 图像质量标准

(1) 适当的密度:光学密度是观察 X 射线图像的基础。光学密度单一的图像不能反映任何信息,光学密度过高或过低的图像人眼无法识别,阅读者获得的信息量严重降低。

根据临床实践,符合诊断的优质图像最佳的光学密度为 0.7~1.5,人眼对光学密度的辨认较敏感,可识别的信息量最大。

(2) 良好的对比度:X 射线图像具有适当的光学密度很重要,是图像优质参数的前提,在此基础上感兴趣区图像必须具有鲜明的对比度,人眼才能识别组织差别。一幅图像最基本的表现形式是图像显示出了被检体正常组织与病变组织吸收 X 射线差异所形成的相对应的光学密度差,这是观察被检体正常组织与病变组织的最重要的依据。

(3) 丰富的层次:一幅图像除具有适当的密度、良好的对比度外,应尽量全面显示组织结构或病变特点,尽可能多地反映诊断信息,即层次要丰富。影像对比度和层次均是光学密度的差异,但层次强调的是这种差异等级数的多少,图像上对比度差异等级数越多,层次就越丰富。在人眼可识别的有限密度范围(0.25~2)内,两者是相互制约的,影像对比度大,层次欠丰富;反之,层次丰富的图像,则对比度减小。总之,图像上尽可能多地显示出人眼能识别的正常和异常组织的变化,使图像具有鲜明的对比与丰富的层次是临床诊断对 X 射线图像最基本的要求。

(4) 良好的清晰度:一幅优质图像对于两种组织或毗邻器官的影像界限应清晰显示,

若因器官运动或摄影设备精度不佳等原因,会造成两个毗邻组织影像边界不清。

在实际 X 射线摄影工作中,影像模糊现象是无法完全避免的,但尽量减小技术性模糊,如通过减少曝光时间、固定被检部位、采用小焦点、缩短被照部位到影像接收器(胶片、影像接收器、探测器等)距离、选用高质增感屏、屏 – 片接触紧密、控制照片斑点等相应措施,均可降低影像的技术性模糊,提高影像锐利度。数字 X 射线设备有专门提高影像锐利度的后处理技术软件,应充分利用。

(5) 尽量少的噪声:噪声会淹没影像中的微小病灶信息,影响影像质量。若到达胶片上的 X 射线量子数无限多,当单位面积上量子数达到一定程度时可以认为处处相等,或认为 X 射线量子分布“均匀性”较好;然而当 X 射线量子总数相对较少的,像面上单位面积上量子数产生分布上的差异,或认为 X 射线量子分布“均匀性”较差,称为 X 射线量子的“统计涨落”。“统计涨落”在照片上的表现就是微小的光学密度差,称照片斑点或噪声。

X 射线摄影中,屏 – 片系统形成照片噪声的原因主要有 3 个:①增感屏结构斑点系最主要原因;②胶片粒状度;③量子斑点。量子斑点的多少是可控的技术性因素,随着高千伏摄影技术的普遍应用和稀土增感屏的广泛使用,X 射线摄影中用的管电压过高,或增感屏增感率过高,则照射量相应减少,此时到达胶片上的 X 射线量子显著减少,形成的照片斑点显著增多。数字 X 射线摄影中形成影像噪声的环节多,原因比屏 – 片系统复杂。

(于海燕)

第二节　数字 X 射线成像设备及基本操作

 导入案例

王同学在学习了 X 射线检查技术基础知识后,初次到医院影像科实习,带教老师把他带到数字 X 射线摄影(DR)设备面前,让他回答如下问题:

请问:

1. DR 的主要工作流程是什么?

2. DR 图像有哪些特点?

3. DR 能做哪些检查?

一、基 本 知 识

随着计算机技术的不断发展与普及,X 射线成像技术和临床设备也在不断改进和更新。传统的屏 – 片系统属于模拟成像技术,图像一旦形成,图像质量不可改善,图像的后处理、存储、传输、管理等工作不能用计算机来完成。

20世纪80年代后,在X射线摄影设备中,计算机X射线摄影(CR)、数字X射线摄影(DR)相继投入临床使用,并逐步替代传统模拟成像设备,实现了数字X射线摄影技术。

数字X射线成像技术是传统的X射线技术与现代计算机技术的完美结合。数字X射线成像与传统的屏-片成像相比具有很多优点:①密度分辨力高;②辐射剂量小;③图像后处理功能强;④高保真的存储、调阅、传输、拷贝,进入PACS等。

典型的数字化成像系统的基本结构如图2-2-1所示。

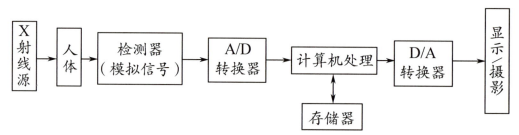

图2-2-1 数字X射线成像系统框图

(一)模拟图像与数字图像

在日常生活中,接触到的速度、电压、电流等物理量是连续变化的,人们把这些连续变化的量称为模拟量,用模拟量来表示的图像称为模拟图像。用屏-胶系统所获得的普通图像记录的信息是连续的,是模拟图像,又称为连续图像。传统的X射线透视、普通X射线照片以及影像增强器-电视影像等都是模拟图像。由于目前的计算机只能处理数字信息,我们得到的普通照片、图纸等原始信息都是连续的模拟信号,必须将连续的图像信息转化为数字形式。模拟图像与数字图像的转化是一个复杂的过程。

将模拟信号转换为数字信号的是模/数(A/D)转换器。A/D转换器把模拟量通过采样转换成离散的数字量,该过程称为数字化。转换后的数字信号再送入计算机图像处理器进行处理,显示出图像。

模拟信号和数字信号的转换是可逆的。将数字信号转换为模拟信号的是数/模(D/A)转换器,即D/A转换器是把离散的数字量(数字信号)转换成模拟量,然后还原成原始信息。

对于同一幅图像可以有两种表现形式,即模拟方法和数字方法(连续方法和数字方法)。这两种方法各有特色,在解决具体问题时,往往两种方法混合使用。一幅图像显示前,到底是模拟影像还是数字影像,肉眼很难分辨,若用一台精密的微密度仪扫描,其结果两者是有差别的。模拟图像是以一种直观的物理量来连续、形象地表现另一种物理量,而数字图像则是以另一种规则的数字量的集合来表示物理量。

(二)数字影像有关的基本概念

1. 体素(voxel) 代表一定厚度的三维空间的人体体积单元,也称体元。它是一个三维概念,是数字数据在三维空间分割上的最小单位。

2. 像素(pixel) 组成数字图像的基本单元,也称像元。像素是一个二维概念,像素是体素在成像平面的表现,像素和体素是对应的。

3. 矩阵(matrix) 是一个数学概念,它表示一个由若干个横行、若干个纵列构成的二维数字方阵。

4. 采集矩阵(acquisition matrix) 图像采集时,每幅画面观察视野内所含像素的数目。

5. 显示矩阵(display matrix) 监视器上显示的图像像素数目。一般显示矩阵等于或者大于采集矩阵。

6. 原始数据(raw data) 由探测器直接接收到的信号,经放大器后再通过 A/D 转换所得到的数据。

7. 显示数据(display data) 组成某图像的数据,即显示矩阵中该图像各像素灰度值的数据。

8. 图像重建(image reconstruction) 用原始图像数据经计算而得到二维或者三维显示图像数据的过程。

9. 灰阶(gray level) 在影像或者显示器上所呈现的黑白图像上的各点表现出不同深度灰色。把白色和黑色之间分成若干级,称为"灰度等级",表现的亮度(或灰度)信号的等级差别称为灰阶。

10. 窗口技术(window technology) 是指调节数字图像灰阶亮度的一种技术,即选择适当的窗宽(window width,WW)和窗位(window level,WL)来观察图像,使病变部位明显地显示出来的一种后处理技术。窗宽表示数字图像所显示信号强度值的范围,即放大的灰度范围上下限之差。窗位又称窗水平,是图像显示放大的灰度范围的平均值,即放大灰度范围的灰度中心值。窗口技术是显示数字图像的一种重要方法。

11. 空间分辨力(spatial resolution) 是指图像能分辨相邻两点的能力,常用可分辨两点间的最小距离来表示,又称几何分辨力。

12. 密度分辨力(density resolution) 图像中可辨认低密度差别的最小极限,即对细微密度差别的分辨能力(数字图像灰度精度的范围)。

13. 时间分辨力(temporal resolution) 成像系统对被检体运动组织瞬间成像的能力。

(三) 数字图像与图像矩阵、灰度级数的关系

1. 数字图像与图像矩阵的关系 数字图像所有像素的阵列称为图像矩阵,因此数字图像的图像矩阵是一个整数数值的二维数值。图像矩阵的大小(像素数)一般根据具体的应用和成像系统的容量决定。图像矩阵的行与列的数目都是 2 的倍数,这是由数字系统的二进制决定的,常用的数字图像矩阵有 512×512、1 024×1 024。一幅图像中包含的像素数目等于图像矩阵的行数与列数的乘积。

像素的大小决定图像的空间分辨力。描述一幅图像需要的像素数量是由每个像素的

大小和整幅图像的尺寸决定的；如果构成一幅图像的像素数量少，而像素尺寸大，可观察的原始图像细节较少，则图像的空间分辨力低。在空间分辨力一定的条件下，大图像比小图像的像素数多。像素数量与像素大小的乘积决定视野。若图像矩阵大小固定，视野增加时，图像的空间分辨力降低。图像矩阵与数字图像的关系如图 2-2-2 所示。

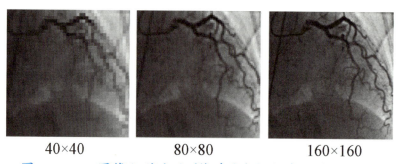

| 40×40 | 80×80 | 160×160 |

图 2-2-2　图像矩阵大小（像素数）与数字图像的关系

2. 数字图像与灰度级数的关系　计算机处理和存储数字图像采用的是二进制。A/D 转换器将连续变化的灰度值（模拟量）转化为一系列离散的整数灰度值（数字量）。量化后的整数灰度值又称为灰级（gray level）或灰阶。把对应于各个灰度值的黑白程度称为灰标（mark of scale）。量化后灰级的数量由 2^N 决定，N 是二进制的位数，常称为位（bit），用来表示每个像素的灰度精度。每个像素的灰度精度范围从 1 位（2 个灰度级）到 12 位（4 096个灰度级），图像灰度精度的范围称为图像的灰度分辨力。灰度级数与产生的数字图像之间的关系如图 2-2-3 所示。

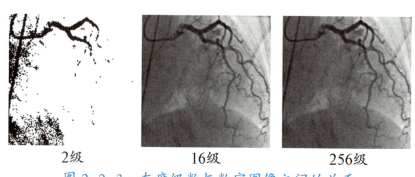

| 2级 | 16级 | 256级 |

图 2-2-3　灰度级数与数字图像之间的关系

（四）数字影像形成

数字影像不像常规 X 射线照片那样直接形成，必须经过模拟信号到数字信号的转换之后才能形成数字图像。这种转换一般是用 A/D 转换器来完成的。计算机处理数字信号，A/D 转换器和 D/A 转换器是计算机与外界进行数据联系的纽带。A/D 转换器把视频图像分割成若干像素，取像素的灰度（亮度）平均值为像素值，这一过程称为图像的抽样或称采样。经抽样后，图像被分解成在时间和空间上离散的像素。图像抽样的空间像素矩阵的大小不是随意确定的，它必须保证抽样后的数字图像能不失真地反映原始图像信号。

数字 X 射线影像的形成主要分为以下几个过程：

1. 图像数据采集　该过程就是通过各种 X 射线信号接收器(如成像板、平板探测器、检测器等)，将曝光或者扫描等形式收集到的模拟信号转换成数字信号。无论哪种数字成像设备，虽然它们的采集方式各不相同，但作为数字图像的数据采集，大致经过 3 个步骤：

(1) 分割：将一幅图像分割成若干个小单元的空间取样处理，其中每个小单元即为 1 个像素。在扫描或者曝光过程中把这幅图像分割成许多大小相等的像素。扫描也是将图像行和列格栅化，形成图像矩阵，格栅大小通常决定了像素数量。如图 2-2-4 所示，格栅大小为 10×10，像素数为 100，像素根据行和列进行识别和寻址。

(2) 采样：就是按一定的间隔将图像位置信息离散地取出的过程，也就是对模拟信号在一定时间方向上按一定间隔取出的振幅值。对一幅图像进行采样时，该图像中像素的每一个亮点被采样，亮点的光强度通过光电倍增管转换成电信号(模拟信号)。如果是反射图像，则由光电倍增管在图像前接收采样信号；如果是透射图像，由光电倍增管在图像后采样(图 2-2-5)。

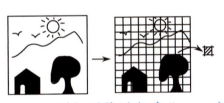

图 2-2-4　模拟图像的数字化——分割

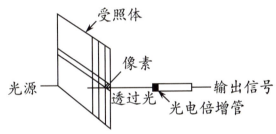

图 2-2-5　模拟图像的数字化——采样

(3) 量化：是指将连续变化的灰度或密度等模拟信息转化成离散数字信息的过程，也就是在振幅方向上用适当的间隔将被样本化的信号分配到邻近规定值中的过程。图像灰度的量化是把原来连续变化的灰度值变成量值上离散的有限个等级数字量。量化过程中，每一个被采样像素的亮度值都取整数，即：零、正数或者负数，其所取的数值决定了数字图像的灰度值，并与像素点精确对应。整个量化过程，以整数表示的电子信号完全取决于原始信号的强度，并且与原始信号的强度成正比。

2. 信号处理　计算机接收数据采集系统的数字信号后，立即进行数据处理，根据需要进行放大、滤波或者降噪等处理，并将像素的位置信息与强度信息结合，重建出图像。

3. 图像显示　计算机将信号处理后重建的图像输出至监视器屏幕上显示，同时所接收到的图像数据进行存储，以备随时调用、显示或重建。

(五) 数字影像处理

数字图像处理(digital image processing)是通过计算机对图像进行去除噪声、增强、复原、分割、提取特征等处理的方法和技术。数字图像处理是一门独立、复杂的学科，我们只介绍医学中一部分数字图像处理技术。医学图像处理通常是指在完成医学影像学检查之后,对所获得的影像图像进行再加工的过程,通常情况下我们把这种图像处理方式称为医学图像的后处理(post-processing)。常用的医学计算机图像处理技术有:图像运算、图像增强、图像重建等。

(六)数字化摄影条件

1. 曝光条件对摄影效果的影响　数字X射线摄影的最终影像密度和对比度并不等同于获取的初始影像,而是根据这些初始数据进行的图像后处理决定。由于数字X射线成像的特点是动态范围大、曝光宽容度大,进一步减少了曝光过高或过低造成废片的可能性。所以,对于数字X射线摄影,曝光条件对影像密度、对比度、层次的控制居于次要地位,而影像的噪声水平控制是曝光条件选择的主要考虑因素。若为了追求低辐射剂量使用低曝光条件,结果图像噪声较高,损害了图像质量,影响诊断,甚至重照。若为了追求低噪声、高质量图像,可采用高曝光条件,但增加了患者的辐射剂量。

为了充分发挥数字影像的优势,摄影工作者应当在保证符合诊断要求的前提下,尽量选择小的曝光条件,降低辐射剂量。即在允许的情况下,采用低剂量成像方式。低剂量成像主要依据病种的不同来选择,针对不同的检查目的,应选择不同的X射线剂量进行成像。如对于显示异物、脱臼、退行性病变及各种感染疾病,对于测量、假肢植入的观察、肺炎复查、跟踪观察等情况,只需要低质量的影像即可满足影像诊断,可以适当降低X射线剂量进行成像。而对于原发性骨肿瘤、轻微骨折等影像,要在高密度环境下发现细微的密度变化,更需要高质量的图像,此时不能采用低剂量成像方式。

2. 曝光指数(exposure index,EI)　数字X射线摄影有一个重要的优势,就是在曝光不足或过度时均可经过处理得到对比、层次良好的影像。但如果疏于对曝光条件进行严谨的选择,宁高勿低,结果增加了被检者的辐射危害。因此,应重视对数字X射线摄影曝光条件的监测,规范曝光条件的使用。

对于数字X射线摄影,曝光条件选择的恰当与否已经不能够根据影像的密度、对比度、层次等进行评价。采用噪声水平评价曝光条件的大小也有很大局限性。为此,CR、DR提供了"曝光指数"这一指标作为使用剂量高低的指示,它间接代表了噪声水平。曝光指数的存在,为我们控制噪声水平、修正曝光条件提供了客观依据。

原始数据从探测器上读取后,计算机对信号直方图进行计算得出曝光指数,或者根据感兴趣解剖区域的平均像素值计算出曝光指数。但目前各数字X射线摄影设备生产厂家对曝光指数的定义和计算方法不尽相同,从而造成各数字成像系统间曝光指数比较上的困难。不同公司对曝光指数的计算方法也不一样,有的采用线性关系,有的采用对数关系。

曝光指数与到达探测器上的剂量有关,它反映的是成像板或平板探测器表面的空气比释动能,所描述的是成像板或探测器剂量而非患者入射剂量。曝光指数用于较长时间尺度上的剂量限制,可为患者平均曝光量的改变提供早期的反馈信息,而不是用于短期某个患者群体的剂量观察。

二、计算机 X 射线摄影

计算机 X 射线摄影(CR)是以成像板(IP)作为信息接收器,经 X 射线曝光及信息读出处理形成数字影像的成像技术。CR 系统已将模拟 X 射线摄影的模拟信息转化为数字信息,不仅实现了各种图像后处理功能,还可将获得的数字信息通过影像存储与传输系统(PACS)实现远程医学。但是 CR 系统的时间和空间分辨力还有待提高,目前还不能实时动态观察器官和结构,显示细微结构能力也不及屏 – 片摄影。

(一) CR 组成

CR 系统主要由 X 射线机、成像板(IP)、影像阅读器、影像处理工作站和存储装置等组成(图 2-2-6)。

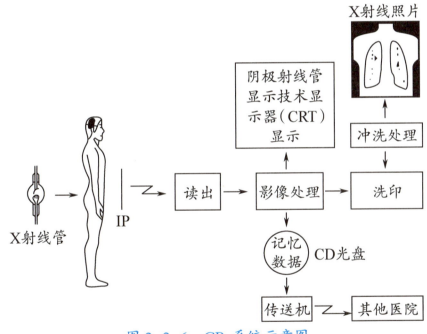

图 2-2-6　CR 系统示意图

1. X 射线机　CR 系统使用的 X 射线机与传统的 X 射线机兼容,不需要单独配置。但无暗盒型影像阅读装置是将 IP 与阅读装置组合为一体,则需要单独配置 X 射线机。

2. 成像板(IP)　IP 是 CR 成像系统的关键部件,是 CR 系统信息采集的设备,是记录人体影像信息、实现模拟信息转化为数字信息的介质,IP 只具有记录功能,不具备影像显示功能。IP 有正反之分。

(1) IP 的基本结构:IP 由保护层、成像层、支持层和背衬层组成(图 2-2-7)。

1) 保护层:由一层非常薄的聚酯树脂类纤维制成。保护荧光层不受外界温度、湿度和辐射的影响及使用过程中防止荧光层受到损伤。

2) 成像层:又称光激励发光(photostimulated luminescence,PSL)物质层,主要是由"光

激励发光物质"组成。PSL物质一般由掺入2价铕离子(Eu^{2+})的氟卤化钡($BaFXEu^{2+}$，X=Cl,Br,I)的结晶构成,它的光激励发光作用最强。这些PSL物质晶体的平均尺寸为4~7μm,晶体直径越大,PSL现象越强,但影像清晰度随之下降。

3）支持层：又称基板,用于支持和固定成像物质,是由聚酯树脂纤维胶制成。为了避免激光在成像层和支持层之间发生界面反射,提高图像的清晰度,故将支持层制成黑色。

4）背衬层：又称背面保护层,其材料与保护层相同,主要是防止使用过程中与IP之间的摩擦损伤。

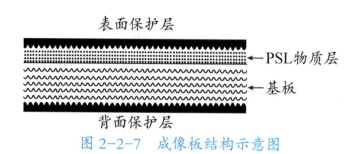

图2-2-7 成像板结构示意图

（2）IP的规格与类型：IP常用的规格有35cm×43cm（14英寸×17英寸）、35cm×35cm（14英寸×14英寸）、25cm×30cm（10英寸×12英寸）和20cm×25cm（8英寸×10英寸）四种规格。IP的类型根据不同的摄影技术分为有标准型（standard,ST）和高分辨力型（high resolution,HR）两种。标准型多用于常规摄影,而高分辨力型则用于乳腺摄影。

（3）IP的特性

1）IP具有"光激励发光现象"：IP中PSL物质在受到第一次激励光照射时,能将第一次激励光所携带的信息储存下来,当受到第二次激励光照射时,能发出与第一次激励光所携带信息相关的荧光,这种现象被称为"光激励发光现象",这种物质就被称之为光激励发光物质。这种"光激励发光现象"是由于PSL物质受到第一次激发光（如X射线、γ射线及紫外线等）照射时,物质中的电子吸收能量呈半稳定状态散布在成像层内,即形成潜影;当第二次激发（如激光）照射时,半稳定状态的电子就会以可见光的形式将能量释放出去。

2）IP可重复使用：IP可替代胶片,作为信息的采集部件重复使用。IP重复使用是PSL物质中微量Eu^{2+}形成的发光中心发挥的作用。成像板在正常条件下的使用寿命可达10 000余次。

3）IP的激励光谱与发射光谱不同：IP的激励光谱是激光阅读器中激光发出的波长为600nm左右的光谱,也是PSL物质发生光激励发光现象的光谱。IP的发射光谱是IP中PSL物质在激光阅读器中被激光激励时释放出的可见光光谱,峰值为390~400nm。该光谱的峰值恰是光电倍增管吸收光谱的范围,因而,信息检测效率最高。

4）IP的光发射寿命期短：光发射寿命期是发射荧光的强度达到初始值的1/e（e=2.718）时所用的时间。

5) IP 存储信息易消退:X 射线激励 IP 后,模拟影像被存储在 IP 内。随着时间的推移,俘获的信号会通过自发荧光呈指数规律消退。一次曝光后,典型的成像板会在 10min 至 8h 之间损失 25% 的存储信息,这个时间段之后逐渐变慢。时间越长、存储的温度越高,消退速度越快。因此,曝光后的 IP,需要在 8h 内读出信息。

6) IP 易受天然辐射的影响:IP 是高敏感性的光敏材料,不仅对 X 射线敏感,对其他形式的电磁波也敏感,如紫外线、γ 射线及粒子射线等。因此,长期存放未使用的 IP,使用前应先采用强光(来自激光阅读器)消除天然辐射产生的伪影。

3. 影像阅读器 CR 系统的影像阅读装置分为暗盒型和无暗盒型两种。暗盒型影像阅读器需要采用暗盒装载 IP,经过 X 射线曝光后,随同暗盒一起插入影像阅读装置(图 2-2-8)特定的通道中,IP 被自动取出,经过扫描之后送回暗盒中,整个过程自动连续。该种类型的 CR 系统所用的 X 射线机与传统的 X 射线机兼容,不需要单独配置。

无暗盒型影像阅读器是将 IP 与影像阅读器组合成一体,无需暗盒,直接放置在 X 射线摄影滤线器的后面,经曝光后自动进入影像阅读装置,读出影像后自动复位到初始位置,整个过程都是自动完成。

影像阅读器主要是通过激光扫描读取成像板中的记录信息,并可通过曝光数据识别进行影像的初步处理,之后将影像数据输出到影像后处理工作站。此外,还负责对成像板的潜影进行擦除处理。

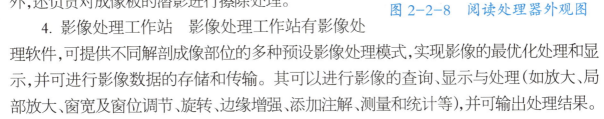

图 2-2-8 阅读处理器外观图

4. 影像处理工作站 影像处理工作站有影像处理软件,可提供不同解剖成像部位的多种预设影像处理模式,实现影像的最优化处理和显示,并可进行影像数据的存储和传输。其可以进行影像的查询、显示与处理(如放大、局部放大、窗宽及窗位调节、旋转、边缘增强、添加注解、测量和统计等),并可输出处理结果。

5. 存储装置 用于存储经影像阅读器处理过的数据,如光磁、硬盘等。

(二)工作流程及成像原理

CR 系统工作流程也就是影像信息的形成过程,主要包括影像信息的采集、转换、处理和存储四部分。

1. 影像信息的采集 CR 系统采用 IP 作为 X 射线信息采集的接收器。将未曝光的 IP 经穿过被照体的透射线照射后,X 射线光子就被 IP 的 PSL 物质层中的荧光颗粒吸收,释放出电子,其中一部分电子散布在成像层内呈半稳定状态,形成潜影,X 射线信息以潜影的形式被记录下来。

2. 影像信息的转换 指存储在 IP 上的 X 射线模拟信息转化为数字信号的过程。主要由激光扫描读出装置,又称光激励发光扫描仪(PSL 扫描仪)、光电倍增管和模数(A/D)转换器完成。其过程是储存着潜影的 IP 置入影像阅读器内,IP 被自动取出并经过激光扫描仪扫描,潜影信息以可见光的形式被读取出来,同时,释放的可见光被光电倍增管检测收集,并将接收到的光信号转换成为相应强弱的电信号,放大并由模数(A/D)转换器转换为数字信号。

激光扫描读出装置的激光扫描读出过程:随着由高精度电机带动 IP 匀速移动,激光束经摆动式反光镜和回旋式多面体反光镜的反射,在与 IP 垂直的方向上依次对 IP 进行精确而均匀的扫描。与此同时,随着激光束的扫描,IP 上释放出的 PSL 被自动跟踪的集光器收集,经光电倍增管转换成相应强弱的电信号,并逐步放大,再由模数(A/D)转换器转换成数字信号。这一过程反复进行,扫描完一张 IP,便可得到一幅完整的数字图像(图 2-2-9)。

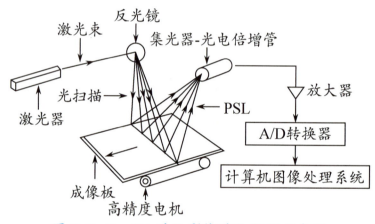

图 2-2-9 CR 系统影像读取原理示意图

3. **影像信息的处理** 是指在 CR 系统的后处理工作站采用不同的影像处理技术实施处理,以达到影像质量的最优化,满足临床诊断的需求。主要包括谐调处理、空间频率处理和减影处理等。

4. **影像信息的存储** CR 系统影像信息的存储方式有两种:一种是通过激光打印机打印成照片的形式进行存储;另一种是采用光盘或大容量硬盘的方式存储。光盘或硬盘的储存方式可大大地减小储存的空间,并能够长久保存。

CR 系统的成像原理复杂,可用直观的四象限理论进行解释(图 2-2-10)。

(1) 第一象限:横坐标表示入射到 IP 的 X 射线曝光量,纵坐标表示 IP 被第二次激励释放可见光的强度,二者之间的关系在 $1:10^4$ 动态范围具有良好的线性,即 IP 的动态范围大、线性好,这种线性关系也说明 CR 系统具有很高的敏感性和较宽的动态范围。

(2) 第二象限:表示 IP 被第二次激发释放可见光的强度与 CR 影像的像素值灰度之间的转化关系,即由模拟信息到数字信息的转化关系。通过曝光数据识别器(exposure

data recognizer, EDR）确定阅读条件。例 1：读出条件由 A 线指示，使用了较高的 X 射线剂量和较窄的动态范围；例 2：读出条件由 B 线指示，使用了较低的 X 射线剂量和较宽的动态范围。使输出的像素灰度值均在 Q_1 和 Q_2 之间，得到的 CR 影像与合适曝光量的效果相同。

（3）第三象限：通过输入的数字信息（数字影像），采用多种图像处理技术，如动态范围压缩处理、谐调处理、空间频率处理等，对影像进行处理，使影像能够达到最佳的显示，以最大程度地满足医学影像诊断的需要。

（4）第四象限：横坐标表示入射的 X 射线曝光量，纵坐标表示数字图像的影像密度，这种曲线类似于屏 - 片系统的 X 射线胶片特性曲线，它包括了前面 3 个象限对影像转化和处理后的综合效果，是 CR 系统的一个总的特性曲线。

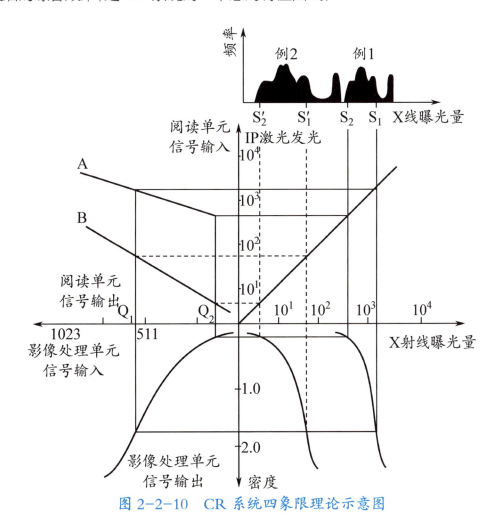

图 2-2-10　CR 系统四象限理论示意图

（三）CR 特点

1. CR 比传统胶片成像有更高的成像宽容度，可用于曝光条件差的环境，如床旁摄影。并且由于 CR 有数字图像处理技术的支撑，所以在曝光不足和过度曝光的情况下，可通过图像处理技术进行修正而无须重新成像。

2. 实现医院医学影像的数字化基础，便于并入网络系统，进行图像存储与传输，省去胶片费用及存储胶片空间。

3. 时间分辨力较差,不能满足动态器官和结构的显示。

(四)操作注意事项

1. 长期存放未使用的 IP,使用前应先采用强光(来自激光阅读器)消除天然辐射产生的伪影。

2. 由于 IP 中的荧光物质对放射线、紫外线的敏感度远高于普通 X 射线胶片,因此摄影前、后应注意对 IP 的屏蔽保护。

3. 在使用中,应注意避免 IP 出现擦伤。

三、数字 X 射线摄影

数字 X 射线摄影(DR)是继 CR 之后又一数字 X 射线摄影技术,是指在具有图像处理功能的计算机控制下,采用一维或二维的 X 射线探测器直接把 X 射线影像信息转化为数字信号的技术。DR 与 CR 系统的成像过程大致相同,主要区别在于影像接收器,DR 的影像接收器为平板探测器(FPD)。

(一)DR 的组成

DR 系统主要包括 X 射线发生装置、影像接收器、系统控制器、影像监视器、影像处理工作站等部分。DR 根据接收器的能量转换方式不同分为:直接探测器和间接探测器。直接探测器是直接使用 X 射线的光电导特性,将 X 射线的信息直接转换成电信号,如非晶硒平板探测器和多丝正比电离室(multi-wire proportional chamber,MWPC)。间接探测器是利用闪烁体和光电二极管组合,将 X 射线的信息通过可见光间接转换成电信号,如非晶硅平板探测器和电荷耦合器件(charge-coupled device,CCD)。其中,平板是指探测器的单元阵列采用薄膜晶体管(TFT)技术,制成外观似平板的探测器。

(二)DR 的摄影原理

根据 DR 影像接收器的类型不同,DR 的成像原理有所不同。

1. 非晶硒(a-Se)DR 非晶硒(a-Se)DR 的成像原理是当携带被照体信息的 X 射线照射硒光电导层后,非晶硒层的导电特性发生变化,产生一定比例的电子 - 空穴对,该电子 - 空穴对在几千伏偏置电压形成的电场作用下被分离并反向运动,形成电流。电流的大小与入射 X 射线光子的数量成正比,这些电流电荷无丢失或散落地被存贮在具有 TFT 的电容上(图 2-2-11)。每个 TFT 形成一个采集图像的最小单元,即像素。每一个像素区内有一个场效应管,在读出控制信号的控制下,开关导通,把储存于电容

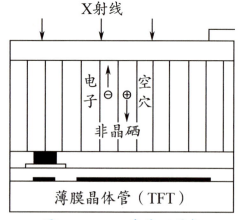

图 2-2-11 非晶硒平板探测器的工作原理

内的像素信号逐一按顺序读出、放大、经过模数(A/D)转换器,电信号转化为数字信号,经工作站处理,数字信号被重建后形成数字图像。信号读出后,扫描电路自动清除硒层中的潜影和电容存储的电荷,为下一次曝光和转换做准备。

非晶硒 DR 的具体工作流程如图 2-2-12 所示。

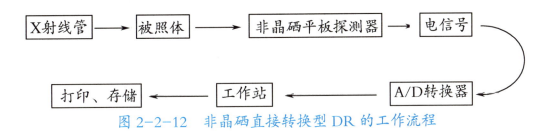

图 2-2-12　非晶硒直接转换型 DR 的工作流程

2. 非晶硅(a-Si)DR　非晶硅(a-Si)DR 的成像原理是位于探测器顶层的碘化铯(CsI)闪烁晶体将入射的透射线信息转换为可见光,可见光在针状 CsI 结晶内受外膜反射向底层方向传导,直接被非晶硅(a-Si)光电二极管吸收并转换成电信号,每一个像素的电荷量变化与入射的透射线强度成正比,在中央时序控制器的统一控制下,居于行方向的行驱动电路与居于列方向的读取电路将电荷信号逐行取出,转换为串行脉冲序列并量化,由 A/D 转换器转化为数字信号,经通信接口电路传送至工作站的图像处理器,形成 X 射线数字图像。

非晶硅(a-Si)DR 的具体工作流程如图 2-2-13 所示。

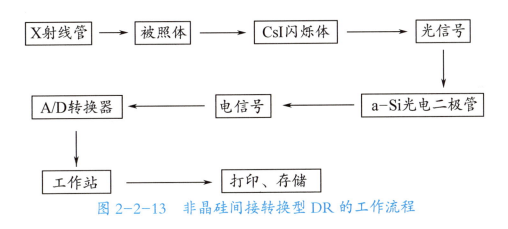

图 2-2-13　非晶硅间接转换型 DR 的工作流程

3. 电荷耦合器件(CCD)摄像机　CCD 摄像机的成像原理是 X 射线曝光时,碘化铯闪烁晶体探测器将携带人体信息的透射线转换为可见光,采用阵列技术,在同一平面上近百个性能一致的 CCD 摄像机摄取荧光影像,通过光学传导系统,投射到小面积的 CCD 器件上并转换为电信号,再通过模数(A/D)转换成数字信号,进入计算机系统进行图像处理,将图像拼接,形成一幅完整的图像(如图 2-2-14)。

目前,以 CCD 数字线成像的影像设备有:数字化胃肠 X 射线机、常规摄影的数字 X 射线机以及具有动态成像的心血管造影 X 射线机。

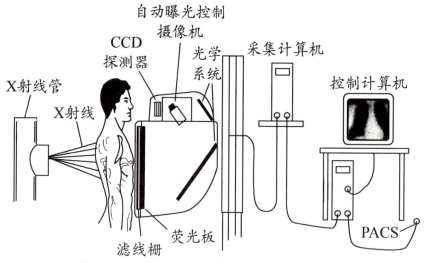

图 2-2-14　CCD 摄像机成像原理示意图

4. 多丝正比电离室　多丝正比电离室的成像原理是 X 射线管发射的锥形 X 射线束经水平狭缝准直后形成了平面扇形 X 射线束。通过患者的透射线射入水平放置的多丝正比室窗口，被探测器接收后，扫描器使 X 射线管、水平狭缝及探测器沿垂直方向作均匀的同步平移扫描，到达新位置后再作水平照射投影；如此重复即完成了一幅图像的采集(图 2-2-15)。多丝正比室的每根金属丝都与放大器相连，经 A/D 转换器数字化后，输入计算机进行图像处理。

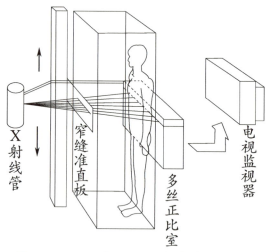

图 2-2-15　多丝正比电离室 X 射线成像原理示意图

低剂量直接数字 X 射线机(LDRD)系统的工作程序是在控制台准备工作就绪后，选好曝光条件，用鼠标按点采集功能，即开始一幅图像的扫描工作，整个扫描支架从定位由下向上运动采集影像数据，图像的每行曝光时间为 5~6ms。X 射线管的射出窗口被屏蔽材料阻挡成一个水平缝隙，经过限束器使 X 射线束在入射人体前的前准直器上形成一个约 200mm×20mm 的窄条。再经前准直器上 1mm 的准直器缝隙，形成一个极窄的线状断面的扇形波束。当射线经人体后再经过一个约 1mm 的准直器缝进入 MWPC 探测系统，每根阳极连至一个计数器，记录 X 射线光子所引起的计数脉冲。然后，把每个像素的统计数据(数字信号)高速传输至计算机，重建图像、变换处理和存储，从扫描到显示图像和存储在数秒内便可完成。

(三) DR 的特点

1. DR 最突出的优点是分辨率高，图像清晰、细腻，医生可根据需要进行诸如数字减影等多种图像后处理，以期获得理想的诊断效果。

2. DR 设备在透视状态下可实时显示数字图像,医生再根据患者病症的状况进行数字摄影,然后通过一系列影像后处理如边缘增强、放大、黑白翻转、图像平滑等功能,从中提取出丰富可靠的临床诊断信息,尤其对早期病灶的发现可提供良好的诊断条件。

3. 数字 X 射线机形成的数字化图像比传统模拟成像所需的 X 射线剂量要少,因而它能用较低的 X 射线剂量得到高清晰的图像,同时也使患者降低了受 X 射线辐射的危害。

4. 由于它改变了已往传统的胶片摄影方法,可使医院放射科取消原来的图像管理方式,采用计算机无胶片化档案管理方法取而代之,可节省大量的资金和场地,极大地提高工作效率。此外,由于数字 X 射线图像的出现,结束了 X 射线图像不能进入医院 PACS 系统的历史,为医院进行远程专家会诊和网上交流提供了极大的便利。另外,该设备还可进行多幅图像显示,进行图像比较,以利于医生准确判别、诊断。通过图像滚动回放功能,还可为医生回忆整个透视检查过程。

 知识拓展

数字 X 射线摄影与计算机 X 射线摄影的对比

数字 X 射线摄影(DR)与传统 X 射线成像相比,具备图像更清晰、辐射量更低、检查速度更快、检查成功率更高等优点。放射科的工作量大,DR 的引进加快了摄片速度。

计算机 X 射线摄影(CR)的数字化是通过一个可反复读取的成像板来替代胶片和增感屏。曝光后,成像板上生成潜影,将成像板放入 CR 扫描仪,用激光束对成像板进行扫描,读取信息,经模/数转换后生成数字影像。

1. 成像环节 DR 成像直接,有很高的信噪比;CR 成像环节复杂,干扰因素多。

2. 影像质量 ①分辨力:DR 分辨力高于 CR; ②动态范围:CR、DR 均具有很高的曝光宽容度;③噪声源:DR 较 CR 噪声源少。

3. 曝光剂量 DR 的 X 射线量子检出效率(DQE)高,曝光剂量仅为 CR 的 2/3 左右。

4. 工作效率 DR 曝光后 5s 成像,CR 成像慢。

5. 使用寿命 DR 的 FPD 可用 10 年以上,而 CR 的 IP 只可使用 2~3 年。

6. 兼容性 暗盒型 CR 很好地解决了与原有 X 射线机的兼容问题。DR 属于全新的成像技术,很难与原有 X 射线机兼容。

(于海燕)

第三节 普通 X 射线摄影检查步骤与原则

导入案例

患者,男,30 岁,咳嗽、咳痰 7d,现到放射科进行摄片检查。

请问:

1. 患者检查前需做哪些准备?

2. 该患者在检查过程中需做哪个部位的 X 射线防护?

3. 该患者应选择哪种屏气方式?

一、X 射线摄影基础

人体不同组织和器官对 X 射线产生不同程度的吸收,当强度均匀的 X 射线照射到人体时,穿透人体的 X 射线强度变得不均匀,把这种强度不均匀的 X 射线直接记录在胶片上的检查方法称为普通 X 射线摄影检查。人体具有三维结构,而 X 射线照片显示的是二维平面图像,这样就会在某个方向上产生一定的重叠。为了减少被检组织和器官的影像与其他组织和器官的影像重叠,X 射线摄影时需将被检部位按一定规律进行摆放,使被检部位、X 射线胶片和 X 射线管三者之间保持一定的相对位置,称为摄影位置。被检部位所处的状态称为摄影体位。

为了使 X 射线影像能准确地反映被照体的形态结构,摄影时必须摆好摄影体位,调整好 X 射线管、被照体与胶片之间的关系。熟练掌握解剖学体位、X 射线摄影学方面的术语和专用名词是做好 X 射线摄影工作的关键。

(一)解剖学体位及关节运动

1. 解剖学姿势(标准姿势) 人体直立,两眼向正前方平视,两上肢自然下垂,掌心向前,双下肢并拢,足尖向前(图 2-3-1,图 2-3-2)。

在 X 射线摄影和影像诊断时,都是以标准姿势作为定位依据。

2. 解剖学基准轴和基准面 人体处于标准姿势时,通过人体某部结构的假设轴线。人体有 3 种互为垂直的体轴(图 2-3-3)。

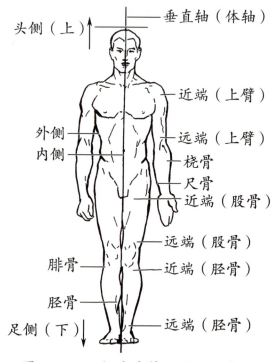

图 2-3-1 标准姿势正面观示意图

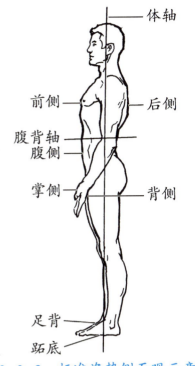

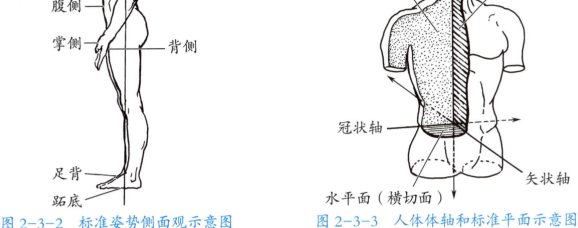

图 2-3-2　标准姿势侧面观示意图　　　图 2-3-3　人体体轴和标准平面示意图

（1）垂直轴：自头部至足部的连线称为垂直轴,亦称人体长轴。垂直轴与地面垂直。

（2）冠状轴：人体左右两侧等高处的连线,即人体左右方向走行与地面平行的水平轴。

（3）矢状轴：人体腹侧至背侧等高处的连线,即人体前后方向走行与地面平行的水平轴。

（4）矢状面：沿前后方向将人体分成左右两部分的平面,称为矢状面。使人体左右两部分相等,居人体正中线上的矢状面称为正中矢状面。

（5）冠状面：沿左右方向将人体分成前后两部分的平面称为冠状面,冠状面又称额状面。

（6）水平面：将人体横断为上下两部分的平面称为水平面,头颅的水平面指两眼眶下缘及两外耳孔连线所构成的平面。

3. 解剖学方位　在标准姿势下,描述人体结构间相对位置关系的术语。

（1）上和下：近头部者为上,近足部者为下。

（2）前和后：近身体腹面者为前(或称腹侧),近身体背面者为后(或称背侧)。

（3）内侧和外侧：近正中矢状面者为内侧,远离正中矢状面者为外侧。

（4）近和远：近心脏者为近端,远离心脏者为远端。

（5）浅和深：距体表近者为浅,距体表远者为深。

对于四肢来说,靠近尺骨者为尺侧,靠近桡骨者为桡侧,靠近胫骨者为胫侧,靠近腓骨者为腓侧,靠近跗骨上部为足背侧,靠近跗骨下部为足底侧。

4. 关节运动

(1) 屈伸运动:关节沿冠状轴运动,使组成关节的上下两骨骼相互接近(两骨骼间的夹角变小)的运动为屈;使组成关节的上下两骨骼相互远离(两骨骼间的夹角变大)的运动为伸。

(2) 内收与外展运动:关节沿矢状轴运动,使骨骼靠近正中矢状面的移动称为内收;使骨骼远离正中矢状面的移动称为外展。

(3) 旋转运动:骨骼环绕关节垂直轴进行的转动称为旋转运动,使骨的前面旋向内侧称为旋内(或内旋),使骨的前面旋向外侧称为旋外(或外旋)。

(二) X射线设备装置及胶片方面的术语

1. X射线设备装置方面的术语

(1) X射线管长轴:X射线管阴极端与阳极端之间的连线称为X射线管长轴。

(2) X射线管窗口:X射线管套上原发X射线射出的部位称为X射线管窗口,窗口平面与X射线管长轴平行。

(3) X射线投射方向:中心线与地面垂直的投射称为垂直投射;中心线与地面平行的投射称为水平投射。中心线向头端倾斜称为向上倾斜,向足端倾斜称为向下倾斜。

(4) 摄影床面中线:沿X射线摄影床面长边方向,经床面短边中点所作的垂线称为床面中线。床面不能移动的摄影床,床面中线与床下滤线栅的中线重合。

(5) 摄影用距离:①焦－片距指X射线管焦点至胶片间的距离;②焦－肢距指X射线管焦点至被检部位中心所在平面的距离;③焦－台距指X射线管焦点至摄影床面间的距离;④肢－片距指被检部位中心所在的平面至胶片间的距离。

2. 胶片方面的术语

(1) 胶片放置:与胶片长边相平行的轴线称为胶片长轴,与胶片短边相平行的轴线称为胶片短轴。凡肢体长轴与胶片长轴相平行的摆放称为胶片竖放(亦称直放),凡肢体长轴与胶片短轴相平行的摆放称为胶片横放。

(2) 胶片分割:一张胶片用两个以上照射野进行摄影称为胶片分割。沿胶片长轴平分成两部分者为竖向二分割,沿胶片短轴平分成两部分者为横向二分割,同时沿长轴和短轴分割成四等份者称为四分割。

(3) 整体片:为了全面观察和了解病变组织与周围组织的关系,摄取肢体较大范围的X射线照片称为整体片,也叫概观片。

(4) 局部片:为了重点观察肢体某一小范围的组织结构而摄取的小照射野的X射线照片称为局部片。

(5) 功能片:显示关节活动情况以及组织器官生理功能的X射线照片称为X射线功能片。

(三) 摄影体位

X射线摄影体位是指X射线摄影时被检者身体所呈现的姿势。

1. 常用体位

(1) 站立位：被检者身体直立，垂直轴与地面垂直的体位称为站立位。

(2) 仰卧位：被检者仰卧于摄影床面上的体位称为仰卧位。

(3) 俯卧位：被检者俯卧于摄影床面上的体位称为俯卧位，脸可偏向一侧。

(4) 侧卧位：被检者身体矢状面与摄影床面平行的体位称为侧卧位。左侧靠近床面时称为左侧卧位，右侧靠近床面时称为右侧卧位。

(5) 斜位：身体的冠状面与 IR 成一定角度的体位称为斜位。

(6) 轴位：身体矢状面与 IR 垂直，X 射线中心线与身体或器官长轴平行投射。

(7) 侧卧水平正位：指被检者侧卧于摄影床面上，X 射线中心线与地面平行，经身体前面至后面或后面至前面呈水平投射的体位。

(8) 仰卧水平侧位：指被检者仰卧于摄影床面上，X 射线中心线与地面平行，经身体一侧至另一侧呈水平投射的体位。

2. 特殊体位

(1) 穿胸位：当肱骨上段骨折时为了查看其对位对线的一种摄影体位。被检者立位，患肢靠近胸片架，健侧上肢抱头，身体稍向前，使身体冠状面与 IR 成 75° 角，IR 上缘包括肩峰。

(2) 前弓位：为胸部摄影时的一种特殊体位，X 射线中心线水平投射，摄片时被检者胸部前弓，如后背上部靠近探测器，X 射线从被检者前方射至后方为前后方向前弓位；如前下胸部靠近探测器，X 射线中心线从被检者后方射至前方为后前方向前弓位（图 2-3-4）。

(3) 蛙形位：为髋关节摄影时的一种特殊体位，被检者仰卧，探测器在下，类似青蛙双下肢姿势（图 2-3-5）。

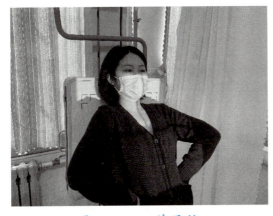

图 2-3-4　前弓位

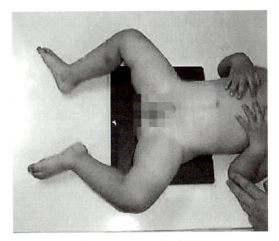

图 2-3-5　蛙形位

（四）常用摄影方向与摄影位置

摄影方向是指 X 射线摄影时，中心线投射于被检部位的方向。摄影位置主要是指 X

射线摄影时,被检部位与胶片的位置关系。

1. 矢状方向　X 射线与人体矢状面平行的投射方向。

(1) 前后方向及前后位:X 射线自被检者前方射入后方射出到达胶片的方向称前后方向;相应胶片置于被检部位背侧的摄影位置称前后位。

(2) 后前方向及后前位:X 射线自被检者后方射入前方射出到达胶片的方向称后前方向;相应胶片置于被检部位前面的摄影位置称后前位(图 2-3-6)。

2. 冠状方向　X 射线与人体冠状面平行的投射方向。

(1) 左右方向:X 射线自被检者身体左侧射入右侧射出到达胶片的方向称左右方向;身体右侧靠近胶片的摄影位置称右侧位。

(2) 右左方向:X 射线自被检者身体右侧射入左侧射出到达胶片的方向称右左方向;身体左侧靠近胶片的摄影位置称左侧位。

3. 斜方向　X 射线从人体冠状面与矢状面之间射入的投射方向。

(1) 右前斜位:X 射线自被检部位左后方射入右前方射出到达胶片的方向称右前斜位;相应被检者身体的右前部靠近胶片(冠状面与胶片成一定角度)的摄影位置称右前斜位,在胸部摄影中也称第一斜位(图 2-3-7)。

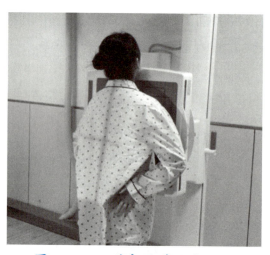
图 2-3-6　胸部后前位体位图

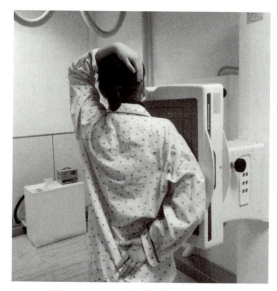
图 2-3-7　右前斜位体位图

(2) 左前斜位:X 射线自被检部位的右后方射入左前方射出到达胶片的方向称左前斜位;相应被检者身体的左前部靠近胶片(冠状面与胶片成一定角度)的摄影位置称左前斜位,在胸部摄影中也称第二斜位(图 2-3-8)。

(3) 左后斜位:X 射线自被检部位的右前方射入左后方射出到达胶片的方向称左后斜位;相应被检者身体的左后部靠近胶片(冠状面与胶片成一定角度)的摄影位置称左后斜位。

(4) 右后斜位:X 射线自被检部位的左前方射入右后方射出到达胶片的方向称右后

斜位；相应被检者身体的右后部靠近胶片（冠状面与胶片成一定角度）的摄影位置称右后斜位。

4. 轴方向　X射线与垂直轴一致的投射方向。相应摄影位置称轴位。

5. 切线方向　X射线中心线与器官或病灶的边缘相切的投射方向。相应摄影位置称切线位(图2-3-9)。

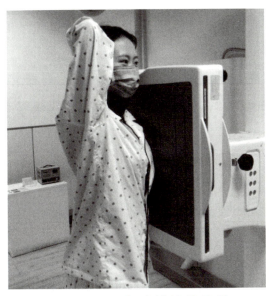

图 2-3-8　左前斜位体位图

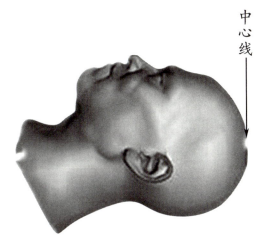

图 2-3-9　头颅切线位

（五）X射线机使用注意事项

1. 使用X射线机前,应详细阅读机器使用说明书,掌握控制面板上各开关旋钮的使用方法及各仪表指示和信号显示的意义,严禁随意扳动开关和旋钮。

2. 使用中应注意观察控制面板上各仪表指示和信号显示的情况,观察有关活动部件有无运动受阻和相互碰撞现象,注意机器内部有无异常声音。出现异常声音和气味时应立即关机,避免故障扩大。选择摄影条件时,避免一次性过负荷使用,连续工作一段时间应停机休息片刻,避免因X射线管阳极过热而损坏X射线管,管套表面温度一般不可超过60℃。

3. 固定式X射线机必须经常检查接地装置是否良好,移动式X射线机在接通电源前应先接好接地装置。另外移动式X射线机在移动时为了保证X射线管的安全,应使X射线管长轴垂直于地面,且阳极端朝下。

4. 高压电缆严禁与油类及紫外线等接触,高压电缆的弯曲直径应大于15cm,机房内要保持空气新鲜,温度和湿度应符合机器要求,温度要求在18~20℃,相对湿度在60%~65%。机内各部件应保持清洁,避免受灰尘、酸、碱和蒸发气体等污物的侵蚀。

5. 停用1个月以上的X射线机,重新使用前应进行高压训练,训练正常后方可投入使用。

6. 使用人员对X射线机进行定期保养,专业维修人员对X射线机进行定期检修,确保X射线机正常运行。

（六）X射线检查的禁忌事项

 知识拓展

育龄女性为什么要慎做X射线检查？

每当育龄女性到放射科做X射线检查时，技术员总会问其是否已怀孕。这是为了避免或减轻X射线辐射对胎儿发育的干扰。

发育中胎儿的细胞处于快速分裂、生长阶段，特定的细胞群形成特定的组织与器官，其对X射线辐射损伤的敏感性远远高于成人细胞，过量的X射线暴露将干扰胎儿组织器官的正常发育，引发各种畸形。

1. 忌短时间内反复接受X射线检查　X射线对人体损害具有累积性，如几天内多次作X射线检查，累积的损害会较大。虽然目前很多医院的透视机都带有影像增强系统（电视），曝光量大大减少，但仍需减少检查次数，尤其在短时间内。

2. 忌婴幼儿及儿童滥用X射线检查　婴幼儿及儿童对X射线较敏感，应尽可能避免及减少X射线检查，避免随患病大人一起进入X射线检查室，尽量不要进入放射科。

3. 孕妇慎作X射线检查　胎儿对X射线非常敏感，尤其在妊娠早、中期的胎儿，接收X射线照射后有可能引起或诱发畸形。孕妇的X射线检查应限制在妊娠后期。

4. 作X射线检查时应尽量遮盖非检查部位　特别是婴幼儿及儿童，最好仅将被检部位暴露，其余部分均用铅橡皮遮盖，尤其是生殖腺、甲状腺等对X射线敏感的部位。

5. 忌患者亲友滞留在X射线检查室　患者在作透视、照片及各种造影时，其家属及亲友不宜随意进入检查室陪伴；如果患者需要挽扶时，可向工作人员要求穿戴铅围裙和铅手套，减少不必要的照射。

（七）X射线检查的防护

X射线检查应用很广，应该重视X射线检查中患者和工作人员的防护问题。

X射线照射人体将产生一定的生物效应。若接触的X射线量超过容许辐射量，就可能产生放射反应，甚至放射损害。如X射线量在容许范围内，则少有影响。因此，不应对X射线检查产生疑虑或恐惧，而应重视防护，如控制X射线检查中的辐射量并采取有效的防护措施，合理使用X射线检查，避免不必要的X射线辐射，以保护患者和工作人员的健康。

由于X射线设备的改进，高千伏技术、影像增强技术、高速增感屏和快速X射线感光胶片的使用，X射线辐射量已显著减少，放射损害的可能性也越来越小。但是仍应注意防护，尤其应重视对孕妇、小儿患者和长期接触射线的工作人员，特别是介入放射学工作者的防护。

放射防护的方法和措施有以下几方面：

1. 技术方面　可以采取屏蔽防护和距离防护原则。前者使用原子序数较高的物质，可用铅或含铅的物质作为屏障以吸收掉不必要的 X 射线，如通常采用的 X 射线管壳、遮光筒和光圈、滤过板、荧屏后的铅玻璃、铅屏风、铅橡皮围裙、铅橡皮手套以及墙壁等。后者利用 X 射线量与距离平方成反比这一原理，通过增加 X 射线源与人体间距离以减少辐射量，是最简易有效的防护措施。

2. 患者方面　应选择恰当的 X 射线检查方法，每次检查的照射次数不宜过多，除诊治需要外也不宜在短期内作多次重复检查。在摄影时，应当注意照射野范围及照射条件。对照射野相邻的性腺，应用铅橡皮加以遮盖。

3. 放射线工作者方面　应遵照国家有关放射防护卫生标准的规定制订必要的防护措施，正确进行 X 射线检查的操作，认真执行保健条例，定期监测放射线工作者所接受的剂量。直接透视时要戴铅橡皮围裙和铅橡皮手套，并利用距离防护原则，加强自我防护。在行介入放射技术操作时，应避免不必要的 X 射线透视与摄影，应采用数字减影血管造影设备、超声和 CT 等进行监视。

二、患者检查前准备与沟通

(一) X 射线检查前准备

1. 透视　简要向被检者说明检查的目的和要求，以取得其配合；移开被检部位的衣扣、饰物及除去敷料等，以免误诊；透视时，被检部位应贴近荧光屏，以减少放大失真。

2. X 射线摄影　向被检者解释摄片的目的、方法、注意事项，取得其配合；脱去检查部位厚层的衣服及影响 X 射线穿透的物品，如发夹、金属饰物、膏药、敷料等，以免影像受到干扰。胸部 X 射线摄片需要深吸气后屏气，除急腹症外，腹部摄片前要清洁肠道，以免气体或粪便影响摄片效果；外伤患者要减少搬动，危重患者要有医护人员陪伴。

3. X 射线造影检查　了解有无禁忌证，如严重心肾疾病、过敏体质等；备齐各种急救药物与用物；用碘剂造影前应做碘过敏试验，常用 1ml 对比剂静脉注射，15min 内观察有无胸闷、心慌、恶心、呕吐、呼吸急促、头晕、头痛等，无不良反应者方可检查。

(二) X 射线检查的沟通

影像技师在不同的场合下尽量使用安慰性、鼓励性、劝说性、指令性语言，让被检者配合接受检查。

三、X 射线摄影步骤和原则

(一) X 射线摄影步骤

1. 登记、编号　接到被检者后，首先应阅读检查申请单。确认被检者的姓名、性别、年龄、检查项目以及临床检查的所有信息，进行本部门的项目登记和编号，并对被检者或家属就检查的注意事项给予适当的解释和说明。

2. 分诊　登记结束后，引导被检者到达指定候诊区域等待检查。

3. 摄片　请被检者本人或家属帮助脱掉和摘掉影响 X 射线检查的衣服和饰物，依据被检者和 X 射线检查要求，选择适当尺寸的 X 射线胶片，并标明片号、摄影日期和方位（左或右）。按检查要求，摆放 X 射线摄影体位并进行呼吸方式训练，摆放摄影位置时，要考虑被检者实际情况，尽量使其舒适，避免 X 射线检查期间被检部位的移动，必要时请被检者家属协助固定被检肢体，调整照射野、焦－片距并固定 X 射线管和摄影床面。此外应做好患者及家属的射线防护。

4. 图像处理　主机工作站显示被检者图像信息后，对得到的图像进行各种图像后处理，包括左右标记、窗宽、窗位、对比度、锐利度，图像的放大、缩小、翻转等。图像质量符合 CR、DR 图像诊断标准，然后发往工作站进行胶片打印，发送时应再次核对患者信息。

5. 图像打印　需要进行选择单幅、双幅或多幅方式以及打印张数后进行打印。

（二）X 射线摄影原则

X 射线摄影原则包括对摄影设备的应用原则和对被检者的操作原则，这是 X 射线摄影必须遵循的原则。

1. 大、小焦点选择原则　在 X 射线管容量规格允许负荷的前提下，应尽量选用小焦点，减小几何学模糊，提高照片影像的锐利度。一般对于较薄肢体（如四肢）和不易活动，且照射野比较小的部位（如乳突）摄影时，应选择小焦点摄影；对于较厚肢体（如头颅、腹部、脊柱）和呼吸不易控制的部位（如胸部）进行 X 射线摄影时，则应选用大焦点摄影。若采用高千伏摄影技术，也可选用小焦点进行摄影。

2. 滤线设备应用原则　滤线设备有滤过板和滤线器两种。滤过板厚度及材料的选择要根据 X 射线管管套本身的固有滤过和所使用的管电压值而定。一般情况下，X 射线管管套本身的固有滤过为 0.5~1mm 铝当量，在中、大型 X 射线机，使用 60~70kV 管电压进行摄影需采用 1mm 附加铝滤过板，80~130kV 管电压摄影采用 1.5~3mm 附加铝滤过板。被检肢体厚度超过 15cm 或应用 60kV 以上管电压进行摄影时，应使用滤线器摄影技术。使用滤线器摄影时，必须熟悉所用滤线器的特性及使用注意事项。

3. 焦－片距和肢－片距选择原则　为了减小影像失真及模糊度，在 X 射线摄影时，肢－片距选择原则是，应尽量使被检者肢体靠近并且平行 IR；焦－片距选择的原则是在 X 射线管负荷量允许的情况下，尽量增大焦点与 IR 之间的距离。

（1）四肢 X 射线摄影：焦－片距为 75~100cm。

（2）胸部 X 射线摄影：焦－片距为 150~180cm。

（3）心脏 X 射线摄影：焦－片距为 180~200cm。

（4）婴幼儿胸部 X 射线摄影：因其胸部较薄，焦－片距可减少至 100cm。

(5) 腹部、脊柱 X 射线摄影：焦 – 片距为 90~100cm。

4. X 射线中心线和斜射线应用原则　X 射线中心线应用的一般原则是使 X 射线中心线经过被检部位的中心，垂直于被检部位和 IR。但有时为了避免影像过度重叠，可在不改变被检者体位的情况下，将 X 射线中心线倾斜一定的角度（如胸骨后前位）进行摄影。有时为了观察局部结构与其他组织的关系，可让 X 射线中心线通过被检部位的局部组织（并非被检部位的中心）垂直射入 IR（如头颅切线摄影）。斜射线是 X 射线束的重要组成部分，摄影时除了利用好 X 射线中心线之外，还要充分利用斜射线。例如，手的后前斜位摄影时，可利用中心线对准第 3 掌骨头，利用斜射线使掌指骨成像，减少掌骨的重叠。

5. 屏 – 片组合原则　应用增感屏与胶片进行普通 X 射线摄影时，注意增感屏与胶片必须匹配使用，其匹配含义为增感屏的发光光谱应与胶片的吸收光谱相吻合。

6. 曝光条件选择原则　X 射线摄影时，摄影参数比较多，除曝光条件（mAs、kV、摄影距离）外，还有屏 – 片组合的选择和滤线设备的选择等，可以进行主观调整的就是曝光条件。曝光条件的选择原则：对于摄取部位薄、密度低、易固定的组织时，宜采用小毫安、长时间摄影；部位厚、密度高宜采用高千伏摄影技术，以获得较多的影像信息，尽可能减少被检者的吸收剂量。同时为了提高影像对比度，必须充分利用消除散射线装置。对于不易固定的组织，外伤患者、危重患者以及婴幼儿进行 X 射线摄影时，应尽量缩短曝光时间。一般来说，曝光条件必须根据被检者的年龄、病情、被检肢体的解剖结构以及临床对照片影像的特殊要求等进行选择。

7. 呼吸方式运用原则　呼吸运动能导致某些部位发生移动，使影像产生运动性模糊。因此，为显示最佳影像效果，对不同部位的摄影可采用不同的呼吸方式。

(1) 平静呼吸不屏气曝光方式：一般应用于上肢（手、腕、前臂、肘部）、下肢各部位摄影，其原因是这些部位受呼吸运动的影响很小。

(2) 平静呼吸下屏气曝光方式：一般应用于上臂、颈部、头部和心脏等部位摄影，其原因是呼吸运动会导致这些部位产生运动性模糊。

(3) 深吸气后屏气曝光方式：一般应用于肺部及膈上肋骨摄影，其原因是深吸气后屏气，肺内含气量增加，使影像对比度增加，同时膈肌下降，肺野及肋骨暴露较多。

(4) 深呼气后屏气曝光方式：一般应用于腹部、膈下肋骨摄影、肺大疱、气胸患者的检查，其原因是深吸气再呼出后屏气，可使肺内含气量减少，两侧膈肌上升，腹部厚度变薄，降低照射条件。另外，血液中含氧量增加，有利于较长时间内屏气。

(5) 均匀连续的浅呼吸方式：一般应用胸骨正位摄影，其原因是此种呼吸运动可使近胶片的胸骨不动或活动度很小，而与之重叠的其他组织因呼吸运动使其影像模糊，从而衬托胸骨的影像。

（刘建成）

第四节　X射线图像后处理

导入案例

患者,女,70岁,左手臂麻木疼痛5d,到放射科拍摄颈椎片,1h后拿到X射线照片。

请问:

1. 此张X射线照片的影像是怎样形成的?

2. 普通X射线照片冲洗技术和激光打印技术有什么区别?

增感屏－胶片系统是模拟X射线影像形成的基础。在传统的屏－片X射线摄影系统中,胶片作为成像介质,具有影像采集、显示、存储和传递等多项功能,而增感屏具有增加胶片感光效应的作用。

一、医用X射线胶片种类及规格

医用X射线胶片按用途分为普通X射线胶片、口腔用X射线胶片、软组织用X射线胶片、CT胶片、荧光缩影胶片、X射线复印制片、激光胶片等;按照乳剂涂布情况大致可分为两类,即双面涂布型及单面涂布型。

1. 普通X射线胶片　目前市售的X射线胶片多为通用型产品,能基本满足人体四肢、头颅、脊柱、胸部和腹部等部位的摄影要求。

国产X射线胶片的规格尺寸及每盒张数见表2-4-1。

表2-4-1　我国现行标准中规定的X射线胶片规格

规格		每盒包装张数
习惯标准 / 英寸	SI 制 /mm	
5×7	127×128	100(150)
8×10	203×254	100(150)
10×12	254×305	100(150)
11×14	279×356	100(150)
12×15	305×381	100(150)
14×14	356×356	100(150)
14×17	356×432	100(150)

在国产 X 射线胶片的包装盒上，有明显的感光速度标记，标明 I 型或 II 型胶片。I 型的感光速度标准是 30~50，II 型的为 50~70。摄片时应根据胶片的感光速度设定曝光条件。国外 X 射线胶片也有各种不同的感光速度标记，如 RX、RX-S、RP、R 等，其中 RX-S 及 R 代表较高的感光度。

2. 口腔用 X 射线胶片　口腔用 X 射线胶片是一种双面涂布乳剂的小尺寸 X 射线胶片。国产产品的主要规格为 30mm×40mm，另外还有 20mm×30mm（适用于儿童）、56mm×75mm（适合于咬合）。每盒口腔 X 射线胶片有 25 张装、50 张装。

口腔用 X 射线胶片的四角均为圆弧形。胶片一侧衬有铅箔，并夹在黑色遮光纸之间，使用内为黑色、外为白色的柔软塑料袋密封包装。衬铅箔的作用为吸收胶片背面来的散射线，提高照片清晰度。还有一种配用一张特制的软质、薄型增感屏的口腔专用 X 射线胶片，可以大幅度地减少辐射剂量。一般口腔 X 射线胶片的左下角有一凹点作为标记，这个凹点标记与包装袋上的凹点相吻合，摄片时做识别牙位之用。

3. 软组织用 X 射线胶片　软组织用 X 射线胶片适用于乳房、颈部等软组织部位的摄影。该类 X 射线胶片属单面涂布乳剂，背面涂有抗卷曲、防静电及防灰雾层，能够获得良好的清晰度和丰富层次的影像。

已有配套用乳腺专用增感屏投入临床使用。屏－片匹配使用后，辐射剂量可大幅度下降，影像细节也得以改善。有些不用增感屏的乳腺 X 射线胶片采用单片包装的方式，每一张胶片都密封在一个防潮、防光的包装袋内，密封袋用较硬纸质板衬底，可以随摄影部位弯曲而不损伤胶片。

4. CT 胶片　属于单面涂布乳剂型的胶片。CT 胶片可用于 CT、核磁共振、同位素、B 超等荧光屏幕图像的记录。CT 胶片具有较高的感光度、清晰度及较大的宽容度，对荧光屏幕上发射的绿光较敏感，属于感绿胶片类型。

国内 CT 胶片的规格尺寸有：203mm×254mm（8 英寸 ×10 英寸）、355mm×431mm（14 英寸 ×17 英寸）等。每盒包装为 100（150）张胶片。

二、医用 X 射线胶片分类及结构

（一）医用 X 射线胶片的分类

1. 直接摄影用 X 射线胶片

（1）感蓝胶片：因感光乳剂的固有感色是以蓝色为主，所以不添加感色剂，故此类胶片也称色盲片。感蓝胶片需配合发蓝色荧光的增感屏使用，其吸收光谱的峰值约为 420nm。

1）标准感度胶片：是标准感度的通用型胶片。性能适中，低灰雾、高对比。

2）大宽容度胶片：感蓝、中速、对比度相对较低，但可呈现出一个大宽容的密度范围，摄影条件有较大的通融性，适用于大宽容度范围的部位，如胸部及腹部摄影。

（2）感绿胶片：这是一种配合发绿色荧光的增感屏使用的胶片，其吸收光谱的峰值约为550nm。感绿胶片的最大特点是，在与发绿色荧光的稀土增感屏组合下感度可高达1200，可大幅度减少被照体接受的X射线剂量。

1）T颗粒胶片：20世纪80年代推出的一种乳剂颗粒的X射线胶片。它是将卤化银颗粒切割成扁平状，以预期的方式系统地排列，并在乳剂中加入防止交叠效应的染料，增加了影像的清晰度。

2）普通感绿胶片：配合发绿色荧光增感屏使用的胶片，与T颗粒胶片的不同之处在于卤化银乳剂仍是传统颗粒。

3）乳腺摄影专用胶片：该胶片具有高对比度的特点，其产品类型主要有高分辨力、高感度、单层或双层乳剂等。

2. 激光打印及热敏成像胶片

（1）激光胶片：激光胶片用于记录激光扫描图像。按激光种类分为红外线激光胶片和氦氖激光胶片两种，按后处理形式分为干式和湿式两类。

湿式激光胶片属超微粒单层乳剂胶片，主要特点是具有极微细的乳剂颗粒，片基为蓝色调或透明无色聚酯，背底涂有防光晕层，可感受红色激光、红外线激光或记录氦氖激光图像。

（2）热敏胶片：用于医用热敏相机的干式打印胶片，常使用碳黑材料，为直接热成像方式的胶片，对可见光不感光，在可见光下曝露后仍可使用，不影响成像效果。

激光打印及热敏成像是目前普及速度最快、应用最多的一种照片成像形式。在临床上，采用激光曝光/热显影技术的打印成像，一般习惯上称其为"干式激光打印"，而采用非激光、直接热成像技术的打印成像，一般称其为"干式打印"。

3. 多幅相机胶片　适用于CT、MRI、DSA、ECT、超声等图像技术的记录。其特点是能摄取显示器屏幕影像，单面涂布感光乳剂，其背面涂有防光晕层，以减小荧光物质造成的模糊，成像清晰、细腻。在核医学的动态研究中，能以低剂量而显示出高清晰的图像效果。

4. 影像增强器记录胶片

（1）荧光电影胶片：用于摄取动态荧光电影图像。由于心脏血管放射学的发展，对荧光电影成像技术的要求更加广泛和严格，因此相应的胶片既需要有很高的感光度，又要有颗粒细腻的特点。

（2）荧光屏图像及荧光缩影胶片：这类胶片用于荧光屏下的摄影或体检荧光缩影。
影像增强器记录胶片随着数字化影像的普及和开发，已经逐渐被淘汰。

目前，医用银盐感光胶片的发展动向是低银、薄层、聚酯片基、扁平颗粒技术、系列化片种。同时，未来的发展将使胶片的应用越来越少，直至进入无胶片时代。CT、DSA、PET等均已是数字成像，CR、DR等数字化成像设备的应用，将取代传统摄影的模拟成像。全部数字化成像技术通过PACS系统加以存储、传输和再现。

（二）医用 X 射线胶片的结构

1. 医用 X 射线胶片　作为直接摄影用 X 射线胶片，其结构主要由感光乳剂层、片基、附加层构成（图 2-4-1）。

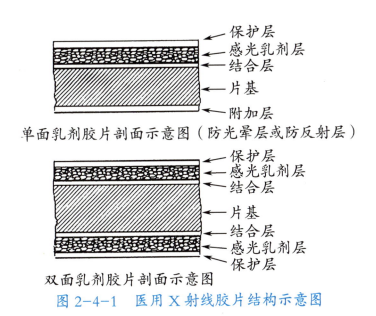

单面乳剂胶片剖面示意图（防光晕层或防反射层）

双面乳剂胶片剖面示意图
图 2-4-1　医用 X 射线胶片结构示意图

（1）感光乳剂层：感光乳剂层主要由感光银盐和明胶组成。

1）感光银盐：是卤族元素氟、氯、溴、碘与银的化合物，统称为卤化银，是一种具有感光性能的物质，起记录影像的作用。其中氯化银（AgCl）、溴化银（AgBr）、碘化银（AgI）分别为白色、乳白色和淡黄色的固体，都应用于感光材料。而氟化银（AgF）因极易溶于水，故实际上不能应用。传统 X 射线胶片的感光物质是溴化银加上微量的碘化银，T 颗粒胶片的感光物质仅为溴化银。

卤化银是形成感光的核心物质，它是以微晶体状态存在，其感光作用是以每个晶体为单位进行的，胶片记录下来的影像效果，是无数个微小卤化银晶体感光效应的总和。

溴化银的感光与显影是以晶体为单位进行的。在其他条件相同时，晶体颗粒的大小、分布会给影像效果带来影响。晶体颗粒大，感光度高；晶体颗粒小，分辨力高；晶体颗粒分布均匀，对比度高，颗粒性好，清晰度高；晶体颗粒大小不一，宽容度大。

2）明胶：用于感光材料的各种卤化银均不溶于水，不能直接涂布于片基上。因此，需要明胶使卤化银晶体处于永久性的悬浮状态，互不接触，并能均匀涂布在片基上。

明胶是精选动物骨、皮提炼而成。把它涂在片基上，干燥后即形成了乳剂层。明胶是感光材料制备中用量最大、性能最复杂的一种原料，具有独特的物理性能和化学性能，为胶片的制作、冲洗提供了必不可少的有利条件，同时对胶片感光特性也有着重要影响。

3）色素：色素为一种有机染料，用于调节胶片的吸收光谱范围，即感色性。不含色素的胶片，其吸收光谱范围大都限制在 500nm 以下的蓝、紫色光区域，此称为卤化银"固有感色波长域",该类胶片称为色盲片。而间接摄影用的胶片以及用于直接摄影的感绿片,在胶片乳剂中加入了色素(如碳菁),以使乳剂的吸收峰值移向绿色波长(550nm)范围来提高感光度,它们对荧光体发出的绿色光最敏感。

直接摄影用 X 射线胶片为加大其感光度,片基两面均涂有乳剂,可获得影像对比度加倍的效果。间接摄影用胶片因接受的是荧光,不具有穿透性,故乳剂单面涂布,而另一面涂有防光晕层,以防止强烈光线从片基反射回去,再次使乳剂层感光,造成影像的模糊。

(2)片基:片基是乳剂层的支持体,感光乳剂涂布于两面,使胶片有适当的硬度和平展度,便于拿取和冲洗。现在采用的片基是聚酯片基,又称涤纶片基。其特点是熔点高、不易自燃、热稳定性好、弹性高、吸收性小、收缩性低、平整度好、化学稳定性好。但不易与乳剂黏合,静电过大。

(3)附加层:医用 X 射线胶片的附加层包括保护层、底层(结合层)及防光晕层(防反射层)等。

1)保护层:为防止质地柔软的乳剂层的机械损伤,在其表面涂有一层韧性很强的透明胶质或高分子材料,防止受到摩擦而产生灰雾,还可减少感光乳剂受潮的机会。

2)底层(结合层):介于片基和感光乳剂层之间,片基表面有疏水性,不易与亲水的乳剂层粘连。为使乳剂层牢固地黏附在片基上,在片基表面涂有一层黏性很强的胶体,以防止乳剂层在加工时分离或脱落。

3)防光晕层(防反射层):间接摄影用的荧光缩影片、影像增强器记录片以及多幅和激光图像胶片的结构中,有一层防光晕层,其作用是防止强烈光线在片基上的反射、漫射而再次使乳剂层感光,造成影像的模糊。一般在此类胶片背面涂一层深颜色的光吸收物质和粘胶,用于吸收产生光渗现象的光线,防止光晕。另外防光晕层还具有防卷曲作用。

此外,在 X 射线胶片中还涂有防静电层、防腐层或在保护层、感光乳剂层中加入防静电剂、防腐剂、坚膜剂、防灰剂等成分。

2. 激光胶片 激光胶片是伴随激光打印机发展起来的一种新型感光材料,分干式和湿式两种。其基本结构相似,是一种单面乳剂层胶片,由保护层、乳剂层、底层(结合层)、片基及防光晕层组成(图 2-4-2)。

(1)保护层:在胶片表面涂布一层透明的特殊胶质材料,以保护胶片乳剂,防止操作时划伤和污染,同时还可避免在输片过程中卡片、粘片和静电的产生。

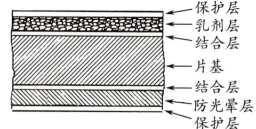

图 2-4-2 激光胶片结构示意图

(2)乳剂层:是激光胶片的主要组成部分,由感光物质溴化银、碘化银和明胶组成。厚约 0.006 25mm,乳剂密度为 0.1~0.2。为提高感光性能和适应自动冲洗机的要求,采用了单分散卤化银浓缩乳剂和低胶银比的薄层挤压涂布技术,并增加了坚膜剂,抗静电剂、防腐剂以及防灰雾剂等成分。

(3) 底层(结合层): 为使乳剂层牢固地黏附在片基上,在片基表面涂有一层黏附性很强的胶体,以防乳剂层在冲洗加工时脱落。

(4) 片基: 激光胶片的片基采用聚酯纤维材料,是乳剂层、防光晕层、保护层的载体,它可使胶片在激光打印机内可靠地传递,其厚度约为 0.175mm,密度为 0.12~0.16。根据临床应用要求,其基色有无色和蓝色之分。

(5) 防光晕层: 又称防反射层。在片基的底面涂有一层深色的吸光物质,以吸收产生光渗现象的光线,防止反射光对乳剂再感光,对提高影像清晰度起到良好作用。

3. 热敏干式胶片　热敏干式胶片由感热层、保护层、背层和基层组成。

(1) 感热层: 为图像记录层,由显色剂微型胶囊和显色剂乳化物组成。为了获得靠热力来减少或消除不均匀现象和获得灰阶稳定的再现性,使用两种发色起始温度不一样的微型胶囊及优化调和比率,以得到较理想的灰阶特性。同时使用 6 种发色剂混用,使色光的连续性得到了调整。

(2) 保护层: 由微细的无机原料及润滑剂组成。提高加热时热力头的润滑性,减少加热时转矩变动引起的图像不均及热力头的物理性磨损。

(3) 背层: 由无光层和 UV 吸收层组成。无光层内加入有 3~6μm 的无光剂,对 UV 吸收剂微型胶囊的光散乱效果和表面光泽进行调整。UV 层内设置有 UV 吸收剂微型胶囊。利用 UV 吸收剂胶囊的内部散射来优化无光泽材料的颗粒大小和使用量,提高耐光性。

(4) 基层: 又称片基,由 175μm 厚的聚酯材料构成。

三、图像信息内容及标记

X 射线照片是重要的临床诊断资料之一,是医疗、教学、科研及进行伤残鉴定的依据,摄影时必须在照片上清楚地做好各种标记。X 射线照片标记,传统以铅字标记法为主,随着计算机技术在医学影像学中的应用,目前 CR 及 DR 技术的照片标记是用键盘直接输入的方法。

(一) 标记内容

X 射线照片标记的基本内容有被检者 ID、序号、摄影日期以及检查部位的方位等,除此之外,医疗机构名称、被检者姓名、性别和年龄等也是 X 射线照片的标记内容。

1. 被检者 ID 及序号　被检者 ID 是按照被检者的就诊先后次序编排的数字号码,而序号则是同一被检者摄取两张以上以及在不同的时间所摄取的 X 射线片的数字号码。每一位被检者在同一个医疗机构只占一个 X 射线号,同一日期内所摄不同位置的照片或不同日期内所摄的照片,则用不同的序号标明。

2. 摄影日期　每张X射线照片上均需标明摄影日期,必要时标明摄影时间。

3. 检查部位的方位　用上、下、左、右、内、外等标记,标明所摄组织器官的部位。

4. 医疗机构名称　医疗机构名称使用全称、简称、汉语拼音或英文缩写。

5. 被检者姓名　被检者姓名采用全称、汉语拼音或英文。

6. 其他标记　X射线检查时,有一些情况需要做特殊标记,如新生儿先天性肛门闭锁摄影应标明肛门位置等,这些标记有助于X射线影像的诊断。

(二)标记方法

1. 铅字法　铅字法标记是利用铅的原子序数高、吸收X射线能力强的特点,用铅制成标记清晰地显示在X射线照片上。由于铅标记制作容易、放置简单,故是目前中小型医疗单位常用的标记方法之一。铅字标记有"正放"与"反放"之分,所谓"正放"是指铅字面向X射线管的放置方法,反之为"反放"。

常规X射线照片正反放标记方法:

(1) 正位片:前后位片"正放",后前位片"反放"。

(2) 侧位片:胸部、腹部侧位摄影,照片标记一律"反放",方位标记以近片侧为准,即左侧靠片时放置"左"字,右侧靠片时放置"右"字。四肢侧位摄影,标记"反放"。在临床上正侧位同时摄影时,方位标记置入正位即可。

(3) 斜位片:根据X射线穿过方向而定,后前斜位时"反放",前后斜位时"正放"。

(4) 轴位片:下上方向时"正放",上下方向时"反放"。

2. 键盘直接输入法　利用电子计算机进行图像处理的"数字"影像技术,照片标记是利用键盘将被检者ID、姓名、性别及年龄等照片标记内容输入到计算机内,经计算机处理后清晰地显示在照片上。

(三)标记放置

1. 胸部照片铅字标记　胸部正位片标记,横放于IR上缘,颈部两侧(图2-4-3);胸部侧位片标记,置于胸部前上方,且平行于身体长轴。

2. 腰椎照片铅字标记　正位片标记应置身体外侧,侧位片标记应置身体腹侧,且平行于身体长轴(图2-4-4,图2-4-5)。腹部正、侧位片标记放置参照腰椎正、侧位片放置方法。

3. 四肢照片铅字标记　正位片置于被检肢体外侧,侧位片置于被检肢体后方,标记应与肢体长轴平行;正、侧位片摄于同一张胶片上时,铅字标记只放在正位照射野内即可(图2-4-6)。

4. 头颅照片铅字标记　无论胶片是横放还是竖放,铅字标记均放于IR下方(与身体长轴垂直)(图2-4-7,图2-4-8)。

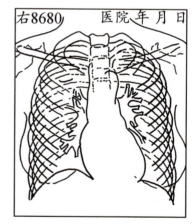

图2-4-3　胸部正位片标记位置

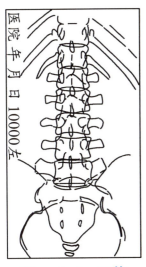

图 2-4-4 腰椎
正位片标记位置

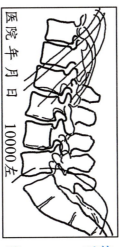

图 2-4-5 腰椎
侧位片标记位置

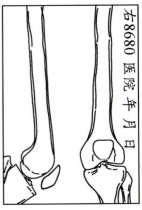

图 2-4-6 股骨正、
侧位片标记位置

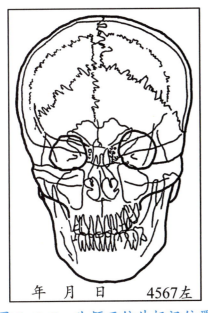

图 2-4-7 头颅正位片标记位置

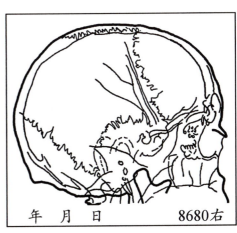

图 2-4-8 头颅侧位片标记位置

四、照片后处理、传输及打印

（一）照片图像处理

常用的医学数字图像处理技术有：图像增强、图像运算、图像变换、图像分割及三维图像重建等。

1. 图像增强 图像增强是增强图像中某些有用信息，削弱或去除无用信息。如增强图像对比度、提高信噪比、强调组织边缘等。

2. 图像运算 图像运算分为代数运算和几何运算。

（1）图像代数运算：是指对两幅或两幅以上的图像进行加、减、乘、除运算，处理的基本单位是像素,通过运算改变像素灰度值,但不改变像素之间的相对位置关系。

(2) 图像几何运算:是指对图像进行缩放、平移、旋转、错切、镜像等改变像素相对位置的处理。

3. 图像变换　图像变换是指将图像转换到频率域或其他非空间域的变换域中进行处理。

4. 图像分割　图像分割是按照某种原则将图像分成若干个有意义的部分,使得每一部分都符合某种一致性要求。

5. 三维图像重建　三维图像重建是指利用获得的连续二维断层图像信息,按照体绘制、面绘制等运算方法,重建出反映组织三维信息的三维影像。面绘制适于重建单个脏器组织,重在显示组织外观形态和空间结构,但不描述组织内部信息,信息利用率较小。临床常用的面绘制有表面阴影显示(SSD)。体绘制适于多个脏器组织的重建,尤其对于相互包含的多重组织显示效果较好,其算法充分利用图像数据,反映的诊断信息更多。临床常用的体绘制有最大密度投影(MIP)、容积再现(VR)等。

(二)照片冲洗与打印技术

1. 手工冲洗　X射线照射到胶片后,胶片感光后经显影、定影、水洗、干燥四个步骤完成冲洗。

2. 自动冲洗机　自动洗片技术改善了工作条件,提高工作效率,还可保持恒定的显影效果,使X射线摄影条件标准化、自动化,减少照射剂量,提高影像质量。

(1) 自动冲洗机的种类

1) 按冲洗速度分类:有3min洗片机,90s洗片机,最快45s洗片机。

2) 按冲洗容量分类:按冲洗10×12胶片为标准,有小型(台式)60张/h、中型130张/h及大型500张/h。

3) 按结构分类:可分为压力室结构洗片机,利用喷管将显、定影液加压喷在胶片表面。U形槽式结构洗片机,将显影液和定影液放在U形槽内(图2-4-9)。

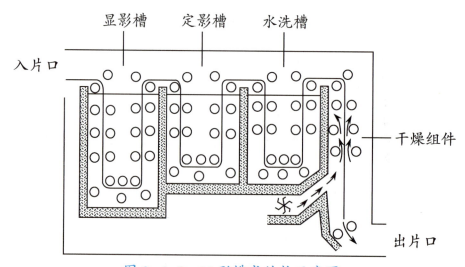

图 2-4-9　U 形槽式结构示意图

(2) 自动冲洗机的安置方式：自动冲洗机的安置方式大体分 3 种。

1) 全明室安置：即自动冲洗机全部安置在明室内，但它与特定的多幅胶片、存储 IR 相匹配使用。

2) 半明室安置：即自动冲洗机的输入胶片侧在暗室内，其余大部分在明室内。冲洗后的照片直接在明室收取。

3) 整机配套连接：一些特定的机型与 X 射线机配套连接，胶片经曝光后，由自动传片系统送入与 X 射线机密封连接的自动冲洗机的输入口。

(3) 自动冲洗机的组成：自动冲洗机由许多系统组成，包括胶片输送系统、控制系统、温度控制系统、循环系统、补充系统及干燥系统等。

1) 输送系统：它的作用是把胶片安全地按顺序通过每一个处理程序。另一个重要功能是保证胶片移动速度恒定协调，并且可以控制。显影、定影、水洗和干燥的时间均取决于输片的速度。

2) 控制系统：其功能是当第一张胶片进入机内后，经延时发出一信号，提示可送入第二片，防止两片重叠；节能，长时间不冲片时，通过自动延时将加热器和风机电路切断或维持一组低温加热，有的同时断掉供水。保证了电、水能源不必要的消耗，称为待机状态。

3) 温度控制系统：自动冲洗机循环速度确定后，显影、定影时间就是恒定的。为保证冲片质量，显影温度也必须恒定。显影温度控制系统就是要使显影液的温度控制在一个预置温度的恒定状态。理想的显影温度是 33~35℃，允许波动温差为 0.3℃。

4) 循环系统：机器在工作时，显影槽、定影槽及水洗槽内的溶液各自保持循环状态。其功能为：搅拌溶液加速显影和定影的进程；保持槽内药液分布化学成分相同；使槽内药液的温度维持平衡；滤清药液的反应颗粒及其他化学杂质，保持其活性；水洗循环的目的是以流动清水充分洗涤照片中残留的定影液。

5) 补充系统：胶片冲洗时，吸收一定量的溶液并在乳剂中发生化学反应，使显影液和定影液的活性降低，药液量减少。这种情况持续下去会使照片密度降低，对比不良。为保持显影、定影药液的稳定和维持药液容积，自动冲洗机内设有自动补充系统。

6) 干燥系统：干燥系统主要是提供热风吹向经过充分水洗的胶片表面，使其迅速烘干。该系统主要包括发热元件、送风设备、干燥管道和温度检测器等。

(4) 自动冲洗机的工作过程：自动冲洗机的核心部分是辊轴，辊轴成对或成组并行紧密排列，相互间依靠支架支撑，分别构成几组。所有的辊轴都相互联系，以同一电机为动力，在电机驱动下进行同步协调的运转。当胶片从输入口送至第一对辊轴之间时，胶片便借助辊轴间的挤压力和旋转引力将其向前推进，送到第二对辊轴间；同样，第二对辊轴继续将胶片向前推进输送到第三对辊轴间。以此类推，最后将胶片从输出口送入收片箱。胶片在运行中的转向依靠带有一定曲度的导向板完成。在胶片输送过程中，依次通过显影槽、定影槽、水洗槽和干燥室，从而完成了从冲洗到干燥的全部处理过程。

自动冲洗的显影套液和定影套液的工作原理与手洗显、定影原理是一样的。但由于自动冲洗套药冲洗时间缩短,温度高,对显影液和定影液配方有特别的要求。例如,为了加快显影速度需要提高显影温度,同时要加强促进剂的作用,提高溶液的 pH,所以要使用氢氧化钠,与此相适应的是套液中必须增加有机防灰雾剂等成分来降低灰雾度。

(5) 自动洗片技术的优缺点

1) 优点:相对于手工冲洗方式来说,自动洗片技术的优点包括:①胶片冲洗效果稳定一致,照片质量好,避免人工操作中人为的差异;②促进 X 射线摄影条件规范化、自动化,减少照射剂量;③胶片处理时间短、速度快,暗室加工效率高;④操作中手不接触药液,避免污染胶片的可能性;⑤为照片质量控制与管理提供了可能性;⑥减少了暗室人工的劳动强度,改善了工作环境;⑦减少药品处理程序,由药品污染胶片的机会减少。

2) 缺点:相对于手工冲洗方式来说,自动洗片技术的缺点包括:①价格高;②管理水平要求高;③有出现机械、电气故障的可能性,故障损耗费用大;④冲洗标准化,通融性差。

3. 数字打印技术 数字图像打印技术早期始于激光打印机(又称激光照相机或激光成像仪),是 20 世纪 80 年代中期兴起的一种数字化硬拷贝成像设备。1994 年又开发出了干式打印机,它的问世为胶片成像技术开辟了新的途径,从而大大地提高图像的质量。现已被广泛应用于各种数字成像设备的图像记录中,如 CT、MRI、DSA、CR、DR 等。数字图像打印装置尚无统一明确的分类标准。一般分为热敏打印和激光打印两大类。

(1) 热敏打印:热敏打印是一种使用碳黑记录影像信息的影像处理技术。整个操作过程可在明室下完成,使用的胶片是一种不含卤化银的专用胶片,又称干式热敏胶片。不需化学处理,无环境污染,主要依靠热力头打印成像,故称直接热敏打印成像。

1) 基本结构:热敏打印机的结构示意图见图 2-4-10。①片盒:是胶片装卸的地方,储片盒可装 100 张胶片,该胶片不具有感光性,装片完全在明室下操作。②输片部:包括取片和输片,取片采取吸盘方式,通过吸盘及机器运动,将储片盒内的胶片吸起并送到输片辊轴,再通过输片辊轴把胶片送到记录部,再继续送到出片口。③清洁部:在记录部前面安装有一种带有黏性的辊轴,当胶片通过该辊轴时,即将附着在胶片表面的灰尘清除掉,故称此轴为清洁辊轴。④记录部:这是干式热敏打印机的关键部分,胶片在此部打印成像,包括高精度驱动马达,材料优质的压纸卷筒和高品质的热力头。⑤信号处理系统:该系统是干式打印机的核心,信号处理全部由计算机完成,其功能是信号的传输、存贮、处理、修正等。⑥控制部分:通过操作面板控制打印程序及各项操作指令。

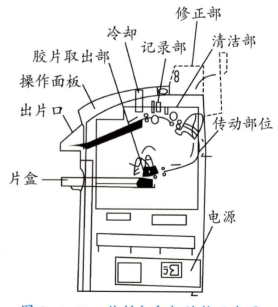

图 2-4-10 热敏打印机结构示意图

2) 成像原理：干式热敏打印机利用热力头打印技术成像。热力头能把电力转变成热力，在热敏胶片上进行打印（图2-4-11）。热敏胶片是一种非银盐性片，胶片的感热层(成像层)内含有显色剂的微型胶囊和显色剂乳化剂，靠黏合剂散布在胶片支持体上。通过热力头加热，使微型胶囊壁变成透过性，显色剂进入胶囊与发色剂起反应而发色，反应量与加热温度呈对应关系。发色后胶囊内温度会冷却，而使微型胶囊又重新变成非透过性，停止发色反应。反应后形成的图像保留于胶片中仍被微型胶囊隔离，未受热的胶囊保持原状。这种利用热反应微型胶囊记录系统称"微型隔离技术"（图2-4-12）。在热力头内装有数千个微小发热源，每个发热源受一个集成电路控制，在很少的电力下即能发热。通过控制电力脉宽就控制了放电时间，从而决定每点的影像密度。

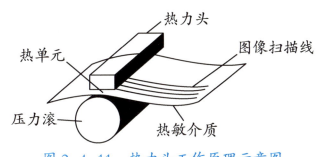

图 2-4-11　热力头工作原理示意图

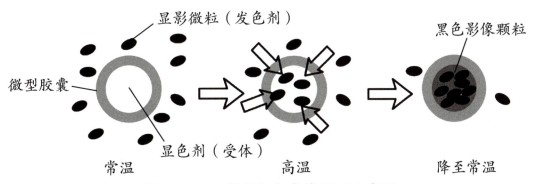

图 2-4-12　热敏打印成像原理示意图

(2) 激光打印

1) 激光打印机分类

A. 按激光的光源分类，可分为医用氦氖激光打印机和医用红外激光打印机两类。以氦氖激光器(又称气体激光器)作为光源的称为氦氖激光打印机，它所产生的光谱波长为633nm，具有衰减慢、性能稳定的优点。以红外二极管激光器(又称半导体激光器)作为光源的称红外激光打印机。它所产生的激光光谱波长为670~830nm，具有电注入、调制速率高、寿命长、体积小、使用方便的优点。由于两种激光器所产生的波长不一样，因此在临床应用时，必须选择与激光波长相匹配的红外胶片或氦氖胶片，才能保证照片影像质量，且两者不可代替使用。

B. 按胶片处理方式分类，可分为湿式打印机和干式打印机两类，经激光感光后的胶片需经显影、定影、水洗处理后方可成像的设备称为湿式打印机，不经过显影、定影、水洗等处理而直接打印成照片的设备称为干式激光打印机。

2）干式激光打印机基本结构：干式激光打印机主要由激光打印系统、胶片传送系统、信息传递与存储系统、控制系统及其他配件组成（图2-4-13，图2-4-14）。

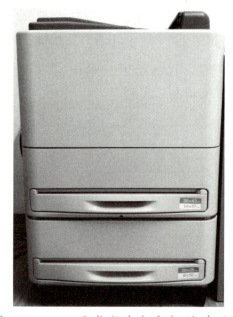

图2-4-13　干式激光打印机的外观图　　图2-4-14　干式激光打印机基本结构图

A. 激光打印系统，包括激光发生器、调节器、发散透镜、多棱光镜、聚焦透镜、高精度电机及滚筒等。其作用是完成激光扫描使胶片曝光。

B. 胶片传送系统，包括送片盒、收片盒、吸盘、辊轴、电机及动力传动部件等，其功能是将要曝光的胶片从送片盒内取出，经过传动装置送到激光扫描位置，再把已曝光的胶片传送给收片盒或直接传送给自动冲洗机的输片口。

C. 信息传递与存储系统，此系统包括电子接口、磁盘及光盘、记忆板、电缆或光缆以及A/D转换器、计算机等。它的主要功能是将主机成像装置采集到的图像信息，通过电缆及电子接口、A/D转换器输入到存储器进行激光打印。电子接口分视频接口和数字接口。一台激光打印机可以连接数台成像设备，根据成像设备的输出情况选择不同的接口，以接受视频或数字图像数据。为了保证多机输入同时进行，激光打印机内装有硬盘或光盘，以缓冲进入的图像进行打印排队，确保连续图像输入和图像打印无锁定的进行（图2-4-15）。

D. 控制系统，包括键盘、控制板、显示板以及各种控制键的按钮，用来控制激光打印程序、格式选择、打印张数选择及图像质控调节等。

E. 其他配件，如终端显示、文字打印等。其作用可控制终端，将文字注释输入并打印在照片上。

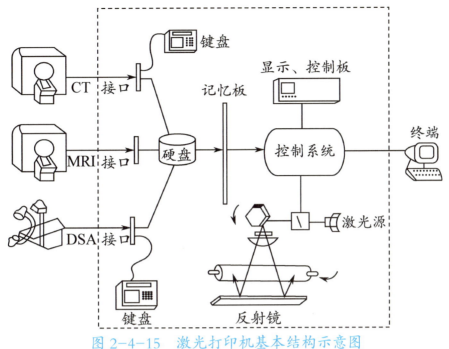

图 2-4-15　激光打印机基本结构示意图

3）干式激光打印机的成像原理：来自激光发生器的激光束，首先经过调节器调节和发散透镜发散，投影到多棱光镜。激光束经多棱光镜镜面折射，再聚焦成点状光源照射到胶片上。因多棱光镜是沿胶片 X 轴方向上旋转，所以点状光源随着多棱光镜镜面角度的改变，光点在胶片上沿 X 轴方向移动，完成"行式打印"。每变换一个镜面，则完成一行打印。在"行式打印"的同时，胶片亦在高精度电机带动下，精确地在 Y 轴方向上均匀地向前移动，完成整张胶片的幅式打印（图 2-4-16）。

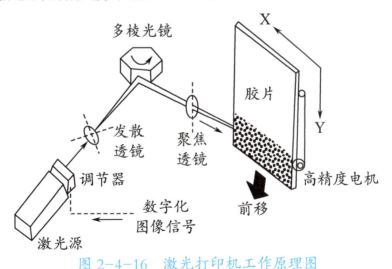

图 2-4-16　激光打印机工作原理图

投射到胶片上的激光束的强度由调制器控制，调制器的调制又受图像数字信号控制。成像装置把图像的像素单元的灰度值以数字的方式输入激光打印机的存储器中，并以此值直接控制每一像素单元的激光强度。

（刘建成）

第五节 四肢 X 射线检查

 导入案例

患者,男,50 岁,车祸,四肢外伤,尤以左腕部、膝部疼痛明显,活动受限,无昏迷、呕吐,无心悸气促。查体:T 37℃,P 76 次/min,R 18 次/min,BP 135/70mmHg,急性痛苦病容,皮肤未见出血,腹软,移动性浊音(-)。左桡骨远端、尺骨茎突压痛(+),腕关节功能障碍;左膝关节活动受限。

请问:

1. 如选择 X 射线摄影,应选择哪几种摄影体位?

2. 患者不能配合时应如何调整摄影方式?

一、摄影注意事项

1. 长骨摄影时,应包括上、下两个关节,病变局限在一端时,应至少包括邻近病变一端的关节,以明确其解剖位置。肢体的长轴与胶片的长轴平行。

2. 在一张胶片上摄取同一部位的两个不同位置时,肢体同一端应置于胶片的同一端,且包括相同的关节,使关节面在同一水平线上。胶片的大小应充分包括被检部位的软组织。常规在一张胶片上摄正、侧位。

3. 对外伤者应尽量采用改变 X 射线方向或移动摄影床的床面方式,以适应摄影体位的要求。若需移动肢体时,应轻、准、快,以免骨折错位或增加患者痛苦。根据患者的状况,摄影体位可灵活、多变。

4. 婴幼儿骨关节常规摄取双侧影像,以便两侧对比。成年人需摄取对侧时,摄影条件应与被检侧相同,可摄于同一张胶片上。

5. 较厚部位应使用滤线栅装置。厚薄悬殊的同一部位摄影时,应注意利用阳极效应。

6. 加强对被检者的 X 射线防护意识,并选用适当厚度的滤过板。

7. 根据被检部位的大小,选择合适的照射野和辅助工具。

8. 四肢摄影时,焦-片距为 75~100cm。

二、体表定位标志

1. 尺骨茎突　为前臂近腕部内侧的突起。

2. 桡骨茎突　为前臂近腕部外侧的突起。

3. 尺骨鹰嘴　为肘关节背侧的突起。

4. 肱骨内上髁　为肘关节内侧的突起。

5. 肱骨外上髁　为肘关节外侧的突起。

6. 肱骨大结节　为位于肩峰外下方的突起。

7. 锁骨　为横向位于胸廓前上方可触及的内低外高的骨骼。

8. 肩峰　为肩胛冈外上方的突起。

9. 肩胛骨喙突　为肩峰前内下,深按可扪及的突起。

10. 肩胛下角　位于肩胛骨的最下端,与第 7 胸椎下缘等高。

11. 内踝　为小腿远端踝关节内侧的突起。

12. 外踝　为小腿远端踝关节外侧的突起。

13. 胫骨粗隆　为小腿近端胫骨前缘的突起。

14. 髌骨　为膝关节前面可活动的骨骼。

15. 股骨内上髁　为股部远端膝关节内侧的突起。

16. 股骨外上髁　为股部远端膝关节外侧的突起。

17. 髂嵴　为髂骨最高位置处的突起,平第 4 腰椎高度。

18. 髂前上棘　为髂骨前上方的突起,平第 2 骶椎高度。

19. 股骨大粗隆　为股骨外上方的突起,平耻骨联合高度。

三、上肢摄影体位

(一) 手正位(后前位)

【摄影目的】　观察手骨形态、软组织、关节等。

【摄影体位】　被检者侧坐于摄影床旁,被检侧手五指伸直自然分开,掌面向下,紧贴于 IR 上,第 3 掌骨头置于 IR 中心;IR 上缘包括指骨软组织,下缘包括腕关节(图 2-5-1A)。双手同时摄片时,被检者面向摄影床,两臂前伸,掌面向下对称放在 IR 上。

【中心线】　中心线对准第 3 掌骨头垂直于 IR 射入。若同时摄取双手,中心线经两手第 3 掌骨头连线的中点垂直射入。

【影像显示】　显示全部掌指骨及腕关节正位影像,第 3 掌指关节位于照片正中,被检侧第 2~5 掌指骨呈正位影像,拇指掌指骨呈斜位像;骨小梁清晰显示,软组织显示良好(图 2-5-1B,C)。

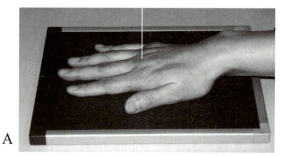

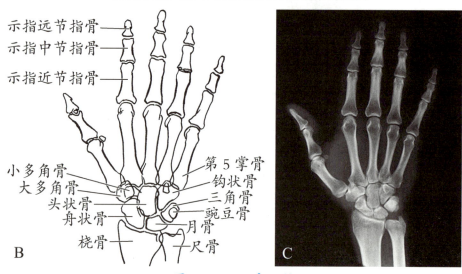

示指远节指骨
示指中节指骨
示指近节指骨

小多角骨
大多角骨
头状骨
舟状骨
桡骨

第 5 掌骨
钩状骨
三角骨
豌豆骨
月骨
尺骨

图 2-5-1　手正位
A. 体位;B. 显示示意;C. 照片影像。

（二）手后前斜位

【摄影目的】　观察各掌、指骨斜位的结构和骨质情况。

【摄影体位】　被检者坐于摄影床旁,被检侧小指和第 5 掌骨紧贴 IR,手内旋,使掌面与 IR 约成 45° 角,手指均匀分开且稍弯曲,各指尖触及 IR,第 3 掌骨头置于 IR 中心;IR 上缘包括指骨软组织,下缘包括腕关节(图 2-5-2A)。

【中心线】　中心线对准第 3 掌骨头垂直摄入。

【影像显示】　显示全部掌指骨及腕关节斜位影像,第 3 掌指关节位于照片正中,被检侧第 1~5 掌指骨呈斜位影像,第 4、5 掌骨基底部有不同程度重叠,大多角骨与第 1 掌指关节间隙明确;骨小梁清晰显示,软组织影像显示良好(图 2-5-2B,C)。

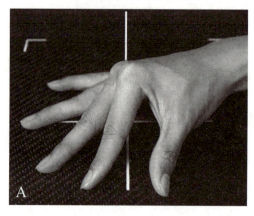

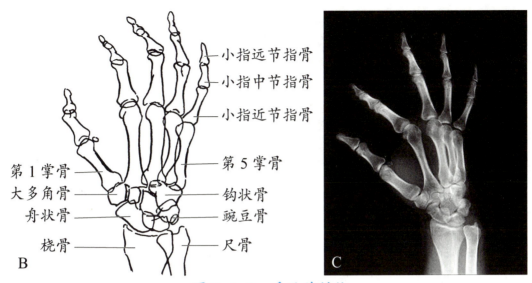

图 2-5-2　手后前斜位

A. 体位；B. 显示示意；C. 照片影像。

（三）腕关节正位（后前位）

【摄影目的】　观察腕骨、掌骨近端、尺桡骨远端的骨质、关节及软组织正位影像。常用于腕部外伤检查。观察小儿发育情况时，需摄取双侧影像。

【摄影体位】　被检者侧坐于摄影床旁，被检侧肘部弯曲，手伸直或半握拳，腕部掌面紧贴 IR，尺骨和桡骨茎突连线中点置于 IR 中心；IR 上缘包括掌骨近端，下缘包括尺桡骨远端（图 2-5-3A）。双侧摄影时，双腕部连线中点置于 IR 中心。

【中心线】　对准尺骨和桡骨茎突连线中点垂直射入。同时摄取双侧腕关节时，中心线对准两腕部连线中点垂直射入。

【影像显示】　显示腕关节诸骨正位影像，掌腕关节及桡腕关节间隙显示清晰；骨小梁清晰显示，软组织显示良好（图 2-5-3B，C）。

（四）腕关节侧位

【摄影目的】　观察腕骨、掌骨近端、尺桡骨远端的骨质、关节及软组织侧位影像。

【摄影体位】　被检者侧坐于摄影床旁，被检侧手呈半握拳或伸直，腕部掌面与 IR 垂直，尺侧在下，尺骨茎突置于 IR 中心；IR 上缘包括掌骨，下缘包括尺桡骨远端（图 2-5-4A）。

【中心线】　中心线对准桡骨茎突垂直射入。

【影像显示】　显示腕关节侧位影像，尺桡骨远端重叠良好；腕骨重叠较多，月骨显示较为清晰；腕部诸骨骨小梁清晰显示，软组织显示良好（图 2-5-4B，C）。

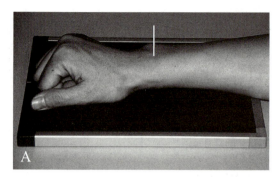

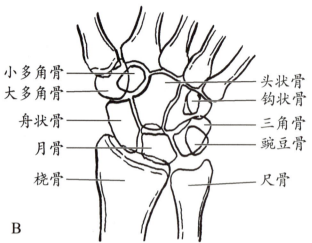

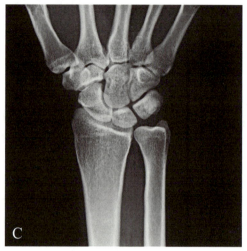

小多角骨
大多角骨
舟状骨
月骨
桡骨

头状骨
钩状骨
三角骨
豌豆骨
尺骨

B

C

图 2-5-3　腕关节正位
A.体位;B.显示示意;C.照片影像。

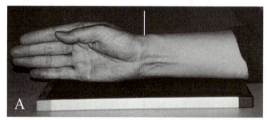

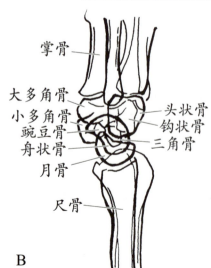

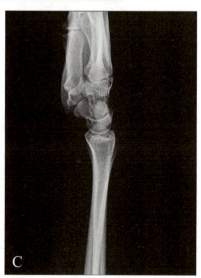

掌骨

大多角骨
小多角骨
豌豆骨
舟状骨
月骨

尺骨

头状骨
钩状骨
三角骨

B

C

图 2-5-4　腕关节侧位
A.体位;B.显示示意;C.照片影像。

（五）腕关节尺偏位

【摄影目的】 观察腕部舟骨正位影像。

【摄影体位】 被检者侧坐于摄影床旁,掌心向下,手腕部置于远端抬高与床面成20°角的IR上(或手远端抬高成20°角),腕部置于IR中心,被检侧手掌尽量向尺侧偏移;IR上缘包括掌骨,下缘包括尺桡骨远端(图2-5-5A)。

【中心线】 中心线对准尺、桡骨茎突连线中点垂直射入。

【影像显示】 显示舟骨长轴展开影像,舟骨形态、骨质及与其他骨的邻接面清晰,舟骨呈标准正位;骨小梁清晰显示,软组织显示良好(图2-5-5B,C)

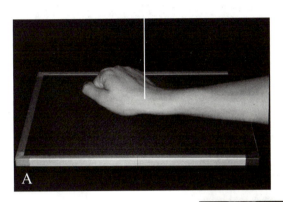

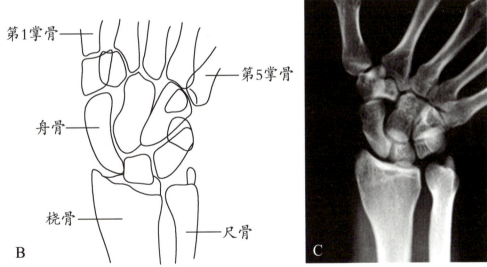

图2-5-5 腕关节尺偏位

A.体位;B.显示示意;C.照片影像。

（六）前臂正位（前后位）

【摄影目的】 观察尺、桡骨骨质及软组织正位影像。

【摄影体位】 被检者侧坐于摄影床旁,被检侧前臂伸直,掌心向上,背侧紧贴IR,腕部稍外旋,使前臂远端保持正位体位,肩部下移,尽量接近肘部高度,肘部及肱骨远端紧贴IR,前臂长轴与IR长轴平行,前臂中点置于IR中心;IR上缘包括肘关节,下缘包括腕关节(图2-5-6A)。

【中心线】 中心线对准前臂中点垂直射入。

【影像显示】 显示尺、桡骨及肘关节、腕关节正位影像,近端桡骨粗隆与尺骨可少量重叠,影像至少包括邻近一个关节且呈正位像;骨小梁清晰显示,软组织显示良好(图2-5-6B,C)。

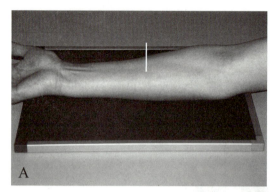

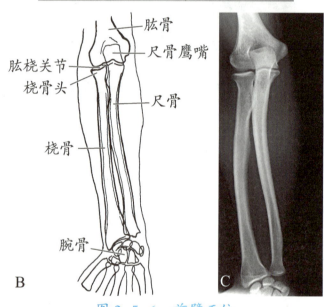

图2-5-6 前臂正位
A. 体位;B. 显示示意;C. 照片影像。

(七)前臂侧位

【摄影目的】 观察尺、桡骨骨质及软组织侧位影像。

【摄影体位】 被检者侧坐于摄影床旁,被检侧肘关节屈曲约成90°角,手呈侧位,前臂尺侧在下紧贴IR,前臂长轴与IR长轴平行,肩部下移,尽量接近肘部高度,前臂侧位中点置于IR中心;IR上缘包括肘关节,下缘包括腕关节(图2-5-7A)。

【中心线】 中心线对准前臂中点垂直射入。

【影像显示】 显示尺、桡骨及肘关节、腕关节侧位影像,桡骨头与尺骨喙突部分重叠,影像至少包括邻近一个关节且呈侧位像;骨小梁清晰显示,软组织显示良好(图2-5-7B,C)。

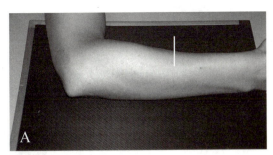

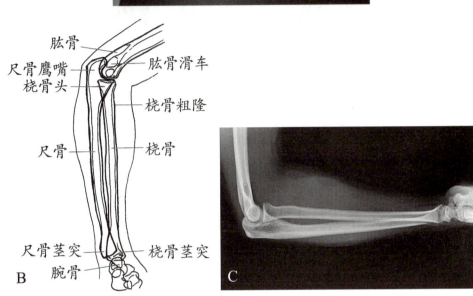

图 2-5-7　前臂侧位
A. 体位；B. 显示示意；C. 照片影像。

（八）肘关节正位（前后位）

【摄影目的】　观察肘关节肱骨远端、尺桡骨近端及周围软组织正位影像。

【摄影体位】　被检者侧坐于摄影床旁，被检侧肘关节伸直，掌心向上，背侧在下，肩部放低，尽量接近肘部高度，尺骨鹰嘴置于 IR 中心；IR 上缘包括肱骨远端，下缘包括尺桡骨近端（图 2-5-8A）。

【中心线】　中心线对准肱骨内、外上髁连线中点垂直射入。

【影像显示】　显示肘关节正位影像，肘关节面呈切线位显示，明确锐利，鹰嘴窝位于肱骨内外髁正中稍偏尺侧；骨小梁清晰显示，软组织显示良好（图 2-5-8B，C）。

（九）肘关节侧位

【摄影目的】　观察组成肘关节各骨及相互关系的侧位影像。

【摄影体位】　被检者侧坐于摄影床旁，被检侧肘关节屈曲约成 90° 角，肘关节内侧紧贴 IR，手掌心面对被检者，尺侧在下，掌面垂直于床面，肩部尽量放低，接近肘部高度，肱骨内上髁置于 IR 中心；IR 上缘包括肱骨远端，下缘包括尺桡骨近端（图 2-5-9A）。

【中心线】　中心线对准肱骨外上髁垂直射入。

【影像显示】　显示肘关节侧位影像，关节间隙清晰，肱骨两髁相重叠呈圆形；骨小梁清晰显示，软组织显示良好（图 2-5-9B，C）。

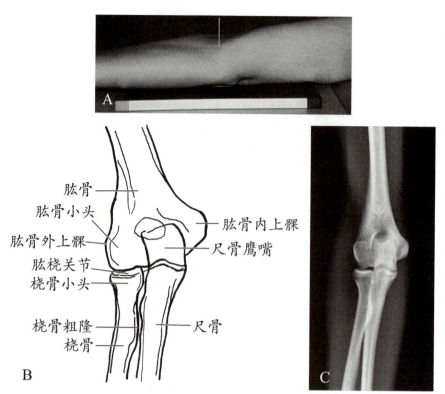

肱骨

肱骨小头

肱骨外上髁

肱桡关节

桡骨小头

桡骨粗隆

桡骨

肱骨内上髁

尺骨鹰嘴

尺骨

图 2-5-8　肘关节正位

A. 体位;B. 显示示意;C. 照片影像。

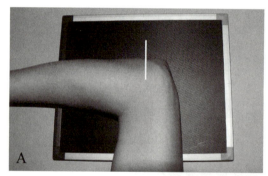

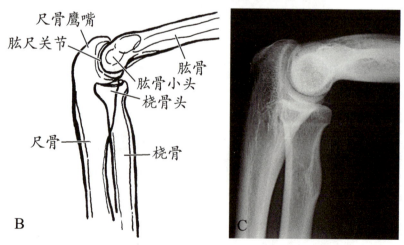

尺骨鹰嘴

肱尺关节

肱骨

肱骨小头

桡骨头

尺骨

桡骨

图 2-5-9　肘关节侧位

A. 体位;B. 显示示意;C. 照片影像。

（十）上臂正位（前后位）

【摄影目的】 观察肱骨骨质及软组织情况。

【摄影体位】 被检者仰卧于摄影床上,对侧肩部稍垫高,使被检侧上臂紧贴IR,被检侧上肢伸直且外展20°~30°角,掌心向上,上臂长轴与IR长轴平行,肱骨中点置于IR中心;IR上缘包括肩关节,下缘包括肘关节(图2-5-10A)。站立位摄影时体位相同。

【中心线】 中心线对准上臂中点垂直射入。

【影像显示】 显示肱骨正位影像,影像至少包括邻近一个关节且呈正位;骨小梁清晰显示,软组织显示良好(图2-5-10B,C)。

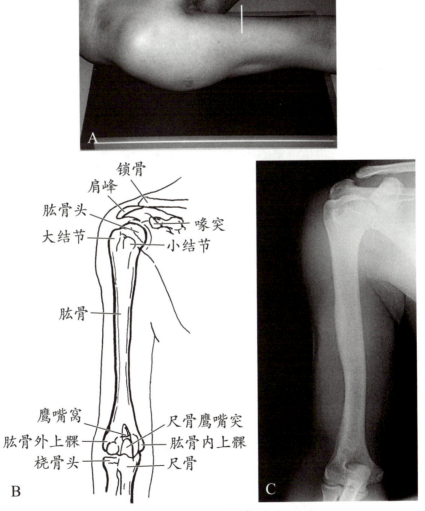

图 2-5-10 肱骨正位

A.体位;B.显示示意;C.照片影像。

（十一）上臂侧位

【摄影目的】 观察肱骨侧位骨质及软组织情况。

【摄影体位】 被检者仰卧于摄影床上，对侧肩部稍垫高，使被检侧上臂尽量紧贴IR，被检侧上臂稍外展，屈肘约成 90° 角，手内旋掌心向下置于腹前，使肱骨内、外上髁相互重叠呈侧位，上臂长轴与 IR 长轴平行，肱骨中点置于 IR 中心；IR 上缘包括肩关节，下缘包括肘关节（图 2-5-11A）。站立位摄影时体位相同。

【中心线】 中心线对准上臂中点垂直射入。

【影像显示】 显示肱骨侧位影像，影像至少包括邻近一个关节；骨小梁清晰显示，软组织显示良好（图 2-5-11B，C）。

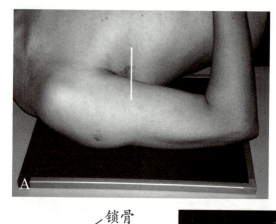

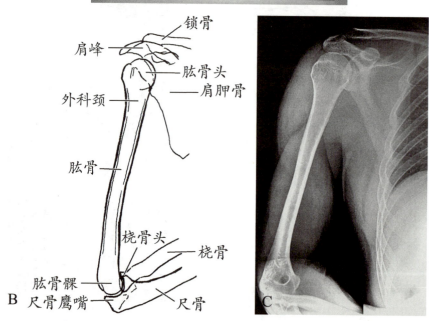

图 2-5-11　上臂侧位
A. 体位；B. 显示示意；C. 照片影像。

（十二）肩关节正位（前后位）

【摄影目的】 观察肩关节各骨正位形态。

【摄影体位】 被检者立于摄影架前或仰卧于摄影床上,对侧躯干稍前倾或垫高,使被检侧肩部背侧紧贴 IR,被检侧上肢稍外展且与躯干分开,掌心向前或向上,头转向对侧,肩胛骨喙突置于 IR 中心;IR 上缘超出肩部软组织 3cm,下缘包括肱骨近端(图 2-5-12A)。

【中心线】 中心线对准肩胛骨喙突垂直射入。

【影像显示】 显示肩关节正位影像,肩关节盂前后重合,呈切线位显示,不与肱骨头重叠,肱骨小结位于肱骨头外 1/3 处显示,关节间隙显示清晰;骨小梁清晰显示,软组织显示良好(图 2-5-12B,C)。

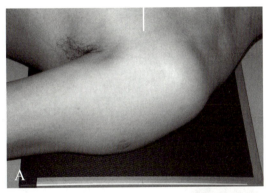

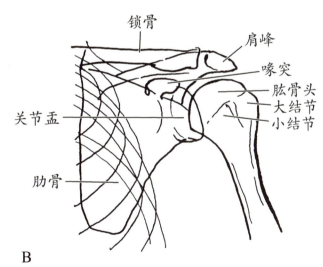

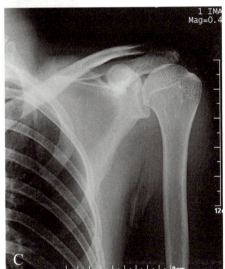

图 2-5-12 肩关节正位

A. 体位;B. 显示示意;C. 照片影像。

(十三)肱骨近端侧位

【摄影目的】 上臂活动受限时,摄此位置观察肱骨外科颈骨质情况及肩关节脱位。

【摄影体位】 被检者侧立于摄影架前,上臂外缘紧贴 IR,被检侧上肢及肩部尽量下垂,掌心向前,对侧上肢高举抱头,被检侧肱骨外科颈置于 IR 中心;IR 上缘超出肩部5cm,下缘包括肱骨中段(图 2-5-13A)。

【中心线】 中心线对准对侧腋下,经被检侧上臂 1/3 处垂直射入。

【影像显示】 显示肱骨近端侧位影像,投影于胸骨与胸椎之间,肱骨近端和肩关节呈轴位影像,关节间隙显示清晰;骨小梁清晰显示,软组织显示良好(图 2-5-13B,C)。

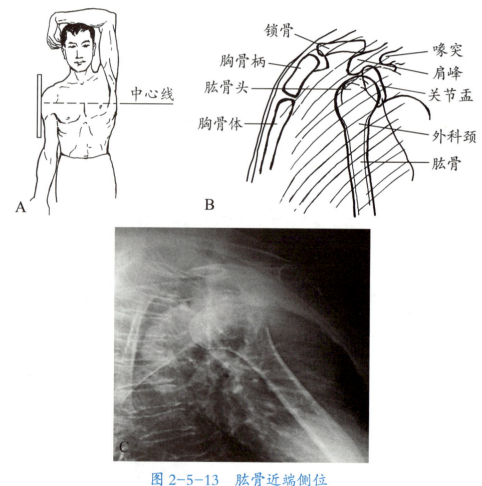

图 2-5-13 肱骨近端侧位
A.体位;B.显示示意;C.照片影像。

(十四)锁骨正位(后前位)

【摄影目的】 观察锁骨正位影像。

【摄影体位】 被检者俯卧于摄影床上,头部转向对侧,被检侧上肢内旋180°角,使被检侧锁骨紧贴床面,锁骨中点置于 IR 中心;IR 外缘包括肩锁关节,内缘包括胸锁关节

（图 2-5-14A）。

【中心线】 中心线对准锁骨中点垂直射入。

【影像显示】 显示锁骨正位影像,肩锁关节及胸锁关节显示清晰;骨小梁清晰显示,软组织显示良好(图 2-5-14B,C)。

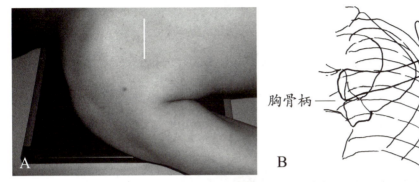
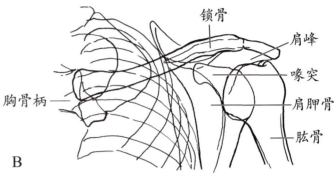
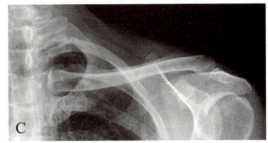

图 2-5-14 锁骨正位
A. 体位;B. 显示示意;C. 照片影像。

四、下肢摄影体位

（一）足正位（前后位）

【摄影目的】 观察足部正位骨骼骨质及软组织影像,常用于检查足部外伤、异物及其他足部病变。

【摄影体位】 被检者仰卧或者坐于摄影床上,被检侧髋关节和膝关节屈曲,足底踏于 IR 上,足部长轴与 IR 长轴平行,对侧下肢伸直平放于床面上,保持身体稳定,第 3 跖骨基底部置于 IR 中心;IR 上缘包括足趾软组织,下缘包括足跟(图 2-5-15A)。

【中心线】 中心线对准第 3 跖骨基底部垂直(或向足跟侧倾斜 15° 角)射入 IR 中心。

【影像显示】 显示被检侧趾、跖骨及部分跗骨正位影像,第 3 跖骨基底部位于照片正中,舟距关节与跟骰关节清晰可见;骨小梁清晰显示,周围软组织影像层次可见(图 2-5-15B,C)。

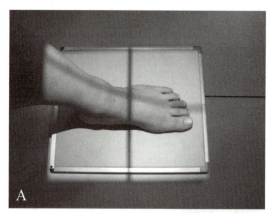

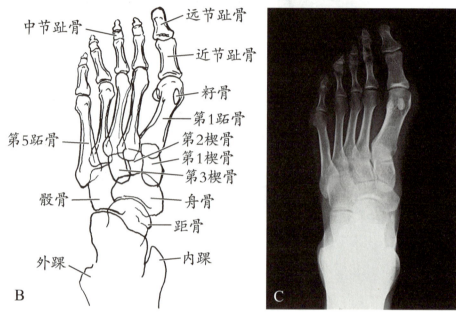

图 2-5-15　足正位
A.体位;B.显示示意;C.照片影像。

中节趾骨　远节趾骨　近节趾骨　籽骨　第1跖骨　第2楔骨　第1楔骨　第3楔骨　第5跖骨　骰骨　舟骨　距骨　外踝　内踝

（二）足内斜位

【摄影目的】　观察足部各骨及软组织斜位影像,常与足部正位影像配合进行不同角度观察,以减少影像重叠。

【摄影体位】　被检者仰卧或坐于摄影床上,被检侧髋关节和膝关节屈曲,第3跖骨基底部置于 IR 中心,足底内侧紧贴 IR,足底外侧抬起,使足底与 IR 成 30°~45° 角,足部长轴与 IR 长轴平行,保持身体静止不动;IR 上缘包括足趾软组织,下缘包括足跟(图 2-5-16A)。

【中心线】　中心线对准第3跖骨基底部垂直 IR 入射。

【影像显示】　显示足部诸骨呈斜位影像,第1、第2跖骨影像部分重叠,其余均单独显示,跟距关节、楔舟关节及跗跖关节间隙显示较好;骨小梁清晰显示,周围软组织影像层次可见(图 2-5-16B,C)。

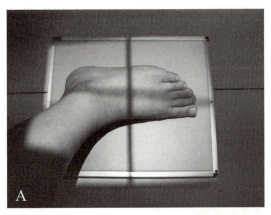

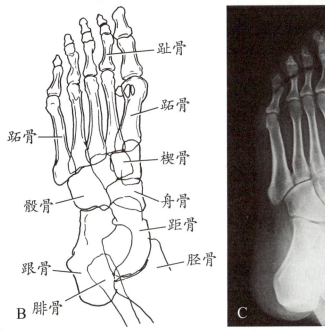

图 2-5-16　足内斜位
A.体位;B.显示示意;C.照片影像。

（三）跟骨侧位

【摄影目的】　观察跟骨及软组织侧位影像,常用于检查跟骨骨质增生(骨刺)、外伤、异物及其他跟骨病变。

【摄影体位】　被检者侧卧于摄影床上,膝部弯曲,被检侧足部外侧紧贴 IR,足底与 IR 垂直;IR 上缘包括踝关节,下缘包括足底部(图 2-5-17A)。如需双侧对比,使双侧跟骨对称置于 IR 上。

【中心线】　中心线对准内踝下 2cm 垂直 IR 入射。如双侧摄影,中心线对准双侧内踝下 2cm 连线中点垂直 IR 入射。

【影像显示】　显示跟骨侧位影像,跟骰关节、跟距关节显示清晰;骨小梁显示清晰,周围软组织影像层次可见(图 2-5-17B,C)。

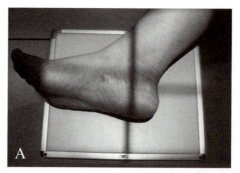

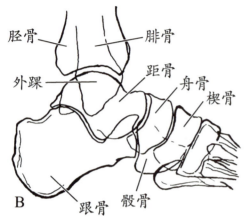

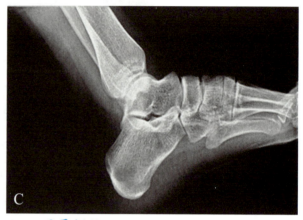

图 2-5-17　跟骨侧位
A.体位;B.显示示意;C.照片影像。

图B标注：胫骨、腓骨、外踝、距骨、舟骨、楔骨、跟骨、骰骨

（四）跟骨轴位

【摄影目的】　观察跟骨轴位影像,常与跟骨侧位配合进行影像观察,减少影像重叠。

【摄影体位】　被检者仰卧或坐于摄影床上,被检侧下肢伸直,足尖向上稍内旋,小腿长轴与 IR 长轴平行,跟骨紧贴 IR,踝关节极度背屈(或用绷带套于足底前部,向头端用力牵拉),踝关节置于 IR 中心(或跟骨结节置于 IR 上缘以内 2~3cm);IR 上缘包括跟距关节,下缘包括跟骨结节(图 2-5-18A)。

【中心线】　中心线向头端倾斜 35°~45° 角,对准跟距关节射入 IR 中心。

【影像显示】　显示跟骨轴位影像,跟骨体、跟骨各突出及跟距关节均显示清晰,跟骨结节完整显示;骨小梁显示清晰,周围软组织影像层次可见(图 2-5-18B,C)。

（五）踝关节正位（前后位）

【摄影目的】　观察踝关节正位骨质、间隙及周围软组织影像,临床常用于检查踝关节外伤及其他踝关节病变。

【摄影体位】　被检者坐或仰卧于摄影床上,被检侧下肢伸直,足尖下倾稍内旋,使足矢状面垂直于 IR,小腿长轴与 IR 长轴平行,内、外踝连线中点上 1cm 处置于 IR 中心;IR 上缘包括胫骨、腓骨远端,下缘包括部分跗骨(图 2-5-19A)。

【中心线】　中心线经内、外踝连线中点上 1cm 处垂直 IR 入射。

【影像显示】　显示踝关节正位影像,关节面呈切线位,胫骨、腓骨远端稍有重叠;骨小梁显示清晰,周围软组织影像层次可见(图 2-5-19B,C)。

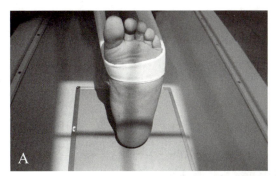

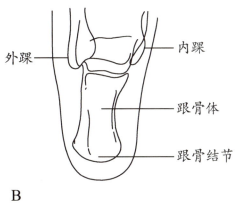

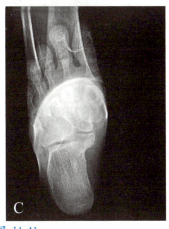

外踝

内踝

跟骨体

跟骨结节

B

C

图 2-5-18　跟骨轴位

A.体位;B.显示示意;C.照片影像。

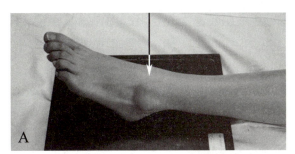

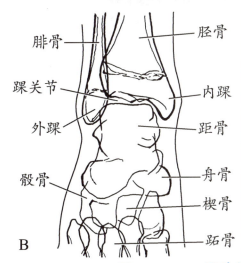

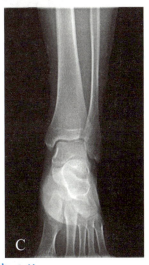

腓骨

胫骨

踝关节

内踝

外踝

距骨

骰骨

舟骨

楔骨

跖骨

B

C

图 2-5-19　踝关节正位

A.体位;B.显示示意;C.照片影像。

（六）踝关节侧位

【摄影目的】 观察踝关节侧位骨质、关节间隙及周围软组织影像,临床常与踝关节正位配合进行影像观察,减少影像重叠。

【摄影体位】 被检者侧卧于摄影床上,被检侧下肢弯曲,外踝紧贴 IR,使足矢状面与 IR 平行,小腿长轴与 IR 长轴平行,将外踝上方 1cm 处置于 IR 中心,下肢保持稳定;IR 上缘包括胫骨、腓骨远端,下缘包括部分跗骨及跟骨(图 2-5-20A)。

【中心线】 中心线经内踝上方 1cm 处垂直 IR 入射。

【影像显示】 显示踝关节侧位影像,内、外踝重叠,腓骨重叠于胫骨;关节间隙清晰可见,周围软组织影像层次可见(图 2-5-20B,C)。

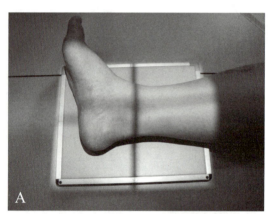

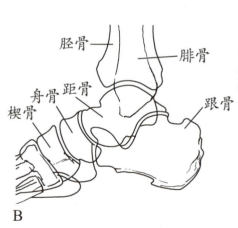

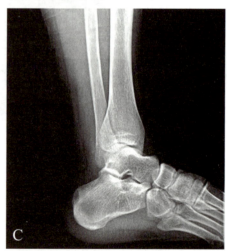

图 2-5-20　踝关节侧位
A. 体位;B. 显示示意;C. 照片影像。

（七）小腿正位（前后位）

【摄影目的】 观察胫骨、腓骨正位及周围软组织影像,临床常用于检查胫骨、腓骨外伤、异物及其他胫骨、腓骨病变。

【摄影体位】 被检者坐或仰卧于摄影床上,被检侧下肢伸直,足尖向上稍内旋,小腿矢状面与 IR 垂直,小腿中点置于 IR 中心,小腿长轴与 IR 长轴平行;IR 上缘包括膝关节,下缘包括踝关节,如病变靠近一端,可仅包括邻近关节(图 2-5-21A)。

【中心线】 中心线对准小腿中点垂直 IR 入射。

【影像显示】 显示胫骨、腓骨正位影像,胫骨、腓骨长轴与 IR 长轴平行,胫、腓骨上端及下端略有重叠;影像至少包括邻近一个关节且呈正位像;骨小梁显示清晰,周围软组织影像层次可见(图 2-5-21B,C)。

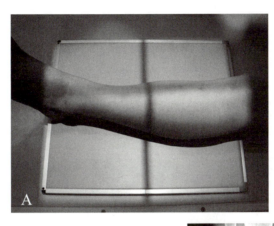

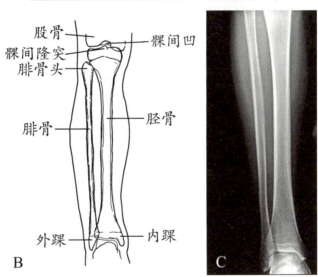

图 2-5-21 小腿正位
A. 体位;B. 显示示意;C. 照片影像。

(八) 小腿侧位

【摄影目的】 观察胫骨、腓骨、膝关节、踝关节侧位及周围软组织影像,临床常与小腿正位配合用于胫骨、腓骨外伤、异物及其他胫骨、腓骨病变影像观察。

【摄影体位】 被检者侧卧于摄影床上,被检侧膝关节屈曲约 135° 角,小腿外缘紧贴

IR,小腿中点置于 IR 中心,小腿长轴与 IR 长轴平行;IR 上缘包括膝关节,下缘包括踝关节,如病变靠近一端,可仅包括邻近关节(图 2-5-22A)。

【中心线】 中心线对准小腿内侧中点垂直 IR 入射。

【影像显示】 显示胫骨、腓骨侧位影像,胫骨在前,腓骨在后,平行排列,长轴与 IR 长轴平行,胫骨、腓骨上端及下端有所重叠,影像至少包括邻近一个关节;骨小梁显示清晰,周围软组织影像层次可见(图 2-5-22B,C)。

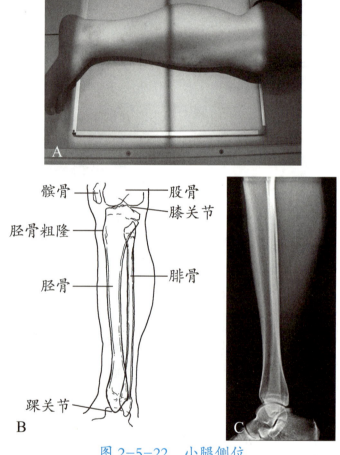

髌骨　　　　股骨
　　　　　　膝关节
胫骨粗隆
　　　　　　腓骨
胫骨

踝关节
B　　　　　　C

图 2-5-22　小腿侧位
A. 体位;B. 显示示意;C. 照片影像。

(九)膝关节正位(前后位)

【摄影目的】 观察膝关节正位各骨骨质、膝关节间隙及周围软组织影像,临床常用于检查膝关节骨质增生、外伤及其他膝关节病变。

【摄影体位】 被检者坐或仰卧于摄影床上,被检侧下肢伸直,足尖向上稍内旋,腘窝紧贴 IR,膝部正中矢状面与 IR 垂直,髌骨下缘置于 IR 中心,下肢保持稳定;IR 上缘包括股骨远端,下缘包括胫骨、腓骨近端(图 2-5-23A)。

【中心线】 中心线经髌骨下缘垂直 IR 入射。

【影像显示】 显示膝关节正位影像,关节面显示于照片正中,髌骨重叠于股骨下端,腓骨小头与胫骨部分重叠;骨小梁显示清晰,周围软组织影像层次可见(图 2-5-23B,C)。

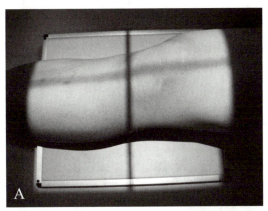

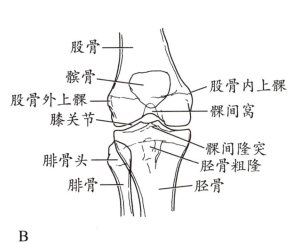
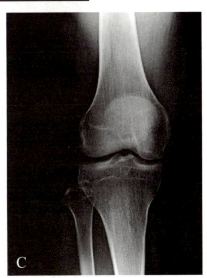

图 2-5-23　膝关节正位
A. 体位;B. 显示示意;C. 照片影像。

(十)膝关节侧位

【摄影目的】 观察膝关节、髌骨侧位及周围软组织影像,临床常与膝关节正位对比观察膝关节骨质增生、髌骨外伤及其他膝关节病变。

【摄影体位】 被检者侧卧于摄影床上,被检侧膝关节外侧紧贴 IR,膝关节屈曲成135°角,髌骨下缘与腘窝折线连线中点置于 IR 中心,膝部矢状面与 IR 平行,踝部稍垫高,使膝部放平,对侧下肢屈曲置于被检侧下肢前方,下肢保持稳定;IR 上缘包括股骨远端,下缘包括胫骨、腓骨近端(图 2-5-24A)。

【中心线】 对准髌骨下缘与腘窝折线连线中点垂直射入。

【影像显示】 显示膝关节间隙影像位于照片正中,膝关节间隙显示清晰,股骨内外髁重叠良好,髌骨呈侧位且与股骨无重叠;骨小梁显示清晰,周围软组织影像层次可见(图 2-5-24B,C)。

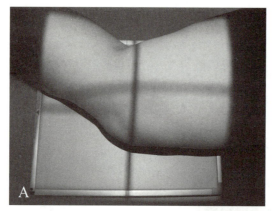

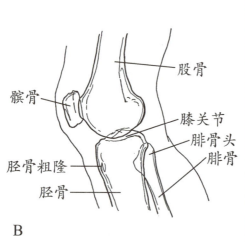

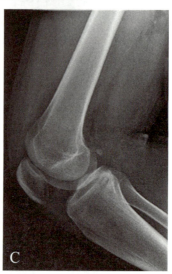

图 2-5-24　膝关节侧位
A.体位;B.显示示意;C.照片影像。

(十一) 大腿正位(前后位)

【摄影目的】　观察股骨正位及周围软组织影像。临床常用于检查股骨外伤及其他股骨病变。

【摄影体位】　被检者仰卧于摄影床上,被检侧下肢伸直,足尖向上稍内旋,使股骨正中矢状面与 IR 垂直,大腿长轴与 IR 长轴平行,股骨中点置于 IR 中心,下肢保持稳定;IR 上缘包括髋关节,下缘包括膝关节,如病变靠近一端,可仅包括邻近一端关节(图 2-5-25A)。

【中心线】　中心线对准大腿中点垂直 IR 入射。

【影像显示】　显示股骨、髋关节、膝关节正位影像,影像至少包括邻近一个关节且呈正位像;骨小梁显示清晰,周围软组织影像层次可见(图 2-5-25B,C)。

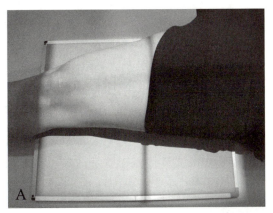

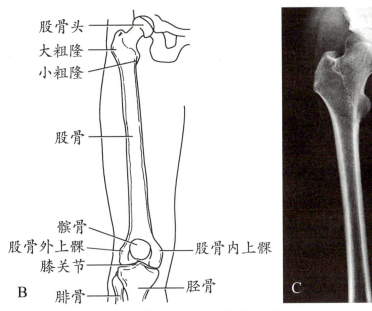

股骨头
大粗隆
小粗隆

股骨

髌骨
股骨外上髁
膝关节
腓骨
股骨内上髁
胫骨

B

图 2-5-25　大腿正位
A. 体位；B. 显示示意；C. 照片影像。

（十二）大腿侧位

【摄影目的】　观察股骨侧位及周围软组织影像，临床常与大腿正位对比进行多角度影像观察。

【摄影体位】　被检者侧卧于摄影床上，被检侧膝关节屈曲约成 135° 角，大腿外侧贴紧床面，大腿长轴与 IR 长轴平行，大腿矢状面与床面平行，确保髌骨呈内外垂直位，对侧下肢屈曲置于被检侧肢体后方，以保持稳定，股骨中点置于 IR 中心；IR 上缘包括髋关节，下缘包括膝关节，如病变靠近一端，可仅包括邻近一端关节（图 2-5-26A）。

【中心线】　中心线对准大腿内侧中点垂直 IR 入射。

【影像显示】　显示股骨、髋关节、膝关节侧位影像，影像至少包括邻近一个关节；骨小梁显示清晰，周围软组织影像层次可见（图 2-5-26B，C）。

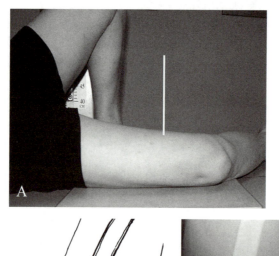

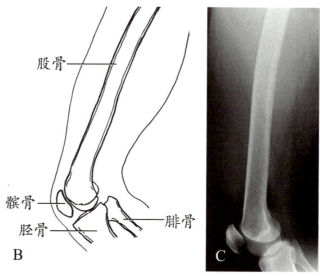

图 2-5-26　大腿侧位

A. 体位；B. 显示示意；C. 照片影像。

（十三）髋关节正位（前后位）

【摄影目的】　观察髋关节间隙、股骨颈正位及周围软组织影像。临床常用于检查股骨头无菌性坏死、关节结核、脱臼、外伤及髋关节其他病变。

【摄影体位】　被检者仰卧于摄影床上，双下肢伸直，足尖向上稍内旋，使两𧿹趾靠拢，足跟分离，呈"内八字"，被检侧股骨头定位点（髂前上棘与耻骨联合上缘连线的中点，向外下作垂线 2.5cm 处为髋关节定位点），该点置于 IR 中心，保持下肢稳定。IR 上缘包括髂骨，下缘包括股骨近端（图 2-5-27A）。

【中心线】　中心线对准股骨头定位点垂直 IR 入射。

【影像显示】　显示髋关节、股骨近端 1/3 影像，股骨头大体位于照片正中，关节间隙清晰显示，股骨颈显示充分，股骨颈及闭孔无投影变形，沈通氏线光滑锐利；骨小梁显示清晰，周围软组织影像层次可见（图 2-5-27B，C）。

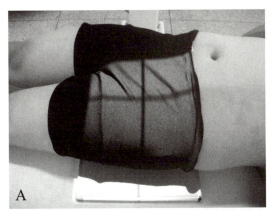

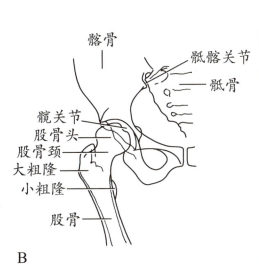

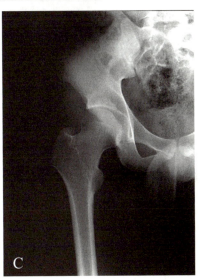

图 2-5-27 髋关节正位

A. 体位;B. 显示示意;C. 照片影像。

（王　江）

第六节　胸部 X 射线检查

 导入案例

患者,女,35 岁,发热、咳嗽、咳痰 3d,遂到当地医院就诊。查体:听诊右下肺闻及湿啰音,体温 39℃。实验室检查:白细胞 13.3×10^9/L,超敏 C 反应蛋白 41.5mg/L。

请问:

1. 该患者应首选何种 X 射线检查?

2. 该患者首选的摄影体位是哪些?

3. 拍摄时需要特别注意哪些问题?

一、摄影注意事项

1. 摄影前应认真阅读申请单,明确检查目的,正确选择摄影体位。

2. 摄影前,被检者着棉质内衣,注意摘脱所佩戴的各种饰品及膏药等,女性被检者脱去内衣,将发辫等置于头上。同时要做好辐射防护措施,特别是婴幼儿及育龄妇女。

3. 胸部摄影常规摄取站立位,以利于观察肋膈角区病变及是否有气胸等。对于外伤、体弱、病情严重或婴儿等不能站立的被检者,可根据情况摄取坐位、半坐位或卧位片。

4. 胸部正位常规摄取后前位片,能充分显示肺组织,且心影放大率小;摄取胸部侧位片时,如主要检查肺部,常规摄取右侧位或患侧侧位片,而检查心脏大血管,常规摄取左侧位片。

5. 胸部正位时注意手臂的摆放,避免肩胛骨与肺野重叠。

6. 需重点观察肺部时,中心线经第 5 胸椎水平垂直射入 IR;为使头部、颈部甲状腺等免受 X 射线照射,可将中心线向足端倾斜 5°~10° 角,经第 5 胸椎射入 IR 中心。需重点观察心脏大血管时,中心线经第 6 胸椎水平垂直射入 IR,为观察左心房与食管的关系,须同时口服医用硫酸钡。

7. 肺部摄影时,呼吸方式为深吸气后屏气;心脏大血管摄影时,平静呼吸下屏气。对不能配合呼吸动作的被检者,可选择高毫安、短时间,并在吸气末进行曝光,摄取肺充气像,利于观察肺内病变。

8. 成人肺部摄影,摄影距离为 150~180cm;心脏摄影,摄影距离 180~200cm,儿童胸部摄影距离一般为 100cm。婴幼儿摄影距离可选择 90cm。

9. 摄影参数选择,在 X 射线管容量允许的情况下,选择最短曝光时间,减少心脏搏动导致的运动性模糊。心脏大血管摄影管电压较肺部摄影需增加 5~10kV。若因病变导致两侧肺部密度相差较大或欲观察被肋骨、心脏、锁骨等遮盖的肺组织及纵隔肿瘤等影像,可采用高千伏摄影技术并选用高栅比的滤线栅。

10. IR 规格选择,胸部 X 射线平片一般选择 356mm×432mm(14 英寸 ×17 英寸)或 305mm×381mm(12 英寸 ×15 英寸),局部片及小儿片视具体情况酌减,IR 一般竖放,小儿及矮胖者可横放。

二、体表定位标志

胸部 X 射线检查体表定位标志见图(图 2-6-1)。

1. 胸骨颈静脉切迹　位于胸骨上缘的凹陷处,平第 2 胸椎下缘高度。

2. 肺尖　位于锁骨内侧 1/3 上方 2~3cm。

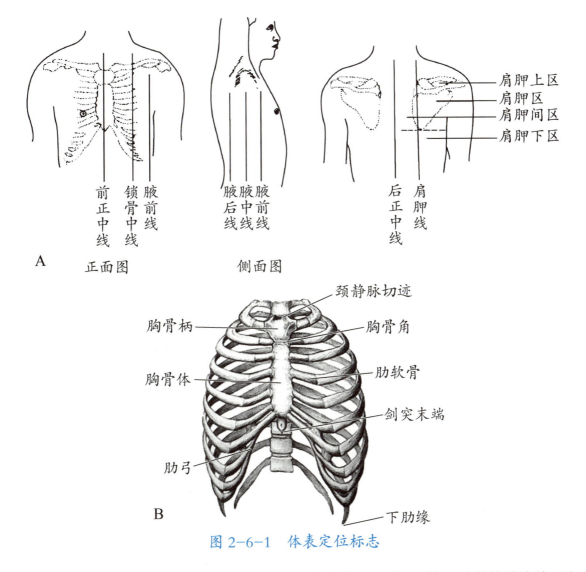

图 2-6-1　体表定位标志

3. 胸骨角　为胸骨柄与胸骨体的连接处,微向前凸,两侧与第2肋骨前端连接,平对气管分叉及第4、第5胸椎椎体交界处。

4. 第7胸椎(T_7)　为两肩胛骨下角连线中点。

5. 剑突末端　为胸骨最下端,平第11胸椎椎体高度。

6. 锁骨中线　通过锁骨中点的垂线。

7. 腋前线　通过腋窝前缘的垂线。

8. 腋中线　通过腋窝中点所做的垂线。

三、常用摄影体位

(一) 胸部正位(后前位)

【摄影目的】　观察胸廓、肺部、心脏大血管、纵隔、膈肌等形态,进行心脏测量,常规体检。

【摄影体位】 被检者背向 X 射线管,站立于摄影架前,双足分开与肩同宽,前胸壁紧贴 IR,身体正中矢状面与 IR 垂直,并对准 IR 中线,头稍上仰,下颌置于立位摄影架颌托上。双手背置于髋部,双肩放松下垂,肘部弯曲,上臂及肘部尽量内旋,使肩胛骨向外牵拉,避免与肺野重叠。IR 上缘超出肩部皮肤 3cm,下缘包括两侧肋膈角,两侧包括侧胸壁皮肤(图 2-6-2A)。

【中心线】 中心线对准第 5 胸椎水平垂直射入。

【影像显示】 显示胸部正位影像(包括胸廓、双侧肺野、纵隔及双侧肋膈角),两侧胸锁关节对称,上 4 个胸椎清晰可见,肩胛骨投影于肺野之外;双肺尖充分显示,肺门结构可辨,肺纹理由肺门呈放射状伸向肺野,层次清晰,心脏居中偏左,心脏大血管边缘及膈肌锐利,肋骨纹理清晰(图 2-6-2B,C)。

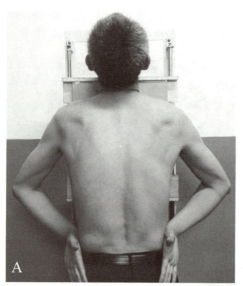

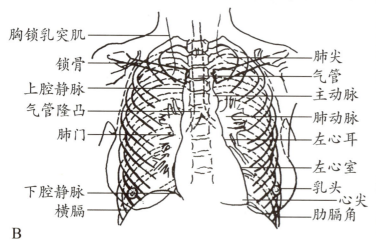

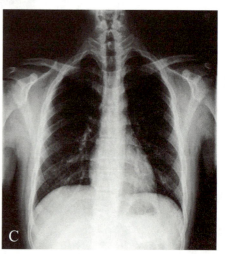

图 2-6-2 胸部后前位

A. 体位;B. 显示示意;C. 照片影像。

（二）胸部侧位

【摄影目的】 观察心脏大血管的形态及其后方肺组织和前后肋膈角等影像,结合正位片确定病变部位,了解纵隔内病变部位。

【摄影体位】 被检者侧立于摄影架前,被检侧紧贴 IR,双足分开与肩同宽,身体正中矢状面与 IR 平行,身体长轴中线对准 IR 中线。两臂上举,屈肘交叉抱头,使肩部尽量不与肺部重叠。IR 上缘平第 7 颈椎,下缘包括肋膈角,前后缘包括前胸壁及后背皮肤(图 2-6-3A)。

【中心线】 中心线对准第 6 胸椎水平腋中线处垂直射入。

【影像显示】 显示胸部侧位影像,包括肺尖、前后胸壁、膈肌及后肋膈角,胸骨及胸椎呈侧位像,膈肌前高后低。从颈部到气管分叉部,能连续追踪到气管影像,心脏大血管居中偏前,肺野、心前后缘、主动脉,心前后间隙显示清晰,食管吞钡显影时位于心影后方(图 2-6-3B,C)。

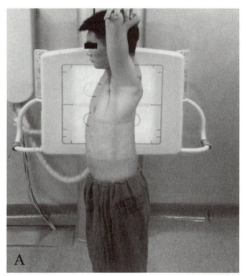

A

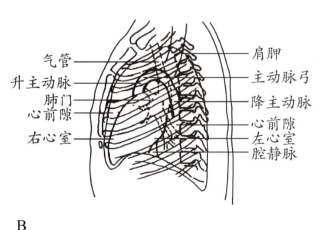

B

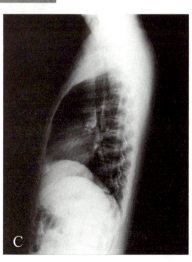

C

图 2-6-3 胸部侧位
A.体位;B.显示示意;C.照片影像。

（三）胸部右前斜位

【摄影目的】 观察左心房、肺动脉干、右心室漏斗部及右心房形态。

【摄影体位】 被检者背向 X 射线管，站立于摄影架前，右前胸壁紧贴 IR，使身体冠状面与 IR 成 45°~55° 角，左臂上举，屈肘抱头，右手背放在髋部，右臂内旋。IR 上缘超出锁骨 6cm，下缘达 12 胸椎，左前及右后胸壁包括在 IR 内（图 2-6-4A）。曝光时患者需吞服医用硫酸钡。

【中心线】 中心线对准第 6 胸椎水平与左侧腋后线交界处垂直射入。

【影像显示】 显示胸部右前斜位影像，照片上缘包括下颈部，下缘包括膈肌，前后缘包括侧胸壁；胸部呈斜位投影，心脏大血管投影于胸部左侧，不与胸椎重叠，胸椎投影于胸部右后 1/3 处；食管胸段钡剂充盈良好，位于心脏与脊柱之间（图 2-6-4B，C）。

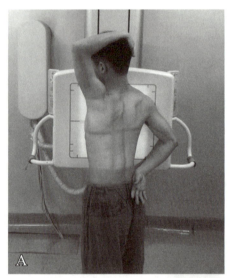

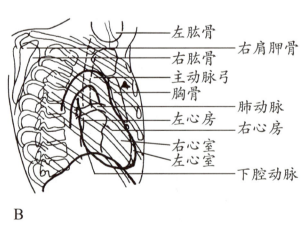

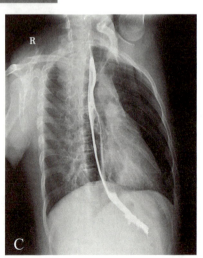

图 2-6-4　胸部右前斜位
A. 体位；B. 显示示意；C. 照片影像。

（四）胸部左前斜位

【摄影目的】 观察左心室、右心室、左心房、右心房、主动脉及主动脉窗的形态。

【摄影体位】 被检者背向X射线管，站立于摄影架前，左前胸壁紧贴IR，使身体冠状面与IR成60°~70°角，右臂上举，屈肘抱头，左手背放在髋部，左臂内旋。IR上缘超出锁骨6cm，下缘达12胸椎，右前及左后胸壁包括在IR内（图2-6-5A）。曝光时患者需吞服医用硫酸钡。

【中心线】 中心线对准第6胸椎高度与右侧腋后线交界处垂直射入。

【影像显示】 显示胸部左前斜位影像，照片上缘包括下颈部，下缘包括膈肌，前后缘包括侧胸壁；胸部呈斜位投影，心脏大血管投影于胸部右侧，胸椎投影于胸部左后1/3偏前处；心后缘上方是展开的主动脉弓，弓下透明区为主动脉窗，胸主动脉全部展示，边缘清晰（图2-6-5B，C）。

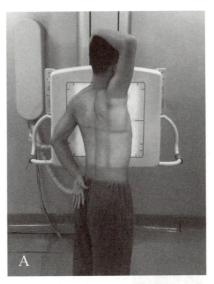

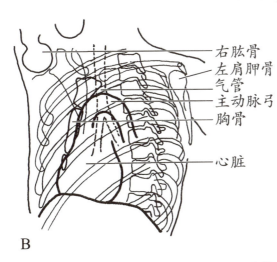

右肱骨
左肩胛骨
气管
主动脉弓
胸骨

心脏

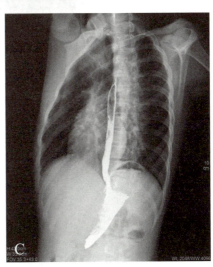

图 2-6-5 胸部左前斜位
A. 体位；B. 显示示意；C. 照片影像。

(五)胸部前弓位

【摄影目的】 为胸部正、侧位的补充位置;主要用于显示肺尖、锁骨下区及右肺中叶的病变。

【摄影体位】 被检者面向 X 射线管,站立于摄影架前 30cm 处,两足分开与肩同宽,肩部紧贴 IR,身体的正中矢状面与 IR 中线垂直并重合,两手背放于髋部,肘部屈曲内旋,身体后仰,头稍前倾,下胸部及腹部前凸,使胸部冠状面与 IR 成 45° 角,IR 上缘超出锁骨 6~7cm,两侧与侧胸壁等距(图 2-6-6A)。

【中心线】 中心线对准胸骨角下缘垂直射入。

【影像显示】 显示胸部半轴位影像。肺尖肺野(锁骨上下区)、右肺中叶显示清楚,锁骨投影在胸廓上方,肋骨呈水平位显示,肋间隙变宽(图 2-6-6B,C)。

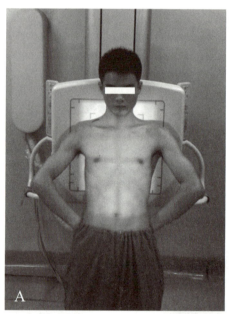

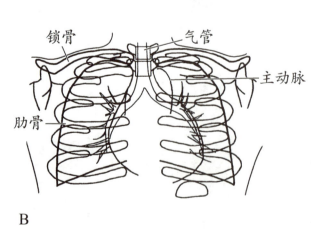

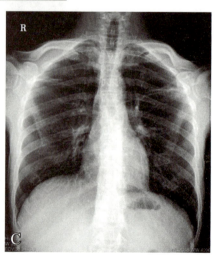

图 2-6-6 胸部前弓位
A. 体位;B. 显示示意;C. 照片影像。

(六) 胸骨正位

【摄影目的】 观察胸骨骨质情况。

【摄影体位】 IR 横置于摄影台上,下垫一高约 5cm 的木块,被检者立于摄影床外侧,俯身使胸骨紧贴 IR,身体矢状面与床面长轴垂直,IR 上缘达胸锁关节上 2cm,下缘包括剑突,两臂内旋 180° 置于身旁,头部前伸垫以软垫(图 2-6-7A)。

【中心线】 中心线向左侧倾斜,经胸骨中点射入。

$$中心线倾斜角度\ a = 40(常数) - 胸部前后径(cm)$$

【影像显示】 显示胸骨后前斜位影像,胸骨位于照片中央,不与胸椎重叠;胸骨边缘锐利,骨质和关节间隙清晰,肋骨影像模糊;当中心线从左后射入时,因胸骨与心脏影像重叠胸骨密度显示均匀,但对比度降低(图 2-6-7B,C)。

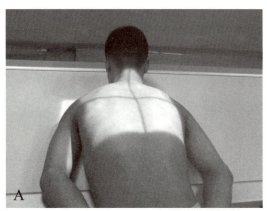

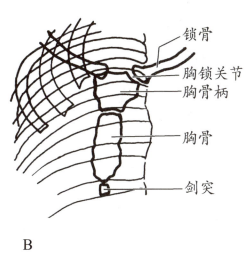

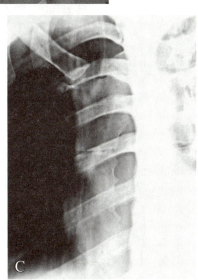

图 2-6-7　胸骨后前斜位
A. 体位;B. 显示示意;C. 照片影像。

（七）胸骨侧位

【摄影目的】 观察胸骨前后面骨质及侧位情况。

【摄影体位】 被检者侧立于摄影架前,身体正中矢状面与 IR 平行,下颌颏部略抬起,两臂放于后背,两手相握,肩部尽量向后,胸部前挺,IR 上缘包括胸锁关节,下缘包括剑突,前胸壁位于 IR 前中 1/3 交界处(图 2-6-8A)。

【中心线】 中心线对准胸骨侧位中点距前胸壁后约 4cm 处垂直射入。

【影像显示】 显示胸骨侧位影像,全部胸骨不与肺组织或肋骨影像重叠;胸骨前后缘骨皮质及骨纹理显示清晰,胸锁关节重叠,胸前壁软组织清晰可见(图 2-6-8B,C)。

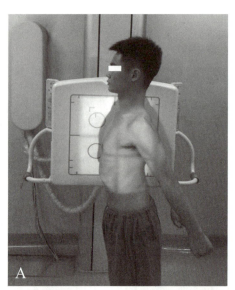

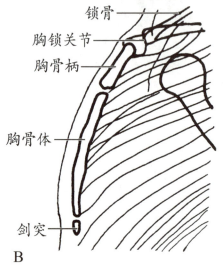
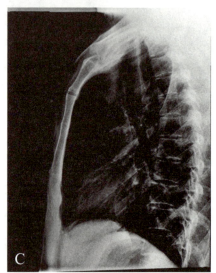

图 2-6-8　胸骨侧位
A.体位;B.显示示意;C.照片影像。

（八）膈上肋骨前后位

【摄影目的】 观察膈肌以上肋骨（第7前肋及第10后肋以上肋骨）骨质情况。

【摄影体位】 被检者仰卧于摄影床上，身体正中矢状面与IR中线垂直并重合，双手上举抱头，肩部内收，避免肩胛骨与肋骨重叠，IR上缘包括第7颈椎，下缘超出剑突3cm，两侧包括侧胸壁（图2-6-9A）。

【中心线】 中心线向足端倾斜10°~15°角，经甲状软骨与剑突连线的中点射入。

【影像显示】 显示第1~7前肋及第1~10后肋正位影像；包括两侧肋膈角，肋骨骨纹理清晰，肋骨由后上向前下弯曲走行，腋中线部分弯曲重叠较多（图2-6-9B，C）。

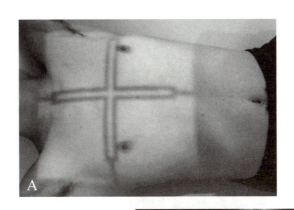

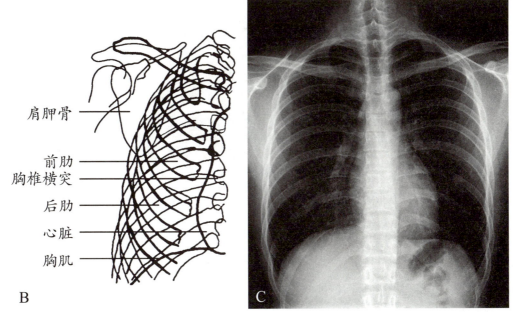

肩胛骨

前肋
胸椎横突

后肋

心脏

胸肌

图 2-6-9 膈上肋骨前后位
A. 体位；B. 显示示意；C. 照片影像。

（九）膈下肋骨前后位

【摄影目的】 观察第 8~12 肋骨骨质情况。

【摄影体位】 被检者仰卧于摄影床上,身体正中矢状面与 IR 中线垂直并重合,双手上举置于头旁,双侧髋关节及膝关节屈曲,双足踏于床面,使腰部紧贴床面,IR 上缘包括剑突上 3cm,下缘超出肋弓下 3cm,两侧包括胸腹壁外缘(图 2-6-10A)。

【中心线】 中心线向头端倾斜 10°~15° 角,经剑突与肚脐连线中点射入。

【影像显示】 显示第 8~12 肋骨正位影像,肋骨骨纹理清晰(图 2-6-10B,C)。

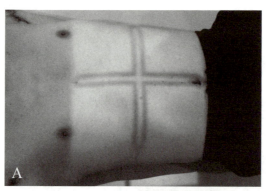

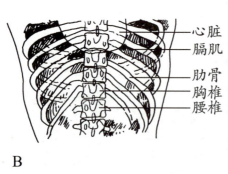

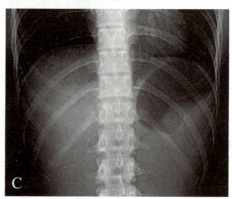

图 2-6-10 膈下肋骨前后位
A. 体位;B. 显示示意;C. 照片影像。

（十）肋骨斜位

【摄影目的】 观察腋中线区肋骨弯曲部的骨质情况。

【摄影体位】 被检者面向 X 射线管,站立于摄影架前,被检侧紧贴 IR,身体冠状面与 IR 成 45° 角,两臂上举,屈肘抱头,肩部内收,IR 上缘包括第 7 颈椎,下缘包括第 3 腰椎(图 2-6-11A)。

【中心线】 中心线对准斜位胸廓中点垂直射入 IR。

【影像显示】 显示被检侧肋骨斜位影像,腋中线部肋骨呈平面展示,骨纹理清晰,肋骨颈部显示好(图 2-6-11B,C)。

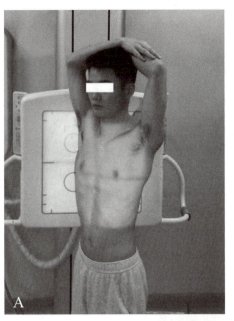

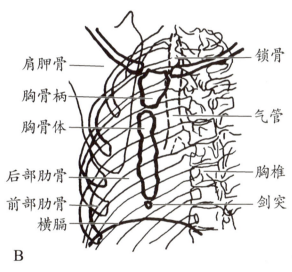

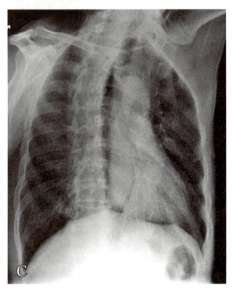

图 2-6-11　肋骨斜位

A. 体位;B. 显示示意;C. 照片影像。

肩胛骨　　　锁骨
胸骨柄　　　气管
胸骨体
后部肋骨　　胸椎
前部肋骨　　剑突
横膈

B

（李　冰）

第七节　腹部 X 射线检查

 导入案例

　　患者,男,56 岁,腹胀、腹痛伴恶心、呕吐 8h,遂到当地医院就诊,自诉起病后无大便及肛门排气。查体:全腹胀满,脐周可见肠型,拒按,压痛,肠鸣音减弱;体温 37.8℃。实验室检查:白细胞 11.8×10^9/L。

请问：

1. 该患者应首选何种 X 射线检查？
2. 该患者首选的摄影体位是哪些？
3. 拍摄时需要特别注意哪些问题？

一、摄影注意事项

1. 做好摄影前准备，为减少或清除肠腔内容物对诊断影像的重叠干扰，除急腹症及孕妇外，摄影前均应先清除肠腔内容物。方法有：

（1）自洁法：摄影前一日晚服缓泻药，如蓖麻油 20~30ml 或番泻叶 1 剂。摄影日晨禁食、禁水，摄影前先行腹部透视，肠腔内清洁后方可摄影。

（2）灌肠法：摄影前 2h 用生理盐水约 1 500ml 进行清洁灌肠，清除肠腔内容物。

2. 腹部摄影因体厚大，密度较高，除新生儿外，一般均应使用滤线器技术，摄影距离为 90~100cm。

3. 腹部摄影一般选择深呼气后屏气曝光。

4. 观察肠腔内气液平面或腹腔内游离气体时，应采用立位或侧卧位水平方向摄影。摄影前应让被检者坐立或侧卧片刻，以使腹腔内游离气体移动到膈下或侧腹壁。

5. 腹部摄影注意选择适当的照射野，并使用防护用具，对被检者的性腺器官应进行有效的 X 射线防护。

6. 成人腹部摄影 IR 大小为 356mm×432mm（14 英寸 ×17 英寸），局部片及婴幼儿根据所摄部位病变范围而定。

二、体表定位标志

腹部脏器体表定位，常采用"九分法"，即用 2 条水平线和 2 条垂直线将腹部分为 9 个区（图 2-7-1）。上水平线为经过两侧肋弓下缘最低点的连线，下水平线为经过两侧髂嵴最高点的连线，两条垂直线分别为左锁骨中线与左腹股沟韧带中点的连线和右锁骨中线与右腹股沟韧带中点的连线。所分的 9 个区，上部为腹上区、左季肋区和右季肋区；中部为脐区、左腰区和右腰区；下部为腹下区、左髂区和右髂区。腹部主要脏器的投影见表 2-7-1。

腹部进行 X 射线摄影时，根据表 2-7-1 可了解到所摄脏器的大概范围，常用的体表定位标志还有：①胆囊底体表投影为右侧肋弓与腹直肌外缘交界处；②成人肾门约平第 1 腰椎高度，肾上极平第 11 胸椎下缘，肾下极平第 2 腰椎下缘；③膀胱位于耻骨联合上方。

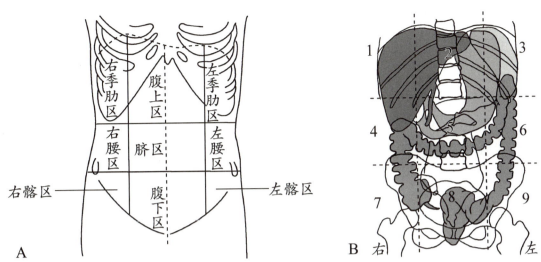

图 2-7-1　腹部九分法

A.腹部九分法示意图;B.腹部九分法投影图。

表 2-7-1　腹部脏器的投影

右季肋区	腹上区	左季肋区
1. 肝右叶大部分	1. 肝右叶小部分,肝左叶大部分	1. 肝左叶小部分
2. 部分胆囊	2. 胃幽门及部分胃体	2. 胃贲门、胃底及小部分胃体
3. 部分右肾	3. 部分胆囊、胆总管、肝动脉和门静脉	3. 脾
4. 结肠肝曲	4. 十二指肠大部分	4. 结肠脾曲
	5. 胰腺头及体部	5. 胰尾
	6. 两肾上部及肾上腺	6. 部分左肾
	7. 腹主动脉及下腔静脉	

右腰区	脐区	左腰区
1. 部分胆囊	1. 胃大弯	1. 降结肠
2. 右肾下部	2. 横结肠	2. 部分空肠
3. 升结肠	3. 大网膜	3. 左肾下部
4. 部分回肠	4. 十二指肠小部分	
	5. 部分空回肠	
	6. 腹主动脉及下腔静脉	
	7. 双侧输尿管	

右髂区	腹下区	左髂区
1. 盲肠	1. 回肠袢	1. 大部分乙状结肠
2. 阑尾	2. 膀胱	2. 回肠袢
3. 回肠末端	3. 子宫	
	4. 部分乙状结肠	
	5. 直肠	

三、常用摄影体位

（一）腹部仰卧前后位

【摄影目的】 观察腹腔脏器的结石、钙化、腹部异物、肠腔气体等情况。

【摄影体位】 被检者仰卧于摄影床上，身体正中矢状面与床面垂直，并与 IR 中线重合；双臂上举或放于身旁，双下肢伸直；IR 上缘包括剑突上 3cm，下缘包括耻骨联合下 2cm（图 2-7-2A）。

【中心线】 中心线对准剑突与耻骨联合上缘连线的中点垂直射入。

【影像显示】 显示腹部正位影像，照片上缘包括膈肌，下缘包括耻骨联合，两侧包括侧腹壁；脊柱居中，两侧髂骨对称，双膈面清晰；双肾影轮廓及腰大肌影清晰可见；腹壁脂肪线显示清楚，无肠腔气体粪便影像（图 2-7-2B,C）。

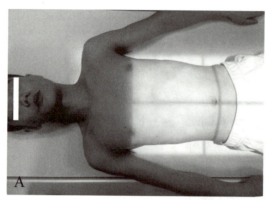

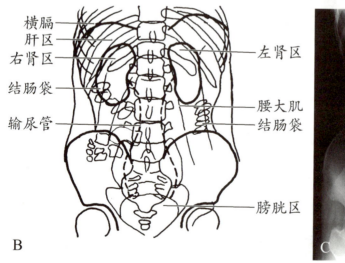

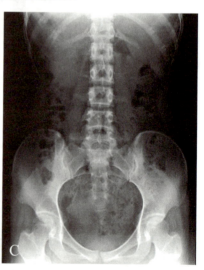

图 2-7-2 腹部仰卧前后位
A. 体位；B. 显示示意；C. 照片影像。

（二）腹部侧卧侧位

【摄影目的】 观察腹腔脏器的结石、钙化、腹部异物及肠腔气体等情况。

【摄影体位】 被检者侧卧于摄影床上,被检侧在下,身体冠状面与床面垂直,腹部前后径中线对准 IR 中线;双臂上举,屈肘抱头,双下肢轻度弯曲;IR 上缘包括剑突上 3cm,下缘包括耻骨联合下 2cm(图 2-7-3A)。

【中心线】 中心线对准剑突与耻骨联合上缘连线的中点平面,腹部前后径中点垂直射入。

【影像显示】 显示腹部侧位影像,照片上缘包括膈肌,下缘包括耻骨联合,两侧包括腹前壁及背部;腰骶椎呈侧位,两侧髂骨重叠,腹壁脂肪线显示清楚(图 2-7-3B,C)。

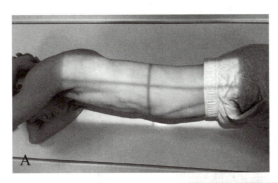

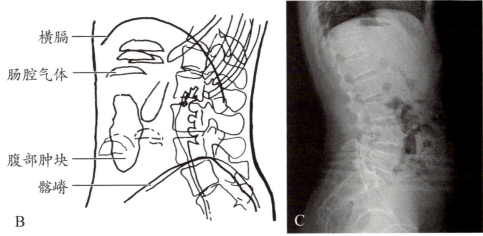

横膈

肠腔气体

腹部肿块

髂嵴

图 2-7-3 腹部侧卧侧位
A. 体位;B. 显示示意;C. 照片影像。

(三) 腹部站立前后位

【摄影目的】 主要用于观察消化道穿孔、肠梗阻及肾下垂等情况。

【摄影体位】 被检者面向 X 射线管,站立于摄影架前,身体正中矢状面与 IR 垂直,并与 IR 中线重合;两臂自然下垂,手掌向前置于身旁;IR 竖放,疑有消化道穿孔者,IR 上缘包括膈肌;疑为肾位置异常者,IR 下缘包括耻骨联合(图 2-7-4A)。

【中心线】 中心线对准剑突与耻骨联合上缘连线的中点垂直射入。疑有消化道穿孔者,中心线经剑突与脐连线的中点垂直射入。

【影像显示】 显示腹部正位影像,照片上缘包括膈肌,下缘包括耻骨联合,两侧包括侧腹壁。脊柱居中,两侧髂骨对称,腰大肌由内上斜向外下,边缘清晰。双肾影轮廓可见,腹壁脂肪线显示清楚(图2-7-4B,C)。

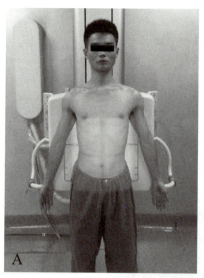

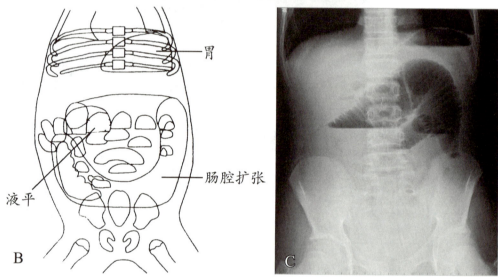

图 2-7-4　腹部站立前后位
A.体位;B.显示示意;C.照片影像。

(李冰)

第八节　脊柱X射线检查

导入案例

　　患者,男,45岁,从事会计工作十余年,头晕伴双上肢麻木1周,加重2d,遂到当地医院就诊。

请问：

1. 该患者应首选何种影像检查？

2. 该患者首选的摄影体位是哪些？

3. 拍摄时需要注意哪些问题？

一、摄影注意事项

1. 摄影前应认真阅读申请单，明确检查目的，正确选择摄影体位。

2. 摄影前，去除被检部位体表影响成像的物品，如影响 X 射线透过的饰品、膏药、敷料、带金属丝或金属染料的衣物等。被检者着棉质内衣，女性被检者脱去内衣，将发辫等置于头上。

3. 腰椎及骶尾椎摄影前，应询问被检者近期是否服用过高原子序数的药物，是否做过消化道钡剂及钡灌肠检查，骶尾椎摄影前应先行排便。同时要做好辐射防护措施，特别是婴幼儿及育龄妇女。

4. 摆放摄影体位时，应在熟悉脊柱解剖和体表定位标志的基础上，利用调整被检者体位或中心线投射方向的方法，来适应脊柱的生理弯曲或病理弯曲，尽量使 X 射线与椎间隙平行，避免椎体影像重叠。同时应避免人为地造成前屈、后伸或侧弯。

5. 脊柱外伤患者摄影时，为避免搬动患者可能造成的伤情加重，可在保持中心线、体位和 IR 三者相对关系不变的前提下，通过改变摄影操作方法来满足摄影位置的要求。

6. 脊柱摄影应包括邻近有明确标志的椎体，以便识别椎序。对于组织密度、厚度差异较大的部位，可分段摄影，但相邻段之间应重叠 1~2 个椎体，以免遗漏病变。

7. 腰椎摄影宜让患者深呼气后屏气曝光，使腹部组织变薄，利于提高影像对比度，其他位置多为平静呼吸状态下屏气曝光。

8. 脊柱摄影管电压较高，体厚较大，应使用滤线器摄影技术，以提高影像对比度。被检部位厚度悬殊时，可利用 X 射线管的阳极效应使影像密度趋于一致。使用聚焦式滤线栅摄影时，应注意摄影距离需在焦 - 栅距离范围之内。

9. 摄影时应注意对被检者的 X 射线防护，特别是下部脊柱摄影时，应用铅橡皮遮蔽生殖器官。

10. 脊柱摄影 IR 大小选用：颈椎及骶尾椎 203mm×254mm（8 英寸 ×10 英寸）；胸椎、腰椎 279mm×356mm（11 英寸 ×14 英寸）或相应照射野的 IR 板。

二、体表定位标志

脊柱 X 射线摄影时，可以借助与某些椎体相对应的体表标志作为中心线的入射点或出射点,常用体表定位标志见表 2-8-1。

表 2-8-1 脊柱的体表定位标志

部位	前面观对应平面	侧面观对应平面
第 2 颈椎	上腭牙齿咬合面	
第 3 颈椎	下颌角	
第 5 颈椎	甲状软骨	
第 7 颈椎		颈根部最突出的棘突
第 2、第 3 胸椎间	胸骨颈静脉切迹	
第 4、第 5 胸椎间	胸骨角	肩胛上角
第 6 胸椎	男性双乳头连线中点	
第 7 胸椎	胸骨体中点	肩胛下角
第 11 胸椎	胸骨剑突末端	
第 1 腰椎	剑突末端与肚脐连线中点	
第 3 腰椎	脐上 3cm	肋弓下缘(最低点)
第 4 腰椎	脐	髂嵴
第 5 腰椎	脐下 3cm	髂嵴下 3cm
第 2 骶椎	髂前上棘连线中点	
尾骨	耻骨联合	

三、常用摄影体位

(一)第 1、第 2 颈椎张口位(前后位)

【摄影目的】 观察第 1、第 2 颈椎正位情况。重点观察齿突骨折、前后弓骨折、寰枢关节情况及有无先天性改变。

【摄影体位】 被检者仰卧于摄影床上或站立于摄影架前,头颈部正中矢状面垂直并重合于 IR 中线,两臂置于身旁。头稍后仰,使上颌中切牙咬合面与乳突尖的连线垂直于 IR。两侧口角连线的中点对 IR 中心,保持头部稳定。曝光时嘱被检者尽量张大口,并发"啊⋯⋯"声(不能持久张口者也可在上下切牙间放一干燥的软木塞或泡沫块)。口腔内有活动义齿者,摄影时需取下,以免与颈椎影像相重叠(图 2-8-1A)。

【中心线】 经两侧口角连线的中点,垂直 IR 射入。

【影像显示】 显示第1、第2颈椎正位影像,第1、第2颈椎及寰枢关节清晰地显示在上、下齿列之间;上颌切牙牙冠与枕骨底部骨板边缘影像重叠;第2颈椎位于照片正中,齿状突显影清晰且不与枕骨重叠;照片两侧影像对称,齿状突与第1颈椎两侧块间隙对称;寰枕关节呈切线状显示。若头仰角度小或中心线偏上,影像显示上颌牙列与寰椎重叠;若头过仰或中心线偏下,则显示枕骨与寰椎重叠(图2-8-1B,C)。

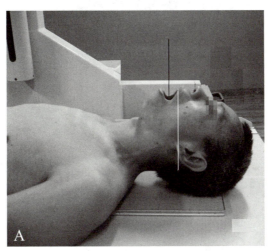

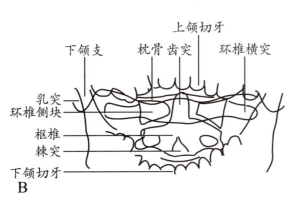

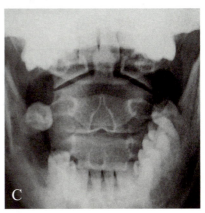

图 2-8-1 第1、第2颈椎张口位
A.体位;B.显示示意;C.照片影像。

(二) 颈椎正位(前后位)

【摄影目的】 观察第3~7颈椎正位情况。重点观察钩椎关节、椎间隙。

【摄影体位】 被检者仰卧于摄影床上或站立于摄影架前,身体正中矢状面垂直并重合于IR中线。头稍上仰,颌部抬起,听鼻线垂直于摄影床或IR。IR上缘超过外耳孔,下缘平胸骨颈静脉切迹(图2-8-2A)。

【中心线】 中心线向头侧倾斜10°~15°角,经甲状软骨射入。

【影像显示】 显示第3~7颈椎正位影像,第3~7颈椎及第1胸椎显示于照片正中;颈椎棘突位于椎体正中,椎弓根呈轴位投影于椎体与横突相接处,横突左、右对称显示;

颈椎骨质、椎间隙与钩椎关节显示清晰；气管投影于椎体正中，其边界易于分辨；诸骨小梁清晰显示，周围软组织层次可见，下颌骨显示于第2、第3颈椎间隙高度（图2-8-2B,C）。

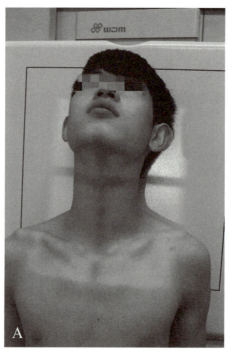

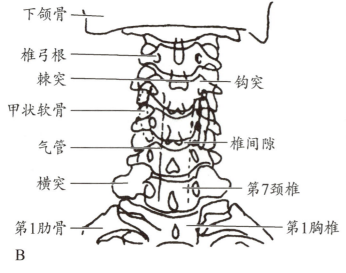

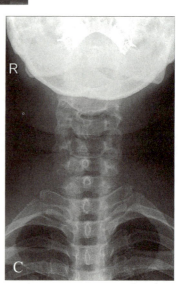

图 2-8-2　颈椎正位
A.体位；B.显示示意；C.照片影像。

（三）颈椎侧位

【摄影目的】　观察第1~7颈椎侧位情况。重点观察椎体骨折与破坏，退行性病变及颈椎失稳等。

【摄影体位】　被检者站立于摄影架前，身体正中矢状面与IR平行，瞳间线与IR垂直。头稍上仰，听鼻线与地面平行，以免下颌骨与上部颈椎重叠。双肩尽量下垂，必要时被检者双手各持一沙袋，以免肩部与下部颈椎重叠。IR上缘超过外耳孔，下缘平胸骨颈静脉切迹,颈部前后缘连线中点对 IR 中线。颈椎侧位也可取坐位或仰卧位(水平侧位)摄影(图 2-8-3A)。

【中心线】 中心线经甲状软骨平面、颈部前后缘连线中点垂直射入(因肢 - 片距较大,为减小影像放大失真,胶片距离以 150cm 为宜;在呼气后屏气曝光,有助于肩部向下放松)。

【影像显示】 显示全部颈椎侧位影像及颈部软组织影像;各椎体前后缘重合、无双缘现象,枕骨与寰椎关节间隙清晰显示;椎体骨质、各椎间隙、椎间关节显示清晰,下颌骨不与椎体重叠;椎间隙、椎体骨皮质、骨小梁结构及周围软组织层次可见(图 2-8-3B,C)。

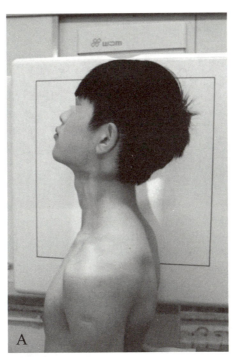

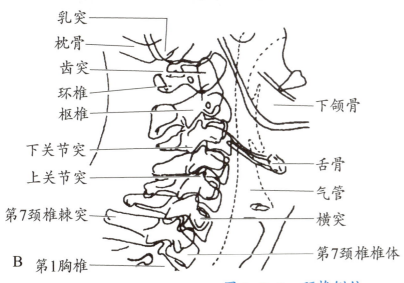

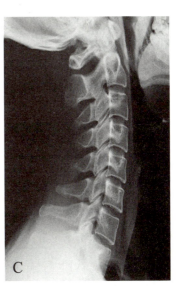

图 2-8-3 颈椎侧位

A.体位;B.显示示意;C.照片影像。

（四）颈椎斜位

【摄影目的】 观察椎间孔、小关节及椎弓根情况。需分别摄取左、右斜位。

【摄影体位】 被检者立于摄影架前或俯卧于摄影床上。右前斜位时面向左侧旋转，并使身体冠状面与摄影架成 45°~55° 角，左前斜位时相反。颈部斜位中线对 IR 中线，头部矢状面与 IR 平行，下颌略前伸。IR 上缘超过外耳孔，下缘包括胸骨颈静脉切迹。此位置可进行卧位或坐位摄影。摄取双侧，以作对比（图 2-8-4A）。

【中心线】 中心线向足侧倾斜 10° 角，经甲状软骨平面颈部前后缘连线中点射入。

【影像显示】 显示颈椎斜位影像，右（左）前斜位显示右（左）侧椎间孔和椎弓根；椎间孔呈卵圆形排列，显示于椎体与棘突之间，椎弓根投影于椎体正中，上、下关节突显示清晰；椎骨纹理清晰；下颌骨不与椎体重叠（图 2-8-4B,C）。

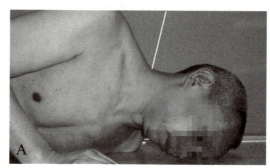

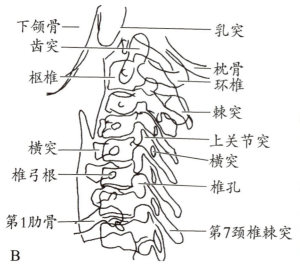

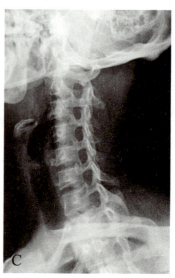

图 2-8-4　颈椎斜位
A. 体位；B. 显示示意；C. 照片影像。

（五）胸椎正位（前后位）

【摄影目的】 观察胸椎正位形态及椎旁软组织情况。重点观察骨折、先天性脊柱侧弯、后凸畸形、骨肿瘤、感染性骨病、骨质疏松等。

【摄影体位】 被检者仰卧于摄影床上，背部贴紧台面，身体正中矢状面垂直于床面并重合于 IR 中线。两臂置于身旁或上举屈肘抱头，下肢伸直或髋关节、膝关节屈曲，双足平踏床面。IR 上缘平第 7 颈椎,下缘包括第 1 腰椎(图 2-8-5A)。

【中心线】 中心线对准第 6 胸椎垂直射入。

【影像显示】 显示胸椎正位影像于照片正中;棘突位于椎体正中,两侧横突、椎弓根对称显示,边缘锐利;椎间隙清晰,胸椎椎体骨小梁清晰显示(图 2-8-5B,C)。

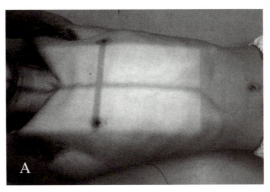

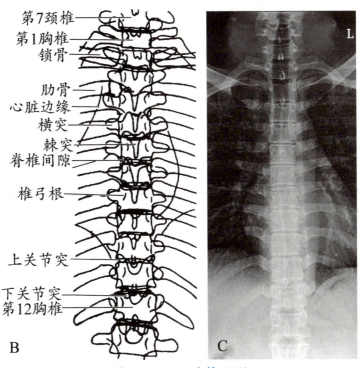

第7颈椎
第1胸椎
锁骨
肋骨
心脏边缘
横突
棘突
脊椎间隙
椎弓根
上关节突
下关节突
第12胸椎

图 2-8-5 胸椎正位
A. 体位;B. 显示示意;C. 照片影像。

(六)胸椎侧位

【摄影目的】 观察胸椎侧位形态、排列曲度及骨质情况。重点观察骨折、先天性脊柱侧弯、后凸畸形、骨肿瘤、感染性骨病、骨质疏松等。

【摄影体位】 被检者侧卧于摄影床上,胸椎侧弯畸形者凸侧靠近床面。两臂上举屈曲,头枕于近床面一侧的上臂上。双下肢髋关节、膝关节屈曲以支撑身体。两膝间放沙袋或棉垫,腰部过细者在腰下垫棉垫,使脊柱长轴与床面平行。胸椎棘突后缘置于床面中线外约 4cm 处。IR 上缘包括第 7 颈椎,下缘包括第 1 腰椎(图 2-8-6A)。

【中心线】 中心线对准腋后线第7胸椎平面垂直射入。

【影像显示】 显示胸椎侧位影像,第3~12胸椎呈侧位影像显示于照片正中,胸椎序列略呈后凸弯曲;椎体前后缘呈切线显示,无双边影现象;椎间隙显示清楚,后肋相互重叠,各椎体及附件结构清晰(图2-8-6B,C)。

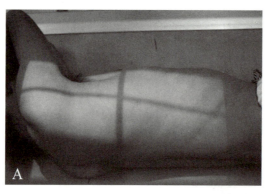

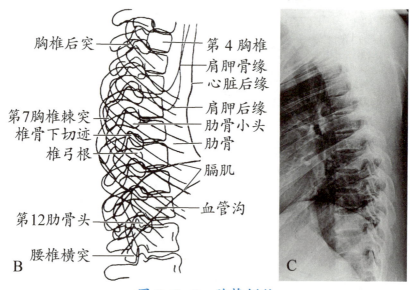

图 2-8-6　胸椎侧位

A. 体位;B. 显示示意;C. 照片影像。

(七)腰椎正位(前后位)

【摄影目的】 观察腰椎正位形态及椎旁软组织情况。重点观察骨折、骨肿瘤、感染性骨病、退行性关节病、脊柱侧弯等。

【摄影体位】 被检者仰卧于摄影床上,身体正中矢状面垂直于床面并重合于 IR 中线。两臂置于身旁,双侧髋关节、膝关节屈曲,双足平踏床面,使腰背部贴近床面,以减少生理弯曲度。IR 上缘包括第11胸椎,下缘包括上部骶椎、左右包括腰大肌(图2-8-7A)。

【中心线】 中心线对准第3腰椎(相当于脐上3cm处)垂直射入。

【影像显示】 显示包括第11胸椎至第2骶椎全部椎骨及两侧腰大肌的影像,腰椎显示于照片正中,椎间隙清晰;诸椎体显示于影像正中,两侧横突、椎弓根对称显示;第3腰椎椎体各缘呈切线状显示,无双边现象;骨小梁清晰显示,腰大肌及周围软组织层次可见(图 2-8-7B,C)。

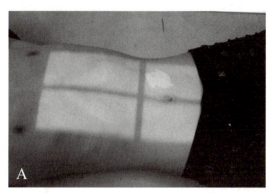

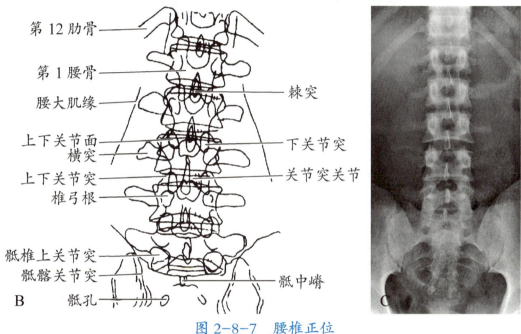

第 12 肋骨
第 1 腰骨
腰大肌缘
上下关节面
横突
上下关节突
椎弓根
骶椎上关节突
骶髂关节突
B　骶孔
棘突
下关节突
关节突关节
骶中嵴

图 2-8-7　腰椎正位
A. 体位;B. 显示示意;C. 照片影像。

(八) 腰椎侧位

【摄影目的】　观察腰椎侧位形态、排列曲度、棘突、椎间孔、关节突及骨质等情况。重点观察骨折、先天性脊柱畸形、脊椎滑脱、感染性骨病、骨质疏松等。

【摄影体位】　被检者侧卧于摄影床上,身体正中矢状面平行于床面。两臂上举抱头,双侧髋关节、膝关节稍屈曲以支撑身体(注意不要过度屈曲,否则腰椎前凸度将人为变直)。腰细臀宽者在腰下垫棉垫,使脊柱与床面平行。第 3 腰椎棘突置于 IR 中线后5cm 处。IR 上缘包括第 11 胸椎,下缘包括上部骶椎(图 2-8-8A)。

【中心线】　中心线经第 3 腰椎平面(相当于肋弓下缘)垂直射入。

【影像显示】　显示第 11 胸椎至第 2 骶椎全部椎骨的侧位及部分软组织影像;第 3腰椎椎体无双边现象;椎弓根、椎间孔、椎间关节、腰骶关节及棘突显示;椎体骨皮质和骨小梁结构清晰显示;周围软组织层次可见(图 2-8-8B,C)。

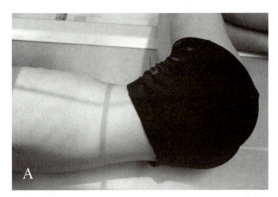

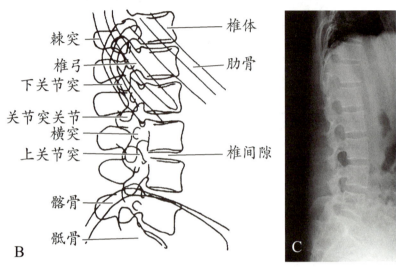

棘突 —— 椎体
椎弓 —— 肋骨
下关节突
关节突关节
横突
上关节突 —— 椎间隙

髂骨
骶骨

B

C

图 2-8-8　腰椎侧位
A. 体位;B. 显示示意;C. 照片影像。

（九）腰椎斜位

【摄影目的】 观察腰椎椎间关节、上下关节突和椎弓等情况。常规摄取左、右双斜位进行对比。

【摄影体位】 被检者侧卧于摄影床上,身体向后倾斜,使身体冠状面与床面成 45°角,必要时可在背部及臀部垫以棉垫支撑。双侧髋关节、膝关节屈曲以支撑身体。腰细臀宽者在腰下垫棉垫,使脊柱与床面平行。第 3 腰椎棘突置于 IR 中线后 4cm 处。IR 上缘包括第 11 胸椎,下缘包括上部骶椎(图 2-8-9A)。

【中心线】 中心线经第 3 腰椎平面垂直射入。

【影像显示】 显示第 1~5 腰椎及腰骶关节斜位影像位于照片正中;近片侧各椎弓根投影与椎体重叠,椎间关节间隙呈切线状,投影于椎体后部;椎间隙及骨结构显示良好;与椎体相重叠的椎弓部结构,应显示清晰分明(图 2-8-9B,C)。

（十）骶尾椎正位（前后位）

【摄影目的】 观察骶尾椎正位骨质情况。重点观察骨折、骨肿瘤等。

【摄影体位】 被检者仰卧于摄影床上,身体正中矢状面垂直于床面并重合于 IR 中线。两臂置于身旁,双下肢伸直并拢。IR 上缘包括第 4 腰椎,下缘包括耻骨联合下 3cm(图 2-8-10A)。

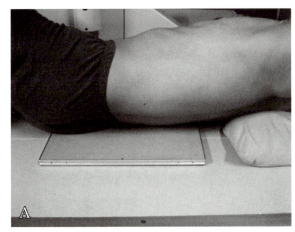

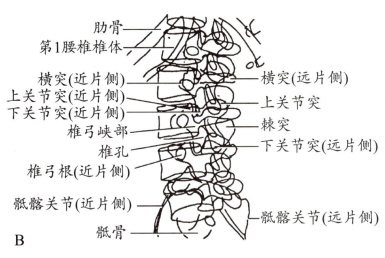

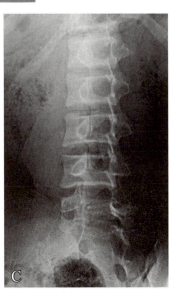

肋骨
第1腰椎椎体
横突(近片侧)
上关节突(近片侧)
下关节突(近片侧)
椎弓峡部
椎孔
椎弓根(近片侧)
骶髂关节(近片侧)
骶骨
B

横突(远片侧)
上关节突
棘突
下关节突(远片侧)
骶髂关节(远片侧)
C

图 2-8-9　腰椎斜位
A.体位;B.显示示意;C.照片影像。

【中心线】　骶椎摄影时中心线向头侧倾斜 15°~20° 角,经耻骨联合上 3cm 处射入。尾椎摄影时中心线向足侧倾斜 15° 角,经耻骨联合上 3cm 处射入。骶尾椎同时摄影时,中心线对两侧髂前上棘连线中点至耻骨联合上缘连线中点垂直射入。

【影像显示】　分别显示骶椎、尾椎正位影像,骶中嵴位于照片正中,骶椎与尾椎骨质结构清晰,骶孔左右对称(图 2-8-10B,C)。

(十一)骶尾椎侧位

【摄影目的】　观察骶尾椎侧位骨质情况,多用于检查外伤后骨折。

【摄影体位】　被检者侧卧于摄影床上,身体正中矢状面平行于床面。两臂上举抱头,双侧髋关节、膝关节屈曲以支撑身体。腰细臀宽者在腰下垫棉垫,使脊柱与床面平行。骶部后缘置于 IR 中线外 4cm。IR 上缘包括第 4 腰椎,下缘包括耻骨联合下 3cm(图 2-8-11A)。

【中心线】　中心线经骶尾椎中部(髂前上棘向下、向后 8~10cm 处)垂直射入。

【影像显示】　骶椎、尾椎侧位影像显示于照片中心,边界明确;腰骶关节及骶尾关节间隙清晰(图 2-8-11B,C)。

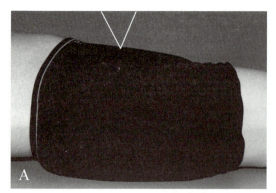

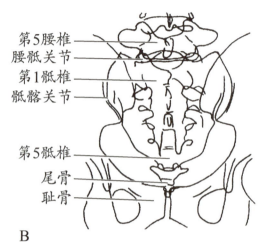

第5腰椎
腰骶关节
第1骶椎
骶髂关节

第5骶椎
尾骨
耻骨

B

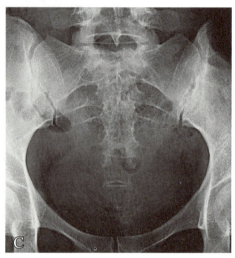

图 2-8-10　骶尾椎正位
A.体位;B.显示示意;C.照片影像。

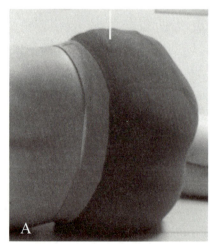

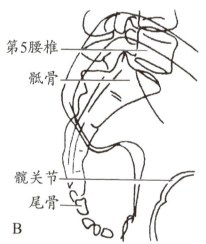

第5腰椎

骶骨

髋关节
尾骨

B

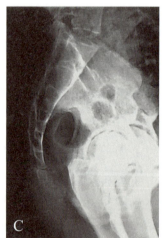

图 2-8-11　骶尾椎侧位
A.体位;B.显示示意;C.照片影像。

颈椎及腰椎功能位

1. 颈椎功能位 在颈椎侧位的基础上,头部尽量后仰时称过仰位;下颌尽量内收时称过屈位。中心线垂直于第4颈椎水平颈部前后缘连线中心入射。其目的是观察颈部的运动功能和诊断、排除颈椎序列失稳。

2. 腰椎功能位 被检者取侧卧位,在腰椎侧位的基础上,自然用力进行腰部过伸、过屈运动到极限位置分别摄片。其目的是观察腰部前屈后伸的运动功能状态,通过序列曲线变化诊断或排除腰椎序列失稳、关节滑脱。

(王　利)

第九节　骨盆X射线检查

导入案例

患者,男,28岁,不慎从高空坠落,双臀着地,遂入院就诊,临床怀疑骨盆骨折。

请问:

1. 该患者应首选何种X射线检查?

2. 拍摄时需要注意哪些问题?

一、摄影注意事项

1. 摄影前应认真阅读申请单,明确检查目的,正确选择摄影体位。

2. 摄影前应尽量清洁肠道,排空膀胱尿液。

3. 去除可能重叠在骨盆上的物品(如拉链、钥匙、膏药、腰带等)。消化道或静脉肾盂造影后不宜进行此项检查。

4. 骨盆摄影多见于外伤,应注意避免因搬动造成不必要的损伤。

5. 因骨盆结构复杂,中心线入射点对各部分投影有较大影响,摄影时应充分利用体表定位标志明确中心线的入射点和出射点。

6. 盆腔组织密度高、厚度大,摄影时应使用滤线栅。

7. 呼吸方式为平静呼吸下曝光。

8. 摄影时应注意对被检者的X射线防护,并合理应用体位防护。

二、体表定位标志

骨盆 X 射线检查的体表定位标志见图 2-9-1。

1. 髂嵴　为骨盆的最高点，两髂嵴连线平第 4 腰椎棘突水平。

2. 髂前上棘　骨盆两侧前上方最突出突起，为重要的骨性标志之一。

3. 耻骨联合　与尾骨在同一水平面上。

4. 尾骨末端　骨盆后方最下部。

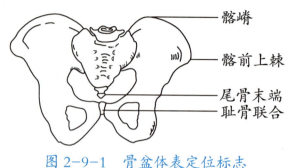

图 2-9-1　骨盆体表定位标志

三、常用摄影体位

（一）骨盆前后位

【摄影目的】　观察骨盆形态、骨质结构及双侧髋关节，主要用于检查外伤性骨盆骨折、关节脱位及分离。

【摄影体位】　被检者仰卧于摄影床上，身体正中矢状面垂直床面并对准 IR 中线。两下肢伸直，足尖向上稍内旋，两踇趾内侧相互接触。照射野上缘超出髂嵴约 3cm，下缘达耻骨联合下 3cm。骨盆畸形者用棉垫垫于髋部，使两侧髂前上棘连线与摄影床面平行（图 2-9-2A）。

【中心线】　经两侧髂前上棘连线中点与耻骨联合上缘连线的中点处垂直射入。

【影像显示】　显示骨盆正位影像，照片包括骨盆诸骨、股骨近端及两侧软组织，左右对称；骨盆位于影像正中，骶骨嵴与耻骨联合位于中线；左右对称显示；左、右髋关节分别位于骨盆两侧下 1/4 处，内方为耻骨、坐骨围成的闭孔；骨盆诸骨、股骨近端皮质及骨小梁清晰可见，无明显的粪便气体及其他干扰影（图 2-9-2B，C）。

（二）骶髂关节前后位

【摄影目的】　观察骶髂关节骨质和关节面的情况。

【摄影体位】　被检者仰卧在摄影床上，身体正中矢状面垂直床面并对准 IR 中线。两下肢伸直，双足尖直立向上。照射野上缘超出髂嵴；下缘包括骶椎末节（图 2-9-3A）。

【中心线】　向头侧倾斜 10°~20° 角，经髂前上棘连线中点与耻骨联合连线中点射入。中心线倾斜的角度依腰骶弯曲度的大小而决定，男性倾斜角度偏小，女性倾斜角度偏大。

【影像显示】　显示骶髂关节正位影像，左右对称；骶骨呈正位影像，与髂骨的耳状面重叠，骶髂关节耳状面边缘、间隙显示清楚，骨纹理清晰；骶尾椎部分与耻骨联合重叠（图 2-9-3B，C）。

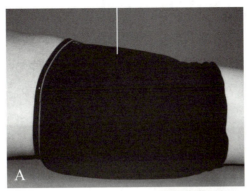

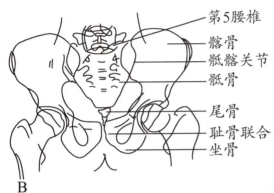

第5腰椎
髂骨
骶髂关节
骶骨
尾骨
耻骨联合
坐骨

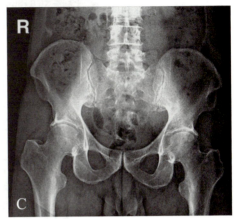

图 2-9-2　骨盆前后位
A. 体位;B. 显示示意;C. 照片影像。

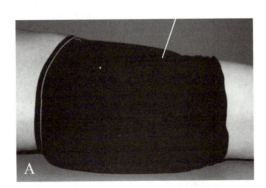

骶髂关节
髂后上棘
骶骨外缘
髂后下棘

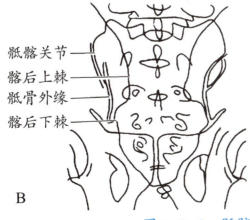

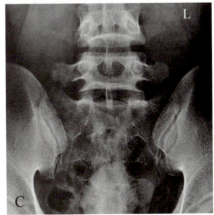

图 2-9-3　骶髂关节前后位
A. 体位;B. 显示示意;C. 照片影像。

（三）骶髂关节前后斜位

【摄影目的】 观察骶髂关节骨质和关节面的情况。着重观察骨感染、骨破坏或退行性病变。常规摄取左、右双斜位对比。

【摄影体位】 被检者仰卧于摄影床上，被检侧髂骨抬高，身体冠状面与床面成 25°~30° 角。被检侧髂前上棘内 2.5cm 处置 IR 中心。被检侧下肢伸直，对侧下肢弯曲，保持身体稳定（图 2-9-4A）。

【中心线】 经被检侧髂前上棘内 2.5cm 处垂直射入。

【影像显示】 被检侧骶髂关节间隙呈切线位显示于照片正中，关节间隙清晰、锐利（图 2-9-4B,C）。

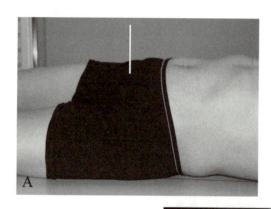

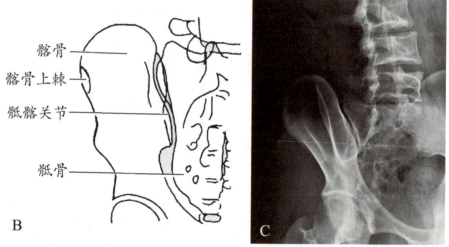

髂骨
髂骨上棘
骶髂关节
骶骨

B

C

图 2-9-4 骶髂关节前后斜位
A. 体位；B. 显示示意；C. 照片影像。

（王 平）

第十节　头颅 X 射线检查

患者,男,45 岁,1h 前正常行走时被高空坠物砸伤右侧头部。查体:神志清楚,无晕厥、目眩、发热、休克症状,颈软,四肢肌力、肌张力正常,反射无异常。

请问:

1. 该患者应首选何种 X 射线检查?

2. 该患者首选的摄影体位是哪些?

3. 拍摄时需要特别注意哪些问题?

一、摄影注意事项

1. 认真阅读 X 射线检查申请单。结合临床诊断需要,选择合适的摄影体位和摄影条件。重症患者应在临床医生的监护下进行体位设计,以防病情变化造成严重后果。

2. 摄影前为避免伪影给诊断带来的误诊或漏诊,应要求被检者去除活动义齿及头部的饰物(如发卡、眼镜等)。

3. 摆放摄影位置时,要熟练和正确利用头颅的体表定位标志,明确 X 射线中心线的入射点和射出点。特殊情况无法使摄影体位符合常规摆放要求,可通过改变 IR 位置和 X 射线投射方向,使摄影效果达到诊断要求。

4. 由于头颅解剖结构复杂,摄影体位摆放时需借助辅助工具(如量角器、角度架等),使体位精确可靠。头颅对称部位结构需分别进行摄影时,两侧的摄影条件必须一致,便于影像的对比分析。

5. 头颅摄影时,呼吸方式为平静呼吸下屏气,避免曝光时产生运动性模糊。对于学龄前儿童,尤其是易动患儿,应尽量引导其配合,必要时可采用镇静安眠后完成摄影;意识不清或不合作者,还可采用头颅固定装置。

6. 头颅摄影距离一般为 90~100cm,除乳突等局部结构摄影采用近距离、小照射野外,均使用滤线器摄影技术,以提高影像清晰度。

7. 曝光参数选择,根据被检者的年龄、体厚和被检部位等,选择合适的管电压、管电流、曝光时间。后前位:70kV、60mAs;侧位:65kV、60mAs。

8. IR 规格选择,头颅整体片一般选择 205mm×256mm(8 英寸 ×10 英寸),正位竖放,侧位横放,局部片及小儿片视具体情况酌减。

9. 摄影时必须对被检者采取有效的 X 射线防护措施。

二、体表定位标志

1. 定位点　眉间、鼻根、外耳孔、枕外隆凸、乳突尖、下颌角。

2. 定位线

（1）听眶线：为外耳孔与同侧眼眶下缘间的连线。听眶线为解剖学的水平线，与水平面平行。

（2）听眦线：为外耳孔与同侧眼外眦间的连线，又称 X 射线摄影基线。与同侧听眶线约成 12° 角。

（3）听鼻线：为外耳孔与同侧鼻翼下缘间的连线。与同侧听眶线约成 13° 角。

（4）听口线：为外耳孔与同侧口角间的连线。与同侧听眶线约成 23° 角。

（5）听眉线：为外耳孔与同侧眉间的连线。与同侧听眶线约成 22° 角。

（6）瞳间线：为两瞳孔间的连线，也称眼窝间线。

3. 基准面

（1）正中矢状面：将头颅纵向分为左、右均等的两部分切面，称为正中矢状面。

（2）解剖学水平面：经颅骨听眶线，将头颅分成上、下两部分的水平断面，称为解剖学水平面。

（3）耳垂额状面：沿外耳孔作解剖学水平面垂直线，将头颅分为前后两部分的冠状断面，称为耳垂额状面（图 2-10-1）。

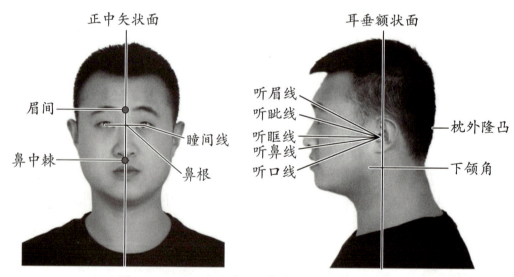

图 2-10-1　头颅摄影基准点、线、面示意图

三、常用摄影体位

（一）头颅正位（后前位）

【摄影目的】　概括观察颅骨正位影像。了解颅骨对称性、骨板厚度、颅缝宽度，可用

于检查颅骨骨折、骨质增生、骨质破坏等颅骨病变。

【摄影体位】 被检者俯卧于摄影床上,头颅正中矢状面垂直床面并重合于IR中线,两侧外耳孔与台面等距。上肢两肘弯曲,双手支撑于头颅两侧,保持体位稳定。下颌内收,前额和鼻尖紧贴IR,使听眦线与床面垂直。IR置于滤线器托盘上,其长轴与床中心线平行,上缘超出颅顶3cm,下缘超过颏部,两侧包括头部软组织(图2-10-2)。

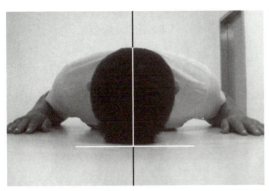
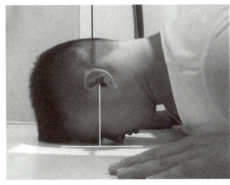

图2-10-2 头颅后前位摄影体位

【中心线】 中心线对准枕外隆凸射入,经眉间射出。

【影像显示】 颅骨正位影像,颅骨骨板及骨质结构显示清晰;顶骨及两侧颞骨影像对称显示,矢状缝及鼻中隔影像居中;两眼眶影像大小相等,颞骨岩部影像位于眼眶影之中,颞骨岩部影像中可见内听道的影像呈横位管状(图2-10-3A,B)。若摄影体位不正确,可致头颅影像变形,左右不对称。若中心线入射点偏向头侧,照片影像变为颅部减小。若中心线入射点偏向足侧,则颅部增大。

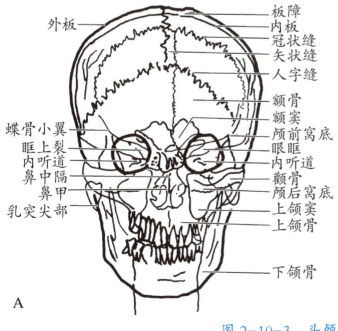
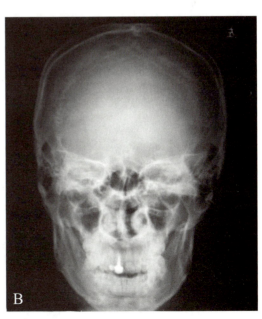

图2-10-3 头颅后前位
A.显示示意;B.照片影像。

(二) 头颅侧位

【摄影目的】 观察颅骨侧位影像。了解骨质、骨缝、颅内有无钙化斑点等,主要用于观察蝶鞍侧位的形态和大小等。

【摄影体位】 被检者俯卧于摄影床上,身体长轴与 IR 中线重合。被检侧上肢内旋置于身后,下肢伸直;对侧上肢屈肘握拳垫于颌下,下肢屈曲以支撑身体。头部侧转,被检侧紧贴床面,头颅正中矢状面与床面平行,瞳间线与床面垂直,下颌内收,额鼻线(前额与鼻尖的连线)与床中线平行。IR 置于滤线器托盘上,其短轴与床中心线平行,上缘超出颅顶3cm,下缘超过颏部,前后包括头部软组织(图2-10-4)。

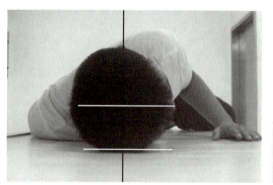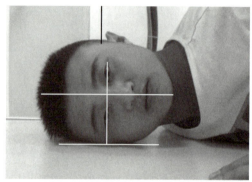

图 2-10-4　头颅侧位摄影体位

【中心线】 中心线对准外耳孔前、上各2.5cm处垂直射入 IR。

【影像显示】 颅骨侧位影像,额骨、顶骨和枕骨包括在照片内;蝶鞍影像居中,鞍底呈单边显示,颅骨内板、外板和板障及颅缝影显示清晰;双侧外耳孔完全重叠,下颌角、上颌后牙槽突接近重叠(图2-10-5A,B)。若摄影体位不正确,可致头颅影像显示受影响,蝶鞍鞍底呈现双边征影像,双侧前、后床突重叠不好,显示多个床突影像。

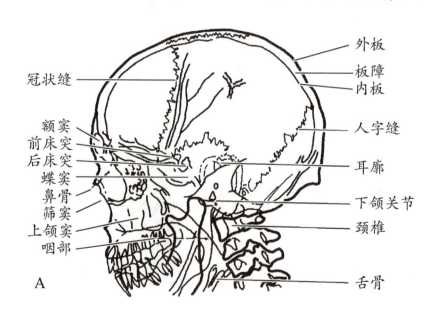

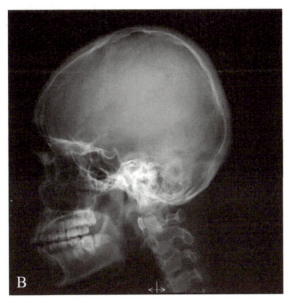

图 2-10-5　头颅侧位

A.显示示意;B.照片影像。

（三）瓦氏位（副鼻窦后前 37° 角位）

【摄影目的】　用于观察上颌窦、额窦、后组筛窦、上颌骨和颧骨正位的形态及骨质情况等。

【摄影体位】　被检者俯卧于摄影床上,头颅正中矢状面垂直于床面,并与 IR 中线重合。两前臂/手掌置于头部两侧,支撑稳定头部。下颌骨颏部置于床面上,头稍后仰,使听眦线与床面成 37° 角,鼻尖部对准 IR 中心。IR 长轴与床中线平行,上缘超出前额部,下缘包括颏部以下,两侧包括头部软组织(图 2-10-6)。欲观察上颌窦窦腔有无气液平面时应拍摄瓦氏位站立位,体位同俯卧位。

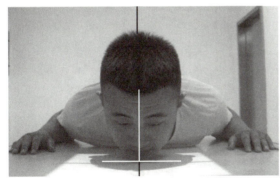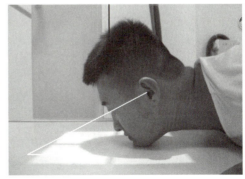

图 2-10-6　瓦氏位摄影体位

【中心线】　中心线从头顶经鼻尖部垂直射入 IR。

【影像显示】　矢状缝及鼻中隔影像居中,眼眶略呈斜方形;两侧上颌窦影像呈"倒置三角形"对称显示于眼眶影像的下方;额窦、后组筛窦显示良好;颞下颌关节与颧骨部分重叠(图 2-10-7A,B)。若摄影体位不正确,听眦线未与 IR 成 37° 角,可致上颌窦影像变形。曝光条件选择不当时窦腔显示不佳。若观察上颌窦积液,可采用瓦氏位立位摄片。

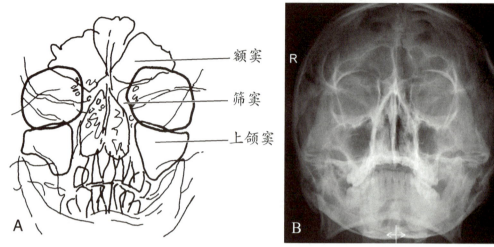

图 2-10-7　瓦氏位

A. 显示示意;B. 照片影像。

(四)柯氏位(鼻窦后前 23° 角位)

【摄影目的】　用于观察额窦、前组筛窦、眼眶及眶上裂等结构影像。

【摄影体位】　被检者俯卧于摄影床上,头颅正中矢状面垂直于床面,并与 IR 中线重合。两前臂/手掌置于头部两侧,支撑稳定头部。额部及鼻尖置于床面上,下颌内收,听眦线垂直于床面,鼻根对准 IR 中心。IR 长轴与床中心线平行,上缘超出前额部,下缘包括颏部以下,两侧包括头部软组织(图 2-10-8)。

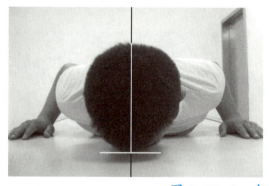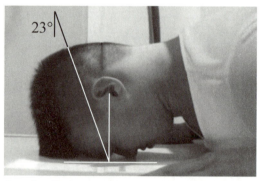

图 2-10-8　柯氏位摄影体位

【中心线】　中心线向足侧倾斜 23° 角,经鼻根部射入 IR。

【影像显示】　两眼眶影像显示清晰,左右对称投影于照片的中部,其内可见眶上裂影像;额窦影像位于眼眶的内上方,前组筛窦影像显示于两眼眶影之间;颞骨岩部投影于眶下与上颌窦重叠(图 2-10-9A,B)。若额部抬起或中心线角度不够,可使颞骨岩部与眼眶重叠。曝光条件选择不当时窦腔显示不佳,影响诊断。

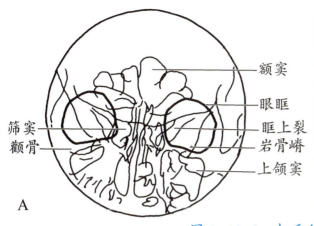
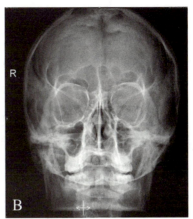

图 2-10-9　柯氏位

A. 显示示意;B. 照片影像。

（五）鼻骨侧位

【摄影目的】　用于观察鼻骨外伤者骨折凹陷情况。

【摄影体位】　被检者俯卧于摄影床上,头部侧转,头颅正中矢状面与床面平行,瞳间线与床面垂直。鼻根下 1cm 处对准 IR 中心。IR 上缘超过眼眶上缘,下缘包括上颌骨,前缘包括鼻尖部(图 2-10-10A)。

【中心线】　中心线经鼻根下 1cm 处与鼻骨相切垂直射入 IR。

【影像显示】　鼻骨呈侧位影像,位于眼眶影像的前方;因鼻骨骨质较薄,曝光条件不宜过高(图 2-10-10B,C)。该位置体位很重要,如头颅正中矢状面不与 IR 平行,鼻骨可能与面颅骨重叠而显示不清。

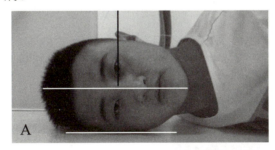
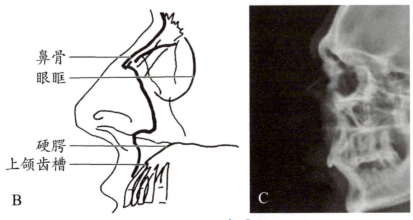

图 2-10-10　鼻骨侧位

A. 体位;B. 显示示意;C. 照片影像。

（六）颅骨切线位

【摄影目的】 用于检查颅骨局部的凹陷性骨折及骨质凸出性病变。

【摄影体位】 被检者通常取卧位，根据病变部位转动被检者头部，使病变区颅骨弧形边缘与 IR 呈垂直关系；对病变区不显著者可于其外侧放置金属标记（图 2-10-11A）。

【中心线】 中心线与病变处颅骨边缘相切垂直射入 IR 中心。

【影像显示】 头颅某局部切线投影，邻近颅骨骨质及软组织影像清晰显示；颅骨凹陷骨折者，可见骨皮质断裂和骨片凹陷情况；肿瘤病变者，可显示软组织肿胀及颅骨骨质破坏情况（图 2-10-11B）。该位置影像效果显示好坏关键在于能否将被检部位和 IR 的关系摆正确，否则往往不能显示局部病变。

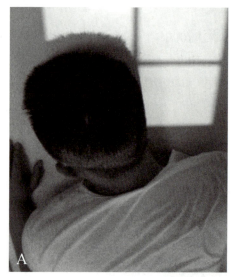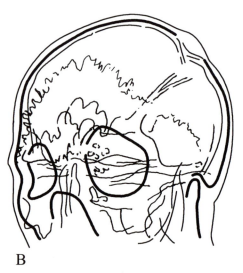

图 2-10-11 颅骨切线位
A. 体位；B. 显示示意。

（七）下颌骨侧位

【摄影目的】 用于观察下颌骨支部、体部骨质情况；舌骨也可用此位置。

【摄影体位】 被检者俯卧于摄影床上，头部枕在下端垫高 15° 角的 IR 上（头部呈顶低颏高），被检侧肩部下垂，前臂伸直置于身旁；对侧身体抬高，股部后移，下肢屈曲以固定身体；颈部尽量前伸、下颌仰起，使下颌骨体部与 IR 下缘平行，面部向被检侧偏转，使头部呈面低枕高姿势；检查下颌骨支部，矢状面与 IR 成 10° 角（图 2-10-12）；检查下颌骨体部，头颅矢状面与 IR 成 30° 角（图 2-10-13）。

【中心线】 中心线向头侧倾斜 15°～25° 角，经被检侧下颌骨体部的中点射入 IR。

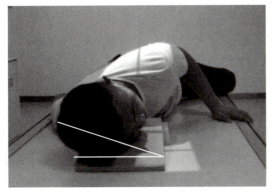
图 2-10-12　下颌骨侧位
支部摄影体位

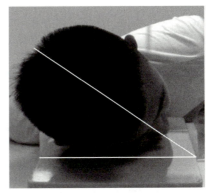
图 2-10-13　下颌骨侧位
体部摄影体位

【影像显示】　被检侧下颌骨支部及体部影像清晰显示;各部形态及牙齿排列情况与解剖形态相似(图 2-10-14A,B)。下颌骨支部显示的好坏取决于摆位时支部与 IR 是否平行,否则会出现支部的放大、变形失真及重叠失真。下颌骨体部摆位不正确可使影像变形失真,若体部下缘抬高,影像将变窄及牙体缩短;若头端部抬高,则下颌体投影变宽,牙体拉长。

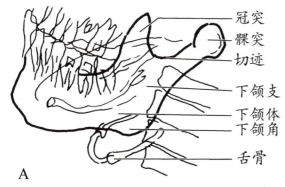
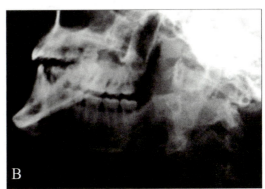

冠突
髁突
切迹
下颌支
下颌体
下颌角
舌骨

A

B

图 2-10-14　下颌骨侧位
A.显示示意;B.照片影像。

(八) 颞下颌关节侧位

【摄影目的】　用于观察颞下颌关节的关节间隙,检查颞下颌关节有无脱位等。

【摄影体位】　被检者体位与头颅侧位相同。被检侧颞下颌关节对准 IR 中心,先摄闭口位片,保持头部不动,再摄张口位片,摄完一侧再摄另一侧。摄闭口位片时要自然闭合唇牙,不可过度咬合成反咬合致髁突滑出关节凹,误诊为脱位。IR 上缘超过耳郭顶部,下缘包括部分下颌骨,前后包括头部软组织(图 2-10-15A,B)。

【中心线】　中心线向足侧倾斜 25° 角,对准对侧外耳孔上 7~8cm 处,经被检侧颞下颌关节射入 IR。

【影像显示】　颞下颌关节间隙显示清楚,反映关节的张、闭口功能(图 2-10-16A,B,C,D)。如头颅正中矢状面未与 IR 平行,面低枕高成角,可致岩骨与关节重叠。若颏高顶低,则蝶鞍与关节重叠。

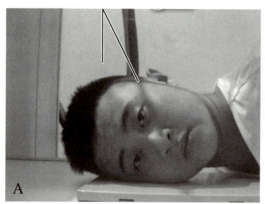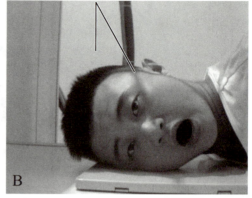

图 2-10-15　颞下颌关节侧位摄影体位
A. 闭口位;B. 张口位。

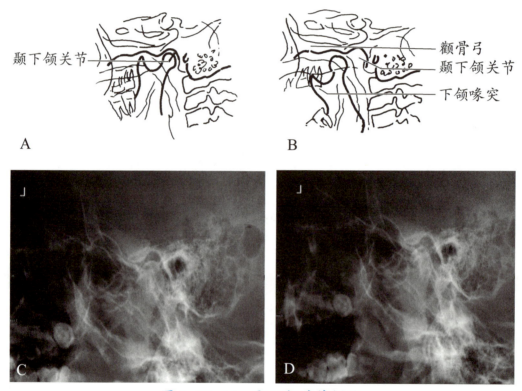

颞下颌关节

颧骨弓
颞下颌关节
下颌喙突

A   B

C   D

图 2-10-16　颞下颌关节侧位
A. 闭口位显示示意图;B. 张口位显示示意图;
C. 闭口位照片影像;D. 张口位照片影像。

 知识拓展

头颅正位摄影常规体位的选择

头颅正位摄影时,常规体位选择俯卧后前位,为何不选用仰卧前后位? 两者在影像显示上有何区别?

眼部组织的角膜及晶状体对 X 射线非常敏感,X 射线照射可引起晶状体变性、混浊、甚至发展为白内障,称为放射性白内障。头颅摄影时选择俯卧后前位,可保持 X 射线管与被检者眼部间的恰当距离;距离越远,所接受的 X 射线剂量越小,可有效降低 X 射线对眼部的损伤。仰卧前后位适用于婴幼儿患者或头颅外伤及昏迷状态而不宜于俯卧位检查者。

影像显示,头颅后前位与前后位影像基本相同;但采用前后位摄影时,由于眼部远离了 IR,因此眼眶影像放大较为明显。

（刘俊恒）

第十一节　口腔 X 射线检查

 导入案例

患者,男,16 岁,13 岁时在一次训练中不小心磕着门牙,导致右上颌切牙断裂半截。患者近期断牙经常疼痛,颜色呈暗黑色,医生建议种植修复。

请问:

1. 该患者应首选何种 X 射线检查?

2. IR 如何放置及固定?

3. 拍摄时需要注意哪些问题?

一、口腔摄影用 X 射线机

口腔摄影用 X 射线机是口腔科专门拍摄牙片的专用 X 射线机,与综合性 X 射线设备相比,其容量小、结构简单,功能单一。

(一)牙科摄影 X 射线机

牙科摄影 X 射线机属专用 X 射线机。其所用的照射野范围较小,因此采用指向性强的遮线筒,直接指向被检部位。X 射线管的支持装置用可伸缩或升降的平衡曲臂支持,可使 X 射线管在一定范围内任意高度和位置停留并固定(图 2-11-1)。在被检者体位固定后,仅移动 X 射线机管头即可对任意一颗牙齿摄影。

牙齿的摄片称为"口内摄影",一张牙片可显示 3~4 颗牙齿的影像。即将 IR 置于口腔内牙的舌面或上下咬合面间,X 射线从面部射入,经牙、牙龈、牙槽骨等组织到达 IR 的一种摄影方法。

(二)口腔曲面全景体层摄影 X 射线机

普通 X 射线摄影一次曝光只能显示少数牙的影像并有重叠现象。根据人类口腔颌部的解剖学特点,利用体层摄影和狭缝摄影原理而设计的固定三轴连续转换的体层摄影技术,它一次曝光便可将全口牙齿、牙周组织及相邻解剖结构影像投影在一张照片上,这种摄影方法称为口腔曲面全景体层摄影。

口腔曲面全景体层摄影 X 射线机的机架由立柱、升降支架、转动横臂及驱动装置组成,有的机架配有头颅测量的摄影组件(图 2-11-2)。

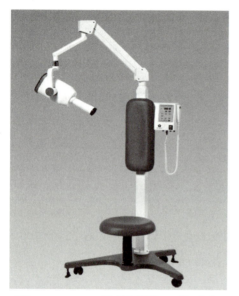 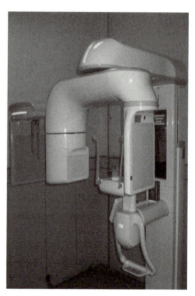

图 2-11-1　牙科摄影 X 射线机　　　图 2-11-2　口腔曲面全景
体层摄影 X 射线机

二、牙齿的解剖结构及体表投影

(一) 牙齿解剖

1. 乳牙与恒牙　乳牙出生后 6 个月开始萌出,3 岁前出齐,共 20 颗,对称分布在上、下颌骨的牙槽骨上。乳牙用罗马数字书写,其排列及名称如图 2-11-3 所示。恒牙在乳牙自然脱落的原位置上长出,并在第二磨牙后增出 3 颗牙,称第一至第三磨牙。其中第三磨牙在 17~25 岁或更晚萌出,故又称迟牙,也有人终身不萌出。恒牙共 32 颗,用阿拉伯数字书写,其排列及名称如图 2-11-4 所示。

2. 牙齿的形态与结构　牙齿由三部分组成:牙冠、牙颈和牙根。暴露于口腔内的部分称为牙冠,包埋于牙槽骨内的部分称为牙根,介于两者之间被牙龈覆盖的部分称为牙颈。牙冠分为五个面:唇面(颊面)、内面(舌面)、接触面(两侧)、咬合面(咀嚼面)。每颗牙的牙根数目不同,分为单根、双根和三根。

牙齿本身称为牙体,牙体组织包括牙釉质、牙本质、牙骨质和牙髓质。前三者是钙化的硬组织,牙釉质是人体最硬的组织,96% 含无机盐,主要为磷酸钙、其次为碳酸钙、磷酸镁和氟化钙。牙本质构成牙体的主体,含无机盐 70%。牙骨质在牙根部的表面,结构与骨组织相似,含无机盐55%,将牙体组织与牙周组织连接在一起。牙髓质位于牙髓腔内,是富于细胞、血管和神经的疏松结缔组织。

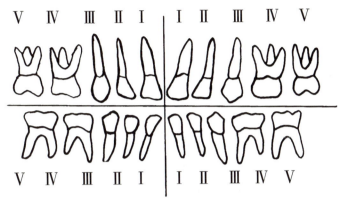

Ⅰ:切牙;Ⅱ:侧切牙;Ⅲ:尖牙;Ⅳ:第一磨牙;
Ⅴ:第二磨牙。

图 2-11-3　乳牙排列及名称示意图

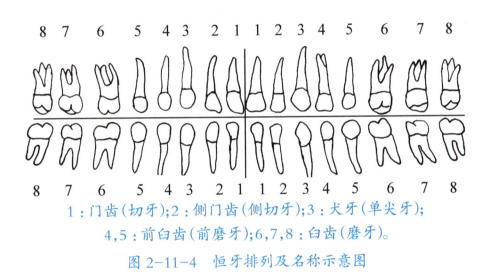

1:门齿(切牙);2:侧门齿(侧切牙);3:犬牙(单尖牙);
4,5:前白齿(前磨牙);6,7,8:白齿(磨牙)。

图 2-11-4　恒牙排列及名称示意图

牙周组织包括牙周膜、牙槽骨和牙龈。牙周膜是介于牙根与牙槽骨之间的纤维结缔组织,有固定牙根的作用。牙槽骨是上、下颌骨的突起部分,包绕着牙根。牙龈为口腔软组织,包绕着牙颈和牙槽嵴,牙龈坚韧且有弹性,其浅层具有较厚角化上皮,属软组织(图2-11-5)。

(二)牙根的体表投影

牙齿位于上、下颌的牙槽内,上、下诸牙根可左右对称地连接成直线,称牙根线。上颌牙的牙根线与听鼻线一致,且与上颌咬合面平行;下颌牙的牙

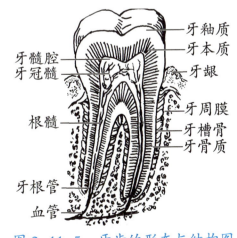

图 2-11-5　牙齿的形态与结构图

根线相当于下颌骨下缘上方 1cm 的连线；下颌咬合面为两侧听口线所在的平面。

　　从纵线上看，上、下颌中切牙牙根尖位于头颅正中矢状面的两侧，侧切牙牙根尖位于鼻翼中点线上，单尖牙牙根尖位于眼内眦线，前磨牙牙根尖位于眼眶中点连线上，磨牙牙根尖位于外眼眦线上。正中矢状面及上述几条线垂直，与上、下颌牙根线的相交点即为各牙齿的体表投影(图 2-11-6)。

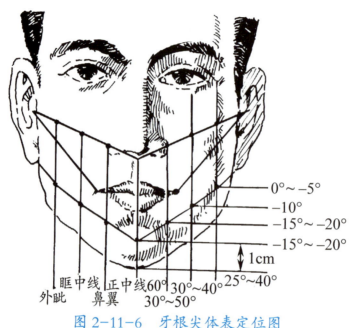

图 2-11-6　牙根尖体表定位图

三、摄影注意事项

　　1. 口内摄影基础体位　使头部矢状面与地面垂直，瞳间线与地面平行。上颌牙齿摄影时，听鼻线呈水平位；下颌牙齿摄影时，听口线呈水平位。

　　2. 牙片分类　分为齿型片、咬合片和咬翼片 3 种。齿型片有成人(3cm×4cm)和儿童(2cm×3cm)两种，摄影时用手指固定(图 2-11-7)。咬翼片是在普通齿型片的长轴中线上装有一突出的纸板作为咬翼，摄片时咬在上、下牙咬合面间。咬合片大小为6cm×8cm，摄影时咬在上、下咬合面间(图 2-11-8)。

　　3. 牙位置的表示方法　画一"十"字线，横线上方为上颌牙，下方为下颌牙，竖线左右表示相应的两侧牙。牙由中线向外，可依次用数字表示，乳牙用罗马数字表示，恒牙用阿拉伯数字表示。

　　4. 牙片的放置与固定　在放入 IR 前，同被检者讲解固定 IR 的方法及注意事项，争取配合。摄影时，应将 IR 的感光面贴近牙齿的舌侧。上颌牙齿摄影时，被检者用对侧拇指轻压 IR 背面中心，余 4 指伸直或呈半握拳；下颌牙齿摄影时，被检者用对侧示指轻压

IR 背面中心,余 4 指屈曲。

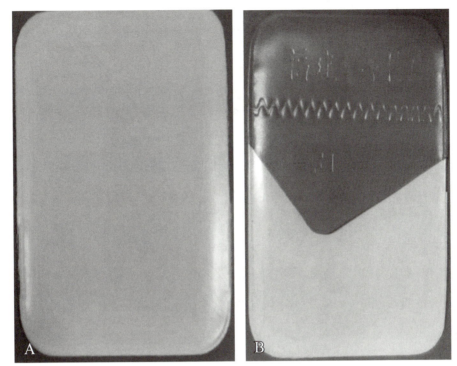

图 2-11-7　齿型片
A.正面;B.反面。

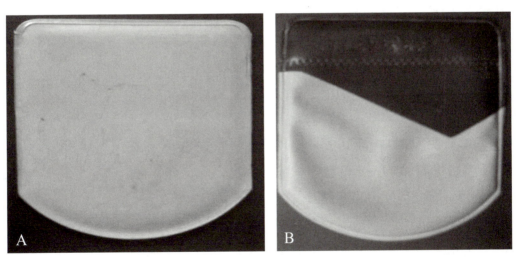

图 2-11-8　咬合片
A.正面;B.反面。

5. 口内摄影中心线　由于牙齿长轴与 IR 间不能保持平行,为了减少牙齿影像过度变形失真,采用中心线垂直于牙齿与 IR 间分角面的方法,并要求中心线经过被检牙齿牙根的中部(图 2-11-9)。

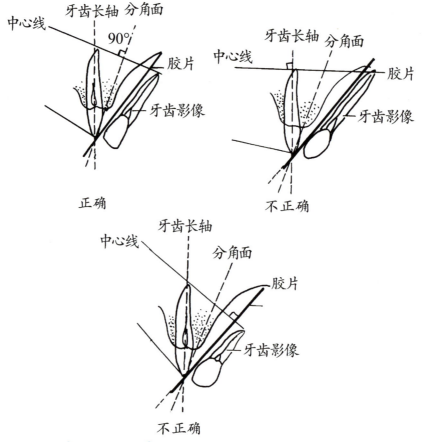

图 2-11-9　中心线与牙体长轴的角度关系图

以中心线和水平面平行为标准(记作 0° 角),中心线向足侧倾斜记作正度角,向头侧倾斜记作负度角。成人各牙齿摄影时,中心线倾斜角度分别为:上颌切牙 40°~50°,尖牙 35°~45°,前磨牙 30°~40°,磨牙 25°~30°;下颌切牙 -15°~-25°,尖牙 -10°~-20°,前磨牙 -10°,磨牙 -5°。中心线除与水平面成一定角度外,还与矢状面间成一定夹角,不同牙齿摄影时,中心线向正中矢状面倾斜的角度不同,磨牙以前的各牙,以两侧第一磨牙连线的中点为圆心,上颌切牙位 "0°",上颌尖牙 60°~75°,上颌前磨牙 70°~80°;下颌切牙为 "0°",下颌尖牙 45°~50°,下颌前磨牙 70°~80°,上、下颌的磨牙摄影均以对侧第三磨牙为圆心,倾斜角度为 80°~90°(图 2-11-10)。

6. 口内摄影卫生　使用过的 IR 套应及时更换,防止交叉感染。

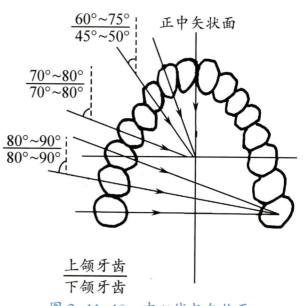

图 2-11-10　中心线与矢状面投影角度示意图

7. 口内摄影曝光条件　管电压一般采用为 60~85kV,管电流量为 45~90mAs,焦－片距 20~30cm,注意对被检者的防护。

四、口内摄影体位

（一）上颌切牙位
【摄影目的】　用于观察上颌切牙牙体的形态、病变及牙周组织情况。

【摄影体位】　被检者坐于摄影椅上,头部正中矢状面与地面垂直,头略仰起,听鼻线与地面平行。被检者口张大,将 IR 竖放于口内,紧贴切牙的舌侧,下缘贴近牙冠并超出切缘 0.5cm 与颌面平行;上缘贴于腭部;嘱被检者用拇指轻压 IR 使之固定(图 2-11-11A)。

【中心线】　中心线与矢状面平行,向足侧倾斜 40°~45° 角(即垂直于切牙长轴与 IR 的分角面)经鼻尖射入 IR。

【影像显示】　上颌切牙较大,所摄牙齿影像应包括牙冠、牙根、根尖各部,牙釉质、牙本质、牙髓腔等结构在影像上分别呈白色、灰白色和深灰色,层次分明。牙周膜在牙根外,牙槽骨间呈一黑色阴影 0.2~0.5mm,牙槽骨结构清楚(图 2-11-11B)。若体位或中心线摆置不正确,可致牙齿影像变形。

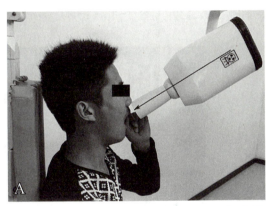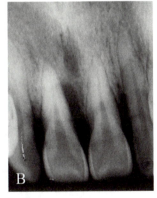

图 2-11-11　上颌切牙位
A.体位;B.照片影像。

（二）上颌尖牙及前磨牙位
【摄影目的】　用于观察上颌尖牙与前磨牙牙体的形态、病变及牙周组织情况。

【摄影体位】　被检者坐于摄影椅上,头部正中矢状面与地面垂直,听鼻线与地面平行。被检者尽量张口,将 IR 竖放于口内,紧贴上颌尖牙及前磨牙舌侧,嘱被检者用对侧手拇指轻压 IR 使之固定(图 2-11-12A)。

【中心线】　中心线与矢状面成 65°~70° 角,与上颌咬合面成 35°~45° 角,经第一前磨牙体表定位点射入 IR。

【影像显示】　显示上颌尖牙与前磨牙的牙釉质、牙体和牙髓的影像(图 2-11-12B)。

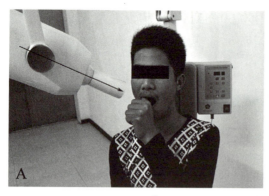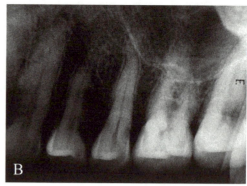

图 2-11-12　上颌尖牙及前磨牙位
A.体位;B.照片影像。

（三）下颌磨牙位

【摄影目的】　用于观察下颌磨牙牙体的形态、病变及牙周组织情况。

【摄影体位】　被检者坐于摄影椅上,头部正中矢状面与地面垂直,听口线与地面平行。被检者尽量张口,将 IR 横放于口内,紧贴左下颌磨牙的舌侧,上缘超出牙冠 0.5cm,IR 长轴与咬合面平行,嘱被检者用对侧示指轻压 IR 使之固定(图 2-11-13A)。

【中心线】　中心线向头侧倾斜 0°~-5° 角,与正中矢状面成 80°~90° 角,经下颌磨牙的体表定位点射入 IR。

【影像显示】　显示下颌磨牙及根周围组织影像(图 2-11-13B)。

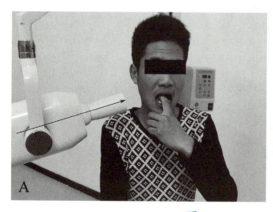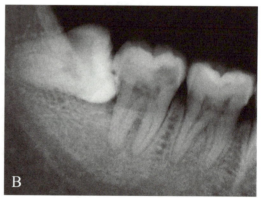

图 2-11-13　下颌磨牙位
A.体位;B.照片影像。

（四）上颌咬合片位

【摄影目的】　用于观察硬腭、上颌牙齿及牙槽骨骨质情况。

【摄影体位】　被检者坐于摄影椅上,头部正中矢状面与地面垂直,听鼻线与地面平行。将 IR 置于口内,最大限度地推向后方,IR 外缘位于切牙外 1cm 处,两侧包括磨牙,嘱被检者轻轻咬住 IR,起固定和支持 IR 作用(图 2-11-14A)。

【中心线】　摄取上颌前部咬合片时,中心线向足侧倾斜,与上颌牙齿咬合面成 60°~65° 角经鼻尖上方软骨部射入 IR;摄取上颌左、右侧的牙咬合片时,中心线向足侧和正中矢状面各倾斜65°,经被检侧颧骨前下缘射入IR。

【影像显示】 上颌前部咬合牙片显示切牙与尖牙的正位影像,其他牙齿相互重叠,牙槽骨显示清楚,硬腭部分与鼻腔重叠(图2-11-14B)。上颌左、右侧的咬合片显示前磨牙及磨牙牙体的影像。

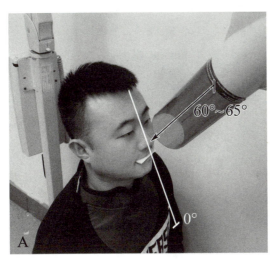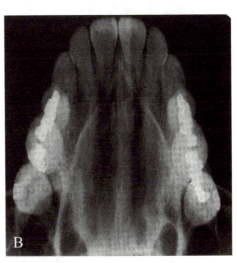

图 2-11-14　上颌咬合片位
A. 体位;B. 照片影像。

(五) 下颌咬合片位

【摄影目的】 用于观察下颌牙体、下颌骨体部和舌下腺及颌下腺的病变。

【摄影体位】 被检者坐于摄影椅上,头部正中矢状面、上颌牙齿咬合面均与地面垂直。将IR置于口内,最大限度地推向后方,IR外缘位于切牙外1cm处,两侧包括磨牙,嘱被检者轻轻咬住IR,起固定和支持IR的作用。

【中心线】 中心线向头端射入。

1. 摄下颌口底咬合片时,经两侧第二前磨牙连线中点射入(图2-11-15A)。

2. 摄下颌颏部咬合片时,向头侧倾斜 -45° 角,经下颌颏部中点入射IR(图2-11-15B)。

【影像显示】

1. 下颌口底咬合片显示下颌骨体部及后部牙的轴位像,前部牙为半轴位像(图 2-11-16A)。

2. 下颌颏部咬合片为颏部的半轴位像,颏部骨质显示清晰(图2-11-16B)。

(六) 咬翼位片

【摄影目的】 观察上、下颌牙齿的牙冠病变及上下牙齿的咬合情况。

【摄影体位】 被检者坐于摄影椅上,头颅正中矢状面与地面垂直,牙齿的咬合面与地面平行。咬翼片置于被检者口内,紧贴被检者牙齿的舌侧,嘱被检者轻轻咬住IR的咬翼,以固定IR。

【中心线】 中心线向足侧倾斜 5°~10° 角,垂直于咬翼片射入IR中心。

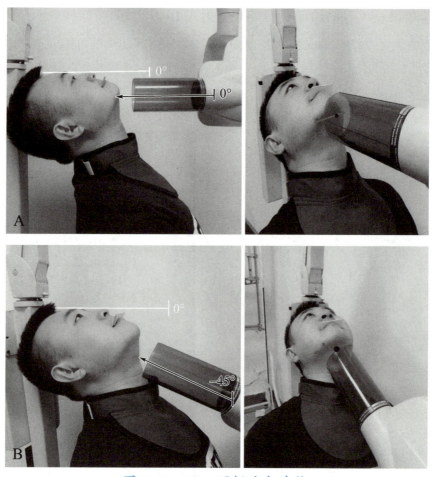

图 2-11-15　下颌咬合片位

A. 下颌口底；B. 下颌颏部。

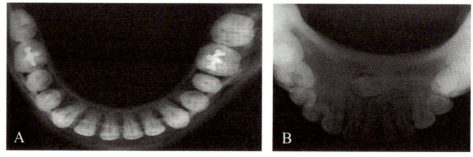

图 2-11-16　下颌咬合片影像

A. 下颌口底；B. 下颌颏部。

【影像显示】　显示上、下颌牙齿的牙冠及上下牙齿的咬合面影像。

五、口腔曲面全景体层摄影

口内摄影是针对个别牙体分别摄影，无法一次了解全口牙体。如欲了解，只能对牙体采取分别、多次投照的方法来显示；这样不但费时、费事，被检者接受 X 射线量也多。而口腔曲面全景体层摄影比较方便,一次曝光可将颌骨及全口牙体显示在一张照片上。

(一)口腔曲面全景体层摄影的优缺点

1. 优点

(1)一次曝光可将颌骨及全口牙体显示在一张照片上,呈一张左右展开的平面影像。

(2)可将上颌骨、下颌骨、下颌关节、上颌窦、鼻腔等部位显示,故可全面了解全部牙列的咬合关系、牙的远近中倾斜角度、乳牙恒牙的交替情况,为多发病变及需双侧对照的病变提供诊断与鉴别诊断的依据。

(3)对较大的牙槽突骨折及下颌多发性骨折的定位、定向均很有诊断价值。

(4)口中不需要放置 IR,被检者舒适。

(5)被检者接受 X 射线剂量少。

2. 缺点

(1)影像相对放大。

(2)摄影体位不当时,可有牙重叠影像。

(3)骨质结构的清晰度相对较差,因此尚不能全部取代平片检查。

(二)临床应用

目前临床应用主要有:全口牙位曲面体层摄影、下颌骨位曲面体层摄影、上颌骨位曲面体层摄影、颞下颌关节曲面体层摄影等。

1. 全口牙位曲面体层摄影 为最常用的检查方法。摄影时,被检者取立位或坐位,颈椎垂直或向前倾斜,头矢状面与地面垂直,下颌骨颏部置于颏托正中,听眶线与听鼻线的角平分线与地面平行。用额托或头夹将头固定(图 2-11-17)。IR 选用 127mm×178mm(5 英寸 ×7 英寸)固定于片架上。全口牙位曲面体层摄影的影像显示见图 2-11-18。

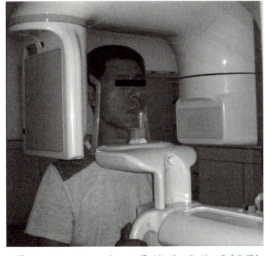

图 2-11-17 全口牙位曲面体层摄影
体位图

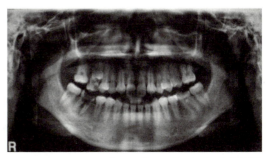

图 2-11-18 全口牙位曲面体层摄影
照片影像

2. 下颌骨位曲面体层摄影　被检者下颌颏部置于颏托正中,头颅正中矢状面与地面垂直,听鼻线与地面平行。IR 的尺寸、准备及 X 射线管倾斜角度同全口牙位曲面体层摄影。层面选择:颏托标尺向前移 10mm 处。

3. 上颌骨位曲面体层摄影　被检者颏部置于颏托上,头颅正中矢状面与地面垂直,听眶线与地面平行。IR 的尺寸、准备及 X 射线管倾斜角度同全口牙位曲面体层摄影。层面选择:颏托标尺向前移 10~15mm 处。

4. 颞下颌关节曲面体层摄影　被检者颏部置于颏托上,头颅正中矢状面对准颏托中心,听鼻线垂直于头部基准线。层面选择:如为观察两侧颞下颌关节,将颏托向前移动 10mm;如着重观察关节结构,则将颏托向健侧移动 10mm。

(三) 注意事项

1. 不同型号机器体层幅度会略有不同。此外,根据对大多数人体解剖分析,切牙各尖牙前后径约为 4mm,磨牙约为 6mm,上、下垂直幅度约为 150mm。

2. 被检者体位必须与该机的体层域相符,下颌应始终置于颏托的正中,矢状面与水平面垂直。

3. 摄影前向被检者解释检查过程,以求最佳的配合、最好的检查效果。

4. 摄影时须对被检者进行有效的 X 射线防护。

(刘俊恒)

第十二节　乳腺 X 射线检查

 导入案例

患者,女,52 岁,左侧乳腺偶有疼痛。查体:左侧乳腺外上象限 11 点区触及不规则形肿块,质韧,相对固定,有压痛。超声检查发现低回声肿块,其内见点状高回声。门诊医生初步诊断为左侧乳腺占位病变,送影像科检查。

请问:

1. 该患者是否应该进行乳腺 X 射线检查?

2. 检查前有哪些注意事项?

3. 应采用哪几种检查体位?

一、乳腺 X 射线摄影基础知识

(一) 乳腺 X 射线摄影机

乳腺 X 射线摄影装置分为屏－片系统和平板数字化系统。屏－片摄影机采用传统的模拟式乳腺成像,以胶片为成像载体。

钼(Mo)靶X射线机是乳腺摄影的专用设备,机架有C形臂、球形臂两种(图2-12-1)。钼靶阳极的X射线管输出12~25kV的低能X射线,是乳腺摄影的主要射线源。部分乳腺X射线机阳极靶面采用钼铑(Rh)双靶或钼钨(W)双靶。钼靶较适用于一般密度较低的乳腺摄影,铑靶、钨靶X射线穿透能力较强,适用于致密型乳腺、巨大乳腺及钙化较多的乳腺摄影,一般在压迫厚度超过6cm时使用。但是铑靶X射线管热容量较低,不适于连续工作。一般根据乳腺厚度、密度情况,手动或自动选择钼靶或铑靶。

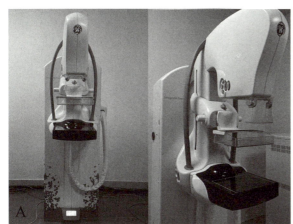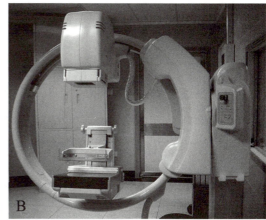

图 2-12-1　乳腺钼靶 X 射线机
A. C 形臂;B. 球形臂。

摄影管电压为20~40kV,4~600mAs。X射线管焦点多为双焦点0.3/0.1,大焦点最高管电流常为100mA,小焦点管电流常为25mA。小焦点常用于放大摄影。摄影距离一般为50~65cm。

IR有屏-片系统、IP、FPD、直接光子计数技术用的硅硼板等。乳腺摄影所用的滤线栅是线型滤线栅(碳基密纹滤线栅),栅密度36~60LP/cm,栅比4:1~6:1,栅焦距65cm。高通多孔型滤线栅(蜂窝状滤线栅)铅条交叉排列,不需填充物,提高了有用射线的通过率。

曝光控制方式有手动曝光、自动曝光控制(automatic exposure control,AEC)及全自动曝光控制,现代乳腺X射线机多采用电离室自动曝光控制。AEC装置位于X射线接收装置的下方。全自动方式有两种,一种根据乳腺被压迫后的厚度和压力自动控制管电压值、靶-滤过板材料和曝光量;另一种是预曝光方式,根据乳腺被压迫后的厚度,预设条件进行一次15ms的预曝光,根据预曝光探测乳腺组织密度并修正曝光条件,正式曝光,以保证影像质量。

近年来,乳腺X射线摄影进入数字化时代,乳腺X射线的发展经历了胶片乳腺摄影、计算机放射摄影、数字乳腺摄影、全数字化乳腺摄影阶段。数字化乳腺摄影还有助于计算机辅助诊断(computer-aided diagnosis,CAD),能准确检出微小钙化灶,提高判定乳腺癌的准确性。

（二）乳腺 X 射线摄影原理

乳腺 X 射线摄影属于软 X 射线摄影。软 X 射线摄影系指用管电压在 40kV 以下的 X 射线摄影技术,其波长较长,能量较低,穿透力较弱。适用于组织器官较薄、不与骨骼重叠且有效原子序数较低的软组织。

医用诊断 X 射线与物质作用的形式主要有光电吸收与康普顿散射,但当管电压降低时,X 射线能量也降低,X 射线与物质的作用形式逐渐转变为康普顿散射减少,光电吸收增加。由于乳腺主要由结缔组织、脂肪组织和腺体组织构成,虽然 3 种组织的有效原子序数存在一定的差异,X 射线会产生不同程度的吸收,但是由于组织密度差异较小,普通 X 射线摄影无法清楚显示其组织结构及病变。当乳腺检查采用软 X 射线摄影时,此时 X 射线与物质的作用会以光电吸收为主,而光电吸收能力又与作用物质原子序数(Z)的 4 次方成正比,也就扩大了组织之间 X 射线吸收的差异值,从而获得较大的 X 射线对比度,利于乳腺组织结构层次的显示(图 2-12-2)。

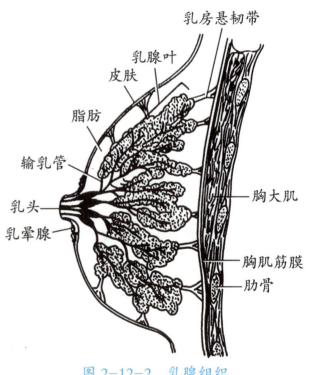

图 2-12-2　乳腺组织

二、适应证及禁忌证

乳腺疾病是影响成年女性健康的重要疾病之一。近年来,乳腺癌发病率不断提高,乳腺 X 射线摄影检查是目前国际公认的乳腺癌首选筛查方法。

（一）适应证

1. 健康体检　40 岁以上女性(尤其未生育及高龄生育)每 1~2 年例行体检,月经初潮年龄在 12 岁前、绝经年龄超过 55 岁及其他乳腺癌高危人群筛查的起始年龄可适当提前。

2. 发现有乳腺肿块、局部皮肤增厚、局部疼痛或肿胀、异常乳头溢液等有症状者。

3. 乳腺超声或其他检查发现乳腺异常者。

4. 明确乳腺钙化性质及病变定位者。

5. 有乳腺癌家族史者。

6. 有乳腺疾病病史,定期随诊者。

（二）禁忌证

1. 乳腺炎急性期、乳腺术后或外伤后伤口未愈。

2. 妊娠期（尤其是孕早期 3 个月）。

3. 青春期及以前患者。

4. 巨大肿瘤难以压迫、恶性肿瘤皮肤破溃面积大的患者应根据临床权衡决定。

三、摄影注意事项

1. 摄影前必须认真查对检查申请单，了解被检者情况（包括姓名、性别、年龄、临床症状及体征等病史）、诊断要求、检查目的等。

2. 检查前除去上衣（包括配饰），充分暴露乳腺及腋窝，尤其需要清除乳腺或腋窝区域外敷的药物。

3. 正确标识被检乳腺左、右位置及摄影体位。可根据需要在乳腺皮肤表面粘贴标记，以便在照片中提示肿块或手术瘢痕等。

4. 采用多个位置及 X 射线入射方向摄影。应将乳头置于切线位，并常规摄取双侧对比。

5. 使用压迫器适当加压，提高图像对比度。加压时应缓慢进行，常规约 120 N（牛顿），加压的程度应到患者能够耐受的最小厚度，但是恶性肿瘤肿块较大时不宜加压过度，以免造成肿瘤扩散。对有心脏起搏器、化疗泵的患者进行乳腺压迫时要特别注意，可通过拍摄附加体位显示。

6. 摄影中通过适当手法使乳腺组织尽量不与其他组织重叠，手法要轻柔，态度温和，并注意保护个人隐私。

7. 根据不同年龄的乳腺发育特点、不同生理状态的乳腺特点以及个体差异选择合适的曝光条件，尤其管电压值的正确选择，常选用 25~35kV 或者选择自动曝光控制或自动参数。对于巨大乳腺可采用分段摄片法使乳腺全貌得以显示，例如，头尾位时可分为内侧和外侧两次摄片。

8. 最佳检查时间为月经来潮后 7~10d。绝经期妇女检查时间不做特殊要求。

四、常用摄影体位

根据乳腺的解剖方位与 X 射线的几何投影方向命名，乳腺常用摄影位置有头尾位（cranio-caudal，CC）、内外斜位（medial-lateral oblique，MLO）、90° 侧位。

（一）乳腺头尾位

【摄影目的】 筛查性和诊断性乳腺摄影，主要观察内外象限乳腺结构及部分胸大肌、皮肤及乳头等。

【摄影体位】 被检者面对摄影架，面部转向非检侧，旋转机架垂直于地面，摄影台平行于水平面。被检侧手臂下垂、外旋,使被检侧胸壁紧靠摄影台,用手托起乳腺下部向前上拉伸,将其置于摄影台中央,乳头位于中心,调整压迫器压紧并固定乳腺,展平外侧皮肤皱褶,同时使乳头处于切线位(图2-12-3)。

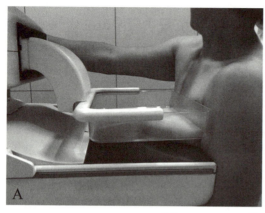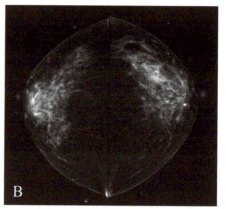

图 2-12-3　乳腺头尾位
A. 摄影体位图;B. 照片影像。

【中心线】　X射线自头端向足端投射,中心线在乳头的正后方(乳头与胸壁的垂直连线中点)。

【注意事项】

1. 应告知被检者乳腺压迫的重要性以便配合,乳腺压迫适度,使其扩展、变薄。

2. 摄影包全乳腺,尤其是乳腺基底部。

3. 避免被检者颌面部、肩部及头发暴露于照射野中。

(二)乳腺内外斜位

【摄影目的】　筛查性和诊断性乳腺摄影,主要观察乳腺外上象限及部分胸大肌、腋前淋巴结、皮肤及乳头等情况。

【摄影体位】　被检者面对摄影架,两足自然分开,身体外转5°~10°,转动机架旋转角度为45°,使摄影台与被检侧胸大肌平行。被检侧上臂抬高并肘部弯曲,置于机架手柄上,以放松手臂肌肉及胸大肌。被检乳腺和同侧腋前皱襞(包括胸大肌外上部分)置于摄影台上,摄影台外上转角顶点正对被检侧腋窝顶部,使检查台边缘贴近被检侧腋中线,同时向上向外牵拉被检侧乳腺,使其尽量离开胸壁,避免组织影像的相互重叠。调整压迫器加压,同时用手拉伸展平乳腺,避免皮肤出现皱褶,在不影响乳腺组织及病变成像的情况下,使乳头呈切线位(图2-12-4)。

【中心线】　X射线自内上向外下投射,中心线在乳头稍上平面。

【注意事项】

1. 非检侧乳腺对检查有影响时,让被检者用手向外侧推压。

2. 告知被检者乳腺压迫的重要性以便配合,乳腺应压迫到使乳腺充分扩展、伸开的程度,但不要使患者感觉过度疼痛。

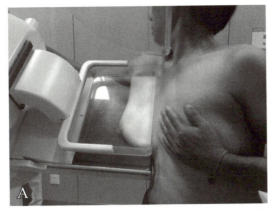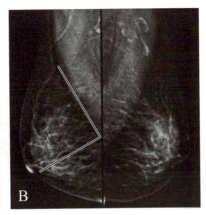

图 2-12-4　乳腺内外斜位

A. 摄影体位图；B. 照片影像。

（三）乳腺 90° 侧位

乳腺 90° 侧位包括内外侧位（medial-lateral，ML）和外内侧位（lateral-medial，LM）。

【摄影目的】　筛查性和诊断性乳腺摄影。在乳腺二维穿刺定位、导管造影等需要确定病变准确位置时，可采用侧位代替内外斜位。

【摄影体位】　被检者面对摄影架，机架旋转 90° 于水平方向，摄影台的顶部在胸骨颈静脉切迹水平，被检者胸骨紧贴摄影平台边缘，颈部前伸，向摄影台方向旋转被检者，使压迫板经过前部肌肉。被检者手臂高举超过摄影平台，肘部弯曲以松弛胸肌。继续旋转被检者直至乳腺呈真正侧位，且位于摄影平台中央。在加压的同时用手将乳腺向前上牵拉，使腺体组织呈侧位扁平状，乳头呈切线位（图 2-12-5）。

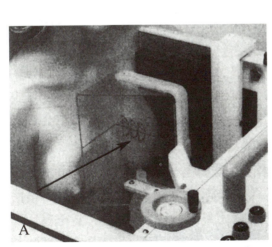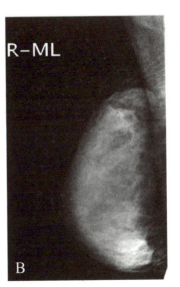

图 2-12-5　乳腺 90° 侧位

A. 摄影体位图；B. 照片影像。

【中心线】　X 射线呈水平方向，经乳腺内侧射入乳腺外侧（ML），中心线在被检侧乳腺中心。

【注意事项】

以诊断为目的,则病灶侧靠近摄影平台,可获得最小的物-片距,从而减小几何学模糊;如以穿刺为目的,则病灶侧靠近有孔穿刺板,以方便穿刺操作。

(四)乳腺常用X射线摄影体位盲区

乳腺摄影的各个位置均有各自的摄影盲区,如乳腺内外斜位时乳腺的后部内侧可能包括不全;乳腺头尾位往往因胸壁呈弧形而无法摄取腋尾部分的乳腺组织。此外,乳腺内外斜位与头尾位这两个位置不在垂直的两个方向上,对病变的定位不利。乳腺侧位的局限性在于腋前胸大肌区域显示不足,难以包裹乳腺内外上部,尤其是外上部。因此,根据具体情况灵活选择各种摄影位置是非常必要的。

(五)乳腺X射线摄影附加体位

对于乳腺头尾位、内外斜位、乳腺侧位未能满意显示乳腺解剖结构时,可以根据需要选择以下投照体位:

1. 切线位 乳腺皮肤或皮下组织的钙化、肿块等病变可投影于乳腺内,容易造成误诊,可采用切线位鉴别。切线位投照机架的旋转角度可以灵活掌握。

2. 植入物植入后的乳腺X射线摄影 常规采取内外斜位和头尾位,需手动设置曝光参数,压迫程度受植入物的可压迫性限制。除此之外,应加照修正的内外斜位和头尾位,即将植入物推向胸壁,使植入物避开压迫范围,同时向外牵拉乳腺,使乳腺实质组织尽量充分显示于曝光野内,然后对前方的乳腺组织加压摄片(图2-12-6)。

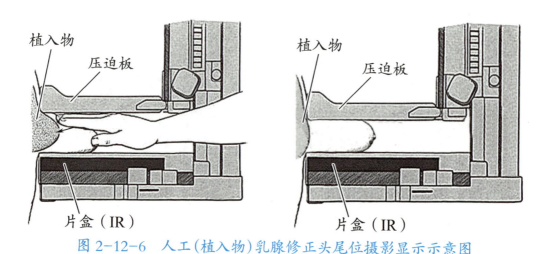

图2-12-6 人工(植入物)乳腺修正头尾位摄影显示示意图

五、其他摄影技术

(一)对比增强能谱乳腺摄影

对比增强能谱乳腺摄影(contrast enhancement spectral mammography,CESM)是一种通过使用对比剂突出血流量增强的区域以实现乳腺癌检出的新型技术。CESM

使用双能量技术,通过一次曝光产生类似传统 X 射线摄影的低能量图像(low-energy mammogram,LE-MG)和突出显示强化病灶的减影图像(recombined subtracted mammogram,RSM)。相比于乳腺 X 射线摄影,尤其是对于致密型乳腺,CESM 对早期乳腺癌的敏感度显著提高,可以提高对早期乳腺癌的检出率。与乳腺 MRI 检查相比,对于乳腺癌的诊断效能基本一致,CESM 具有成本效益低、检查时间短等优势。因为需要注射含碘对比剂,因此禁忌证为甲状腺功能亢进、对碘对比剂过敏、严重肝肾功能不全的患者。检查前需要签署含碘对比剂知情同意书。

　　CESM 检查技术:在双筒高压注射器的辅助下,于患者的桡静脉处单次注射含碘对比剂(1.2~1.5ml/kg),流率 2~3ml/s。延迟 2min 后,选择 CESM 模式,先拍摄患侧乳腺 CC 位,再拍摄健侧乳腺 CC 位和患侧乳腺 MLO 位,最后拍摄健侧乳腺 MLO 位,6min 内完成,图像不合格的患者应在 10min 内及时补拍。每个位置乳腺组织最多被压缩 15s。每一次曝光获得了一对由低能量 X 射线摄影图像(LE-MG)和重组减影 X 射线摄影图像(RSM)组成的图像。CESM 检查后嘱患者多饮水,观察 30min,确认无碘剂不良反应后方可离开(图 2-12-7,图 2-12-8)。

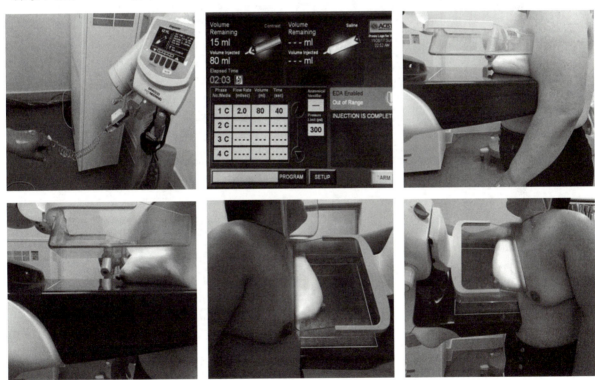

图 2-12-7　CESM 检查技术操作图

(二)数字乳腺体层合成

　　数字乳腺体层合成(digital breast tomosynthesis,DBT)通过降低乳腺组织重叠来提高对致密性乳腺的病变检出率。相比于乳腺 X 射线摄影,DBT 能有效提高乳腺癌的检出率,并减少假阳性率,适用于致密型乳腺、乳腺内有结构扭曲及不对称的病变。DBT 的局限性在于辐射剂量较高。

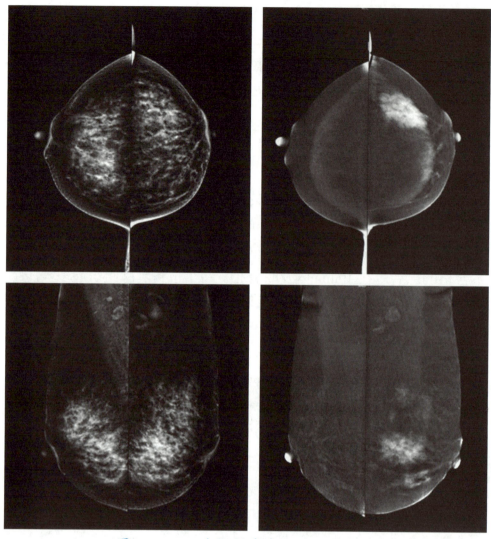

图 2-12-8 左侧乳腺癌 CESM 影像图

DBT 检查技术：选择 DBT 模式，依次摄取乳腺的 CC 位和 MLO 位片，X 射线管围绕乳房在 15° 范围内旋转，每旋转 1° 低剂量曝光 1 次，共 15 次曝光。曝光完成后获得低剂量二维图像，经计算机后处理软件重建出一系列层厚约 1mm 的三维断层图像（图 2-12-9）。

（三）定点压迫摄影

定点压迫摄影（spot compression radiography）常在普通乳腺摄影之后，对密集组织区域的模糊或不明确的可疑病灶进行补充检查。使用小压迫器，局部压强增大，压迫局部感兴趣区，可使感兴趣区厚度有更大幅度的减

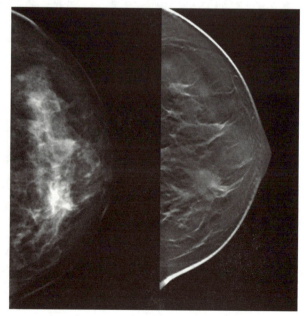

图 2-12-9 乳腺癌 DBT 影像图

小,减少了重叠,是常规位置的补充。通常结合小焦点放大摄影来提高乳腺病变细节的分辨率。

(四) 放大乳腺摄影

放大乳腺摄影(magnification mammography)为乳腺 X 射线摄影中将乳房置于放大平台上,获得放大影像的一种成像方式。放大摄影提高空间分辨力,可精确地观察病灶密度或团块的边缘形态和内部结构,更好地显示钙化点的数目、分布和形态,有利于鉴别良、恶性病变。通常在普通摄影后,对可疑病变区域进行放大摄影。被检侧乳腺和影像接收器之间放置一个放大平台,间距 30cm,加大胶片 - 物体之间的距离。所用 X 射线管焦点通常为 0.1,放大倍数常为 1.5 或 1.8。根据需要进行选择,保证最好的放大效果和优化锐利度。通常与定点压迫技术结合使用。

(五) 乳腺导管造影

乳腺导管造影(galactography)用于诊断病理性乳头溢液,了解溢液导管管径、腔内占位及管壁破损侵蚀情况,帮助确定导管病变及其位置、范围等。通过乳腺导管将对比剂逆行注入乳腺导管系统,然后摄片显示乳腺导管及乳腺组织。乳腺导管造影的适应证是乳头异常溢液患者;禁忌证为急性乳腺炎患者,怀孕为相对禁忌证。对比剂一般使用 30%~60% 泛影葡胺或 300mgI/ml 的碘海醇、碘普罗胺等。

(六) 乳腺 X 射线摄影引导下定位及活检技术

1. 乳腺术前穿刺定位 适用于临床触诊及超声检查阴性,而 X 射线片有阳性发现的患者。在常规乳腺 X 射线摄影的基础上,在二维手动定位或三维立体自动定位指导下,放置内芯为可弹开金属钩丝的穿刺针,经钩丝定位后指导外科切检。

2. 乳腺核心钻取组织活检 在常规乳腺 X 射线片的基础上,通过电子计算机立体定位仪指导,对于在乳腺 2 个不同投照方位图像上怀疑为恶性肿瘤的患者,将乳腺穿刺针直接刺入乳腺可疑病变区,钻取活体组织标本,是进行组织病理学检查的一种新方法。注意事项: 对于微小病灶,为避免活检去除了钙化或小肿块等病灶标志,在活检结束穿刺套针拔出前,应放入专用的钛合金标记物,便于在活检病理报告为乳腺癌时,进一步行乳腺摄影引导下的术前穿刺定位切除病灶。

六、乳腺 X 射线摄影的质量控制

乳腺 X 射线摄影技术的质量控制对乳腺病变的 X 射线诊断至关重要。由于高新技术的应用,设备的更新换代,尤其全数字化乳腺摄影、自动曝光控制等技术应用于临床,使得乳腺 X 射线图像质量大幅提高(密度分辨力及空间分辨力提高),而 X 射线片的质量是准确诊断的前提。

(一) 影响乳腺影像质量的相关因素

1. 压迫 适当加压会提高图像质量。乳腺压迫不足主要表现为乳腺结构重叠、组织曝光差异大,乳腺较厚部分穿透不充分,较薄部位曝光过度及运动性模糊等。

2. 曝光　曝光不足时光学密度低、照片对比度低,限制了细节,尤其是微小钙化和低对比病变的显示。曝光不足通常因压迫不当,自动曝光控制设定不正确或失效所致。曝光过度可导致较薄或脂肪型乳腺过度黑化。

3. 对比度　适中的对比度能显示乳腺中的微小差异。对比度低下的原因包括不适当的曝光、冲洗缺陷、压迫不当、使用低对比胶片、靶材料和滤过不当及管电压过高。

4. 清晰度　良好清晰度的乳腺图像能捕获微小细节结构,如针状结构的边缘。在乳腺摄影中,模糊度通过微小线性结构边缘、组织边缘和钙化的模糊表现出来。乳腺摄影中可能遇到的模糊种类包括运动性模糊、增感屏模糊、几何学模糊和视差模糊。

5. 噪声　噪声(或称照片斑点)淹没或降低了识别钙化等微细结构的能力。乳腺照片噪声的主要产生原因是量子斑点。量子斑点是单位区域内吸收 X 射线光子数量的统计涨落形成的,形成影像所用的 X 射线光子越少,量子斑点越多,即噪声越大。因此,曝光不足,高速的影像接收器都可能增加噪声。

6. 伪影　伪影是指在影像中没有反映物体真正衰减差异的任何密度的改变。它可以是由胶片操作、增感屏维护、可见光漏光、安全灯、滤线栅等引起。

(二)乳腺影像的评价标准

1. 头尾位图像评价标准　①包含乳腺的基底部,尽量显示部分胸肌前缘;②充分显示乳腺实质后的脂肪组织;③无皮肤皱褶;④乳头位于切线位,不与纤维腺体组织重叠,乳腺内外侧留空尽量相等;⑤双侧乳腺头尾位图像相对呈球形;⑥影像层次分明,病灶显示清晰,能显示 0.1mm 的细小钙化。

2. 内外斜位图像评价标准　①胸大肌下端引出与胸大肌前缘垂直的直线,该线向前能与乳头重叠或在乳头下水平;②乳腺下皱褶展开,且能分辨;③实质后部的脂肪组织充分显示;④乳腺无下垂,乳头位于切线位;⑤无皮肤皱褶;⑥左、右乳腺影像背靠背对称放置,呈菱形;⑦影像层次分明,病灶显示清晰,能显示 0.1mm 的细小钙化。

3. 乳腺 90° 侧位图像评价标准　①包含病灶和大部分乳腺,尽量显示部分胸肌前缘;②充分显示乳腺实质后的脂肪组织;③无皮肤皱褶;④乳头位于切线位,不与纤维腺体组织重叠;⑤影像层次分明,病灶显示清晰,能显示 0.1mm 的细小钙化。

总之,乳腺疾病的最终诊断应依赖于各种影像检查技术的综合应用。

乳腺 X 射线摄影的诊断准确度高、费用较低、操作简便,可以显示乳腺内肿块和簇样分布的细小多形性钙化,是首选的乳腺疾病筛查方法;但是对于致密型乳腺、近胸壁的肿块容易漏诊。超声检查对人体无创伤,检查快捷、重复性强,并且可以显示病变血流特征,缺点是不容易显示簇样分布的细小钙化。二者结合目前是乳腺癌筛查的"黄金"组合。

DBT 检查能有效提高乳腺癌检出率,减少了假阳性率。DBT 检查的局限性在于较高的辐射剂量。CESM 检查对于乳腺癌的检出率明显高于超声及 DBT 检查,基本与 MRI 相当,而且 CESM 具备检查时间短、费用更低、患者耐受度高、阅片相对简单等优点,也适应我国患者流量大的现状。CESM 检查的局限性是需要注射含碘对比剂,甲状腺功能亢进或对碘对比剂过敏、严重肝肾功能不全的患者不适用该项检查。

CT 检查可以提供良好的软组织分辨力,有助于发现增大淋巴结和远处转移,但由于空间分辨力的限制,对乳腺小病灶及细小钙化的检出有一定局限性(图 2-12-10)。乳腺 MRI 组织分辨力高,可应用多序列、多参数、动态对比剂增强扫描(contrast-enhanced magnetic resonance imaging,CE-MRI),还有弥散加权成像(diffusion weighted imaging,DWI)、磁共振波谱成像(magnetic resonance spectroscopy,MRS)等技术,可以发现更多的隐匿性乳腺癌(图 2-12-11)。但是 MRI 检查费时、费用较高、对钙化显示不佳,常不能作为首选检查方法。部分患者体内有金属植入物和或患有幽闭恐惧症,也不适用这项检查。另外,超声、CT、MRI 影像引导下的穿刺活检可以提供病理诊断。

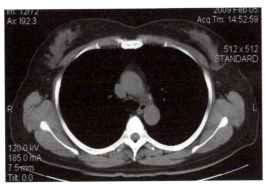

图 2-12-10　乳腺 CT 检查图

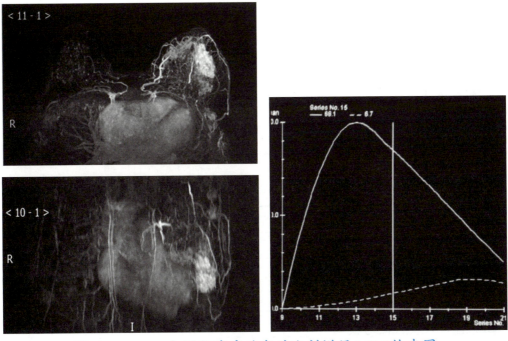

图 2-12-11　左侧乳腺癌动态对比剂增强 MRI 检查图

　　本章主要介绍人体各部位X射线检查技术。学习重点为X射线成像的基本原理;数字X射线成像设备的成像原理及基本操作;四肢、胸部、腹部、脊柱、骨盆及头颅的X射线检查技术;各部位X射线摄影注意事项及体表定位标志。学习难点为四肢、胸部、腹部、脊柱、骨盆及头颅X射线照片的图像后处理技术及评价标准;普通X射线摄影检查步骤与原则;X射线成像的物理学基础。在学习过程中,应熟练掌握数字X射线成像设备的基本操作及常规X射线摄影体位的拍摄,同时应具有良好的人文精神、工匠精神及职业道德,具有自我防护意识并能保护患者及家属免受射线损伤。

　　X射线摄影应按摄影原则和设备的操作规程进行,充分发挥设备效能,获得满意图像。摄影原则包括X射线机使用原则、大小焦点选择原则、滤线设备应用原则、摄影距离选择原则、X射线中心线和斜射线应用原则、图像标记原则、呼吸方式运用原则、曝光条件选择原则及放射防护原则。

(盛　蕾)

 思考与练习

一、名词解释

1. 中心线

2. 照片密度

3. 照片对比度

4. 解剖学姿势

5. 正中矢状面

二、填空题

1. X射线摄影是利用X射线的_____特性;X射线透视是利用X射线的_____特性。

2. X射线特性包括_____、_____、_____、_____、_____。

3. 影响X射线量的因素有_____、_____、_____。

4. 优质X射线照片的条件有_____、_____、_____、_____、_____。

5. CR的基本结构主要由_____、_____、_____、_____等组成。

6. CR记录影像信息的载体是_____。

7. 胸部X射线摄影距离为_____cm,心脏X射线摄影距离为_____cm。

8. 膈下肋骨X射线摄影时的呼吸方式为_____,胸部X射线摄影时的呼吸方式_____。

9. 被检肢体厚度超过_____cm 或管电压超过_____kV 时,应使用滤线栅。

10. 脊柱的体表定位点,甲状软骨平对_____,剑突末端与肚脐连线中点对应_____,脐上 3cm 与_____同一平面。

11. 骶椎摄影时中心线的倾斜方向为_____,尾椎摄影时中心线_____,均经耻骨联合上 3cm 处射入。

三、简答题

1. 简述 X 射线的特性。

2. 简述四肢摄影的注意事项。

3. 简述滤线栅使用注意事项。

4. 简述颈椎正侧位 X 射线摄影技术要点。

5. 简述应如何减少运动性模糊。

6. 简述 DR 与 CR 的比较。

7. 简述胸部后前位照片的质量评价标准。

8. 简述腰椎前后位、侧位的摄影技术要点。

9. 简述头颅正侧位摄影技术要点。

第三章 | X 射线造影检查技术

03章 数字内容

学习目标

1. 掌握:对比剂的分类和引入人体的方法;离子型与非离子型对比剂的特点;碘对比剂不良反应的临床表现及处理措施;胃及十二指肠造影、钡剂灌肠造影、静脉肾盂造影检查前的准备、检查技术及摄影方法;子宫输卵管造影的摄影方法。

2. 熟悉:碘过敏试验方法;逆行肾盂造影的检查技术及摄影方法。

3. 了解:消化系统、泌尿生殖系统造影检查的适应证和禁忌证;其他造影检查技术。

4. 学会:对相关 X 射线设备的熟练操作,进行常用部位的造影检查步骤及摄影方法。

5. 具有:良好的职业道德,处理医患关系的方式和技巧。

　　人体中某些组织、器官密度与邻近组织、器官或病变的密度相同或相似时,缺乏天然对比,为达到影像诊断的目的,需用人工的方法将某些物质引入体内,从而改变这些组织、器官与邻近组织、器官之间的密度差别,以显示其形态和功能。这种以医学成像为目的,将某种特定物质引入体内,以改变器官组织与周围组织的密度差,从而使脏器的形态和功能清晰显示出来的方法称为 X 射线造影检查。被引入的物质称为对比剂。

第一节　对比剂及其应用

导入案例

患者,男,60岁,近期感觉下咽食物时稍困难,特别是咽干硬食物症状明显,余无其他不适。临床建议行食管造影检查。

请问:

1. 此项检查应选用哪种对比剂?钡水比例是多少?

2. 该对比剂的引入途径属于哪一种?

广义地讲,对比剂包括 X 射线对比剂、磁共振对比剂、超声对比剂、ECT 及 PET 对比剂等。各种影像学检查方法需要引入的物质,由于物质成分和作用不同,无法统一,这里仅针对 X 射线造影用对比剂进行讨论。

天然对比:由于人体的组织结构存在着一定密度和厚度的差异,X 射线通过人体后的剩余射线量也会产生差异,所以在胶片上就形成了明暗黑白对比不同的影像(图 3-1-1)。

人工对比:人体很多器官和组织与周围的结构缺乏明显的密度差异,为了改变其对比度,需人为引入对比剂以改变它们之间的密度差异,称为人工对比(图 3-1-2)。

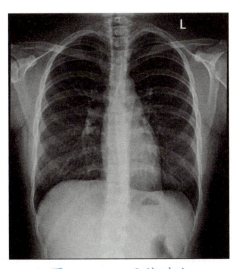

图 3-1-1　天然对比

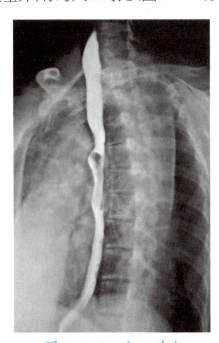

图 3-1-2　人工对比

X 射线对比剂种类繁多,理化性能各异。理想的对比剂应具备以下条件:①与人体组织的密度对比相差较大,显影效果良好;②无味、无毒性、无刺激性和不良反应小,具有水溶性;③黏稠度低,无生物活性,易于排泄;④理化性能稳定,久贮不变质;⑤价格低廉且使用方便。

一、对比剂分类

对比剂根据成像方式可以分为阳性对比剂和阴性对比剂两大类(表3-1-1)。

表3-1-1　常用对比剂的分类

阴性	气体	空气、氧气、二氧化碳			
阳性	钡剂	医用硫酸钡			
	碘剂	无机碘	碘化钠		
		有机碘	水溶性	经肾排泄	离子型	复方泛影葡胺、碘克酸
					非离子型	碘海醇、碘帕醇、碘佛醇、碘曲仑
				经肝排泄	口服	碘番酸、吡罗勃定
					静脉	胆影葡胺、胆影钠
			脂溶性	碘化油、碘苯酯		

(一)根据对比剂的显示效果分类

1. 阳性对比剂　是指X射线衰减系数大于人体组织结构,一般具有原子序数高、密度高、吸收X射线量多、比重大的特点,在X射线照片上显示为影像光学密度低或白色的影像。常用的有钡剂和碘剂。

2. 阴性对比剂　是指X射线衰减系数小于人体组织结构,一般具有原子序数低、密度低、吸收X射线量少、比重小的特点,在X射线照片上显示为影像光学密度高或黑色的影像。如空气、氧气、二氧化碳等。

(二)根据对比剂的分子结构分类

1. 离子型对比剂　指能电离成阴离子和阳离子,在溶液中以离子状态存在的对比剂。一般具有副作用大,过敏反应多,价格低的特点。常用的离子型对比剂有复方泛影葡胺、碘克酸等。

2. 非离子型对比剂　是指不能电离成阴离子和阳离子,在溶液中以非离子状态存在的对比剂。一般具有低渗、低黏度、低毒性、过敏反应小、费用高的特点。非离子型对比剂具有水溶性和弥散力强的优点,它在溶液中不分解成离子,其亲水性越高,亲脂性就越低,与血浆蛋白的结合力就越低,毒性反应就越小,尤其是神经毒性反应就明显下降。

由于非离子型对比剂具有低毒性及过敏反应小的优点,在临床应用上基本取代了离子型对比剂。常用的非离子型对比剂有碘海醇、碘普罗胺、碘克沙醇、碘曲仑等。

(三)根据使用途径分类

1. 血管内注射对比剂　为水溶性含碘制剂,利用碘对X射线吸收系数高的特点,提高组织的对比度。主要是静脉注射用,也可以直接用于动脉注射。

2. 椎管内注射对比剂　穿刺后经蛛网膜下腔注入。可做椎管及脑池造影。

3. 胃肠道使用对比剂　主要是钡剂和碘对比剂,可口服,亦可灌肠。

4. 腔内注射对比剂　如膀胱造影、胸膜腔造影等。

5. 胆系对比剂　经过胆系排泄的碘制剂对比剂,可使胆管内呈高密度,属于间接显影对比剂。既可以经静脉注射排泄到胆管系统(胆管与胆囊),也可以经口服排泄到胆管系统(胆管与胆囊),使其成为高密度影像而易于识别(现已经淘汰)。另可根据需要直接进行 T 形管及内镜逆行胰胆管造影(ERCP)。

（四）根据渗透压分类

人体的血浆渗透压为 313mmol/L。

1. 高渗对比剂　主要是指离子单体对比剂,如泛影葡胺。这种对比剂不良反应的发生率较高。

2. 次高渗对比剂　实际上,次高渗对比剂并没有达到实际意义上的低于人体血浆渗透压,只是相对高渗对比剂而言,与人身体的渗透压相比还是要高得多。即使是次高渗对比剂,随着浓度的增加,渗透压也随之增高。

3. 等渗对比剂　主要是非离子对比剂,渗透压在 300mmol/L 左右。与正常人体的渗透压基本相同,不良反应发生率较低(表 3-1-2)。

表 3-1-2　按对比剂的结构及理化性能分类

分类	结构	通用名	分子量	碘含量 / (mgl·ml^{-1})	渗透压 / (mmol·kg^{-1}·H$_2$O^{-1})
第一代(高渗 对比剂)	离子型单体	泛影葡胺	809	306	1 530
第二代(次高 渗对比剂)	非离子型单体	碘海醇	821	300	680
				350	830
		碘帕醇	777	300	680
				370	800
		碘普罗胺	791	300	590
				370	770
		碘佛醇	807	320	710
				350	790
		碘美普尔	777	400	726
	离子型二聚体	碘克酸	1 270	320	600
第三代(等渗 对比剂)	非离子型二聚体	碘克沙醇	1 550	320	290

二、常用 X 射线对比剂

（一）常用阴性对比剂

1. 空气和氧气　最为常用，取之方便、费用最低。因其溶解度较小、吸收较慢，故在器官及组织内停留时间较长。因有产生气体栓塞的危险，故不能注入正在出血的器官。抽取空气时应用无菌纱布或火焰过滤，以免引起感染。

2. 二氧化碳　溶解度较大，易于弥散，停留在组织和器官内的时间短，不良反应小。即使进入血管也不会产生气体栓塞，但极易在器官和组织内被吸收，应在较短时间内完成造影检查工作。

（二）常用阳性对比剂

1. 医用硫酸钡

（1）性状：医用硫酸钡为白色粉末，无臭，不溶于水、有机溶剂及酸碱性溶液，具有不被胃肠道吸收、性质稳定、耐热、不怕光、能久贮不变质的特点，分子含钡量 54%。医用硫酸钡有粉剂和混悬剂两种，系临床常用的对比剂。目前市场销售及临床应用的硫酸钡粉剂或混悬剂，绝大多数已由厂家配好，只需加入固定的水量搅拌即可使用。根据各种用途可配成不同的浓度，其钡水调制比例为：稠钡剂为（3~4）∶1，用于食管造影；稀钡剂为 1∶1，用于胃及十二指肠造影；钡剂灌肠用为 1∶4。混悬剂含 50% 硫酸钡，临床多使用制成品。

（2）临床应用：医用硫酸钡粉剂主要用于胃肠道的单对比和气钡双对比造影检查。用量根据检查部位而定，食管浓度为 200% 左右，口服用量 10~30ml；胃及十二指肠造影检查，浓度一般为 160%~200%，一般口服用量为每人每次 50~250ml；小肠和结肠造影检查，浓度 60%~120%，钡剂灌肠用量为 800~1 000ml。

2. 复方泛影葡胺

（1）性状：为离子型对比剂，无色透明或微黄色水溶液，黏稠度低，含碘量高，耐受性好。浓度有 60%、76% 两种，每安瓿 20ml，另外有浓度为 30%，每安瓿含量 1ml，用于碘过敏试验。

（2）临床应用：主要用于静脉肾盂造影、周围血管造影，亦可用于 CT 增强及瘘管和器官腔内造影检查。成人用量为：静脉肾盂造影用 60% 或 76% 的复方泛影葡胺 20~40ml；周围血管造影用 60% 或 76% 复方泛影葡胺 15~40ml；胃肠造影用 76% 复方泛影葡胺 30~90ml。若遇低温可结晶析出，置于温水中可溶解。由于该对比剂副作用大，过敏反应多，临床上已基本被非离子型对比剂所替代。

3. 碘海醇

（1）性状：为非离子型对比剂，无色至淡黄色澄清液体，在溶液中不分解成离子。具有多种浓度，有 3g（I）/10ml、6g（I）/20ml、15g（I）/50ml、22.5g（I）/75ml、30g（I）/100ml、

70g(I)/200ml 等多种规格。

（2）临床应用：为新型非离子型对比剂，其渗透压与血液相近，黏度适中，易于注射。广泛应用于心血管造影、动静脉造影、尿路造影及 CT 增强检查等。心血管造影用碘浓度 350mgI/ml，30~60ml；尿路造影成人用浓度 300mgI/ml，40~80ml；儿童应根据体重，最高按 8ml/kg 计算。

4. 碘普罗胺

（1）性状：为非离子型对比剂，水溶液为无色透明或微黄色，黏度低，分子含碘量 48.1%。浓度有 300mgI/ml、370mgI/ml，规格有 12.47g(I)/20ml、31.17g(I)/50ml、46.76g(I)/75ml、62.34g(I)/100ml、124.70g(I)/200ml 等。

（2）临床应用：适用于 CT 增强检查、数字减影血管造影、动静脉造影、静脉肾盂造影及子宫输卵管造影等，但不能用于蛛网膜下腔造影及脑池造影。

5. 碘帕醇

（1）性状：为非离子型对比剂，无色透明溶液，黏度低，分子含碘量 49%。浓度有 150mgI/ml、200mgI/ml、300mgI/ml、370mgI/ml，规格有 10ml、50ml、100ml 等。

（2）临床应用：广泛应用于各种血管造影，如脑动脉造影、心血管造影、数字减影血管造影等，以及尿路、关节、瘘管、脊髓、脑池、脑室造影，CT 检查中的增强扫描。

6. 碘克沙醇

（1）性状：为非离子型、双体、六碘、水溶性的 X 射线对比剂，无色或淡黄色的澄明液体。与全血和其他相应规格的非离子型单体对比剂相比，所有临床使用的碘克沙醇水溶液具有较低的渗透压。浓度为 150mgI/ml，270mgI/ml，320mgI/ml。规格有 13.5g(I)/50ml，16g(I)/50ml，27g(I)/100ml，32g(I)/100ml。

（2）临床应用：用于成人的心血管造影、脑血管造影、外周动脉造影、腹部血管造影、尿路造影、静脉造影以及 CT 增强检查；儿童心血管造影、尿路造影和 CT 增强检查。

7. 碘曲仑

（1）性状：为非离子型对比剂，分子含碘量 46.82%。浓度有 240mgI/ml、300mgI/ml。规格有 10ml、20ml 等。

（2）临床应用：是目前临床上理想的椎管造影对比剂，其渗透压与脑脊液、血液几乎相等。因其与体液混合缓慢，显影时间长，黏滞度较大，故不适合于血管内注射。

8. 碘化油（碘油）

（1）性状：是植物油与碘结合的一种有机碘化合物，呈淡黄色至黄色的澄明油状液体，微有类似蒜的臭气，不溶于水，可溶于乙醚。分子含碘量为 37%~41%，浓度有 30% 及 40% 两种。规格有 5ml、10ml、20ml。

（2）临床应用：主要用于支气管、瘘管、窦道、脓腔造影及子宫输卵管造影。注意不应使其误入血管，子宫输卵管造影应避免油栓形成。现已逐步被非离子型对比剂所取代。

三、对比剂比较与选择

（一）对比剂比较

1. 有机碘与无机碘对比剂的比较　有机碘对比剂虽含碘量少于无机碘,但对局部组织的刺激性小,可通过增加剂量,克服含碘量较小的缺点。而无机碘对比剂含碘量较大,对局部组织的刺激性也大于有机碘对比剂,有机碘对比剂除可用于腔道造影外,还可口服或做动静脉注射,用于多种器官的造影检查。无机碘对比剂一般只用于直接引入腔道造影,不能口服和血管内注射,应用范围狭窄。总之,有机碘对比剂优于无机碘对比剂。

2. 钠盐与葡胺盐对比剂的比较　肾排泄对比剂中的钠盐,因其钠离子影响组织中的渗透压,对局部的激性较大。而肾排泄对比剂中的葡胺盐系有机胺盐,在水中溶解度大,稳定性较好,电离成分亦小,因此对组织的刺激性较小。葡胺盐虽然较钠盐分子量大,纯品中含碘量相对较低,但该缺点可以通过提高葡胺盐制剂浓度加以克服。

3. 非离子型对比剂与离子型对比剂的比较　非离子型对比剂在水溶液中不分离,呈分子状态,渗透压近似人体血浆,对脑组织和心肌刺激性小,毒性明显低于离子型对比剂,可用于多部位的造影,是一类理想的对比剂。离子型对比剂由于渗透压大于人体血浆及本身的化学毒性,其毒副作用大于非离子型对比剂,不能用于神经系统(如蛛网膜下腔)造影。

（二）对比剂选择

心脏、冠状动脉、大血管及脑血管造影检查以选用非离子型对比剂较为理想,尤其对高危人群均应使用非离子型对比剂。四肢血管、内脏管腔造影及非血管内注射可使用离子型对比剂。椎管造影目前以选用碘曲仑较为安全。

对比剂的选用原则:

1. 根据造影目的和各对比剂的适用范围选用对比剂。

2. 坚持安全第一的原则,血管内尽可能使用非离子型对比剂。

3. 高危人群的患者,尽可能使用非离子型对比剂。

造影检查的高危人群:①年龄大于60岁的老年人或婴儿;②体质弱者;③严重的心血管疾病患者;④既往有对比剂过敏史者;⑤有变态反应和哮喘史者;⑥严重的肝、肾功能障碍者;⑦其他特殊情况的患者,如甲状腺功能亢进、嗜铬细胞瘤、多发性骨髓瘤、糖尿病、烦躁和精神不安的患者。

四、对比剂引入途径

造影检查时,需将对比剂通过一定的途径引入欲行造影检查的目标器官或组织。对比剂的引入途径有直接引入法和间接引入法两大类。

（一）直接引入法

直接引入法是指通过人体自然孔道、病理瘘管或体表穿刺等途径,直接将对比剂引入造影部位。

直接引入法一般有 3 种途径:

1. 口服法　如消化道钡剂造影(图 3-1-3)。

2. 灌注法　如支气管造影、尿路逆行造影、钡剂灌肠和子宫输卵管造影等属于经自然孔道直接灌注法;肠道瘘管造影、软组织瘘管造影、术后胆道造影等属于经病灶瘘管直接灌注法(图 3-1-4)。

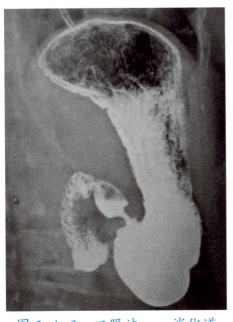 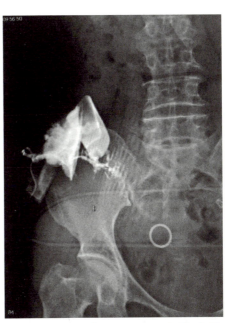

图 3-1-3　口服法——消化道
钡剂造影

图 3-1-4　灌注法——瘘管造影

3. 穿刺注入法　经注射针头或导管将对比剂注入人体,如血管造影、关节造影、椎管造影、肝胆管造影等,属于体表穿刺直接注入法;心腔造影、大血管、各种深部血管造影及介入性放射学治疗等,属于直接穿刺利用导管将对比剂注入(图 3-1-5)。

（二）间接引入法

间接引入法是将对比剂通过口服或静脉注入人体内,经过人体吸收,利用某些器官的排泄功能,使对比剂有选择地聚集到需要检查的部位而产生对比。

间接引入法一般有两种途径:

1. 生理排泄法　如静脉肾盂造影(图 3-1-6)。

2. 生理吸收法　如间接淋巴管造影等。

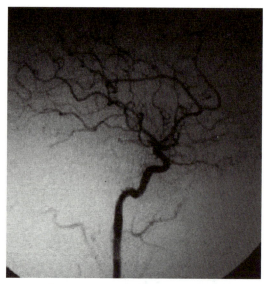

图 3-1-5　穿刺注入法——
脑血管造影

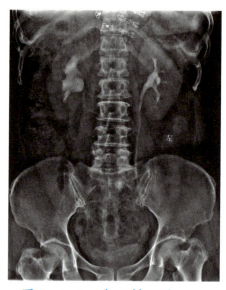

图 3-1-6　生理排泄法——
静脉肾盂造影

五、造影检查辅助用药

为了提高造影的显影质量或缩短造影时间,造影检查常需用辅助药物。主要有下列几种:

(一)平滑肌松弛药

平滑肌松弛药可降低胃肠道、胆道等器官的平滑肌张力,解除痉挛,有利于显示上述器官黏膜面的细微结构及微小病变。常用药物有:

1. 阿托品　每次用量为 0.5~1mg,皮下或静脉注射。

2. 山莨菪碱(654-2)　用量为 10~20mg,肌内注射。低张效果好,价格便宜,目前临床广泛应用。副作用有口干、皮肤潮红等。患有青光眼、心律失常、冠心病和前列腺肥大者禁用。胃肠道梗阻的患者也不宜应用。

(二)增强胃肠道蠕动药

增强胃肠道蠕动药可加强胃肠道的张力,促进胃肠道的蠕动,缩短检查时间,多用于胃肠道钡剂检查。常用药物有:

1. 新斯的明　用量为每次 1mg,肌内或皮下注射。副作用有头痛、恶心、呕吐、腹痛和低血压等。机械性肠梗阻、哮喘、心肌病、巩膜炎及妊娠后禁用此类药。

2. 甲氧氯普胺　每次用量 20~40mg,口服后 10min 显效,也可每次用 20mg,肌内注射或静脉注射。副作用少,偶可引起嗜睡和震颤。孕妇禁用。

(三)清洁灌肠药

静脉尿路造影、胆系造影和钡剂灌肠造影检查前,患者常规应做清洁灌肠准备工作。清洁灌肠的方法有药物法和清洁灌肠法。药物法的常用药物有:

1. 番泻叶　能刺激肠蠕动加快,服后 6h 即引起轻微腹泻。用量为 5~10g,开水泡服或煎服,月经期或妊娠期妇女禁用。

2. 蓖麻油　服用后在小肠上部被脂肪分解酶水解,释放出有刺激性的蓖麻油酸,可引起肠蠕动增加,导致腹泻。每次用量 20~30ml,睡前服用,服后 4~6h 排便,月经期或妊娠期妇女不宜服用。

(四) 镇静安定用药

为了使造影安全顺利,有时术前需应用镇静安定药。常用苯巴比妥及地西泮等。

(五) 局部麻醉药

体表穿刺直接引入对比剂常辅以局部麻醉药。常用普鲁卡因、利多卡因、丁卡因。

(盛　蕾)

第二节　碘过敏试验方法及不良反应处理措施

 导入案例

患者,女,52 岁,腰痛 2d,尿常规:红细胞(+++)。B 超发现右肾结石。现行静脉肾盂造影检查,在造影过程中患者出现面色苍白、呕吐、胸闷、气促症状。

请问:

1. 该患者的临床症状属于什么问题?

2. 临床应如何处理?

一、碘过敏试验方法

鉴于预试验对由非离子型对比剂引起的过敏反应预测的准确性极低,以及预试验本身也可能导致严重过敏反应,因此不建议采用预试验来预测碘过敏反应。但在用对比剂前后必须保证体内有充足的水分,并在使用后应至少观察 30min,因大多数的严重不良反应都发生在这段时间。

一般无需碘过敏试验,除非产品说明书注明特别要求。

碘过敏试验的方法有多种,其中以静脉注射法相对可靠。应当注意,在做碘过敏试验时偶尔也有过敏反应现象,重者甚至会出现休克、死亡。因此其结果只有参考价值,阴性结果也存在着发生严重反应的可能性,阳性结果并不是一定发生过敏反应,有时会出现碘过敏的迟发反应,所以应随时观察患者的变化,千万不能掉以轻心。碘过敏试验方法有下列 5 种:

1. 皮内试验　应用药敏试验注射器将 30% 有机碘对比剂 0.1ml 注入前臂皮内,10~15min 后观察结果。注药处出现直径为 1.5cm 大小红斑或有伪足者为阳性,局部发生水疱、变黑或坏死为强阳性。部分患者虽然皮内试验阴性,造影时仍可出现过敏症状。皮内试验的错误率为 20%~30%。

2. 静脉注射试验　有 2 种方法:①在造影前用原装对比剂静脉注射 1ml,观察 3~5min,如无反应即将剩余部分全部注入静脉进行造影检查;②在造影前 1d 进行,用 30% 过敏试验用对比剂 1ml 首先注入皮内 0.1ml,10min 后无反应,再静脉注入剩余的 0.9ml,15min 后出现恶心、呕吐、胸闷、咳嗽、气急、荨麻疹或休克等症状为阳性反应。

3. 口服试验　有 3 种方法:①检查前 3 日口服复方碘溶液,每日 3 次,每次 10 滴;②检查前口服 10% 碘化钾溶液,每日 3 次,每次 10ml,连服 3d;③检查前口服 10% 碘化钾 20ml,服后 30min 无反应即可进行造影。服药后出现唾液腺肿胀、唾液增加、恶心及呕吐、皮肤潮红、手脚麻木等症状为阳性反应。

4. 结膜试验　检查患者两侧眼结膜无充血时,向一侧眼内滴入对比剂 2~3 滴,4~5min 后观察结果。结膜轻度充血为Ⅰ度反应;中度充血同时流泪为Ⅱ度反应;显著充血,结膜血管增粗及迂曲为Ⅲ度反应。结膜试验反应快,通常在造影注药前进行。

5. 舌下试验　方法是将 0.6~1ml 对比剂滴入舌下,5min 后如无反应,嘱患者咽下。出现舌下充血、流涎,口唇及舌麻木感、心慌等为阳性反应。

二、碘过敏不良反应的预防

(一)签署碘对比剂使用的知情同意书

在使用碘对比剂前应与被检者或监护人签署知情同意书,之前需要了解被检者有无碘过敏史、甲状腺功能亢进、肾功能不全以及心、肝、肺功能的异常,以便及早发现高危被检者;甲状腺功能亢进被检者是否可以注射碘对比剂,需要咨询内分泌医生;肾功能不全被检者,使用对比剂需要谨慎和采取必要措施。

知情同意书的内容包括:使用碘对比剂可能出现不适和不同程度的过敏反应,严重者可造成休克及死亡;注射部位可能出现对比剂渗漏,造成皮下组织肿胀、疼痛、麻木,甚至溃烂和坏死等;使用高压注射器时,存在造成注射针头脱落、注射血管破裂的潜在危险;询问有无特别的过敏史,既往有无使用碘剂发生不良反应的病史;是否存在甲状腺功能亢进及肾功能不全;被检者或监护人详细阅读告知的内容,同意接受注射碘对比剂检查,并在知情同意书上签字。签署的内容包括:被检者或监护人姓名、监护人与被检者关系、谈话医务人员姓名及签署时间。

(二)碘过敏反应预防措施

1. 造影前有选择性地做碘过敏试验,并了解用药史及过敏史。

2. 尽量选用反应较少的非离子型对比剂。

3. 掌握各种碘对比剂的适应证,熟悉被检者病史及全身情况。特别应在造影前筛查具有高危因素的被检者,严格掌握适应证,并做好预防和救治准备工作。

4. 预防性给药,如肾上腺皮质激素、抗组胺药、镇静药等,可有效地减少不良反应发生。

5. 说明检查程序,让被检者和家属了解整个造影检查程序,做好解释工作,消除被检者紧张情绪,并准备好各种抢救药品和设备。

6. 对比剂存放条件必须符合产品说明书要求,使用前建议加温至37℃。

7. 完备的抢救措施,备有过敏反应及毒副反应的抢救药品、器械及氧气等。

8. 造影前注意补液,确保体内有充足的水分,造影过程中及造影后均应密切观察患者,一旦发生过敏反应立即停止注药,终止检查。

三、碘过敏不良反应的临床表现

在造影检查中,患者可因药物过敏或其他原因出现意外情况,检查人员必须认识发生意外的症状和体征,根据其临床表现判断碘过敏反应的程度,以便为下一步处理做好准备。

1. 轻度反应　面部潮红、眼及鼻分泌物增加、打喷嚏、恶心、头痛、头晕、皮肤瘙痒、发热、结膜充血、少数红疹、咳嗽、轻度呕吐、轻度荨麻疹等。

2. 中度反应　胸闷、气短、剧烈呕吐、腹痛腹泻、大片皮疹、结膜出血。表现为麻疹样皮疹,眼、面、耳部等水肿,胸闷气急,呼吸困难,声音嘶哑,肢体抽动,中度呕吐,轻度喉头水肿和支气管痉挛等,血压也可呈暂时性下降。

3. 重度反应　循环衰竭:血压下降、脉搏细速、意识模糊、知觉丧失、心搏骤停。呼吸衰竭:喉与支气管痉挛、呼吸困难、并发肺水肿、咳大量泡沫样或粉红色痰。过敏性休克:面色苍白、四肢青紫、发冷、呼吸困难、肌肉痉挛、血压下降、心搏骤停、意识丧失、惊厥等。上述反应的出现,往往意味着危及生命。

四、碘过敏不良反应的处理措施

当出现碘过敏反应时,必须根据情况及时、有效地做好相应处理,保证被检者的安全。一旦发生意外,应立即停止注药。轻者待症状缓解后可继续进行造影检查;重者应立即终止检查,采取急救措施,并通知临床医生参加急救。急救应在放射科进行,待危险期过后转到病房治疗。

1. 急性不良反应　为对比剂注射后1h内出现的不良反应。

(1)恶心呕吐:症状呈一过性,采用支持疗法;症状为重度、持续时间长的应考虑采用适当的止吐药物。

(2)荨麻疹:散发、一过性荨麻疹建议采用包括观察在内的支持性治疗;散发、持续时间长的荨麻疹应考虑采用适当的肌内或静脉注射 H_1 受体拮抗剂,但用药后可能会发生嗜睡和/或低血压。严重的荨麻疹考虑使用肾上腺素(1:1 000),成人 0.1~0.3ml(0.1~0.3mg)肌内注射;6~12 岁患儿注射 1/2 成人剂量;6 岁以下患儿注射 1/4 成人剂量。必要时重复给药。

(3) 支气管痉挛:氧气面罩吸氧(6~10L/min),定量吸入 β_2 受体激动剂气雾剂(深吸 2~3 次)。给予肾上腺素,血压正常时肌内注射 1:1 000 肾上腺素 0.1~0.3ml(0.1~0.3mg),有冠状动脉疾病或老年患者使用较小的剂量,患儿用量 0.01mg/kg,最多不超过 0.3mg;血压降低时肌内注射 1:1 000 肾上腺素 0.5ml(0.5mg),6~12 岁患儿采用 0.3ml(0.3mg)肌内注射,6 岁以下患儿肌内注射 0.15ml(0.15mg)。

(4) 喉头水肿:氧气面罩吸氧(6~10L/min);肌内注射 1:1 000 肾上腺素,成人剂量为 0.5ml(0.5mg),必要时重复给药,6~12 岁患儿肌内注射 0.3ml(0.3mg),6 岁以下患儿肌内注射 0.15ml(0.15mg)。

(5) 低血压:单纯性低血压,抬高患者双下肢,氧气面罩吸氧(6~10L/min);用普通生理盐水或林格乳酸盐快速静脉补液无效时,肌内注射 1:1 000 肾上腺素,成人剂量为 0.5ml(0.5mg),必要时重复给药。6~12 岁患儿肌内注射 0.3ml(0.3mg),6 岁以下患儿肌内注射 0.15ml(0.15mg)。迷走神经反应(低血压和心动过缓):抬高患者双下肢,经氧气面罩吸氧(6~10L/min)。静脉注射阿托品 0.6~1mg,必要时于 3~5h 后重复用药,成人总剂量可达 3mg(0.04mg/kg),患儿剂量 0.02mg/kg(最大剂量 0.6mg),必要时重复给药,总量不超过 2mg,用普通生理盐水或林格乳酸盐快速静脉内补液。

(6) 全身过敏样反应:向心肺复苏小组求助;必要时行气道吸引;出现低血压时,按上述处理低血压的方法处理给予抗组胺药物。

2. 迟发性不良反应　为对比剂注射后 1h 至 1 周内出现的不良反应。对比剂给药后可出现各种迟发性症状(如恶心、呕吐、头痛、肌肉疼痛、发热),但许多症状与对比剂应用无关,临床须注意鉴别。与其他药物类似的皮肤反应是真正的迟发性不良反应,通常为轻度至中度,并且为自限性。迟发性不良反应处理措施是对症治疗,方法与其他药物引起的皮肤反应治疗相似。

3. 晚迟发性不良反应　通常是指在对比剂注射 1 周后出现的不良反应,或可引起甲状腺功能亢进,偶见于结节性甲状腺肿患者、老年或缺碘者。

(房立洲)

第三节　消化系统造影

 导入案例

患者,女,40 岁,腹痛,大便形状改变 1 个月,便中带血 2d,呈脓血便。

请问:

1. 该患者应做哪一种消化道造影检查?

2. 所采用对比剂的钡水比例及用量为多少?

3. 临床应如何进行造影检查?

消化系统包括食管、胃、小肠、结肠及肝、脾、胰等脏器。它们由肌肉、结缔组织、腺体等构成,密度大致相同,均缺乏天然对比。造影检查能够显示消化道和消化腺的病变形态及功能改变,同时亦可观察消化道和消化腺以外某些病变的范围及性质,因此消化系统造影检查的临床应用较为广泛。

消化道造影检查分为:食管造影、胃及十二指肠造影、小肠造影及结肠造影检查。

一、食管造影检查

一般在上消化道钡剂检查前进行,也可以单独做食管造影检查。

(一)适应证

1. 吞咽不畅及吞咽困难。

2. 门静脉高压症,了解有无静脉曲张。

3. 食管异物及炎症。

4. 食管、咽部肿瘤或异物感。

5. 观察食管周围病变与食管的关系。

(二)禁忌证

1. 食管 – 气管瘘。

2. 肠梗阻。

3. 胃肠道穿孔。

4. 急性消化道出血。

5. 腐蚀性食管炎的急性期。

(三)对比剂

医用硫酸钡。若疑有食管 – 气管瘘者应选用泛影葡胺或非离子型对比剂。

(四)造影前准备

一般采用稠钡剂,也可根据患者吞咽困难的程度,给予不同剂量和黏稠度的钡剂。一般不需做特殊准备,如疑有贲门痉挛、贲门周围癌及食管裂孔疝时,因需观察胃部情况,应禁饮食 6~12h。低张双对比造影检查,要备好平滑肌松弛剂,如 10~20ml 山莨菪碱(654-2)或 0.5~1ml 阿托品等。

(五)造影技术

检查前常规做胸、腹部透视,以排除胃肠道穿孔及肠梗阻等并发症。食管邻近结构的异常及纵隔内病变常可见对食管造成推移和压迫,检查时应注意纵隔形态的变化。

　　被检者立于诊断床前,含一口对比剂,稍右前斜,然后吞钡,观察吞咽动作、双侧梨状窝和食管上段扩张是否正常;继而随对比剂的走行,转动患者,从不同体位观察钡剂通过食管全程是否通畅、食管充盈扩张及收缩排空情况、钡剂通过后的黏膜情况,特别要注意观察食管下端贲门部的情况。当病变显示最清楚时及时摄片,食管造影常规摄取食管正位、右前斜位及左前斜位片,必要时加摄侧位片,并应根据需要摄取食管的充盈像及黏膜像(图3-3-1)。

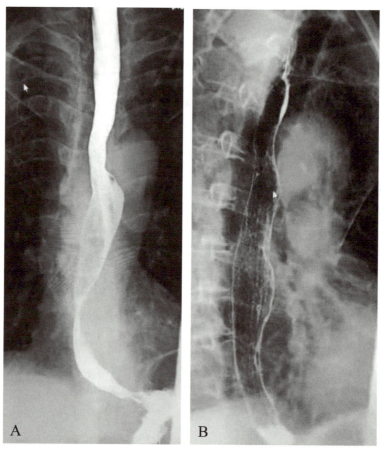

图 3-3-1　食管钡剂造影
A. 充盈像;B. 黏膜像。

　　检查中,可根据病情采取多种体位或配合呼吸动作进行,如卧位或头低足高位可使钡剂流速减慢,有利于显示食管上段病变。若同时使用腹部加压法,更能减慢钡剂下行的速度,使食管下段管腔充盈满意,有助于发现食管壁的轻度浸润病变。做呼吸动作能改变食管下段管腔大小,有助于观察食管下段管壁的柔软度。

　　食管异物患者用钡棉检查,较小异物可见钡剂或钡棉偏侧通过或绕流;较大嵌顿异物显示钡剂或钡棉通过受阻;尖刺状或条状异物,常见钡棉勾挂征象。食管钡棉检查虽然有时可以起到治疗作用,但是风险也很大,目前检查食管异物更好的选择是 CT 扫描。

二、胃及十二指肠造影检查

胃及十二指肠造影检查主要包括胃及十二指肠常规造影检查和胃双重对比造影检查。

（一）胃及十二指肠常规造影检查

口服钡剂后,在透视下不断推压上腹部以观察黏膜的形态和充盈后的轮廓。如有异常,随时摄片。此法简单易行,多年来已形成一套成熟的检查程序,成为最常用的检查方法,特别在基层医院影像科应用较广泛。虽然目前双重对比造影已被广泛应用,但不能取代常规法。

1. 适应证

(1) 先天性胃肠道异常。

(2) 任何上腹部症状,如上消化道出血、上腹部疼痛、恶心、呕吐等欲明确原因。

(3) 上腹部肿块,以确定与胃肠道关系。

(4) 胃及十二指肠手术后复查。

2. 禁忌证

(1) 胃肠道穿孔。

(2) 急性胃肠道出血,一般于出血停止后 2 周,大便隐血试验阴性后方可进行。

(3) 肠梗阻,对于轻度单纯性小肠梗阻和高位梗阻,为明确原因可酌情进行。

3. 对比剂　医用硫酸钡,浓度为 50%~100%。

4. 造影前准备

(1) 检查前须禁食、禁水 6h 以上。

(2) 幽门梗阻患者,于检查前 1 日进流质食物,如胃内仍有大量潴留液,应抽胃液。

(3) 检查前 3d 禁服影响胃肠道功能和含有铁、铋、钙等不透 X 射线的药物。

5. 造影技术　检查前先作胸、腹部常规透视,以排除胃肠道穿孔及肠梗阻等并发症,并且可发现不透 X 射线的结石和钙化影。

嘱患者立位口服一大口稠钡混悬液(钡水比例为 3:1~4:1),正位透视观察吞咽动作是否正常,对侧梨状窝是否对称,再迅速转为右前斜位,跟随钡剂走行逐段观察食管充盈扩张及收缩排空情况,然后辅以左前斜位及正位进行观察。

再服用 100~150ml 稀钡剂(钡水比例为 1:1.2),重点检查胃黏膜,稀钡显示胃黏膜较稠钡为佳,因为稀钡容易与胃内少量胃液混匀,并能均匀地涂布在胃黏膜皱襞上。其检查顺序是先胃底,后胃窦和幽门前区。在黏膜的检查中要注意观察其中柔软度、粗细、形态及有无破坏、中断、纠结等现象。继而再服多量钡剂(200~400ml),重点观察胃在大量钡剂充盈下的轮廓、形态和功能表现。

对于瀑布型胃,钡剂积存胃底,可让患者做弯腰动作,钡剂可流至胃体和胃窦。对于低张力胃,钡剂沉于胃体下部或胃窦,可倾斜床位或卧位检查。对于高张力或体胖者,如推压困难可取卧位,不断转动患者体位,并加手法推压胃部。

检查时要立位、卧位互相配合,不断转动患者的体位,多轴位观察胃的大小弯和前后壁的形态及其蠕动和收缩。胃底也是胃癌的好发部位,因位置高,不易扪压,缺乏蠕动,黏膜形态各异,容易漏诊。仰卧位时胃底充盈钡剂可显示其充盈像的轮廓;立位时便于将十二指肠球部的前后壁病变转到切线位上观察;俯卧位胃蠕动活跃,十二指肠球和降段均易充盈,可显示其轮廓;仰卧位右侧抬高,易使胃窦的气体进入十二指肠内,形成双重对比造影。十二指肠的检查一般在胃检查结束后进行,按球部、球后、降部、水平部和十二指空肠曲的顺序逐段检查,既要看充盈像,还要用手法加压观察其黏膜像。要重点观察十二指肠的形态、轮廓、蠕动和收缩功能及有无激惹征象、变形和龛影。

胃及十二指肠常规造影,应以透视为主,辅以摄片。当透视发现异常或发现病变而不能定性时,应局部摄片。当透视未发现异常而临床体征明显时,可摄取黏膜像、充盈像和充盈加压像(图3-3-2)。

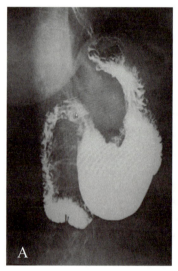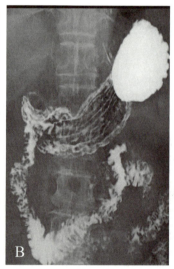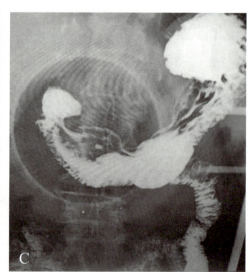

图 3-3-2　胃及十二指肠常规造影
A. 充盈像;B. 黏膜像;C. 充盈加压像。

(二)胃双重对比造影检查

目前,胃肠道疾病主要依靠动态多像造影检查,即把传统单对比法的充盈像、加压像与双对比法的双对比像、黏膜像的优点相结合。被检者身体转动时,在充气扩张的胃内钡液流动中,发现和认识胃内所呈现出病变的变动图像。能对病变作出定位(确定部位)、定形(大小和形状)、定质(柔软度、浸润范围)及定性(炎性、良恶性)的"四定"诊断,是目前最为理想的上消化道检查。

胃双重对比造影是首先服入钡剂,再充以足量的气体形成对比分明的影像。这种检查通常在透视下摄取多幅照片,以阅片为主。由于胃腔扩张,黏膜皱襞展平,可显示出胃壁的微细结构(胃小区、胃小沟等),可发现常规造影所不能发现的细微病变。对早期胃癌、糜烂性胃炎、细小溃疡等有特殊的诊断价值,现已被广泛采用。

1. 适应证

(1) 胃常规造影发现的可疑病变而难以定性者。

(2) 临床怀疑有肿瘤而常规造影无阳性发现者。

(3) 胃镜检查发现早期肿瘤病变者。

(4) 起源于黏膜的胃肠道病变(良恶性肿瘤、溃疡、炎症)。

(5) 起源于黏膜下的病变(主要是间质性良、恶性肿瘤)。

2. 禁忌证

(1) 胃肠道穿孔。

(2) 急性胃肠道出血,一般于出血停止后 2 周,大便隐血试验阴性后方可进行。

(3) 肠梗阻。

(4) 1 周内做过内镜活检者。

(5) 低张药使用禁忌者。

3. 对比剂　双重对比造影用医用硫酸钡混悬剂,浓度以 160%~200% 为宜,成人一般用量 100~200ml。

4. 造影前准备

(1) 造影前 3d,被检者不服用含有铁、铋、钙等不透 X 射线的药物;检查前需禁食、禁水 6h 以上。空腹潴留液多者,应用胃管将液体抽出或取右侧卧位引流。

(2) 产气剂 1 包(3g)。

5. 造影技术　对没有禁忌证的被检者,于检查前 3~5min 给予肌内注射低张药物 20mg。检查前常规做胸、腹部透视,以排除胃肠道穿孔及肠梗阻。被检者用 10ml 温开水口服产气剂 1 包,吞服后约产气 300ml,可使胃腔充气扩张。透视观察应使胃泡相当于拳头大小,气太多则不利于黏膜涂钡。随即口服双对比造影用硫酸钡混悬液 150ml 左右,最后含一满口(40~50ml)于口中,站立于检查床前。

嘱被检者将口含钡剂一次咽下后,分别于左、右前斜位透视观察食管充盈像及双对比像并摄片。将检查床转至水平位,再嘱被检者在床上由左向右翻滚转动 2~3 周,使钡剂在胃表面形成均匀涂布,然后正位仰卧。按照全面无遗漏的原则,在透视下改变被检者体位,使钡剂在腔内流动,使器官的各部分依次分别成为双对比区,并适时摄片。

6. 摄影技术　在透视下观察造影效果,分别摄片:①立位右前斜位及左前斜位,观察食管;②仰卧正位观察胃体、胃窦双对比像;③仰卧右前斜位观察胃幽门前区双对比像;④仰卧左前斜位观察胃体上部及胃底双对比像;⑤仰卧右后斜位观察贲门正面像;⑥俯卧右后斜位观察胃窦前壁双对比像,必要时可使床面倾斜至头低足高位,效果更好;⑦俯卧左后斜位观察胃体与胃窦充盈像和十二指肠充盈像;⑧仰卧右前斜位观察十二指肠双对比像;⑨立位观察胃窦及球部充盈像加压;⑩立位胃充盈像,被检者取立位后,再加服浓度较低(60%~80%)的钡剂 150ml,此时胃体、胃窦及十二指肠呈充盈像,胃底部呈立位双对比像,部分小肠也可显示,在透视下不断转动体位,充分显示胃角切迹及十二指肠曲。

以上步骤大约 15 次曝光,一般选择 12 幅图像照片(图 3-3-3)。检查可根据情况灵活掌握顺序,重点部位可反复观察,随时可吞钡剂。

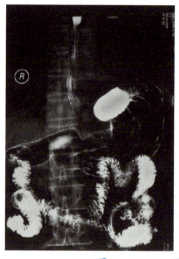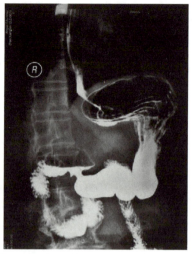

图 3-3-3　胃双重对比造影

三、小肠造影检查

(一)小肠常规造影检查

小肠包括十二指肠、空肠及回肠。十二指肠属上消化道检查范围,临床上常用的小肠检查主要指空肠和回肠。

1. 适应证

(1)胃肠道出血怀疑来自小肠。

(2)不明原因的腹痛、腹胀或腹泻。

(3)怀疑有小肠炎症或肿瘤。

2. 禁忌证

(1)胃肠道穿孔。

(2)急性胃肠道出血。

(3)小肠完全梗阻。

3. 对比剂　浓度为 40%~50% 的硫酸钡悬浊液。

4. 造影前准备　造影前禁饮食 6~12h。检查前一日晚 8 时开水泡服番泻叶 9g,30min 后再泡服 1 次,使肠道清洁。

5. 造影技术　造影前常规做胸、腹部透视。口服钡剂小肠造影检查通常在上消化道造影后,立即让被检者口服浓度为 40%~50% 的稀钡 300ml 左右,使小肠完全充盈;单纯口服钡剂小肠造影则直接口服 600ml 稀钡。向右侧卧位可增加胃内张力,使钡剂更容易进入小肠。透视中须用压迫法仔细分开相互重叠的肠袢,并按顺序摄取各部位影像,必须观察到钡剂充盈回盲部,在末端回肠、部分盲肠及升结肠显影后,才可结束检查(图3-3-4)。

小肠造影检查可作为全消化道钡剂造影的一部分。上消化道检查完毕,即观察钡剂充盈的空肠上段,以后每隔30min透视1次,直至钡剂到达回盲部。

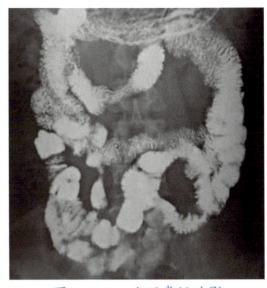

图3-3-4　小肠常规造影

(二)小肠气钡双对比造影检查

小肠气钡双对比造影检查是利用插入十二指肠内的导管直接将大量的钡剂混悬液和空气连续注入,使小肠充分扩张,蠕动减弱或消失,有利于小肠器质性病变的检查,但不适宜观察小肠功能性改变。

1. 适应证

(1)小肠肿瘤的诊断。

(2)临床怀疑小肠不完全梗阻性病变、出血性病变、炎性病变(结核或局限性肠炎)、梅克尔憩室等。

2. 禁忌证

(1)胃肠道穿孔。

(2)急性胃肠出血。

(3)十二指肠活动性溃疡。

(4)小肠坏死和不完全梗阻等。

3. 对比剂　双对比造影用硫酸钡混悬液。

4. 造影前准备　检查前一天中午嘱被检者吃少渣饮食,下午口服50%硫酸镁50ml清肠导泻,尽量多饮水,总量应达到1 500~2 000ml,可以间断饮用。晚餐进流食,睡前服用缓泻剂,使肠道清洁。检查当日早晨禁食,肛门内注开塞露1支,尽量排净大便。清洁结肠不能采用洗肠法,因为洗肠液可经回盲瓣逆流进入并滞留于回肠,可严重影响末端回肠及回盲部的充盈。

5. 造影技术　造影前行胸、腹部透视,以排除消化道穿孔及梗阻被检者。被检者取坐位或立位,将带金属头的十二指肠导管由鼻孔或口腔插入,缓慢送入胃内,再取仰卧右后斜位,在透视下用手法和变换体位将导管末端插入十二指肠空肠曲,用胶布将导管固定于面颊部。将钡混悬液加温至37℃装入灌肠桶内,将灌肠筒挂在输液架上,高度距床面70~80cm。再以橡胶管连接于已插好的十二指肠导管。在透视下缓慢灌注钡剂,速度以100ml/min为宜,通常在5~10min内给予400~1 000ml。当钡剂到达回肠末端时即停止注钡,然后用气囊缓慢注气,随时询问被检者的感觉。注气量可根据小肠肠曲充盈情况及被检者的耐受程度而定,一般约需 800ml。在灌钡注气过程中,应严密观察钡首、气头在小肠中的走行、充盈情况、肠管蠕动、扩张度和黏膜皱襞情况。同时不断推压互相重叠的肠曲,使其显示清楚,以利于发现较小病灶。特别要注意有无黏膜破坏、肠壁僵硬、管腔狭窄、龛影、充盈缺损、粘连和异常通道等。回盲部是疾病的好发部位,应仔细观察。发现可疑病变随时摄片,还可根据检查需要,分别摄取钡剂充盈像、注气后的双对比像(图 3-3-5)。

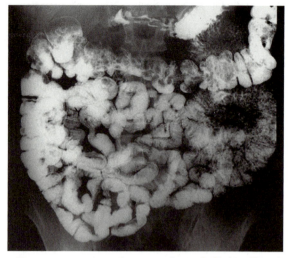

图 3-3-5　小肠气钡双对比造影(插管法)

四、结肠钡灌肠造影检查

结肠钡灌肠造影检查分为结肠钡灌肠常规造影检查和结肠低张双对比造影检查。由于结肠低张双对比造影检查可明显提高结肠内细微病变的显示率,目前已被广泛应用。

(一)结肠钡灌肠常规造影检查

结肠钡灌肠常规造影检查是利用稀钡自直肠逆行灌入结肠,以了解结肠器质性病变的常规造影方法。

1. 适应证

(1)结肠良、恶性肿瘤,炎症及结核。

(2)肠扭转、肠套叠的诊断以及早期肠套叠的灌肠整复。

(3)观察盆腔病变与结肠的关系。

2. 禁忌证

(1)结肠穿孔或坏死。

(2)急性阑尾炎。

(3)中毒性巨结肠。

(4)肛裂疼痛不能插管者。

3. 对比剂　硫酸钡制剂,一般配成钡水重量比为 1:4 的溶液,用量 800~1 000ml。

4. 造影前准备

(1)检查前 1 日晚 8 时开水泡服番泻叶 9g,30min 后再泡服一次。

(2)钡灌肠前 1h 给被检者做清洁灌肠,清除结肠内粪便。

(3)禁用刺激肠蠕动的药物。

（4）备好灌肠用具，包括双腔气囊导管、灌注桶或压力灌注泵等。

5. 造影技术 首先将钡剂盛入灌肠桶内，上接导管和消毒肛管，肛管端涂润滑剂，放出少量钡剂，观察肛管通畅情况。然后将灌肠桶挂在输液架上，高度距检查床 1m，对比剂温度与体温相仿。

常规行胸、腹部透视，以了解胸、腹部一般情况。被检者取屈膝左侧卧位，将肛管缓慢插入直肠，深度约 10cm（对小儿及老年人，常用双腔气囊导管，从侧孔注入 10~15ml 气体，以防小儿不合作及老年人肛门松弛，钡剂外溢或肛管自肛门脱落）；插管完毕患者取仰卧位，再将右侧略抬高、透视下经灌肠桶或压力灌注泵将浓度为 15%~20% 的稀钡 800~1 000ml，经导管注入全部结肠直至盲肠充盈。在灌肠过程中，密切注意钡首有无受阻、分流及狭窄，发现异常应立即停止注钡，用压迫器在患处按压，观察肠管轮廓、宽窄、移动度、有无压痛及激惹征征象，必要时进行摄片。对于结肠重叠的部位如肝曲、脾曲要倾斜体位检查，对病变好发部位如直肠、乙状结肠、盲肠应重点检查。充盈像检查结束后，让被检者排钡后，再分段仔细检查黏膜像，根据需要分别摄取结肠充盈像和黏膜像照片（图 3-3-6）。

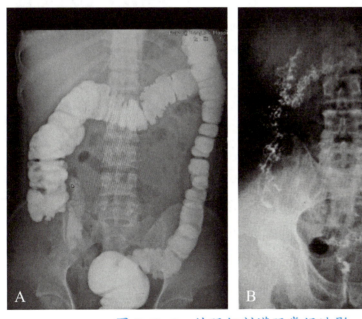

图 3-3-6　结肠钡剂灌肠常规造影
A. 充盈像；B. 黏膜像。

（二）结肠低张双对比造影检查

结肠低张双对比造影是向结肠内注入低张药后再灌入钡剂并注入足量的气体，使肠腔充气扩张形成双重对比的改良方法。本法可以明显提高结肠内细微病变的显示率，目前已被广泛应用。

1. 适应证

（1）怀疑有结肠息肉或肿瘤。

（2）慢性溃疡性结肠炎或肉芽肿性结肠炎。

（3）鉴别肠管局限性狭窄的性质。

（4）结肠高度过敏或肛门失禁的患者等。

2. 禁忌证

（1）结肠穿孔或坏死。

（2）急性溃疡性结肠炎。

（3）中毒性巨结肠。

（4）危重或虚弱的患者。

3. 对比剂　结肠双对比造影应采用细而颗粒均匀的钡剂，浓度以 70%~80% 为佳，用量 100~250ml，调钡时钡剂温度应控制在 40℃左右。

4. 造影前准备　同结肠常规钡剂灌肠造影。

5. 造影技术　肌内注射山莨菪碱（654-2）10~20mg。取俯卧头低位或左侧卧位，经肛门插入带有气囊的双腔导管，在透视下向结肠内注入钡剂。根据结肠的解剖位置调整体位，便于钡剂流入，使钡首经直肠、结肠各段而到达盲肠（当钡首到达横结肠中段即可停止注钡，改为经气囊开始注气，靠压力使钡首到达盲肠）。若钡首未到达盲肠，可嘱被检者翻转体位 4~5 次，使钡剂均匀涂布于肠壁上，形成双重对比。

6. 摄影技术　在透视下观察双对比造影效果，采用分段摄片。一般在俯卧头低位（倾斜 20°~30°）显示直肠、部分乙状结肠、降结肠下段、升结肠、盲肠比较清楚；仰卧位显示横结肠和部分乙状结肠较清楚；仰卧足侧向下倾斜 60°~90° 显示升、降结肠上段比较清楚；右前斜位可将结肠肝曲展开；左前斜位易将结肠脾曲展开。可根据临床要求和病变的具体情况分别摄取结肠双对比像及黏膜像。摄片满意后，终止检查（图 3-3-7）。

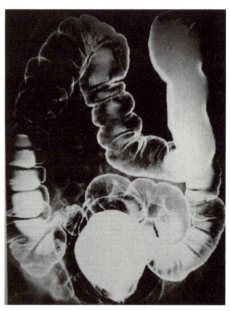

图 3-3-7　结肠低张双对比造影

五、小儿肠套叠空气灌肠

（一）适应证

1. 临床高度怀疑肠套叠。

2. 肠套叠在 48h 以内无血便或在 24h 以内有血便。

3. 体温 38℃以下；白细胞少于 12×10^9/L。

4. 无腹膜炎体征的患者。

（二）禁忌证

1. 病程超过 48h 以上或全身情况不良，并有高热、严重脱水、精神萎靡及休克等中毒症状。

2. 腹胀明显且透视下肠腔内多个巨大张力性液平面。

3. 已有腹膜刺激症状或疑有肠穿孔、肠坏死、腹膜炎。

4. 肠套叠多次复发，疑有器质性病变。

5. 出血早且量多，肠壁血管损害严重。

6. 小肠型套叠。

7. 肿块过大已至横结肠脾曲以下，估计很难复位。

8. 先患有痢疾等肠壁本身的损害性病变而合并肠套叠。

（三）对比剂

空气。

（四）造影前准备

1. 器械准备　双腔气囊管、空气灌肠机、监护仪、液状石蜡、X 射线透视机等。

2. 检查前准备　灌肠前要检查空气灌肠机功能是否完善，双腔气囊导管气囊有无漏气。在进行此项检查时，应用铅橡皮保护患儿的生殖器部位。如需肠套叠整复，临床医生必须在场，先用镇静药、解痉药，如氯丙嗪、阿托品。

（五）造影技术

1. 小儿平卧于操作台上，先做胸、腹部透视或者摄片，了解小儿腹部情况。

2. 肛门及肛管涂抹液状石蜡，取左侧卧位，用双腔气囊导管插入肛门，插入深度为 7~10cm，肛门气囊内注入 10~15ml 的空气将肛门堵塞，以防止空气灌肠时肛管脱出肛门。

3. 连接并启动空气压力灌肠机，先进行诊断性空气灌肠，以 8kPa（60mmHg）的压力持续缓慢地向结肠内注入空气，同时在 X 射线透视荧光屏上观察气柱前端开展情况及气柱前端突向充气结肠的软组织块影的特征，当见到杯口及软组织块影时即可摄片，以确定肠套叠的诊断。

4. 对诊断已经确定的患者，如无上述肠套叠复位的禁忌证，可逐渐提高灌肠压力，通常复位压力为 10.7~13.3kPa（80~100mmHg），最大安全压力不超过 16kPa（120mmHg），维持空气压力约 5min 以后再停歇，每个患儿灌肠压力大小视病情而定。同时在灌肠时可辅助腹部反复按摩，当观察到套头由远端向结肠近端逐渐移动，套头逐渐缩小消失，气柱前端的杯口影消失，大量空气经回盲瓣进入回肠，呈皂泡状迅速扩张至腹中部和左侧腹部肠曲（小肠充气）时，提示整复成功，缓慢排出肠腔内气体（图 3-3-8）。

5. 空气灌肠整复后，常规腹部透视了解小肠内气体量的变化情况，并观察膈下有无游离气体，排除肠穿孔。

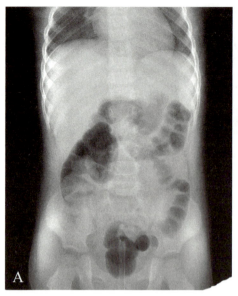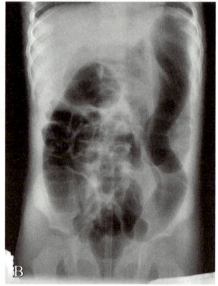

图 3-3-8　小儿肠套叠空气灌肠
A.空气灌肠整复前;B.空气灌肠整复后。

第四节　泌尿生殖系统造影检查

 导入案例

患者,女,已婚,35 岁,孕 2 产 0,最后一次妊娠至今已 6 年,未采取任何避孕措施,时有下腹不适,月经正常。妇科检查:子宫后位,正常大小,双附件区增厚,基础体温双相型。临床想了解双侧输卵管通畅情况。

请问:

1. 该患者进一步需要做哪种方式的检查?

2. 检查前需要做哪些准备工作?

3. 如何注入对比剂?

泌尿和生殖系统造影检查是诊断泌尿生殖系统疾病的重要检查方法,此法可观察泌尿生殖系统的内部结构和生理功能,对于了解有无病变及病情诊断有很大帮助。

泌尿系统由肾、输尿管、膀胱和尿道组成。肾脏在体表的标志上极约平第 11 胸椎下缘,下极与第 2 腰椎下缘等高,随呼吸及体位的改变略有上下移动,移动范围不超过 1 个椎体。肾门约在第 12 肋下缘与竖脊肌外缘交角处。输尿管有 3 处生理狭窄:肾盂与输尿管移行部;与髂总动脉交叉处;膀胱入口处,即膀胱壁内段,这些生理狭窄处是输尿管结石最容易滞留的部位。

泌尿系统的器官均为软组织构成,缺乏天然对比,平片只能见到肾脏的轮廓、大小、钙化及阳性结石,其内部结构及排泄功能必须通过造影检查才能显示。

一、静脉肾盂造影检查

静脉肾盂造影(intravenous pyelography,IVP)又称静脉尿路造影,有以下两种:常规静脉肾盂造影检查、大剂量静脉肾盂造影检查。

(一)常规静脉肾盂造影检查

常规静脉肾盂造影检查是将对比剂通过静脉注入,经肾排泄至尿路而使其显影的一种检查方法。此方法简便易行,痛苦少,危险性小,能同时观察尿路的解剖结构及分泌功能,应用广泛,但肾功能严重受损时,尿路显影不佳或不显影。

1. 适应证

(1) 尿路结石、结核、囊肿、肿瘤、慢性炎症和先天性畸形。

(2) 原因不明的血尿和脓尿。

(3) 尿路损伤。

(4) 腹膜后肿瘤的鉴别诊断。

(5) 肾性高血压的筛选检查。

(6) 了解腹膜后包块与泌尿系统的关系。

2. 禁忌证

(1) 碘过敏及甲状腺功能亢进。

(2) 严重的肾功能不良。

(3) 急性尿路感染。

(4) 严重的心血管疾病及肝功能不良。

3. 对比剂 最好选用非离子型对比剂,以前临床常用的复方泛影葡胺现已较少使用。成人用量一般为 20ml,少数肥胖者可用 40ml。儿童剂量则以 0.5~1ml/kg 计算。6 岁以上即可用成人量,必要时可用等渗非离子型对比剂。

4. 造影前准备

(1) 造影前 2~3d 不吃易产气和多渣食物,禁服钡剂、碘剂、含钙或重金属的药物。

(2) 造影前一日晚服泻药,口服蓖麻油 30ml 或开水泡服番泻叶 5~10g。

(3) 造影前 12h 禁食及控制饮水。

(4) 造影前行腹部透视,如发现肠腔内容物较多,应做清洁灌肠或皮下注射垂体加压素 0.5ml,促使肠内粪便或气体排出。有心血管疾病者禁用垂体加压素。

(5) 摄取全尿路平片以备与造影片对照诊断。

(6) 根据使用对比剂的种类可选择性地做碘过敏试验,同时向患者说明检查过程以取得患者合作。

5. 造影技术　被检者仰卧在摄影床上,将2个圆柱状棉垫呈"倒八字"压迫在两侧髂前上棘连线水平上,此水平相当于输尿管进入骨盆处,输尿管后方为骶骨,故在此处压迫输尿管可有效阻断其通路。在棉垫上放血压表气袋,用多头腹带将棉垫、气袋同腹部一起束紧,然后由静脉注入对比剂。当注入对比剂1~2ml后减慢速度,观察2~3min,如被检者无不良反应即将对比剂在2~3min内注完,必要时可缩短注药时间。注药中若有反应,立即停止注药。如反应轻微,待症状缓解后仍可继续进行造影。对比剂注射完毕,给血压表气袋注气,压力为80~100mmHg压迫输尿管,可阻止对比剂进入膀胱,以利于肾盂充盈显示。注完药后于7min、15min及30min各摄肾区片1张,肾盂、肾盏显影良好时,解除腹带摄全尿路片1张。若30min肾盂显影淡或不显影,膀胱内又无对比剂,应解除腹带,延长至1~2h重摄肾区片。

6. 摄影技术　常规静脉肾盂造影多摄取肾区的前后位片,观察肾盂、肾盏内对比剂充盈情况。摄片时取仰卧位,身体矢状面垂直于摄影床面,两臂放于身旁。照射野尺寸大约控制在254mm×305mm(10英寸×12英寸),中心线对准胸骨剑突至脐部连线的中点垂直射入。患者深吸气后呼气,然后屏气曝光。

7. 照片显示　正常尿路造影是经静脉注入对比剂后1~2min肾实质显影,密度均匀。2~3min后,肾小盏开始显影,随后肾大盏和肾盂也对称显影。7min时肾盂、肾盏在照片上显示的影像较淡,15min后的影像显示清晰,30min时显影最浓。如果肾功能不良,则显影延迟,密度较低,严重时可不显影。

正常肾盂多呈三角形,上缘凸,下缘凹,呈弧形弯曲,基底位于肾窦内,尖端向内下与输尿管相连。在全尿路片上输尿管呈细带状影。膀胱内虽有对比剂充盈,但因量较少充盈不足,故膀胱上方多呈凹陷状。正常两侧肾盂、肾盏密度相等(图3-4-1)。

8. 注意事项

(1)腹部有巨大肿块、肥胖及腹水的被检者压迫输尿管有困难时,可采用倾斜摄影床面的方法,使被检者头低足高30°以减缓对比剂及尿液流入膀胱。

(2)被检者若因腹带压力过大,出现迷走神经反应或下肢血供不足时,应减轻腹带压力或暂时松解,待症状缓解后重新加压或采用头低足高位继续进行造影。症状严重者立即解除腹带,进行对症治疗。

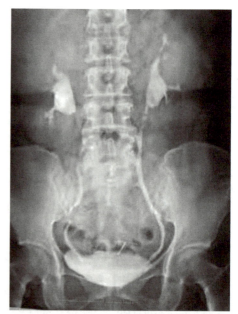

图3-4-1　静脉肾盂造影

(3)对于年老体弱、腹主动脉瘤及腹部手术后不久的被检者,也可采用将双倍量的对比剂在3min内注射完毕,不加压迫带,取头低足高15°位,也能达到检查目的,并且没有压迫症状。

（二）大剂量静脉肾盂造影检查

大剂量静脉肾盂造影又称大剂量排泄性尿路造影,是将100ml以上的对比剂加葡萄糖液快速静脉滴注,使全尿路显影的一种检查方法。

1. 适应证

(1) 常规法静脉肾盂造影或逆行肾盂造影显影不满意。

(2) 肥胖、腹水及腹部巨大肿块。

(3) 高血压病患者,需要观察肾脏者。

(4) 某些不合作的小儿和为了观察全尿路者。

2. 禁忌证

(1) 碘过敏。

(2) 严重的心血管疾病,因大量液体快速注入静脉而增加心脏负担。

(3) 多发性骨髓瘤合并肾衰竭。

(4) 严重肝病。

3. 对比剂　现多用非离子型对比剂,也可用60%复方泛影葡胺,剂量按2ml/kg计算,加入等量5%葡萄糖混匀后使用。对比剂量最大不应超过140ml。

4. 造影前准备　不必禁水。肾功能损害严重时,禁水不仅达不到提高肾盂内对比剂浓度的目的,反而导致体内电解质紊乱,引起无尿症。亦不需做压迫输尿管准备。其余准备事项同常规静脉肾盂造影。

5. 造影技术　被检者仰卧于摄影台上,先摄取全尿路平片一张。然后采用静脉输液法将对比剂在5~8min内快速滴注完,勿超过10min,时间过长会影响显影效果(老年人及心脏病患者速度减慢)。自注药开始后的10min、20min及30min各摄尿路片1张,若肾盂、肾盏及输尿管显影不良,可适当延长时间后再摄片。

6. 摄影技术　摄影位置同腹部前后位,因在一张片上能够同时显示肾实质、肾盂、输尿管及膀胱,所以照射野应包括第11胸椎及耻骨联合。中心线经胸骨剑突至耻骨联合连线的中点垂直射入。必要时加照膀胱斜位及尿道片。

7. 照片显示　因对比剂量大,肾实质内充有较多的对比剂,使肾影密度增高,肾盂、肾盏、输尿管及膀胱内可同时有对比剂显影。

8. 注意事项　造影中少数被检者可出现轻度咳嗽、喷嚏、皮疹或面部潮红等,通常不需作任何处理而自愈。如症状较重,应降低注药速度或停止注药,予以对症处理。

二、逆行肾盂造影检查

逆行肾盂造影是借助膀胱镜将输尿管导管插入输尿管内,经导管注入对比剂,使肾盂、肾盏、输尿管等全尿路充盈,并显示其形态的一种检查方法。其优点为充盈完全,显影清晰,不受肾功能障碍的影响,同时摄片时间及体位不受限制;缺点为操作复杂,痛苦较大,不能观察肾功能,且易发生逆行性感染。故此种检查多用于做选择性应用。

（一）适应证

1. 静脉肾盂造影不能达到诊断目的者,如严重的肾盂积水、肾结核及先天性多囊肾等。

2. 输尿管疾患,如肾输尿管连接处狭窄及中下段输尿管受阻、占位及输尿管断裂等。

3. 邻近肾及输尿管的病变。

4. 为了证实尿路结石的部位。

（二）禁忌证

1. 尿道狭窄。

2. 肾绞痛及严重血尿、泌尿系统感染。

3. 严重膀胱病变。

4. 心血管疾病及全身性感染。

（三）对比剂

非离子型对比剂或 76% 复方泛影葡胺稀释至 15%~35%,一般用量为每侧 10~20ml。具体用量应根据临床实际操作而定。如有阳性结石可选用气体。

（四）造影前准备

检查前清洁灌肠,清除肠道内积粪和气体;禁食有关药物;摄尿路平片等。但不必禁水和做碘过敏试验。

（五）造影技术

一般先由泌尿科医生在无菌条件下通过膀胱镜将导管插入输尿管上段,导管头端一般位于肾盂和输尿管交界处为宜,然后向双侧导管内同时等速注入对比剂(也可根据情况进行单侧造影检查)。注入压力不宜过大,速度不能太快,注药量以被检者肾区有胀感为止,一般每侧 5~10ml,10~15s 注入完毕,也可根据病情多次重复注射。透视下观察肾盂、肾盏充盈满意后立即摄肾区片。照片显示满足诊断要求后,拔出导管,结束检查。

（六）摄影技术

常规摄取腹部仰卧前后位片,必要时加摄侧位、斜位、头高位或头低位片。若需观察肾盂、肾盏的排空,可在注入对比剂后 2min 再摄片;若观察肾盂、输尿管交界处,应先把导管缓慢抽至输尿管上 1/3 处,然后注入对比剂后摄片;若观察输尿管情况,应将导管缓慢抽至输尿管下端,注入少量对比剂后再摄片。同时加摄左右斜位片,以明确导管与阴影的前后左右关系,以便确诊。

（七）照片显示

由于对比剂浓度高,肾盂、肾盏与周围组织对比良好,影像清晰,优于静脉肾盂造影(图 3-4-2)。

（八）注意事项

双侧输尿管导管注射对比剂时,注射速度不宜过快,必须同步。若患者一侧肾区有胀感时,应停止注药,另一侧继续注射至肾区有胀感为止。

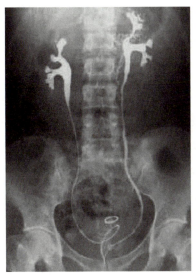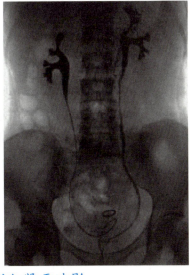

图 3-4-2　逆行肾盂造影

三、膀胱及尿道造影检查

（一）膀胱造影检查

膀胱造影检查是利用导管经尿道插入膀胱内,逆行注入对比剂,以显示膀胱的位置、形态、大小及与周围组织器官的关系。通常采用透视和摄片相结合的方法进行检查。膀胱造影方法主要有逆行造影,静脉尿路造影和穿刺造影及气壁造影等,但以逆行造影为常用。

1. 适应证

（1）膀胱器质性病变:肿瘤、结石、炎症、憩室及先天性畸形等。

（2）膀胱功能性病变:神经性膀胱、尿失禁及输尿管反流等。

（3）膀胱外在性压迫:前置胎盘、盆腔内肿瘤,前列腺疾病、输尿管囊肿等。

2. 禁忌证

（1）尿道严重狭窄。

（2）膀胱大出血。

（3）膀胱及尿道急性感染等。

3. 对比剂　常用浓度为 370mgI/ml 的非离子型对比剂稀释至一半浓度,或 76% 复方泛影葡胺稀释至 35% 左右。成人一般为 250~300ml;小儿视年龄而定:2~5 岁 20~70ml;6~10 岁 70~150ml。疑有膀胱结石或肿瘤病变者,用低浓度对比剂,以免遮盖病变。

膀胱造影亦可选用空气作对比剂,剂量 250~300ml,通常注气到被检者有胀感为止。也可先注入上述碘液类对比剂 30~50ml,再注入空气或氧气 250~300ml 做双重对比造影。

4. 造影前准备

（1）清洁灌肠,清除结肠及直肠内的粪便及气体。

(2) 嘱患者排空尿液，排尿困难者应插管导尿。

(3) 准备导尿管，成人用 12~14 号，小儿用 8~10 号。

(4) 插导尿管所需消毒用具等。

5. 造影技术　被检者仰卧于检查台，尿道外口消毒，导尿管顶端涂润滑剂后，经尿道插入膀胱，固定导尿管，在透视下将对比剂缓慢注入膀胱，注药中经常变换被检者体位，做多轴位观察，发现病变及时摄片。注药完毕即拔出导尿管摄取前后位及左、右后斜位片。观察满意后，嘱被检者自行排尿，将对比剂排出。

6. 摄影技术　一般采用膀胱前后位、膀胱右后斜位，膀胱左后斜位，必要时加摄侧位或俯卧位。

7. 照片显示　膀胱显示为密度增高的椭圆形影，前后位显示膀胱两侧壁及顶部边缘；右后斜位观察膀胱的右前缘及左后缘；左后斜位则显示膀胱左前缘及右后缘（图 3-4-3）。

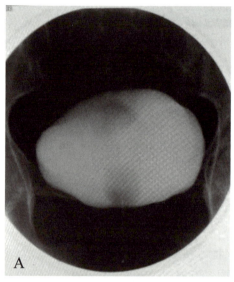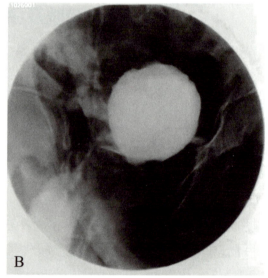

图 3-4-3　膀胱造影
A. 前后位；B. 右后斜位。

8. 注意事项

(1) 摄取膀胱造影片，焦-片距 75~90cm。

(2) 插导管时动作要轻，以免损伤尿道。

(3) 单纯膀胱气体造影，对观察膀胱内低密度结石、小肿瘤及异物等更为清晰。

（二）尿道造影检查

尿道造影是诊断尿道疾病常用的检查办法，多用于检查男性尿道。

1. 适应证

(1) 尿道结石、肿瘤、瘘管及尿道周围脓肿。

(2) 前列腺增生、肿瘤及炎症。

(3) 先天性尿道畸形，如后尿道瓣膜，双尿道及尿道憩室。

(4) 尿道外伤性狭窄等。

2. 禁忌证　急性尿道炎、阴茎头局部炎症及尿道外伤出血等。

3. 对比剂　常用浓度为370mgI/ml的非离子型对比剂稀释至一半浓度，或者使用76%泛影葡胺稀释至30%左右。用量：注入法用量20~30ml；排尿法是将76%泛影葡胺40ml加入150~200ml氯化钠稀释后注入。

4. 造影前准备　检查前嘱被检者自行排尿。有过敏史者做碘过敏试验。备好导尿管、对比剂及消毒用具等。

5. 造影方法

(1) 注入法：被检者仰卧于摄影台上，尿道外口及其周围常规消毒，将导尿管插入尿道外口内少许，用胶布固定，由导管注入对比剂。在注药20ml时，嘱被检者做排尿动作，使随意括约肌松弛，利于后尿道充盈。继续注药的同时进行摄片。亦可用一带锥形橡皮头的注射器将对比剂直接注入尿道，该法适用于狭窄、不易插入导管需观察前尿道病变者。

(2) 排尿法：为注入法的补充检查方法，通常是在注入法检查完毕时膀胱内留有多量的对比剂，此时可嘱被检者排尿并同时摄片。也可将导尿管插入膀胱，注射对比剂150~200ml，拔出导尿管。将被检者置于摄影体位，嘱其自行排尿，在排尿过程中摄片。排尿法造影时，因后尿道松弛，管腔较大，利于观察膀胱颈及尿道功能或有无后尿道狭窄等先天性畸形。

6. 摄影技术　男性尿道造影常摄取左后斜位，亦可摄前后位或右后斜片位。尿道的左后斜位摄片系被检者仰卧于摄影床上，右侧抬高，使身体矢状面与床成45°角，左髋及膝关节屈曲成90°角，平放于摄影台上。阴茎拉向左方，与床面平行。照射野上缘包括髂前上棘，下缘包括全尿道。中心线经耻骨联合前缘垂直射入。

7. 照片显示　尿道起于耻骨联合上方的膀胱下缘，向下行走为后尿道，管腔较粗呈梭形，长3~3.5cm。膜部较细，在耻骨联合后下方，以下为尿道海绵体部（图3-4-4）。

8. 注意事项　注入法造影时注药压力不宜过高，以免因尿道狭窄而引起破裂，使对比剂进入组织间隙及血管内。

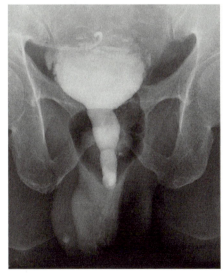

图 3-4-4　男性尿道造影

四、子宫输卵管造影检查

子宫输卵管造影是经子宫颈口注入对比剂，以显示子宫颈管、子宫腔及两侧输卵管的一种 X 射线检查方法。主要用于观察子宫的位置、形态、大小及输卵管是否通畅等。个别被检者造影后可使原输卵管阻塞变为通畅而达到治疗的目的。对于多次刮宫后引起的宫腔内粘连,造影还有分离粘连的作用。

(一) 适应证

1. 子宫病变,如子宫炎症、结核、肿瘤以及子宫的位置、形态异常。

2. 确定输卵管有无阻塞及阻塞位置和原因。

3. 各种绝育措施后观察输卵管情况。

(二) 禁忌证

1. 生殖器官急性炎症。

2. 子宫出血、经前期和月经期。

3. 妊娠期、分娩后 6 个月内和刮宫术后 1 个月内。

4. 子宫恶性肿瘤。

5. 碘过敏。

(三) 对比剂

浓度为 370mgI/ml 的非离子型对比剂或碘化油。

(四) 造影前准备

1. 造影时间选择在月经停止后第 3~7d 进行。如时间太早则子宫内膜尚有创面,碘化油可致油栓,太晚则子宫内膜增生,某些病变不易显示。

2. 选择性做碘过敏试验。

3. 造影前 3d 及造影后 1 周禁止性交;准备检查前排空大小便(必要时清洁灌肠)。清洁外阴部及尿道。

(五) 造影技术

常规插管及注射对比剂由妇产科医生操作。患者仰卧于检查台上,取截石位,消毒、铺孔巾后用窥阴器扩张阴道暴露宫颈,宫颈消毒,然后放入锥形橡皮头的导管。将注射器灌满对比剂,首先将导管充盈排气,以免假性充盈缺损形成。在透视下先缓慢分段注入 3ml,然后再注入至子宫输卵管全部充盈,注射中切忌压力过高,并在透视下密切观察是否有宫旁静脉对比剂逆流。

(六) 摄影技术

被检者仰卧于摄影台上,正中矢状面垂直于台面。照射野上缘包括髂前上棘,下缘包括耻骨联合,中心线经耻骨联合上方垂直射入。一般在子宫输卵管充盈后即摄取第 1 张影像,如果输卵管通畅,立即拍摄第 2 张影像即弥散影像。

(七) 照片显示

第 1 张充盈影像显示子宫位于耻骨联合的上方,宫腔为倒置三角形。充盈对比剂的子宫腔,密度均匀,边缘光滑。宫颈管边缘呈羽毛状或棕榈状。输卵管自子宫角伸向盆腔两侧,呈迂曲柔软之线条状,由内向外端分为间质部、峡部、壶腹部和伞部。如果输卵管通畅,可见对比剂弥散进入腹腔,分布于肠管之间、直肠子宫陷凹和子宫膀胱间,表现为波浪状或弧线状阴影(图3-4-5)。

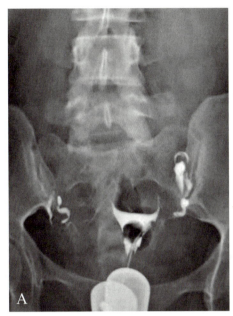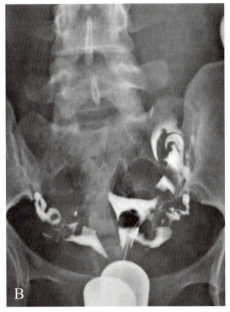

图 3-4-5　子宫输卵管造影
A. 充盈像;B. 弥散像。

(八) 注意事项

注射对比剂过程中,透视发现子宫腔轮廓不清、周围出现条纹状和树枝状阴影时,为对比剂进入子宫静脉征象,应立即停止注药;尽量缩短透视时间,减少 X 射线照射量;造影时禁入气泡,否则易造成误诊;造影后 3d 口服抗感染药物。

 知识拓展

对比剂的分类及特点

目前,影像科 X 射线造影检查用水溶性有机碘对比剂,根据分子结构可以分为离子型和非离子型对比剂。

1. 离子型对比剂　20 世纪 50 年代初有人发明了一种低毒性对比剂,即在 1 个苯环上结合 3 个碘离子,称之为"单体"。单体含有 1 个三碘苯环结构;而二聚体则含有 2 个三碘苯环结构。它降低了碘的毒性,且解决了对比剂的含碘浓度问题。由于它们是盐,在水溶液中都解离成阳离子和阴离子,带有电荷,称为离子型对比剂。离子型对比剂是水溶性的,依其结构分为离子型单体和离子型二聚体。

2. 非离子型对比剂　此类对比剂不是盐类,在水中不解离,不产生离子,不带电荷,故称为非离子型对比剂。非离子型对比剂依其结构分为非离子型单体和非离子型二聚体。碘曲仑在各种碘浓度下,其渗透压均接近血浆渗透压,是真正的次高渗对比剂。

非离子型对比剂由于渗透压的降低和非离子化,对红细胞、血液流变学、血脑屏障等的影响大为减轻,被检者产生过敏反应小,在临床基本取代了离子型对比剂。

(房立洲)

第五节 其他造影

 导入案例

患者,女,53 岁,2 个月前行肝外胆管支架置入术。患者近来有皮肤黄染、消化不良,右上阵发性腹痛,4d 前上述症状加重,伴发热、恶心,尿色进行性加深,体温 38.5℃,血压 135/80mmHg。门诊医生欲了解支架通畅情况,建议到影像科进行造影检查。

请问:

1. 检查前需要做哪些准备工作?

2. 如何注入对比剂?

一、经皮经肝胆管造影

经皮经肝胆管造影(PTC),是用细针经皮肝穿刺直接刺入肝管内并注射对比剂,使胆管显影的一种检查方法。用于鉴别阻塞性黄疸的原因并确定阻塞部位。为了避免发生内出血、胆瘘和胆汁性腹膜炎等并发症,此法常用于造影后立即手术的患者。

(一)适应证

1. 原因不明的梗阻性黄疸。

2. 肝内胆管结石并有阻塞性黄疸。

3. 了解胆管肿瘤的部位及范围。

4. 胆道多次手术后仍有梗阻症状。

5. 胆管损伤引起胆管狭窄。

6. 胆管狭窄或闭锁等先天性畸形。

7. 未能确定的肝内、外胆瘘。

(二)禁忌证

1. 凝血功能障碍。

2. 急性化脓性胆管炎。

3. 全身情况差,不准备进行手术者。

4. 碘过敏。

（三）对比剂

常用非离子型碘对比剂，用量 10~40ml。

（四）造影前准备

1. 测定凝血功能，化验血型。

2. 嘱被检者练习在较长时间内控制呼吸。

3. 建立静脉输液通道。

4. 做碘过敏试验。

5. 造影前禁食 6~8h。

6. 造影前做腹部透视，观察肝下有无充气肠管，以免穿刺时误入肠腔。

7. 备好对比剂及穿刺用品。

（五）造影技术

被检者仰卧于摄影床上，叩诊明确肝浊音区。透视确定穿刺部位和方向，在被检者深吸气时找出右肋膈角最低点，穿刺部位应在此处稍下方，即位于腋中线第 8~9 肋间处；同时透视确定第 11、第 12 胸椎的位置，与肝门处于同一平面。然后皮肤消毒、局部麻醉；选用长 18cm、内径 0.5mm、外径 0.7mm，带钢丝针芯的穿刺针，经穿刺点对准肝门方向逐渐刺入；穿刺针与胸壁成 70° 角，进针约 10cm 时抽出针芯，接上针筒进行抽吸；若针已进入肝内胆管，则有脱空感，并有胆汁流出；若无胆汁流出，使针筒保持抽吸状缓慢退针，至胆汁流出时固定针头；测量胆管内压力，抽出部分胆汁。缓慢注入对比剂，立即摄片。

（六）摄影技术

常取仰卧位，左侧抬高 20° 前后位摄片，必要时加摄斜位片（图 3-5-1）。

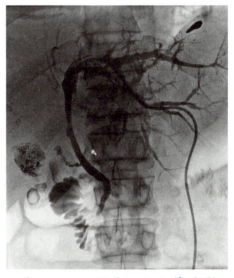

图 3-5-1　经皮经肝胆管造影

二、术中胆道造影

胆系手术中，经胆囊、胆囊管或胆总管直接穿刺，注入对比剂而显示胆管影像。

（一）适应证

1. 具备胆总管切开的相对适应证。

2. 胆道畸形。

3. 胆道严重粘连，解剖关系不清。

4. 不能肯定胆道结石已经取净。

5. 胆道狭窄、缩窄性胆管炎。

（二）禁忌证

1. 碘过敏。

2. 急性化脓性胆囊炎。

3. 胆道大出血。

（三）对比剂

常用 76% 复方泛影葡胺或非离子型碘对比剂 20~40ml。

（四）造影前准备

准备移动 X 射线机,因为术中有可能多次摄片,最好准备移动 DR。在手术台与患者右上腹背部之间预置无菌巾包裹的平板探测器,以备摄片时放置于患者胆区后方。造影时手术野应除去不透 X 射线的器械。

（五）造影方法

经胆囊、胆囊管或胆总管直接穿刺。穿入胆系后,先抽吸胆汁,用生理盐水冲洗后注入对比剂,并立即摄片。

（六）摄影技术

注意先抽除导管或注射器内的空气,推入对比剂 10ml 立即摄片。如果效果不能满足医生的要求,可重复摄片(图 3-5-2)。

（七）注意事项

1. 应先将导管和注射器内气泡排出,以免将气泡注入胆道被误认为是结石。

2. 注药速度应在 10~20s 内注完为宜,术前及术中勿用吗啡类药。

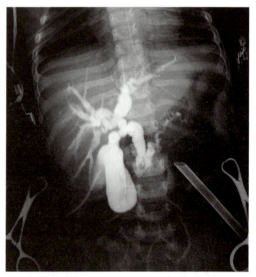

图 3-5-2 术中胆道造影

3. 对比剂浓度太高,如达 20% 以上,小结石可被掩盖而不易发现。

4. 术中胆道造影与胆总管切开探查两法均可有假阳性或假阴性,故应相辅应用,才能提高正确率。

三、T 形管胆道造影

胆系手术后,经置于胆总管内的 T 形引流管注入对比剂而显示胆管影像。亦称手术后 T 形管造影。

（一）适应证

胆系手术后了解胆管内是否有残留结石、蛔虫、胆管狭窄以及胆总管与十二指肠之间是否通畅,从而决定是否终止引流或再次手术。

（二）禁忌证

1. 胆系感染及出血。

2. 严重的心、肝、肾功能不良。

3. 甲状腺功能亢进。

4. 碘过敏。

（三）对比剂

常用非离子型对比剂或 76% 复方泛影葡胺，用量 20~40ml。对比剂使用前适当加温，能减少刺激。

（四）造影前准备

清除肠道粪便及气体；做碘过敏试验；备好造影用具及药品等。

（五）造影技术

T 形管造影多在术后 1~2 周内进行。造影时被检者仰卧在检查台上，引流管口部消毒，抽吸管内胆汁，降低管内压，用生理盐水冲洗胆管，将加温的对比剂 10ml 缓慢注入 T 形管内。透视观察肝管及胆总管充盈情况，如果肝管尤其是左侧肝管充盈不良，应采取头低 30° 角、右侧抬高或左侧卧位，加注对比剂 10ml，至全部肝管及胆总管充盈后，即进行摄片。

（六）摄影技术

IR 尺寸为 203mm×254mm（8 英寸 ×10 英寸），摄影范围为整个胆系。取仰卧位，左侧抬高 20°~30°，避免胆总管同脊柱重叠。必要时加照斜位可清楚显示肝管各支形态。照片胆系显影清楚，对比良好，肝管为树枝状，由细至粗，逐渐移行，边缘整齐，密度均匀，向上可充盈至肝管 3~4 级。胆总管为带状，较粗，位于脊柱右缘（图 3-5-3）。

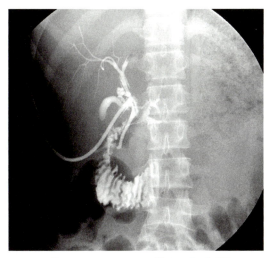

图 3-5-3 T 形管胆道造影

（七）注意事项

1. 对比剂用量不得超过 60ml。

2. 注射对比剂前测量胆管内压力。

3. 注射对比剂压力不应太大，防止发生感染。

4. 造影结束后应尽量将对比剂抽出。

四、窦道及瘘管造影

（一）适应证

1. 先天性窦道及瘘管等，如甲状舌管瘘、颈部窦道及瘘管等。

2. 感染性窦道及瘘管,如慢性骨髓炎、软组织脓肿等。

3. 创伤或手术后并发的窦道及瘘管。

（二）禁忌证

1. 窦道、瘘管有急性炎症。

2. 碘过敏。

（三）对比剂

常用非离子型对比剂或 76% 复方泛影葡胺。

（四）造影技术

被检者取卧位,瘘口朝上。常规瘘口及其皮肤消毒后,经瘘口插入造影导管(如窦道及瘘管内原有引流管,可利用引流管做造影导管),用纱布及胶布将导管固定后,于透视监视下经导管缓慢注入对比剂,至对比剂略有溢出时为止,然后透视下选择显示窦道、瘘管及病灶最清楚的位置与角度摄片。

（五）注意事项

1. 对比剂的选择应根据窦道及瘘管的大小和部位。窦道及瘘管较大者宜选用浓度较高的对比剂;窦道及瘘管较细者则宜选用浓度较低的对比剂。用量多少取决于腔道的大小。

2. 对比剂的注入应在透视下进行,以便掌握对比剂的引入途径、分布范围以及选择适当的摄片位置与角度。

3. 至少应摄取互相垂直的两张照片,摄片前应将溢于皮肤、衣服、床单及诊断床上的对比剂全部清除、擦净,以免混淆诊断,必要时应于瘘口做金属标记。

本章小结

  本章重点介绍对比剂的种类及应用、消化系统造影、泌尿生殖系统造影、各种检查技术的适应证、禁忌证及各种造影的术前准备。消化系统造影、泌尿生殖系统造影检查技术是本章的学习重点,碘对比剂的不良反应、其他造影检查技术及各种造影检查技术的适应证、禁忌证是本章的学习难点。

  钡剂造影技术由普通造影发展到低张双对比造影,能够较好地显示消化道的黏膜像和充盈像,对消化道器质性和功能性变化均能做到详细观察和记录,对许多早期病变能及时作出诊断。

  泌尿系造影由有机碘对比剂、二碘化合物发展成三碘化合物,三碘对比剂毒性低,浓度高,为泌尿系造影创造了条件。造影技术亦由逆行肾盂造影发展到静脉肾盂造影、大剂量静脉肾盂造影等,同时配合做肾动脉造影,使泌尿系统的检查范围进一步扩大。

  其他造影技术的应用,如经皮穿刺胆管造影、T 形管胆道造影等,使得造影技术发展、应用更加高效、广泛。另外,心脏及血管造影也发展得很快,现在已开展了选择性和超选择性的血管造影。

通过本章节学习，能合理运用对比剂，并能应用所学知识熟练进行消化系统造影、泌尿生殖系统造影检查。

（刘建成）

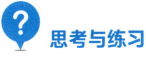 **思考与练习**

一、名词解释

1. 阳性对比剂

2. 阴性对比剂

3. 造影检查技术

二、填空题

1. 根据对比剂的分子结构，对比剂分为_____、_____两类。

2. 对比剂引入途径包括_____、_____两类。

3. 碘过敏试验方法包括_____、_____、_____、_____、_____。

三、简答题

1. 简述对比剂的分类。

2. 简述碘过敏反应的临床表现及处理措施。

3. 简述上消化道造影的检查方法及摄影技术。

4. 简述静脉肾盂造影检查的造影方法及摄影技术。

5. 简述子宫输卵管造影的造影方法及摄影技术。

第四章 | CT 检查技术

04章

04 章 数字内容

学习目标

1. 掌握：CT 检查原理；CT 常用平扫、增强扫描、血管造影检查技术；常用部位 CT 检查技术的适应证、扫描注意事项、检查体位和扫描范围、扫描方式和参数、图像后处理。

2. 熟悉：CT 图像特点与临床应用；CT 机的基本操作；CT 常用后处理技术的原理及临床应用。

3. 了解：CT 特殊检查技术的临床应用。

4. 学会：CT 机的基本操作、CT 检查的临床应用、CT 常用后处理技术的临床应用，为患者提供优质的 CT 检查技术服务。

5. 具有："敬佑生命、救死扶伤、甘于奉献、大爱无疆" 的职业精神；严谨认真、精益求精的工作作风。

导入案例

患者，男，62 岁，平时嗜好烟酒，体型肥胖，头晕、头痛、心悸、乏力二年余。当日上午，因情绪激动患者突然出现左侧肢体麻木、活动不灵，伴有突然出现失语及听力障碍。家人将其送入医院，检查：呼吸加深，脉搏加快，肢体迟缓，左侧肢体感觉丧失；BP 160/100mmHg，FBG（空腹血糖）10.3mmol/L。门诊医生初步诊断为脑卒中，送影像科 CT 室检查。

请问：

1. 该患者应选择哪种 CT 扫描技术？

2. CT 检查前需要做哪些准备工作？

3. 如何选择层厚及层距？

CT 的问世使医学影像技术发生了革命性的变化,其进步程度具有里程碑的意义。CT 检查技术是通过 CT 设备并利用 CT 成像机制(方法)而获取人体内部结构和功能信息,以 CT 影像方式为临床医生提供医学诊断及治疗依据的一种应用技术。CT 检查技术作为最常用的医学影像检查技术之一,几乎可用于任何部位组织器官的检查。近年来,随着各种先进技术的不断研发应用,CT 设备不断升级换代,继单层螺旋 CT、多层螺旋 CT 之后,又出现了双源 CT、能谱 CT、PET/CT。CT 检查技术也随之发展,由单层扫描发展到多层容积扫描,由普通的平扫和增强扫描发展到动态增强、灌注 CT 和能谱成像等,丰富的图像后处理技术进一步扩大了 CT 的临床应用范围,CT 检查技术已成为临床医学中不可或缺的影像检查手段。

第一节　CT 检查发展与现状及原理

一、CT 检查发展与现状

(一) CT 检查的发展历程

1. CT 的发明　CT 是由英国工程师豪斯菲尔德(G. N. Hounsfield)发明的。在 1971 年 9 月研制出第一台 CT 机并获得第一幅头部的 CT 图像。1972 年 4 月,豪斯菲尔德和放射科医生安普鲁斯(J. Ambrose)共同在英国放射学研究院年会上宣读了关于 CT 成像的第一篇论文,这宣告了 CT 的诞生。同年 10 月,他们在北美放射学会(Radiological Society of North America,RSNA)年会上向全世界展示了这一医学影像史上划时代的发明。鉴于在 CT 发明方面作出的重要贡献,豪斯菲尔德获得了 1979 年诺贝尔生理学或医学奖。早期 CT 扫描速度较慢,只能用于颅脑。1974 年,美国工程师莱德雷(Ledley)设计了全身 CT 扫描机,使 CT 检查可用于全身各部位的检查。

2. CT 的发展历程

(1) CT 的发展历程:从 CT 发明至今的 50 多年时间,CT 扫描机主要经历了两个发展阶段,即从 CT 发明到螺旋 CT 出现之前的非螺旋 CT 阶段,以及从螺旋 CT 投入临床使用到目前为止的螺旋 CT 时代(包括双源 CT 等)。1983 年,美国柏伊德(D. Boyd)博士开发出电子束 CT(electronic beam CT,EBCT)并应用于临床,扫描速度提高到毫秒级,使心脏、大血管的影像检查成为现实。1985 年滑环技术出现,1989 年在滑环技术的基础上,螺旋 CT(spiral CT)问世,由传统二维采样的 CT 扫描模式进展为三维采样。目前,CT 扫描速度大大加快,实现了容积扫描,更新了重建算法,改善了后处理图像的效果,提高了图像质量、X 射线利用率、时间分辨力、Z 轴空间分辨力,并进一步降低了辐射剂量,有更广阔的应用前景。

（2）非螺旋CT阶段的各代CT扫描机

1）第一代CT扫描机：第一代CT扫描机为旋转－平移扫描方式，扫描装置由一个X射线管和一个探测器组成，扫描X射线束为笔形束。以头颅为中心，X射线管每次旋转1°，同时沿旋转反方向做直线运动扫描，直至完成180°以内的180个平行投影值。这种CT扫描机结构的缺点是X射线利用率很低，扫描时间长，一个断面约需5min（图4-1-1）。

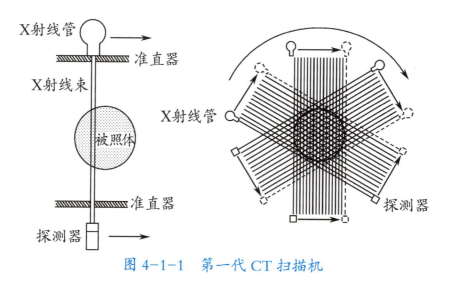

图4-1-1　第一代CT扫描机

2）第二代CT扫描机：第二代CT扫描机仍为旋转－平移扫描方式。扫描装置由一个X射线管和6~30个探测器组成同步扫描系统，扫描X射线束为3°~20°的扇形束。平移扫描后的旋转角度由1°提高到扇形射线束夹角的度数，扫描时间缩短到10s左右。第二代CT扫描机缩小了探测器的孔径、加大了矩阵并提高了采集的精确性，使图像质量得到了改善（图4-1-2）。

3）第三代CT扫描机：第三代CT扫描机改变了扫描方式，为旋转－旋转方式，扫描装置由一个X射线管和250~700个探测器（或探测器阵列）组成。扫描X射线束为30°~45°较宽的扇形束。扫描时间已降为1s左右。旋转－旋转方式是X射线管连同探测器做360°旋转扫描。其主要运动原理是利用导电碳刷接触铜制滑环做连续旋转运动，进行旋转部分与静止部分的馈电及信号传递，称之为滑环技术（图4-1-3）。

4）第四代CT扫描机：第四代CT扫描机的扫描方式只有X射线管的旋转，扫描装置由一个X射线管和600~2 000个探测器组成。这些探测器在扫描架内排列成固定静止的探测器环。扫描X射线束为50°~90°宽扇形束。扫描时间更短（图4-1-4）。

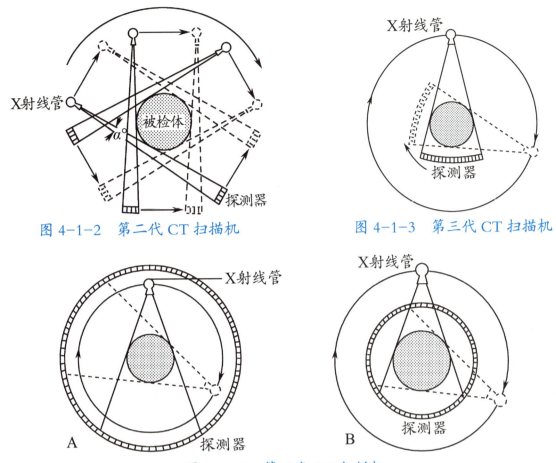

图 4-1-2　第二代 CT 扫描机　　　　　　图 4-1-3　第三代 CT 扫描机

图 4-1-4　第四代 CT 扫描机

5) 第五代 CT 扫描机：第五代 CT 扫描机的扫描装置由一个特殊制造的大型 X 射线管和两组静止平行排列的探测器环组成。第五代 CT 扫描机主要由电子枪、聚焦线圈、偏转线圈、处于真空中的半圆形钨靶、探测器组、台面高速运动的检查床和控制系统组成。扫描时电子枪发出电子束并被轴向加速，聚焦线圈将电子束聚焦，并利用偏转线圈的磁场变化使电子束瞬间偏转，依次撞击 4 个弧形静止钨靶环，产生旋转的 X 射线，由于探测器是排成两排 216° 的环形，故一次扫描可得到两层图像；再由于一次扫描分别撞击 4 个靶面，故总计一次扫描可得到 8 个层面图像。扫描时间可缩短到 10ms 左右。主要用于心、肺等动态器官的 CT 检查、心脑血流灌注和 CTA 重组等（图 4-1-5）。

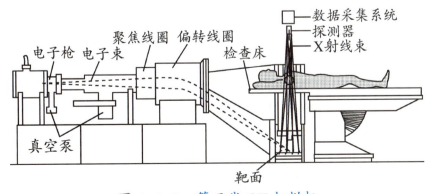

图 4-1-5　第五代 CT 扫描机

(3) 螺旋 CT 扫描机

螺旋 CT 扫描机的基本结构类似于第三代 CT 扫描机,采用了单向连续旋转方式的滑环技术和连续进床技术。X 射线管围绕机架连续旋转曝光,X 射线管曝光的同时检查床同步匀速移动进行扫描,连续采集人体的容积数据进行各扫描层面图像的重建(图 4-1-6)。因其扫描轨迹是螺旋线,故称为螺旋扫描。螺旋 CT 扫描的不只是人体的一个层面,而是人体的一个区段,范围可达 30~40cm;采集的数据是一个连续的螺旋形空间内的容积数据,获得的是三维信息,因而也称为容积 CT 扫描。螺旋扫描方式使 CT 实现了由二维解剖结构图像进入三维解剖结构图像的飞跃。目前,已由常规螺旋 CT 扫描发展到多排多层螺旋 CT 扫描的阶段。多层螺旋 CT(MSCT)使扫描时间缩短到了亚秒级,一次扫描可获得多层图像,如 4 层、8 层、16 层、64 层、128 层、640 层图像,成功地实现了实时成像。总之,MSCT 的发展将最先进的探测器技术、数字采集系统、高压发生器技术、电子技术、计算机技术和 X 射线管技术等融为一体,才使得 CT 的发展步入了一个新的境界。

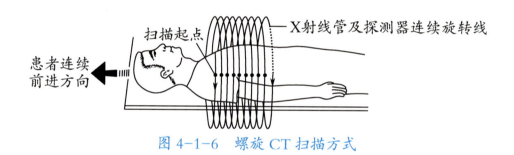

图 4-1-6 螺旋 CT 扫描方式

2005 年,双源 CT 扫描机研制成功,它是基于 64 排螺旋 CT 扫描技术之上,同时使用两个 X 射线源和两组探测器来采集数据,实现了单扇区的数据采集,进一步提高了时间分辨力和扫描速度,对心脏的 CT 检查具有明显的优势,使心脏 CT 不再受心率的影响。同时也进一步降低辐射剂量。双源 CT 的两个 X 射线管设置不同的千伏值时,发射不同的能量,还可以进行双能量成像。当然,双源 CT 并不总是同时使用两个 X 射线管,在常规检查或非心脏冠状动脉检查时只需使用一个 X 射线管,这时双源 CT 的作用与原有的 64 层 CT 作用相似。因此,双源 CT 有着更广阔的临床应用前景(图 4-1-7)。

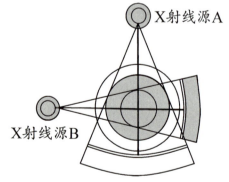

图 4-1-7 双源 CT 扫描机
两套 X 射线源同时采集图像,X 射线源 A 覆盖全部扫描视野,X 射线源 B 覆盖扫描中心视野。

口腔锥形线束CT

口腔锥形线束CT是指利用X射线管发射的、经适当准直为锥形的X射线束,作口腔、颌面部局部扫描的小型专用CT设备。锥形线束CT可以极低的辐射剂量采集和重建出口腔、颌面部的层面影像,还可做进一步的影像重组处理。

(二) CT检查现状

近年来,CT技术发展趋势出现了横向、纵向两个发展理念。横向主要针对扫描速度和临床应用的开发,体现在时间分辨力的不断提升、覆盖范围的增宽及融合成像;纵向主要体现在能量成像的发展,充分地挖掘病灶的性质,大大地提高了CT的技术性能,更好地满足了临床成像需求,从而使CT无论从检查方法还是诊断模式都发生了巨大的变化。

1. 时间分辨力提高　CT时间分辨力的提高依赖于机架的旋转速度和探测器Z轴方向的宽度。随着材料和工艺技术的发展,制造商采用了磁悬浮、气垫轴承技术等不同的驱动方式,减少了机架滑环旋转的摩擦阻力,最高的旋转速度达0.25s/周。螺旋扫描速度还取决于Z轴上检查床的移床速度,双源CT采用两个X射线管同时曝光,填补了大螺距时的采样空隙,其最大螺距可达3.4,床最快移动速度为458mm/s。运用大螺距加上高转速技术,业界先进的CT机完成单器官的扫描时间为0.35s,胸部扫描的时间为0.6s,全身扫描不超过5s。如此快的扫描速度,使得胸部CT检查不再需要屏气,不配合的儿童、躁动不安的患者也无须镇静,并可对严重复合伤的危重患者快速进行检查,为其抢救生命赢得了时间。极快的扫描速度使时间分辨力大大地提高,并为捕捉心脏搏动、胃肠蠕动、关节运动等动态影像提供了机遇,从而大幅度提升了运动脏器的图像质量。

2. 辐射剂量降低　新技术的发展使得CT检查辐射剂量更低。只有将辐射剂量控制在合理的范围,CT技术才会有长足的发展。在CT成像链的各环节中,研发的新技术主要包括3D管电流自动调制、管电压智能选择、敏感器官选择性屏蔽、动态准直器、适形滤过器。在图像重建环节,推出了基于硬件水平提升的迭代重建算法,如自适应统计迭代重建、原始数据域迭代重建等。迭代重建的最大优点是,通过反复多次的迭代可降低辐射剂量并可相应减少伪影,根据不同的应用一般可降低辐射剂量30%~80%。这些新技术及新的迭代重建算法大大地降低了CT检查的辐射剂量。在一些CT的高级应用(如冠状动脉成像、灌注成像)中,使用了专用适形滤过器、心电门控管电流调制、大螺距螺旋扫描、前瞻性心电门控轴扫及特殊的图像滤过等技术,使辐射剂量明显降低。据报道,双源 CT 和 320 层 CT 的前瞻性心电门控冠状动脉成像,其辐射剂量已低于 1mSv。

3. 探测器加宽　探测器是 CT 成像的关键部件,更宽的探测器意味着 X 射线管旋转一周在 Z 轴方向上覆盖范围更广,扫描速度也更快。各大制造商都在努力提高探测器的排数和灵敏度,以提高 Z 轴覆盖范围。256 层(128 排)CT 探测器 Z 轴(纵轴)覆盖宽度为 80mm(128×0.625mm),320 层 CT 机探测器 Z 轴覆盖宽度高达 160mm(320×0.5mm),机架旋转一周可以覆盖单个器官。双源 CT 等探测器物理宽度不足的机型则采用"摇篮床"或"容积穿梭"技术来扩展其 Z 轴覆盖宽度。它在不间断螺旋扫描过程中,运用快速地往返式进床和退床,采集到大范围的容积数据。探测器的发展除了不断加宽外,也出现了平板探测器 – 容积 CT,其原理是使用一定宽度的平板探测器与 X 射线管联动,在旋转中采集对应的一定厚度体积的容积数据,经过计算机处理后形成层面图像或三维影像。还出现了融能谱技术加宽体探测器为一体的 CT 新技术。

4. 融合成像　将核医学的单光子发射计算机断层显像(single-photon emission computed tomography,SPECT)、PET 和 CT 整合在同一台设备上,构成一个完整的成像系统,可以同时完成解剖结构成像和功能成像,该设备被称为 SPECT/CT 和 PET/CT 系统。患者在接受检查时经过快速的全身扫描,同时获得 CT 解剖图像以及 SPECT 和 PET 功能代谢图像,两种图像优势互补,使得临床医生在获得精准的病变解剖定位的同时,也可以了解病变的生物代谢信息,以便准确地完成定位和定量诊断,从而对疾病作出全面、准确的诊断。除了 SPECT/CT、PET/CT 外,还有与适应介入治疗发展的 DSA 组合的 CT 扫描机等。

人们将具备"能谱、宽体、高时间分辨力和低剂量"技术的 CT 称之为超高端 CT。这些超高端设备将前沿的物理学、材料学领域的技术完美统一,克服了诸如散射线多、锥形线束伪影、辐射剂量高、系统欠稳定、X 射线利用率低等不足,全面地实现 CT"宽体探测器、快速扫描、能量成像、低剂量成像",获得了更高质量的 CT 图像,使得 CT 的应用前景更加广阔。

 知识拓展

PET/CT

PET/CT 扫描仪是正电子发射体层摄影(positron emission tomography,PET)和 CT 有机组合的产物。它基于肿瘤组织的代谢与正常组织的代谢不同,通过正电子药物示踪剂在 PET/CT 显像上反映,是目前诊断肿瘤强有力的检测手段。这种检测无痛、无创伤,能对肿瘤进行早期诊断,在临床中应用越来越普遍。目前应用得最多的 PET 显像剂是放射性核素[^{18}F] – 氟代脱氧葡萄糖。

二、CT 检查原理

常规 X 射线摄影与 CT 成像均利用了 X 射线的基本特性,但常规 X 射线摄影利用衰减后的透过射线直接成像,CT 则借助于人体各种组织对 X 射线具有不同衰减系数的特征,通过采集测得人体内某层面在各方向上的吸收曲线,再经过数学演算方法重建图像。组织具有密度差异是 CT 成像的基础,数据采集和图像重建是获得 CT 图像的重要环节。

(一) X 射线衰减系数

根据物理学的吸收定律,当 X 射线穿过任何物质时,其能量与物质的原子相互作用而减弱,减弱的程度与物质的厚度及衰减系数有关。物理实验证明,X 射线在穿过均匀物体时,其强度呈指数关系衰减。当单一能量的 X 射线穿过厚度为 d 的均匀物体时,穿过后的 X 射线强度 I 与入射强度 I_0 的关系,则为:

$$I = I_0 \cdot e^{-\mu d} \qquad \text{式(4-1-1)}$$

式(4-1-1)是朗伯-比尔定律(Lambert-Beer law)在 X 射线通过均匀物体时吸收衰减的表达式。式中 I 为衰减后射出 X 射线强度;I_0 为入射 X 射线强度;μ 为 X 射线衰减系数(又称吸收系数);d 为均匀密度物体的厚度。

若物体的密度均匀,则衰减系数 μ 可由上述公式直接求出。事实上,沿 X 射线穿过的人体各组织密度一般是非均匀的。为了简化计算程序,可以认为人体组织是由大量各不相同的等密度单元体所组成的。设单元体厚度为 Δd,当单元体被分割得越细小,与其体内密度就越接近一致(图 4-1-8)。

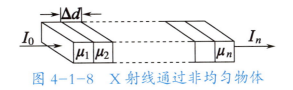

图 4-1-8 X 射线通过非均匀物体

X 射线入射第一单元体的强度为 I_0,经第一单元体衰减后的 X 射线强度为 I_1,则:

$$I_1 = I_0 \cdot e^{-\mu_1 \Delta d} \qquad \text{式(4-1-2)}$$

式(4-1-2)中 μ_1 是第一单元体的衰减系数,此后 I_1 成为射入第二单元体的 X 射线强度。设第二单元体的衰减系数为 μ_2,则被第二单元体衰减后的 X 射线强度为:

$$
\begin{aligned}
I_2 &= I_1 \cdot e^{-\mu_2 \Delta d} \\
&= \left(I_0 \cdot e^{-\mu_1 \Delta d} \right) e^{-\mu_2 \Delta d} \\
&= I_0 \cdot e^{-(\mu_1 + \mu_2) \Delta d} \qquad \text{式(4-1-3)}
\end{aligned}
$$

以此类推,则最后一个小单元体穿过后的 X 射线强度 I_n 为:

$$= I_0 \cdot e^{-(1+2+3+\cdots+)} \qquad \text{式(4-1-4)}$$

如果已知入射 X 射线强度 I_0，穿透后的 X 射线强度 I_n，单元体的厚度 Δd，则可求出 $\mu_1+\mu_2+\mu_3+\cdots+\mu_n$。

为了建立 CT 图像，必须先求出每个单元体的衰减系数。CT 的成像过程就是求出 $\mu_1+\mu_2+\mu_3+\cdots+\mu_n$ 的过程。但是，多个未知的衰减系数不可能由一次投射而获得，必须从不同方向进行多次投射，采集足够多的数据，从而建立起足够数量的独立方程式。如果把断面等分成 256×256 个单元，X 射线在每个方向（角度）上获得 256 个数据，经过在 256 个方向（角度）上的采集就可建立起 256×256 个独立方程式，通过计算机运算，可求得每个小单元的衰减系数值，最后重建出 CT 图像。

（二）CT 值

在 CT 成像中，为了便于定量表示，以 X 射线衰减系数为依据，用 CT 值来表达人体组织密度的量值。国际上对 CT 值的定义为：CT 影像中每个像素所对应的物质对 X 射线线性平均衰减量的大小。实际应用中以水的衰减系数作为基准，故 CT 值大小为人体被检组织的衰减系数 μ_x 与水的衰减系数 μ_w 的相对差值，用公式表示为：

$$CT 值 = (\mu_x - \mu_w) / \mu_w \times K \qquad 式(4-1-5)$$

式中，K 是分度因数，常取为 1 000。规定 μ_w 为能量是 73keV 的 X 射线在水中的线性衰减系数，$\mu_w = 1m^{-1}$。CT 值的单位为 "Hu"（Hounsfield unit）。

CT 发明初期，豪斯菲尔德定义的 CT 范围为 ±1 000Hu，而目前临床应用 CT 机的 CT 值标尺大都被设置为大于 2 000Hu。常用的 CT 值标尺如 −1 024~+3 071Hu，则总共有 4 096 个 CT 值范围。不同组织的 CT 值可通过上述 CT 值公式计算出。例如，水的衰减系数是 1，致密骨的衰减系数近似 2，空气接近 0。由式(4-1-5)可以求出，水的 CT 值为 0Hu，空气的 CT 值为 −1 000Hu，致密骨的 CT 值为 +1 000Hu。人体内密度不同的各种组织的 CT 值位于 −1 000~+1 000Hu 的 2 000 个分度之间。这样可把一幅重建的 CT 图像看成一个 CT 值的矩阵，每一个 CT 值代表一个像素。

由此可见，密度和原子序数高的组织，X 射线衰减系数大，CT 值也大；反之，密度和原子序数低的组织，X 射线衰减系数小，CT 值也小。

（三）CT 成像过程

CT 检查中用准直后的 X 射线束，围绕人体的某一断面从不同角度（360°）进行扫描，经人体不同厚度和密度的组织衰减之后，透过 X 射线被对应位置上的探测器所接收。探测器将含有一定图像信息的 X 射线光信号转变成相应的电流信号，通过测量电路将电流信号放大，再由 A/D 转换器转换成数字信号，输送给计算机进行运算处理，得出该扫描层面上各单位体积（体素）的 X 射线衰减系数，这些数据排列成数字矩阵，储存于磁盘或光盘中，再经 D/A 转换器将数字信号变成模拟信号，以不同的灰阶形式显示在显示器上，或用激光相机打印成 CT 照片（图 4-1-9）。

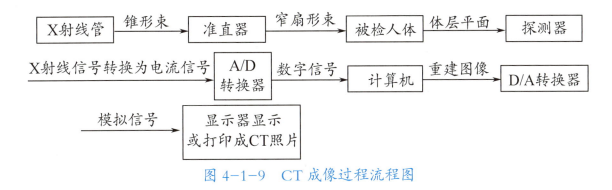

图 4-1-9　CT 成像过程流程图

可以说,CT 成像是一个复杂的计算机数学演算和数据重建的过程,该过程可分为四个步骤:

1. 数据采集　数据采集是指从 X 射线的产生到获得信息数据的过程。所取得的大量数字数据,称为原始数据。数据采集系统由 X 射线管、滤过器、准直器、探测器、A/D 转换器等器件组成。

2. 数据处理　数据采集过程中,A/D 转换器将模拟信号转换成数字信号,成为原始图像数据。在进行图像重建之前,为了得到准确的重建图像数据,要对这些数据进行处理。如对数变化,通过内插等多种方式对原始图像数据进行正常化的处理等。

3. 图像重建　图像重建是数字成像过程中最重要的环节。在 CT 机中阵列处理器是专门用来重建图像的计算机,计算机利用各方向探测采集的数据阵列,求解出图像矩阵中各个像素单元的衰减系数,然后构建出衰减系数的二维分布图像(显示数据矩阵)的过程,此过程被称为重建过程。图像重建的数学处理过程是一个相当复杂的数学运算过程,而且采用的数学运算的方法也很多。不同的运算方法,其重建速度和重建后的图像效果也有很大差别,它要根据不同的扫描方式和诊断的需要而定。

4. 图像存储与显示　重建后的数字图像通过显示器的屏幕显示出来,而且还可以在显示器上进行图像的各种后处理。重建后的数字图像保存,可以记录在磁带、磁盘或光盘上,同时也可直接通过激光相机打印出照片。

三、CT 检查基本参数选择

CT 图像的质量与扫描参数是密切相关的。常规扫描参数有扫描方式、探测器宽度、X 射线管转速、螺距、视野、管电压、管电流、层厚、层距、重建算法、扫描范围、窗宽、窗位等。

(一) 扫描方式

X 射线管和探测器固定在扫描架上组成扫描机构,它们围绕扫描床上的受检体进行同步扫描运动,这种同步扫描运动形式称为扫描方式(scanning mode)。按照扫描方法分类,CT 扫描方式有定位像扫描、轴扫、螺旋扫描等。临床工作中应根据诊断需要选择相应的扫描方式。定位像扫描用于扫描定位像,不用于正式扫描。轴扫扫描不连续,检查时间较长,扫描数据通常不适于重建;螺旋CT应用后,轴扫扫描主要用于颅脑、腰椎间盘等部位的扫描检查,并且轴扫的图像质量一般要高于螺旋扫描。螺旋扫描速度快,数据适于扫描后重建,现在主要用于胸部、腹部扫描及增强扫描检查。

(二)探测器宽度

探测器宽度影响扫描速度及灌注扫描时的覆盖范围。目前业内最宽的探测器已经达到16cm。扫描时应该尽量选择宽的探测器,因为探测器的增宽可以在其他参数不变的情况下大幅度提高扫描速度,而不增加图像噪声,但过宽的探测器因产生锥形线束伪影而影响图像质量。

(三)X射线管转速

X射线管转速决定机器的时间分辨力。X射线管速度快,可减少运动伪影,也可减少因运动而产生的漏扫,还缩短了检查时间。所以对运动器官的检查应该尽可能地提高X射线管转速。但是,提高转速后一定要增加毫安量,使有效管电流不降低,以保证图像质量。目前多数CT机X射线管转速为0.5~1s/周,快者可达0.35s/周,双源CT可达0.28s/周,最高者甚至可达0.25s/周。

(四)螺距

螺距(pitch)是螺旋CT的一个重要参数,是指X射线管(扫描旋转架)旋转一周检查床移动的距离与扫描层厚(用于单层螺旋CT)或准直宽度(用于多层螺旋CT)的比值(图4-1-10)。螺距是一个无量纲的比值。计算公式为:$P=S/D$,P 为螺距,无量纲;S 为X射线管旋转一周(360°)期间进床距离,单位为mm;D 为扫描层厚(单排探测器宽度)或准直宽度(即探测器总宽度、射线束准直的宽度),单位为mm。从单层螺旋CT到多层螺旋CT,以及不同生产厂家对螺距定义的内涵有别,暂无统一定义。当螺距>1时,X射线剂量减小,图像信噪比降低,但扫描速度加快。当螺距<1时,X射线剂量增加,图像质量提高,但扫描时间延长。一般认为螺距为1时可获得满意的图像质量。

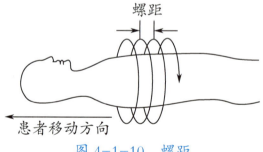

图 4-1-10 螺距

(五)视野

视野(field of view,FOV)又称观察野,是指在医学数字成像方式中依照检查目的设定的观察范围。视野分为扫描视野、重建视野和显示野。

1. 扫描视野(scan field of view,SFOV) 是指医学数字成像方式中,依据检查目的设定的采集范围,或CT扫描时成像所确定的范围,即在定位像上制订扫描计划时确定的层面视野大小,是决定扫描多少解剖部位的参数。无论对什么部位成像,扫描视野应该始终大于患者的周缘。实际工作中,扫描视野包括大扫描视野、小扫描视野等。从理论上,小扫描视野比大扫描视野的图像质量要好,所以,应尽可能地使用小扫描视野。

2. 重建视野(reconstructed field of view,RFOV) 是指医学数字成像方式中,依据检查目的设定的影像重建范围。重建视野通常等于扫描视野。

3. 显示野(display field of view,DFOV) 是指医学数字成像方式中,依据检查目的设定的、在显示终端上显示影像的范围,或数据重建形成图像的范围,是决定将多少扫描视野重建到一幅图像的参数(图 4-1-11),显示野可以小于或等于扫描视野,但不能大于扫描视野。若矩阵不变,显示野减小,则空间分辨力提高,可突出病变的细节。

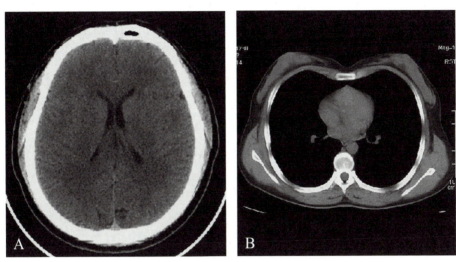

图 4-1-11　不同显示野的 CT 扫描
A. 颅脑显示野 25cm;B. 胸部显示野 36cm。

(六) 管电压、管电流

管电压和管电流是决定图像质量的重要参数,管电压影响 X 射线的穿透力,通常在 80~140kV,一般设置为 120kV。患者体形过大可以增加管电压,体形过小或儿童可以降低管电压。

管电流在 X 射线管热容量许可的情况下可以任意调节,通常在 70~260mA,它主要影响图像噪声。所以,管电流调节是降低辐射剂量常用的方法。

(七) 层厚及层距

层厚(slice thickness)是指医学影像上成像层面的厚度,是影响图像分辨力的一个重要因素。CT 设备上又分为扫描层厚、实际层厚与重建层厚。层厚小,图像纵向空间分辨力好,但探测器接收到的 X 射线光子数减少,信噪比降低。层厚大,密度分辨力提高,信噪比提高,但空间分辨力下降。所以要协调二者之间的关系以取得最佳效果,目前最新的 CT 机的扫描层厚可达亚毫米级(0.33mm)。扫描层厚需根据被检结构的大小和病变的大小确定。检查小病灶、内耳、内耳道、眼眶、椎间盘等须采取薄层扫描;观察大病灶、软组织范围较大的部位时,选择较大的层厚。病变范围过大时,则采用加大层厚、加大层距的方法。如果需要图像三维重组,一般需要重建薄层图像,以提高重组图像质量。通常扫描层厚为 1~10mm,颅脑扫描层厚常选用 5mm,胸、腹部扫描常选用 7.5~10mm。

层距(slice gap)的概念一般用于常规扫描(非螺旋扫描),是指相邻两个层面的中点之间的距离。若层距与层厚相等,则为连续扫描,各层之间无间隙;若层距大于层厚,则为间断扫描,部分层面组织未被扫描;若层距小于层厚,则为重叠扫描,层面相邻部分为重复扫描。间断扫描的扫描时间短,重叠扫描对小于层厚的病变显示较好。

(八) 重建算法

重建算法(reconstruction algorithm)又称为卷积核,是 CT 设备的原始横断层面图像重建中,根据检查目的和拟重点显示的结构所采用的一种数学算法。可以根据需要选择不同的重建算法,得到不同显示效果的 CT 图像。常用的重建算法有 3 种:标准算法、软组织算法、骨算法。螺旋扫描后的容积数据可变换算法,对原始数据进行多种算法的图像重建。重建算法的选择可影响图像的分辨力及噪声等。在实际使用中该参数可由技师选择。

(张春雨)

第二节　CT 图像特点与临床应用

一、CT 图像的主要特点

(一) 数字化图像

1. CT 图像是数字化重建图像　是将采集到的 X 射线数据信息经过计算机图像重建后,由一定数目从黑到白不同灰度的像素按矩阵排列构成。像素反映的是人体相应单位容积(体素)的 X 射线衰减系数。像素越小,数目越多,构成的图像越清晰、细致,空间分辨力越高。

2. CT 图像是人体断面图像　CT 通过准直器的准直,可消除人体内器官或组织结构间的相互重叠影像,得到无层面外组织结构干扰的横断面图像,能准确地反映组织和器官的解剖结构(图 4-2-1)。为了显示整个器官,需要多个连续的断面图像。此外,横断面图像通过 CT 机的图像后处理软件,还可以获得诊断所需的多方位(如冠状面、矢状面)断面图像。与常规 X 射线体层摄影比较,CT 得到的横断面图像层厚精确,图像清晰,密度分辨力高,无层面以外组织结构的干扰。

3. CT 图像可以进行后处理　CT 图像的数据采集后,可借助于计算机和某些图像处理软件对其进行多种图像后处理。尤其是螺旋扫描的容积数据,可改变算法及重建间隔等参数进行图像重建,能对横断层图像进行多维、多平面的各种类型的重组,可获得多方位的断面图像和高质量的三维图像,从不同角度、全方位立体观察影像,可作病灶的形状和结构分析,利于病变的定位和定性(图 4-2-2)。在重组图像中,不同组织密度可以用不同的伪色彩显示,从而使图像显示更生动。此外,CT 还可通过后处理软件进行放射治疗方案的制订和治疗效果的评价。

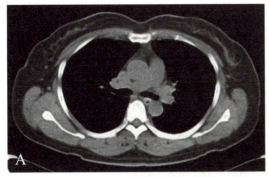
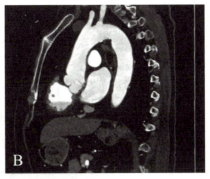
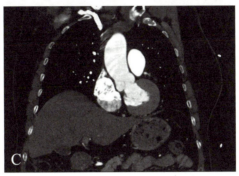

图 4-2-1　CT 断面图像

A. 横断面；B. 矢状面；C. 冠状面。

4. CT 图像密度分辨力较高　与 X 射线图像相比，CT 图像具有较高的密度分辨力，其 X 射线衰减系数的测量精确度可达 0.1%~0.5%，即使密度差别比较小的人体软组织也能形成对比而成像，这是 CT 的突出优点。所以，CT 可以更好地显示由软组织构成的组织器官，如脑、脊髓、肺、纵隔、肝、胆、胰、脾、肾以及盆腔部器官等，并可在良好的解剖图像背景上清晰显示出病变的影像。CT 图像是通过 CT 值来反映密度的差异，故可进行定量分析。人眼对灰度的识别远不及 CT 的密度分辨力，通过应用窗口技术可更好地显示图像。

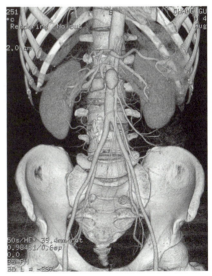

图 4-2-2　CT 三维重建图像

5. CT 图像是灰度影像　所谓灰度是指黑白或明暗的程度。CT 图像以不同的灰度来表示，反映组织和器官对 X 射线的吸收程度。CT 图像与 X 射线图像所示的黑白影像一样，黑影表示低吸收区，即低密度区，如肺部；白影表示高吸收区，即高密度区，如骨骼。

6. CT 图像空间分辨力较低　CT 图像空间分辨力较低，不如 X 射线图像。中档 CT 机的空间分辨力约为 10LP/cm，高档 CT 机的空间分辨力约为 14LP/cm，而多层螺旋 CT 机的空间分辨力也只有 24LP/cm。常规 X 射线摄影的无屏单面乳剂膜片摄影，其极限分辨率可高达 30LP/mm 以上。

（二）灰阶

灰阶（gray scale）是指在图像或显示器上所显示的各点不同的灰度层次。也就是，把白色与黑色之间分成若干级，称为"灰阶等级"，表现不同的亮度（灰度）信号的等级差别称为灰阶（图 4-2-3）。灰阶用于直观地标识出影像中所包含的灰度等级的亮度。如果使用的 CT 值按 2 000 个计，则图像上从全黑到全白应能显示 2 000 个不同的黑白程度，即显示 2 000 个灰阶。由于人眼只能分辨 16 个灰阶，所以灰阶一般有 16 个，用 16 级灰阶来显示 2 000Hu 范围的结构，即每一级灰阶含有 125Hu。因物体的密度差在 125Hu 内的都表现为同一灰度，人眼不能分辨，所以必须采用不同的窗宽和窗位。

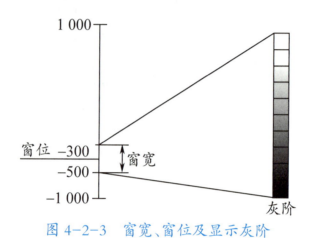

图 4-2-3　窗宽、窗位及显示灰阶

（三）窗宽和窗位

窗口技术（window technology）是将某段 CT 值范围内灰度放大或增强的技术，即把人体中被观测组织的 CT 值范围相对应的灰度范围确定为放大或增强的灰度范围，把确定灰度范围的上限以上增强为完全白，把确定灰度范围的下限以下压缩为完全黑，这样就放大或增强了确定灰度范围内不同灰度之间黑白对比的程度。这个被放大或增强的 CT 值灰度显示范围称为窗口。窗口技术包括窗宽和窗位两个概念。

1. 窗宽　窗宽（window width，WW）是指上限 CT 值和下限 CT 值之差，也就是 CT 图像上所包括的 CT 值范围。窗宽的宽窄直接影响图像的对比度。加大窗宽，图像层次增多，组织对比减少，细节显示差；缩窄窗宽，图像层次减少，对比增加，细节显示好。当正常组织与病变组织间密度差别较小时，需应用窄窗宽显示病变；当需显示尽可能多的组织器官时，需使用较大窗宽。

2. 窗位　窗位（window level，WL）是指 CT 值范围的中心 CT 值，也就是要观察组织的平均 CT 值。窗位的高低影响图像的亮度。窗位低，图像亮度高，呈白色；窗位高，图像亮度低，呈黑色。同样的窗宽，由于窗位不同，其所包含的 CT 值范围不同。例如，取窗宽为 100Hu，窗位为 0Hu 时，其 CT 值范围为 -50~50Hu；当窗位为 40Hu 时，其 CT 值范围是 -10~90Hu。

观察同一组织器官，根据观察目的不同，可以选择不同的窗宽、窗位。如颅脑可以分别选择脑组织窗(窗位:40,窗宽:100)和骨窗(窗位:600,窗宽:2 500)分别观察脑组织和骨组织(图 4-2-4);胸部使用肺窗(窗位:-650,窗宽:1 600)和纵隔窗(窗位:40,窗宽:400)分别观察肺组织与纵隔结构(图 4-2-5)。临床工作中窗宽、窗位两者应相互协调、匹配,才能获得既有一定层次,又有良好对比的 CT 图像来满足诊断要求。

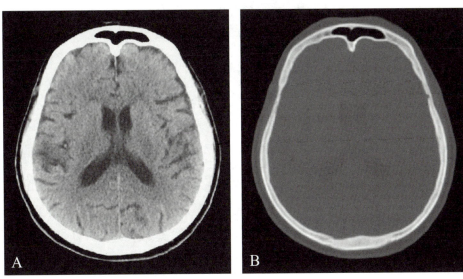

图 4-2-4　正常颅脑 CT 扫描
A.脑组织窗;B.骨窗。

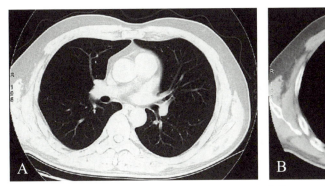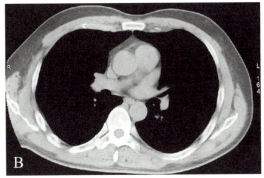

图 4-2-5　胸部 CT 扫描
A.肺窗;B.纵隔窗。

(四) 像素与体素

1. 像素　像素(pixel)又称像元,是组成数字图像矩阵的基本面积单元(一个小方格),是构成 CT 图像的最小单位。它与体素相对应,是体素的大小在 CT 图像上的表现。CT 的像素尺寸在 0.1~1mm。在一定面积内,像素数量越多,图像越清晰。

2. 体素　体素(voxel)是指在受检体内欲成像的断层表面上,按一定大小和一定坐标人为划分的很小的体积元(图 4-2-6)。二维的像素加上厚度就是体素,体素是一个三维概念,是 CT 容积数据采集中最小的体积单位,也是重建三维立体图像的基本单元。它有三要素:长、宽、高。CT 中体素的长和宽即像素大小,均≤1mm,高度或深度由层厚决定,有 10mm、5mm、3mm、2mm、1mm 等。CT 图像中,像素显示的信息实际上代表的是相应体素包括的信息量的平均值。

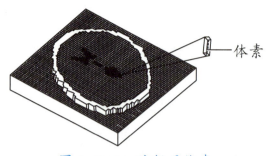

图 4-2-6　脑断层体素

(五) 矩阵

矩阵(matrix)是一个数学概念,是指构成图像的像素阵列,它表示在图像上一个横行和纵列的数字方阵。矩阵分为采集矩阵、重建矩阵和显示矩阵。图像矩阵中的每个元素即为像素,矩阵的大小用所含的像素数目表示,所含像素数目越多,矩阵越大。图像的矩阵大小直接与图像的空间分辨力和密度分辨力相关。目前数字成像的矩阵有 512×512, 1 024×1 024,2 048×2 048 等。矩阵和像素两者的关系可以表示为:

$$像素大小 = 视野 \div 矩阵$$

由此可见,在一定的视野下,增大矩阵规模可以缩小像素,提高空间分辨力。

(六) 噪声

广义上讲,医学影像上任何随机出现的、妨碍观察者解释的影像成分或特征均可定义为噪声(noise)。狭义上讲,噪声是指影像的亮度或灰度水平随机出现的波动。在 CT 成像中,均匀物体的影像中各像素的 CT 值参差不齐,不能代表真实 CT 值,图像的均匀性差、呈颗粒性,密度分辨力明显下降而影响图像质量,称为噪声。从本质上讲,噪声主要是统计学的,一些非统计学噪声有视频摄像机噪声、系统噪声、存储噪声等。在多种噪声产生的原因中,X 射线量子噪声是最主要的。医学成像中,可以采取措施适度减少噪声,但理论上噪声不可能完全被消除(图 4-2-7)。X 射线量增大,噪声减小,因此在实际检查中应选择足够的管电流大小。

(七) 伪影

伪影(artifact)是 CT 图像中与被扫描组织结构无关的异常影像,即正常 CT 图像以外的非正常影像。根据造成伪影的原因,可以分为两类:一是患者造成的伪影,二是设备引起的伪影。

由患者造成的伪影多数为运动伪影。人体内一些不自主器官如心脏、肺、肠等的运动和检查时患者的体位移动可形成条状伪影;患者身上携带的金属物可产生放射状伪影;在软组织与骨相邻接的界面也可产生条纹状伪影,这是因为密度突然变化,产生了高的空间频率分量,使空间采样频率不足所致(图 4-2-8)。

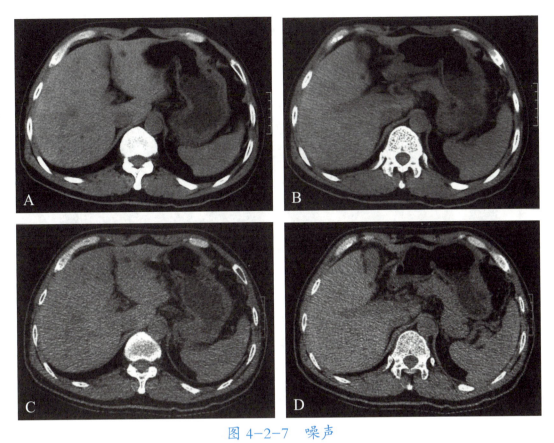

图 4-2-7　噪声

A、B 采用 380mA、5mm、标准算法扫描；C、D 采用 160mA、2.5mm、骨算法扫描。

　　由设备系统性能所造成的伪影是不可避免的,任何设备运行都会造成伪影。例如,由于探测器之间的响应不一致,可造成环状伪影；由于投影数据测量转换的误差,可导致直线状伪影；采样频率较低也可产生直线状伪影,而由于射线硬化,则可产生宽条状伪影。

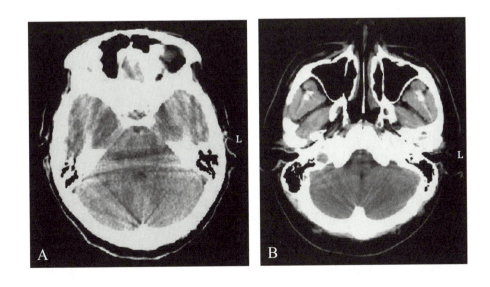

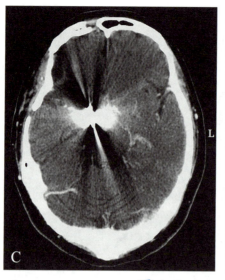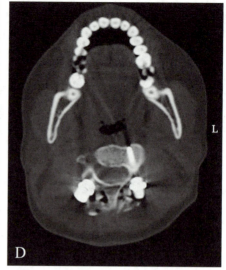

图 4-2-8　CT 扫描伪影

A. 运动伪影；B. 颅底高密度骨质导致的伪影；C. 颅内高密度金属导致的伪影；
D. 颈椎内固定金属所致的伪影。

二、影响 CT 图像质量的主要因素

（一）图像的重建算法

图像的重建算法选择不当，会降低图像质量。螺旋扫描的容积数据可变换算法，进行多种算法的图像重建。

1. 标准算法　标准算法均衡图像的密度分辨力和空间分辨力，适用于一般 CT 图像的重建，如颅脑、脊柱等部位的检查。

2. 软组织算法　软组织算法特别适用于密度相差很近的软组织显示，如对于肝、胰、脾、肾及淋巴结等腹部器官结构，CT 检查用软组织算法重建图像效果好，图像柔和平滑，密度分辨力高。

3. 骨算法　骨算法可提高空间分辨力，强化组织边缘、轮廓，适用于密度差异大且需要清晰显示细节的部位检查，如骨质结构（尤其显示骨小梁）、内耳道和弥漫性肺间质性病变的图像重建等。

（二）CT 分辨力

分辨力（resolution）是指医学影像上模拟影像的空间频率依赖性、密度依赖性及时间依赖性分辨能力的系数，相应地称为空间分辨力、密度分辨力和时间分辨力。CT 的空间分辨力、密度分辨力和时间分辨力是判断 CT 机性能与图像质量的 3 个重要指标。当泛指某种分辨能力而不涉及具体量纲值单位时，常使用"分辨力"，而各种"分辨率"有特定的量纲值单位。

1. 空间分辨力　空间分辨力（spatial resolution）又称高对比度分辨力，指分辨最小细节的能力，也即图像对物体空间大小（即几何尺寸）的分辨能力。当物体与均质环境

的 X 射线衰减系数差别的相对值大于 10%(ΔCT > 100Hu)时,CT 图像能分辨断层面上相邻两点的能力,常用能分辨两个点间的最小距离来表示,普通 CT 图像的空间分辨力为 1~2mm。空间分辨力的表示方法,在机器的技术指标中大都以线对数 / 厘米(LP/cm)来表示,线对数越多,表明空间分辨力越高;也可以用 mm(即可辨别物体的最小直径)表示。这两种表示方法本质上是相同的。

广义上的空间分辨力包括平面内空间分辨力和纵向(纵轴、Z 轴)空间分辨力。一般所说的空间分辨力是指表现在断层面上的平面内(空间)分辨力(也称为横向空间分辨力,即 X、Y 方向),而与表现在沿断层轴向上的纵向空间分辨力不同。纵向空间分辨力也称 Z 轴分辨力,是指扫描床移动方向或人体长轴方向的图像分辨力。它表示了 CT 机多平面和三维成像的能力。纵向分辨力的优与劣,主要涉及与人体长轴方向有关的图像质量,如矢状或冠状位的多平面图像重组。纵向空间分辨力通常以扫描层厚或有效层厚表示。

CT 图像的空间分辨力与像素和矩阵有关,像素越小,矩阵越大,空间分辨力就越高,CT 图像也越细致、清晰。CT 机的固有空间分辨力受 X 射线管焦点尺寸、探测器孔径大小、采样间隔(频率)、扫描设备的精度等因素控制。CT 图像空间分辨力还受重建范围、重建矩阵、层厚、螺距、重建算法等的影响,与 X 射线剂量大小无关。高档 CT 机的空间分辨力可达亚毫米级(0.33mm × 0.33mm × 0.33mm)各向同性的高空间分辨力(图 4-2-9)。

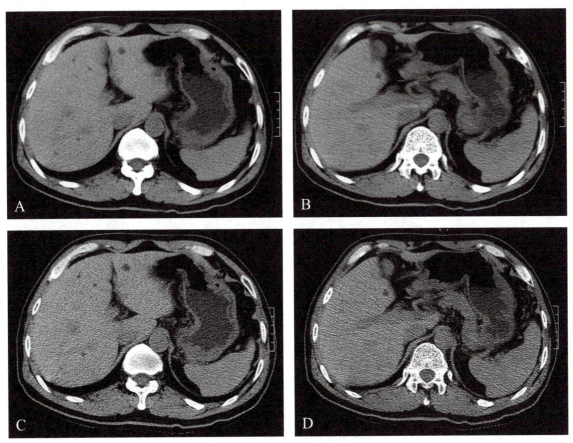

图 4-2-9　空间分辨力

A、B 采用 5mm、标准算法;C、D 采用 2.5mm、骨算法。

2. 密度分辨力 密度分辨力(density resolution)也称低对比度分辨力,为物体与均质环境的 X 射线衰减系数差别的相对值小于 1%(△CT＜10Hu)时,CT 图像能分辨该物体的能力,即能分辨最低密度差别的能力。通常用能分辨的最小差异的百分数来表示,可观察对比度低的组织器官结构是 CT 的优势,典型的 CT 密度分辨力为 0.1%~1%。

CT 图像的密度分辨力越高,对软组织的分辨能力越强,与软组织密度相差较小的病灶就更容易被检出。密度分辨力受 X 射线剂量、探测器灵敏度、采集层厚、像素噪声、系统的 MTF(调制传递函数)、重建算法等影响;X 射线剂量增大时,噪声减小,密度分辨力提高。空间分辨力和密度分辨力互相制约,密切相关。大矩阵、薄的层厚时,像素数目增多,像素面积减小,空间分辨力提高,但每个体素所获得的 X 射线光子数却按比例减少,噪声增大,密度分辨力随之下降。若需保持原来的密度分辨力,就要增加 X 射线的剂量(图 4-2-10)。

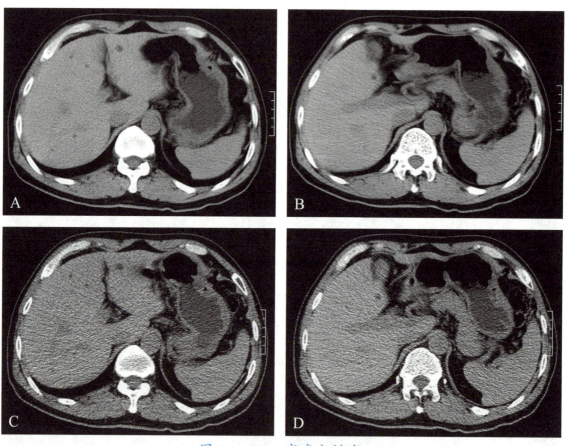

图 4-2-10 密度分辨力
A、B 采用 380mA、5mm 扫描;C、D 采用 160mA、2.5mm 扫描。

3. 时间分辨力 时间分辨力(temporal resolution)是指 CT 成像系统对运动部位成像的瞬间显示能力。它是 CT 扫描可以反映机体活动的最短时间间隔,是反映 CT 扫描速度快慢的指标。

时间分辨力主要与机架旋转速度有关。实际应用中,以机架扫描一周的最快速度(机架旋转一周的最短时间,即获取图像重建所需要扫描数据的采样时间)来表示。时间分辨力越高,对动态组织器官的成像显示能力越强,影像越清晰。高档CT机的X射线管每周旋转速度最高可以缩短至0.25s,时间分辨力达到数十毫秒,为CT血管造影提供了扫描速度保证,使得CT检查越来越成为脑血管造影和冠状动脉造影的首选手段。

(三) 噪声

噪声与图像的质量成反比,因此要了解噪声产生的机制,尽量加以抑制。影响噪声的主要因素有:

(1) X射线剂量大小:剂量增加4倍,噪声约减少50%。

(2) 扫描层厚:层厚增大,噪声减少;层厚减薄,噪声提高。

(3) 重建算法:高分辨力算法在提高空间分辨力的同时,噪声随之增加。

(4) 物体中的射线衰减性能:被照体密度越大,噪声相对提高。

(5) 探测器的转换效率:探测器的灵敏度越高,噪声相对减少。

(四) 伪影

伪影可降低图像质量,甚至影响病变的分析诊断。因而应正确认识伪影,分析产生伪影的原因,做好扫描前的准备工作,及时去除造成伪影的因素,尽量避免或减少伪影的出现。为了保证诊断的正确性,对伪影较多的图像,应去除产生伪影的原因后重新扫描,切忌在伪影较多的图像上作出诊断。详见前述有关内容。

(五) 窗口技术

要获得较清晰且能达到诊断要求的CT图像,显示所要观察组织的结构,必须使用合适的窗宽和窗位,详见前述有关内容。

(六) 部分容积效应

1. 部分容积效应　在同一扫描层面内含有两种以上不同密度的组织相互重叠时,所测的CT值不能如实反映该单位体素内任何一种组织真实的CT值,而是这些组织的平均CT值,这种现象称为部分容积效应(partial volume effect)。显然,部分容积效应与CT扫描层厚有直接关系(图4-2-11)。扫描层厚越厚、体素越大,部分容积效应越明显。当一扫描层面内某组织的厚度小于层厚时,其测得的CT值不准确,如在高密度组织中的较小低密度病灶,其CT值偏高;反之,在低密度组织中的较小高密度病灶,其CT值偏低。

2. 周围间隙现象　在同一扫描体素内,与层面垂直的两种相邻且密度不同的组织,其界面处的CT值不能准确测得,因而在CT图像上其交界处的影像不能清楚分辨,这种现象称为周围间隙现象(peripheral space phenomenon)。这是扫描X射线束在两种组织的邻接处其测量值相互重叠造成的物理现象,实际上也是一种容积效应。严格地讲,部分容积效应和周围间隙现象属于伪影的范畴。密度高者边缘CT值偏小,密度低者边缘CT值偏大,两者交界部影像不清晰、锐利。

部分容积效应降低了小病灶的检出率,也影响了组织结构边界的清晰显示,降低了图像质量。体素越大,部分容积效应越明显;可通过增大矩阵、薄层扫描减少部分容积效应的产生,提升图像质量。

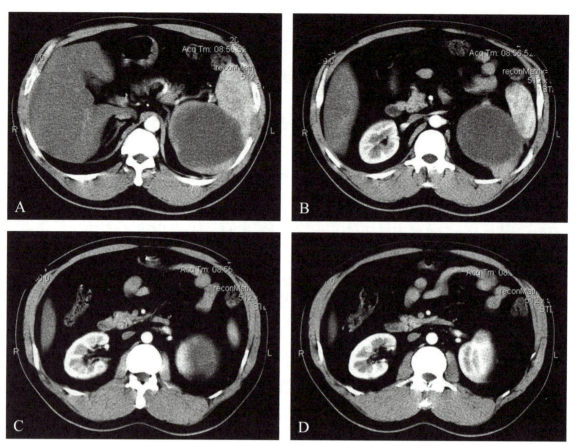

图 4-2-11　部分容积效应

A、B、C、D 均采用 380mA、5mm 扫描。

三、CT 检查的临床应用

（一）CT 的应用范围

CT 图像由于密度分辨力高、组织结构相对无重叠，有利于病变的定位、定性诊断，在临床上应用十分广泛。可用于全身各脏器的检查，对疾病的诊断、治疗方案的确定、疗效观察和预后评价等具有重要的参考价值。CT 的适应证及禁忌证如下：

1. 适应证

（1）颅脑：CT 对颅内肿瘤、脑出血、脑梗死、颅脑外伤、脑先天性畸形、脑萎缩、脑积水、脱髓鞘疾病、颅内感染及寄生虫病等具有较大的诊断价值。多层螺旋 CT 容积扫描后进行三维重组，可以清晰、逼真地显示颅骨形态，对颅骨缺损、颅骨外伤、鼻骨外伤的诊断及整体形态的观察有很大价值。脑血管检查利用三维重组技术可以获得精细、清晰的血管三维图像，对于脑血管畸形、脑动脉瘤等有较大诊断价值。

（2）头颈部：对眼眶和眼球良恶性肿瘤，眼肌病变，乳突及内耳病变，鼻窦及鼻腔的炎症、息肉及肿瘤，鼻咽部肿瘤尤其是鼻咽癌，喉部肿瘤，甲状腺肿瘤以及颈部肿块等均有较好的显示能力；多平面重组、容积再现技术等后处理技术可以任意角度、全方位地反映病变密度、形态、大小、位置及相邻组织器官的改变,对外伤、肿瘤等病变的显示可靠、清晰、逼真,可以更有效地指导手术。颈部 CTA 检查可以清晰观察颈部血管的形态,对狭窄、动脉瘤及血管畸形的诊断准确性高;并且可以观察血管和颈部骨性结构的关系,如钩椎关节和椎动脉的关系,对判断此类型的颈椎病很有帮助,也是颈部 CTA 比磁共振血管成像(magnetic resonance angiography,MRA)更具优势的一方面。

(3) 胸部:CT 对肺肿瘤性病变尤其是肺癌、炎性病变、间质性病变、肺结核、胸膜病变、胸部外伤等均可较好地显示。对支气管扩张诊断清晰准确。对支气管肺癌,可以进行早期诊断,显示病灶内部结构,观察肺门和纵隔淋巴结转移;对纵隔肿瘤的准确定位具有不可取代的价值。可显示心包病变,主动脉瘤,大血管壁和心瓣膜的钙化。胸部外伤患者容积扫描后进行三维重组得到的三维图像,对肋骨骨折的诊断及整体形态的观察很有帮助。CT 可以显示<1mm 的心脏钙化灶,还可做定量分析,冠状动脉钙化的检查对预测有无心脏病,以及对冠心病患者的病情估计、长期药物治疗和流行病学调查都有较大的帮助。CT 对心血管可作全面血流动力学及功能的评定,在先天性心脏病的诊断上具有重要价值。冠状动脉 CT 血管造影可以清晰地显示冠状动脉的走行、狭窄,对临床评价冠心病和进行冠状动脉介入治疗的筛查有重要价值。

(4) 腹部和盆腔:对于肝、胆、胰、脾、肾、肾上腺、输尿管、前列腺、膀胱、睾丸、子宫及附件,腹腔及腹膜后病变的诊断,具有一定优势。对于明确占位性病变的部位、大小以及与邻近组织结构的关系、淋巴结有无转移等亦有重要的作用。对于炎症性和外伤性病变能较好显示。对于胃肠道病变,CT 能较好地显示肠套叠等,亦可较好地显示肿瘤向胃肠腔外侵犯的情况,以及向邻近和远处转移的情况。但目前显示胃肠道腔内病变仍以胃肠道钡剂造影检查为首选,并且由于 CT 对软组织的分辨力不如 MRI,所以对于腹部占位性病变,一般需要结合增强检查来判断其性质。

(5) 脊柱和骨关节:对椎管狭窄,椎间盘膨出、突出,脊椎小关节退变等脊柱退行性病变,脊柱外伤,脊柱结核,脊椎肿瘤等具有较大的诊断价值。尤其是三维重建图像对于整体形态的观察很有帮助,如外伤、脊柱畸形等。对骨科医生的手术指导有很大价值。对脊髓及半月板的显示不如 MRI 敏感。对骨肿瘤病变,CT 可显示骨肿瘤的内部结构和肿瘤对软组织的侵犯范围,补充 X 射线平片的不足。

2. 禁忌证　CT 检查没有绝对禁忌证。但是有些情况不宜做 CT 检查,如妊娠妇女、婴幼儿及病情极其危重随时有生命危险的患者等。另外,急性出血病变、对比剂过敏者不宜进行增强或 CT 造影检查。CT 检查时应注意防护生殖腺、甲状腺和眼部。

(二) 检查前的准备

为了使 CT 检查取得较好的效果,扫描前的准备工作必不可少。检查前的主要准备有:

1. CT 检查申请

(1) 预约登记。

(2) 交代准备工作:向患者及其家属交代扫描前准备工作相当重要。准备工作做得是否充分,关系到 CT 检查的效果和扫描图像的质量。准备工作包括两方面:①患者的多种检查结果准备,如 X 射线检查、之前的 CT 检查、超声检查、核医学检查及化验等检查结果,检查时应带来,便于扫描和诊断时参考;②患者的准备:根据扫描部位及扫描方式,向患者提出和强调所需的准备工作。

2. 扫描前患者的准备

(1) 防尘:做 CT 检查的患者和陪伴家属应更衣、换鞋,防止灰尘带入机房。

(2) 做好解释工作:对患者做好扫描说明解释工作,以取得患者的配合。

(3) 除去金属物品:认真检查并去除扫描范围内患者穿戴及携带的金属物品,如钥匙、手机、发卡、耳环、项链、金属拉链、义齿、带金属扣的皮带、硬币、带金属的纽扣等,以防止产生伪影。

(4) 检查部位的固定:根据不同检查部位的需要,确保检查部位的固定,是避免漏扫、减少运动伪影及提高扫描层面准确性的有效措施。另外,胸部、腹部检查前应做好呼吸训练,使患者能根据语音提示配合平静呼吸或吸气、屏气;腹部检查前可口服或肌内注射山莨菪碱注射液 20mg 以减少胃肠道蠕动;喉部扫描时嘱患者不要做吞咽动作;眼部扫描时嘱患者两眼球向前凝视或闭眼不动;对躁动不安、不合作的患者或儿童可口服催眠药 10% 水合氯醛 0.5ml/kg(不超过 10ml)以制动。

(5) 腹部清洁准备:接受腹部和盆腔 CT 检查的患者应预先进行胃肠道准备。患者前一周不要服用含金属的药物,不要做胃肠造影,扫描前 2 日不要服用泻药,少吃水果和蔬菜,扫描前 4h 禁饮食。扫描前口服对比剂或水使胃肠道充盈。盆腔检查前晚口服甘露醇等泻药清洁肠道,若行清洁灌肠更佳。扫描前 2h 口服对比剂,使肠道充盈。扫描前夕再行对比剂保留灌肠。同一患者口服与灌肠的对比剂类型最好一致。

(6) 增强扫描及造影检查准备:行增强扫描及血管造影检查的患者,扫描前 4h 禁食、禁水,以防止过敏反应时发生呕吐或呛咳将胃内容物误吸入肺。CT 检查室内应备好氧气、吸痰器、抢救药品等,以备不测。其他详见护理准备。

(7) 注意监护:危重患者需临床相关科室的医生陪同检查,对病情的变化进行实时监护和处理。

3. 技师准备

(1) 阅读并核对检查申请单:认真核对患者检查申请单的基本资料,主要包括患者姓名、性别、年龄和 CT 检查号等一般情况,确认检查患者无误。

(2) 明确检查部位及目的:阅读现病史、主要症状体征、既往史,实验室和其他影像学检查结果和资料,临床诊断、检查部位和目的等。如发现填写不清楚或检查目的与病史不符时,应及时与临床医生联系确认后再行检查。

(3) 向患者说明检查过程:根据临床要求的检查部位和目的制订扫描计划,向患者解释检查过程,以及患者可能会出现的感受,取得患者合作,并告知患者出现异常情况时如何与操作人员联系。

(4) 采取适当防护措施:摆位时要对非检查部位的重要器官进行辐射防护,特别是对 X 射线敏感的重要器官,如甲状腺和性腺用专用防护用品遮盖,尤其应注意对儿童和女性患者性腺区的保护,减少不必要的辐射。对因病情需要留在扫描室陪同的家属必须给予防护。

4. 护理准备 对准备增强扫描及造影检查的患者,检查前应询问患者有无碘过敏史,了解患者肾功能情况,明确有无增强扫描的禁忌证,并预先做碘过敏试验。

无增强扫描禁忌证且碘过敏试验阴性者,应请患者签署增强扫描知情同意书。增强扫描前给患者充分水化,一般患者可采用口服水化,方法为注射对比剂前 4~6h 开始,持续到使用对比剂后 24h 口服水或生理盐水,用量 100ml/h。高危患者可以采用静脉水化,方法为:在对比剂注射前 6~12h,按 1~1.5ml/(kg·h) 静脉补充生理盐水,或按 3ml/(kg·h) 静脉补充 5% 葡萄糖加 154mmol/L 碳酸氢钠溶液,不少于 100ml/h,持续 24h。检查前建立好注射对比剂的静脉通道。

密切观察患者,准备抢救药物,随时准备协助医生做好碘过敏反应的救治工作。

四、CT 检查注意事项

1. 患者的防护 CT 机及机房本身结构需达到防护标准,以减少被检者、工作人员和与 CT 机房相邻地区人员的 X 射线辐射剂量。检查时应根据患者情况正确、合理地设置参数,避免不必要的曝光。对患者的非被检部位及必须留在扫描室内的陪同人员应采取防护措施。对育龄妇女及婴幼儿更应严格掌握适应证,非特殊必要,孕妇禁忌 CT 检查。

2. 心理辅导 对患者做好耐心、细致的解释工作,以消除其思想顾虑、紧张和恐惧情绪。

3. 增强扫描时碘过敏反应及急救 增强扫描使用的碘对比剂量较大,注射速度快,有引起不良反应甚至过敏反应的可能,CT 检查室应常备必需的急救药品、器械,以备抢救之用。注意药品的有效期,定时添补更新。过敏体质的患者更应谨慎,检查过程中要严密观察,一旦出现不良反应应及时处理、抢救,否则可能危及生命。为避免迟发型过敏反应的发生,检查后应让患者留 CT 检查室观察 15~30min 后再离开,观察期间应保留静脉通路。

4. 危重患者的处理 搬动有生命危险或病情危重患者时,临床应先控制病情,可待病情较为稳定后再作 CT 检查。对重症患者的搬动及检查应迅速、轻柔,检查以满足诊断需要为标准,不宜苛求图像标准而延误抢救时间。

(张春雨)

第三节 CT机的基本操作

一、开 机 程 序

CT机内有大量精密的元器件,应严格按照设备操作规程开关机。CT扫描机开机程序如下:

1. 开机 开机系指通过闭合各种闸刀、开关或按键,将供电电流馈送给主机和计算机系统。首先给CT扫描机接通电源,之后打开外围设备的电源,最后打开CT扫描机的主机电源,CT机便按照内设程序进行自检。在自检过程中,禁止按动键盘上任何按键及移动鼠标。待自检完成,显示器屏幕上显示人机对话时,方可根据对话窗的提示进行下一步操作。

2. X射线管预热 为了保护X射线管,每日开机后首先应预热X射线管,即用空气扫描方式由低管电压到高管电压曝光数次来对X射线管进行加热。此时,CT扫描视野内应没有任何物品,并由CT扫描机内的软件控制扫描条件和曝光次数。刚开机时,X射线管温度较低,视为冷X射线管,通过管电压由低逐渐升高的曝光训练,使得X射线管温度逐步升高,适应工作状态,从而防止了突发的冷高压对X射线管的损坏或对灯丝的拉断。在开机运行期间,若3h内没有进行患者扫描,此时对X射线管而言仍视为冷X射线管,则应重新进行X射线管预热。

3. 空气校准 在CT扫描采集信息过程中,只有获得准确的数据,才能获得正确的计算结果。由于探测器是执行信息采集的主体,在大多数情况下探测器之间存在参数和余晖时间的差异,再由于X射线管输出X射线量的变化,CT扫描机在执行下一次扫描时,各通道输出的X射线量也不相同;每一个通道的基准值可能是零、正或是负,这种现象称为探测器的零点漂移。由于零点漂移引起探测器读到的空气的CT值不是-1 000Hu而造成扫描图像失真。为了消除零点漂移现象对CT扫描图像质量的影响,在重建图像前应对其进行校正。首先是修正零点漂移,即空气减除。为了修正原始数据零点漂移所带来的误差,要进行空气校准。采用空气扫描方式,获得探测器各通道的零点漂移值,从而保证采样数据的准确性。

4. 清磁盘 磁盘是图像存储的区域。磁盘的存储容量是有限度的,为了确保扫描工作不受影响,在每日对患者扫描前,首先应查询一下磁盘,了解磁盘存储的剩余空间是否够用,应根据当日工作量大小考虑。若不够用,应将处理完毕的图像数据进行删除。

5. 扫描 根据临床医生所开具申请单的项目和扫描技术要求,技师应有步骤地对患者进行扫描。

6. 关机和切断电源　在每日工作完成以后,按照 CT 机关机程序进行关机。关机程序为: 首先关闭 CT 扫描机主机,之后关闭外围设备,最后切断 CT 扫描机的电源。

二、CT 检查步骤

(一)患者的接待与登记

仔细审查 CT 检查申请单是否填写完整,检查部位是否明确和符合要求,并根据病情的轻重缓急和本部门的工作流程合理安排患者的检查时间。在已建立放射科信息系统(radiology information system,RIS)和影像存储与传输系统(PACS)的医院,递交无纸质的电子申请单或通过扫描仪将纸质申请单扫描成电子申请单。如检查需要预先做准备工作的,给患者发放检查须知单并做好解释和说明工作。

(二)输入患者资料

应在操作台上通过键盘或触摸屏输入患者资料(通常有显示器屏幕提示);有 RIS 和PACS 的医院,输入患者资料可由工作列表完成。输入的患者一般资料与扫描相关信息包括:

1. 患者的姓名、性别、年龄、检查部位、CT 号等。

2. 选择扫描方向,即头先进还是足先进。

3. 患者的位置是仰卧、俯卧,还是左侧卧、右侧卧。

4. 应按照机器的操作指令逐项输入。如果是增强扫描,要注明"C+",其他特殊扫描方式,必要时也注明(图 4-3-1)。

(三)患者体位的摆放及呼吸训练

1. 摆体位是将患者合理安置在扫描床上的过程,利用床旁操作台和 / 或扫描架上的诸操作键,把扫描床升高到扫描高度,并将患者送入扫描视野内的预定位置(图 4-3-2)。

2. 患者体位的处置根据检查要求确定是仰卧还是俯卧,头先进还是足先进;根据检查的需要采用适当的辅助装置,固定检查部位。

3. 按不同检查部位调整检查床至合适位置,开启定位指示灯,移动检查床将患者送入扫描孔(扫描视野)内的预定位置,使扫描机架上的指示灯定位线定位于扫描范围的上方,最后熄灭定位指示灯。

4. 对于胸、腹部检查患者,要做好呼吸训练,以避免呼吸运动伪影的产生。

(四)选择扫描序列与扫描参数

一般机器提前预设好了扫描序列(默认序列),根据申请单上的检查目的及扫描部位选取合适的默认序列后点击进入,并核对扫描序列是否与患者体位、检查目的相符合,若不符合则进行修改。按照默认序列扫描检查的速度较快,但提倡针对不同患者调整扫描序列、扫描参数,提高个性化扫描的价值。

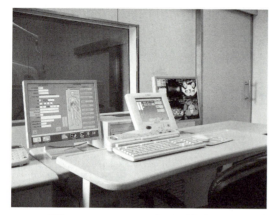

图 4-3-1　CT 机操作台面

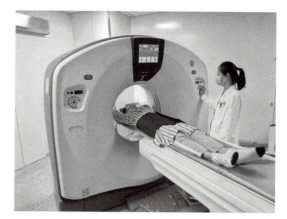

图 4-3-2　患者体位的摆放

（五）扫描

1. 确定扫描计划　定位就是确定扫描的范围,通常先进行定位像扫描,即 X 射线管与探测器位置不变,曝光过程中,检查床载患者匀速移动,扫描图像类似高千伏摄影平片,一般扫描正位或侧位图像(图 4-3-3)。在该定位像上确定扫描计划,制订扫描范围、层厚、层距等(图 4-3-4)。定位较明确的部位(如颅脑),也可利用定位指示灯直接从患者的体表上定出扫描的起始位置,该方法节省时间,减少患者接受的辐射剂量,缺点是定位不如通过定位像定位准确。

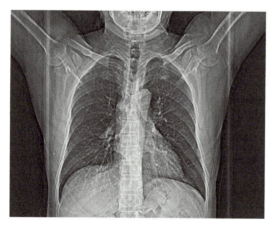

图 4-3-3　胸部扫描定位像

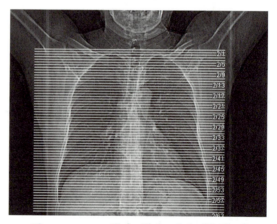

图 4-3-4　胸部横断面扫描计划

2. 进行具体扫描　是 CT 检查的主要步骤。CT 机一般均有横断面扫描(轴扫)、螺旋扫描(单层或多层螺旋扫描)和其他的一些特殊扫描功能。根据不同的机器,扫描过程可分为手动扫描和自动扫描。具体扫描过程为:选择扫描程序,根据患者具体情况设计扫描条件,按下曝光按钮。在整个扫描过程中,要密切观察每次扫描的图像,必要时调整扫描的范围或作补充扫描,如肺内发现小病灶,最好加扫小病灶部位的高分辨力 CT。大范围扫描时,扫描床及患者在扫描过程中移动的距离较大,所以在患者移动时应时刻观察患者情况,避免落床或肢体被扫描架阻挡。尤其对于有体内插管或带有监护设施的患者,防止移动过程中插管或监护设备脱落。

(六) 送患者

患者检查完毕,告知患者或其家属领取照片和诊断报告的时间、地点;并将检查申请单归还到登记室,由登记室登记,之后将检查申请单、填写好的片袋和患者照片一起交医生写诊断报告。已建立 RIS 和 PACS 的医院由 RIS 完成。已写出诊断报告的 CT 照片由登记室负责归档或交由患者自己保管。已建立 RIS 和 PACS 的医院,图像存储工作由 PACS 完成。安装 CT 照片和报告自助打印机的医院,患者或家属可自助打印 CT 照片和报告,RIS 系统对打印状态进行自动记录。

使用碘对比剂增强扫描的患者,检查后应留观 15~30min,确认无过敏反应发生后方可离开。若情况允许,嘱患者 24h 内多饮水,以降低对比剂的肾毒性。

(七) 图像处理与照片打印

1. 图像处理　根据需要对图像进行处理,一般扫描完毕的 CT 图像都暂存于 CT 机的硬盘上,如需永久存储,可选择磁带、光盘等存储介质,此过程可在操作台或工作站进行。对于有 PACS 的医院,应及时上传图像。

2. 照片打印　根据不同的机器情况,可自动打印或手工打印。自动打印是指在 CT 机上可预先设置,扫描完毕 CT 机会自动根据设置依次将所有扫描的图像经激光打印机打印完成。手工打印是扫描完成后,由人工手动经激光打印机打印。

以上 7 个步骤有机地连接起来,完成一次 CT 扫描。在整个 CT 扫描过程中,操作者指挥计算机(通过指令输入)将 7 个步骤衔接起来进行工作。而在具体执行每一步骤的细节过程中,操作者又受计算机的支配,通过文字显示器上"人机对话"的形式,在计算机的提示和引导下具体实施每一个步骤的工作。总之,人机有机结合是完成患者 CT 扫描的基本要求和保证。

(张春雨)

第四节　CT 扫描技术

这里所说的 CT 扫描技术是根据所得图像的特点命名的扫描方式。也就是为得到不同的图像,把各种参数进行组合所得的扫描方式。其主要种类有:

一、平　扫

CT 平扫是指不用对比剂增强或造影的扫描,又称非增强扫描。其主要类型有:

(一) 普通扫描

普通扫描是 CT 扫描最基本的扫描技术,也是最常用的扫描技术。普通扫描常规采用横断层面扫描,亦可采用冠状层面扫描。通常管电压 120~140kV,管电流 70~260mA,转速 0.4~1s,螺距 1~1.5,矩阵 512×512,层厚 5~10mm,层距 5~10mm,连续扫描。标准算法、软组织算法均可,对 CT 机没有特殊要求,在普通 CT 机和螺旋 CT 机上均可实施(图 4-4-1)。CT 检查一般先做普通扫描,必要时再选用其他扫描方法。

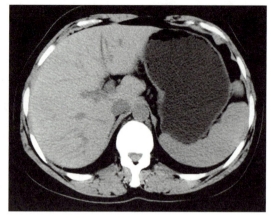
图 4-4-1　CT 平扫

(二) 容积扫描

螺旋 CT 应用后便提出容积扫描的概念,通常所说的容积扫描是指螺旋 CT 扫描后得到容积数据,由于采用滑环技术,X 射线管和探测器可以不间断 360° 旋转,连续产生 X 射线,并进行连续的数据采集;同时,检查床沿 Z 轴方向匀速移动,因此所得数据无遗漏,便于小病灶的检出。容积扫描可进行任意层面、任意间隔重建图像,可变换算法重建图像及一系列图像后处理。严格意义上讲,普通 CT 轴扫方式也可以实现容积扫描,只要层厚和层距相同,所得数据没有遗漏就是容积数据,但其容易出现漏扫或重复扫描,因此一般不用轴扫方式进行容积数据采集。

(三) 重叠扫描

重叠扫描(overlap scan)是指层距小于层厚,相邻的扫描层面部分重叠的扫描方法。其优点是减少部分容积效应,易于检出小于层厚的小病变。另外重叠重建可以提高 Z 轴的分辨力,在扫描层厚固定的情况下提高三维重组图像质量。其缺点是扫描层面增多,患者吸收剂量加大。一般用于感兴趣区的局部扫描,以提高小病灶的检出率,不能作为常规的 CT 检查方法。

(四) 薄层扫描

薄层扫描(thin slice scan)是指层厚小于 5mm 的扫描方法,目前最薄的层厚可达 0.3mm。在普通 CT 机和螺旋 CT 机上均可实施,平扫和增强扫描均可。其主要优点是减少部分容积效应,真实反映组织密度,提高图像的空间分辨力;缺点是信噪比降低,密度分辨力减低。主要用途有:①较小组织器官如鞍区、颞骨乳突、眼眶、椎间盘、肾上腺等,常规用薄层平扫;②检出较小病灶,如肝、肾等的小病灶,肺内小结节,胆系和泌尿系的梗阻部位等,一般是在普通扫描的基础上加做薄层扫描;③一些较大的病变,为了观察病变的内部细节,局部可加做薄层扫描;④拟进行图像后处理,最好用薄层螺旋扫描,扫描层面越薄,重组图像的质量越高。

(五) 靶扫描

靶扫描(target scan)本质上是仅对被扫描层面内某一局部感兴趣区进行图像重建,因此,更确切地说是靶重建。其所获局部感兴趣区的图像与普通显示野图像的重建矩阵规模相同,使局部感兴趣区单位面积内像素数目增加,提高了空间分辨力。它与普通扫描后局部 CT 图像单纯放大不同,后者仅是局部图像像素的放大,图像的空间分辨力不能提高。靶扫描层厚、层距常用 1~5mm。对 CT 机没有特殊要求,扫描条件与普通扫描相同。

主要用于小器官和小病灶的显示,常用于内耳、鞍区、脊柱、肾上腺、前列腺和胰头区的检查(图4-4-2)。

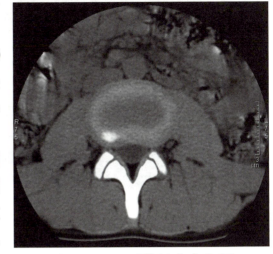

图4-4-2　腰椎间盘靶扫描

(六)高分辨力扫描

高分辨力CT(high resolution CT,HRCT)的扫描方式为高分辨力扫描。高分辨力扫描是通过薄层扫描,大矩阵、骨算法重建图像,获得具有良好的空间分辨力的CT图像的扫描方法。

HRCT的基本要求:①CT机的固有空间分辨力<0.5mm;②层厚为0.5~1.5mm;③图像重建使用高空间分辨力算法,如骨算法重建;④应用512×512矩阵;⑤扫描用高管电压和高管电流,即管电压120~140kV,管电流170~220mA;⑥层距可视扫描范围大小决定,可无间距或有间距扫描。

HRCT图像的特点:①空间分辨力高,主要用于小病灶、小器官和病变细微结构的检查,如肺部HRCT能清晰显示以次级肺小叶为基本单位的肺内细微结构,有助于诊断和鉴别诊断支气管扩张,肺内孤立或播散小病灶、间质性病变等,也可用于检查内耳、颞骨乳突、肾上腺等小器官。②边缘锐利。③噪声较大,其原因是扫描层厚小,所以若要求图像质量高,需使用高的曝光条件。

(七)电影扫描

电影扫描(film scan)是指对同一部位进行多时间点采集,所获得图像能够重建出这个时间段的动态变化图像,类似于电影播放,也叫4D扫描。主要用于CT灌注检查,要求采集时间点不宜过少,否则达不到播放连续的效果。现在一般对同一部位采用间断曝光,间隔时间比较短(一般小于3s),同时采集图像数据,重建出曝光时间点的图像。曝光方式可采用轴扫或螺旋扫描,扫描范围不限于探测器的宽度,可采用动床的方式来扩大扫描范围,用窄的探测器实现较宽的灌注范围。

(八)定量扫描

定量CT(quantitative computed tomography,QCT)是指利用CT检查来测定某一感兴趣区内特殊组织的某一种化学成分含量的扫描方法。依据X射线能级分为单能定量CT和多能定量CT两类。现在多用于测定骨矿物质含量,监测骨质疏松或其他代谢性骨病被检者的骨密度。扫描时在被检者$L_{1~4}$椎体下面放置标准密度校正体模(图4-4-3),体模内含数个已知不同密度的溶液或固体参照物。扫描后测量各感兴趣区的CT值,通过专用软件,参照密度校正并计算出骨密度值。单位是以每立方厘米内所含羟磷灰石的当量浓度来表示。常用于测量的感兴趣区有椎体松质骨前部的椭圆形感兴趣区、去除椎体皮质骨的感兴趣区、皮质骨和松质骨的综合感兴趣区。

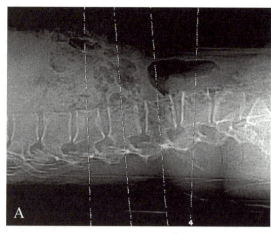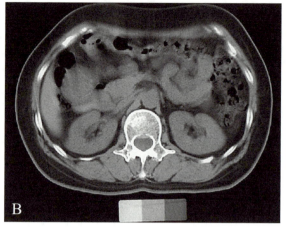

图 4-4-3 骨密度定量 CT 扫描图
A. 扫描定位图;B. 扫描所得图像。

冠状动脉钙化积分(coronary artery calcium score,CaS)是利用 CT 检查对冠状动脉的钙化灶进行定量测定,也属于定量 CT 的检查范畴。

(九) 低剂量扫描

低剂量扫描(low dose radiation scan)指在保证诊断要求的前提下,通过管电流的调节、降噪软件的选用、CT 系统的硬件设计等机制,降低 X 射线辐射剂量的一种 CT 扫描技术。

辐射剂量和图像质量相互联系,彼此制约,两者必须达到和谐统一。应当避免为了追求低噪声高清晰图像而使用过高的辐射剂量。允许图像中存在一定的噪声,又达到诊断要求,对影像工作者是一种观念的改变,也是一个新的挑战。确定诊断可以接受的最高噪声水平和最低 X 射线剂量水平,必须对所有的扫描参数进行优化以实现这种平衡,这就是低剂量扫描的实质。低辐射剂量 CT 扫描技术的临床应用,就是改变传统的扫描模式,针对不同患者的实际情况,制订不同的 CT 扫描方案,实现个性化 CT 扫描。随着多层螺旋 CT 技术的不断发展,低剂量扫描在成人胸部健康体检、肺癌普查、肺小结节病变随访、眼眶、鼻窦及儿童颅脑中的应用越来越受到重视并发挥着重要作用。

二、增 强 扫 描

增强扫描(enhanced scan)是指静脉注射碘对比剂后的 CT 扫描。有多种扫描方法可供选择。增强扫描增加了组织与病变间密度的差别,更清楚地显示病变的大小、形态、范围及病变与周围组织间的关系,有助于发现平扫未显示或显示不清楚的病变;还可动态观察某些脏器或病变中对比剂的分布与排泄情况,根据其特点判断病变性质,可观察血管结构及血管性病变等。临床应用愈来愈普遍。

（一）对比剂

1. 对比剂的种类　用于血管造影和 CT 增强扫描的水溶性碘对比剂与 X 射线血管造影用对比剂基本相同,多为三碘苯环的衍生物,根据分子结构在溶液中以离子或分子形式存在分为两型,以离子形式存在的称为离子型对比剂,以分子形式存在的称为非离子型对比剂。

常用的非离子型对比剂有:碘海醇、碘普罗胺、碘佛醇、碘帕醇等。离子型的对比剂有泛影葡胺等。一般使用非离子型对比剂进行 CT 增强扫描。最常用的对比剂为碘普罗胺。

2. 对比剂的用量　对比剂的用量一般按体重计算,1~1.5ml/kg。根据不同的检查部位、扫描方法及患者的年龄、体质等,其用量、流率略有不同。如泌尿系统、颅脑增强一次用量 40~50ml,而肝、胆、胰等需 60~100ml。

3. 对比剂的注射方法　对比剂通常通过手背静脉或肘静脉注射。注射方法有两种:一种是经静脉团注法,此种方法应用广泛,以 2~4ml/s 流率注入对比剂 50~100ml,然后进行扫描,其血管增强效果明显,消失迅速。另一种是快速静脉滴注法,快速静脉滴注对比剂 180ml 左右,滴注约一半时开始扫描,此方法血管内对比剂浓度维持时间较长,但强化效果不如经静脉团注法,不利于时相的选择和微小病变的显示,多用于扫描速度慢的 CT 机。

CT 增强扫描通常使用高压注射器注入对比剂,便于准确、匀速地注入对比剂。高压注射器由注射头、控制台、机架和多向移动臂组成。将对比剂和生理盐水抽入注射头上的针筒内,注射参数可在控制台上进行选择。注射参数通常包括注射顺序、对比剂注射流率(ml/s)、注射总量(ml)等。心脏冠状动脉、头颈部血管等动脉造影检查时,通常对比剂注射后需要注射生理盐水 30~50ml,可以减少高浓度对比剂对上肢血管的刺激,还可将残留在注射管道中的对比剂冲入血管,并维持血管内的注射压力,以提高对比剂利用率来减少对比剂用量。

4. 对比剂的过敏样反应及急救措施　所有碘对比剂都可能发生不良反应,部分患者还可能发生过敏样反应,因为静脉内注射碘对比剂不良反应的表现通常与药物或其他变应原的过敏样反应相同,但在多数发生反应的患者中无法识别抗原 – 抗体反应,因此,这一类反应被归类为类过敏反应。严重者出现休克、呼吸循环停止等。一般须在检查室内配备抢救药品及器材,检查中一旦发生过敏样反应,需要立即采取措施,对症治疗(详见前面有关章节)。

（二）常规增强扫描

常规增强扫描是指静脉注射对比剂后进行普通扫描,在普通 CT 机、螺旋 CT 机上均可进行。一般采用静脉滴注法或经静脉团注法注入对比剂,注射流率 2~4ml/s,注射总量 50~100ml。全部对比剂注射完毕后,开始按预先设定的范围、层厚进行扫描。该法的特点是操作简单,增强效果较好,但不能观察强化过程的动态变化

（图 4-4-4）。

（三）动态增强扫描

动态增强扫描（dynamic enhanced scan）是指静脉注射对比剂后,在短时间内对感兴趣区进行快速连续扫描。对比剂采用经静脉团注法注入。其扫描方式有两种:

1. 进床式动态增强扫描　通常使用螺旋CT,对一组层面或整个脏器连续进行数次增强扫描。扫描采用螺旋扫描方式,可以进行大范围扫描。进床式动态扫描为现在最常用的CT增强检查方式。根据注射对比剂后扫描次数不同,一般分为双期和多期增强扫描（图 4-4-5）。

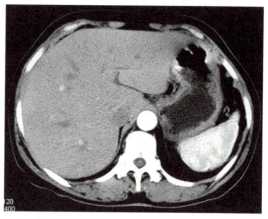

图 4-4-4　肝脏常规增强扫描

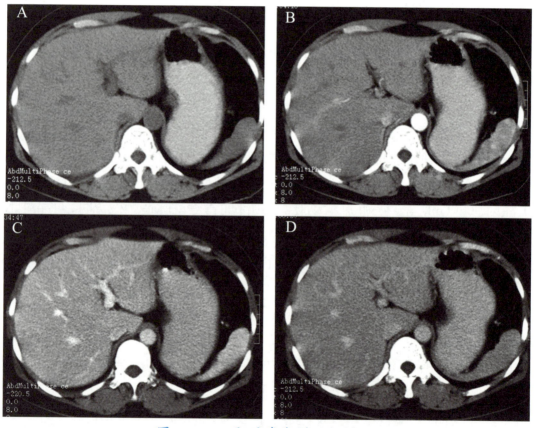

图 4-4-5　肝脏多期增强扫描图

A. 平扫;B. 动脉期,腹主动脉及肝动脉清楚显示,肝实质尚未明显强化;C. 门静脉期,门静脉清晰显示,肝实质明显强化;D. 平衡期,肝实质及门静脉仍见强化。

2. 同层动态增强扫描　是指在静脉注射对比剂的同时,对选定的层面行连续多次动态扫描,以获得该层面内每一体素的时间密度曲线,然后根据曲线并利用不同的数学模型计算出组织血流灌注的各项参数,并可通过色阶赋值形成灌注图像,以此来评价组织器官的灌注状态,辨别病变性质(图4-4-6)。对于1~2cm的小病灶,同层动态扫描的检出率较高。同层动态扫描能反映组织的血管化程度及血流灌注情况,提供常规CT增强扫描不能获得的血流动力学信息,反映的是生理功能的变化,属于功能成像范畴。

"两快一长"增强扫描是动态增强扫描的一种特殊形式。"两快"是指注射对比剂速度快和起始扫描的时间快,"一长"是指检查持续的时间要足够长,一般需数分钟,甚至更长。主要用于肝海绵状血管瘤、肝内胆管细胞型肝癌及肺内孤立性结节的诊断和鉴别诊断。先平扫选择病灶的最大层面或感兴趣层面,然后快速经静脉团注对比剂60~80ml时立即扫描,50~60s时在同一层再次扫描,同样在2min、3min、4min、5min、7min、8min、12min、15min各扫描一次,观察该层病变血供的动态变化特点,以利于定性。由于目前MSCT技术的时间分辨力提高,扫描速度加快,动态扫描已经逐渐被多期扫描代替。

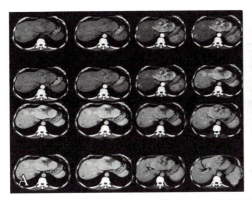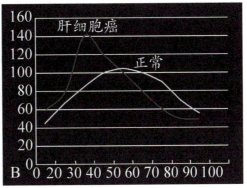

图4-4-6　肝脏动态增强扫描

A.肝细胞癌病灶同层动态扫描,呈现"快进快出"的增强特性;B.动态增强时间密度曲线,肝细胞癌呈速升速降曲线,峰值为25~40s,正常肝实质呈圆滑的曲线,峰值约为60s。

(四) 延迟增强扫描

延迟增强扫描(delayed enhanced scan)是在常规增强扫描后延迟一段时间再行感兴趣区扫描的方法。根据检查目的,可延迟7~15min或4~6h。此方法作为增强扫描的一种补充,观察组织与病变在不同时间的密度差异,主要用于肝脏小病灶的检出及肝癌和肝血管瘤之间的鉴别,还可利用对比剂的代谢观察肾盂、膀胱的病变。对比剂总量为150~180ml,对CT机无特殊要求。

三、CT血管造影检查

CT血管造影检查(CT angiography,CTA)是经周围静脉快速注入水溶性有机碘对比剂,在靶血管对比剂充盈的高峰期,用螺旋CT对其进行快速容积数据采集,获得的容积数据再经计算机后处理,利用最大密度投影(MIP)、表面阴影显示(SSD)和容积再现技术（VRT）等 3D 成像技术对血管图像数据进行重组而获得 3D 血管影像，为血管性疾病的诊断提供依据。CTA 实质也是一种增强扫描，主要不同点是仅在靶血管对比剂充盈的高峰期扫描，并采用了 3D 成像技术。CTA 是一种微创性血管造影术，可清楚显示较大血管的主干和分支的形态，清晰地显示血管与肿瘤的关系，从不同角度观察动脉瘤的形态、大小、位置、蒂部和血栓等情况，血管的 3D 重组图像立体结构清楚（图 4-4-7）。CTA 需用 MSCT，层厚 0.5~1.5mm，矩阵 512×512，重建间隔 0.5~1mm。无论使用 MIP、SSD、VRT 等何种后处理技术重组 CTA 图像，诊断时均应结合横断层面图像观察，才能使诊断更为准确。广义的 CTA 检查包括动脉 CTA 检查和静脉 CTA 检查，一般静脉 CTA 成像分为回流法静脉成像和首过法静脉成像。临床应用较多的是动脉 CTA 检查。

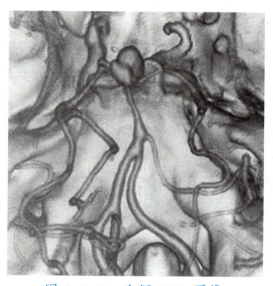

图 4-4-7　头颅 CTA 图像
VRT 重组清晰地显示动脉瘤起自大脑后动脉基底部。

　　CTA 具有操作方便、经济、有效、微创等优点，目前广泛应用于全身各大血管，如主动脉、肾动脉、颈动脉、冠状动脉、脑血管等的检查，尤其是冠状动脉病变筛选、斑块评价、支架与搭桥术后随访以及主动脉病变与肺动脉栓塞等病变的检查与诊断方面，越来越成为首选检查方法。CTA 的最大局限性在于部分容积效应，使相邻结构间发生密度值的传递及边缘模糊，其诊断准确率、空间和时间分辨力仍不如常规血管造影。随着 CT 扫描技术的不断提高和三维技术软件的不断更新，CTA 技术的应用将更加广泛和普及，在某些大血管病变的诊断而不需要介入治疗的情况下，CTA 有取代 DSA 的趋势。下面介绍一些常用部位的 CTA。

　　1. 头颈部动脉 CTA　常规方法是扫描范围从主动脉弓下缘至颅顶，先常规平扫，然后对比剂注射后 15~18s 开始连续螺旋扫描数据采集，或采用智能血管追踪技术，即在主动脉弓设置 CT 值阈值（100~150Hu），当静脉注入对比剂到达主动脉弓，其 CT 值达到阈值时，自动触发预定的增强扫描程序，直至完成整个扫描过程（图 4-4-7）。头颈部动脉

CTA还可用减影法,可得到与DSA相似的图像(图4-4-8)。

头颈部的主要血管有颈总动脉、颈内动脉、颈外动脉、椎动脉、基底动脉、大脑动脉环及大脑前、中、后动脉。CTA可清晰地显示头颈部各血管的形态、位置及与邻近组织的关系;可较好地判断颈总动脉、颈内动脉、颈外动脉和椎动脉狭窄的部位及程度;清晰地显示颈动脉体瘤与颈内、外动脉的关系;同时可清晰地显示大脑动脉环的结构,可发现小至2mm的动脉瘤,亦能显示已破裂的动脉瘤,并明确动脉瘤蒂、载瘤动脉、附壁血栓和钙化情况,了解脑底动脉环的类型,以及清楚地显示大脑各动脉分支有无狭窄或闭塞、有无异常血管团等。CTA检查速度快,创伤小,图像质量优良,为头颈血管疾病的介入治疗或手术治疗计划的制订提供可靠的依据。目前用于脑血管疾病的诊断基本可以替代DSA。

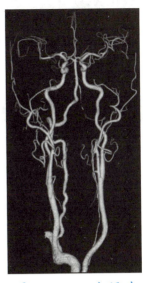

图4-4-8 头颈动脉CTA减影图像左侧椎动脉狭窄。

2. 肺动脉CTA 扫描范围从主动脉弓水平至膈上2cm,对比剂注射流率一般为2.5~4ml/s,注药后14~18s开始连续螺旋扫描数据采集,或采用智能血管追踪技术。MSCT可显示肺动脉主干及肺动脉的4~5级分支,可清晰地显示肺动脉形态和肺动脉栓塞。对于肺动静脉畸形,可确定病灶的位置、大小及供血动脉的数目和直径,有助于治疗方案的制订。MIP图像显示单发肺动静脉畸形较直观、清晰,但复杂的肺动静脉畸形由于血管的重叠,空间关系显示欠佳。VRT图像显示血管清晰、真实,可清晰地显示血管之间的空间关系(图4-4-9)。

3. 冠状动脉CTA 冠状动脉造影CTA是通过外周静脉注射对比剂后,借助心电门控装置短时间内对整个心脏进行扫描采集,然后应用图像后处理软件做2D和3D的图像重组,可以清楚地显示冠状动脉。心电门控技术目前可分为前瞻性心电门控和回顾性心电门控两种。前者是根据连续测定患者心电图R-R间期后预设一个期相曝光扫描,心脏容积数据的采集是用序列扫描的"步进曝光"技术,此方法可以减少X射线辐射剂量,但不能进行心脏功能的测定;后者是在连续曝光采集心脏容积数据的同时记录患者心电图,扫描完成后结合心电图进行回顾性重组,此方法同时可以进行心脏功能测定,但X射线辐射剂量较大。

冠状动脉扫描范围从气管隆嵴下至膈顶,对比剂注射流率一般为4~5ml/s,注药后20~25s开始数据采集或采用智能血管追踪技术启动扫描。冠状动脉CTA能清晰地显示冠状动脉主干及其主要分支,是微创性检查冠状动脉病变的理想方法(图4-4-10)。可显示冠状动脉发育异常,冠状动脉及其主要分支有无狭窄、闭塞,同时能分析狭窄和闭塞的原因是钙化斑块或非钙化性斑块,评价冠状动脉的血管通过情况,也能评价冠状动脉搭桥术后或支架术后血管通畅情况。MIP和VRT能显示冠状动脉树及其发育类型。

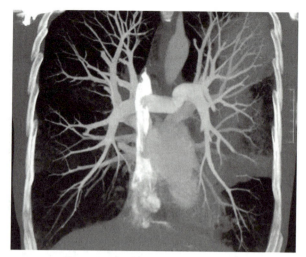

图 4-4-9　肺动脉 CTA 图像
清晰地显示正常肺动脉。

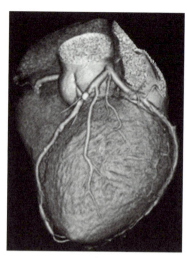

图 4-4-10　冠状动脉 CTA 图像清晰
地显示冠状动脉与心脏表面的关系。

4. 四肢动脉 CTA　扫描范围根据检查部位决定,对比剂注射流率一般为 3~4ml/s,注药后 25~30s 开始连续螺旋扫描采集数据或采用智能血管追踪技术启动扫描。四肢动脉 CTA 可较好地显示上下肢动脉,判断动脉的钙化、狭窄、迂曲、阻塞、侧支循环、动脉瘤等情况,以及了解四肢肿瘤的血供情况。MSCT 一次可获得腹部至足部完整的 CTA 图像(图 4-4-11),也可进行足和手的血管检查。

5. 胸、腹、盆动脉 CTA　扫描范围从主动脉弓上水平至盆底,对比剂注射流率一般为 3~4ml/s,注药后 20~25s 开始连续螺旋扫描采集数据或采用智能血管追踪技术启动扫描。可显示升主动脉、主动脉弓、胸主动脉、腹主动脉、髂总动脉和髂内外动脉、腹腔动脉、肠系膜上动脉、肾动脉等血管及其分支(图 4-4-12),清楚地显示血管的大体解剖形态,对血

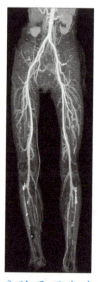

图 4-4-11　盆腔至下肢动脉 CTA 图像
小腿动脉远端部分闭塞。

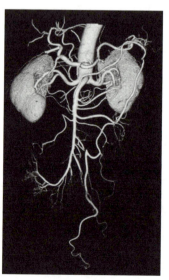

图 4-4-12　腹主动脉 CTA 图像
清楚显示肝、脾、肾及肠系膜上动
脉,其下段腹主动脉完全闭塞。

管畸形、狭窄、闭塞和动脉瘤可得到与 DSA 类似的图像,特别是对主动脉夹层的显示优于 DSA。腹主动脉 CTA 能够精确测量腹主动脉瘤的大小及其与肾动脉开口间的距离,有利于制订手术方案。由于 CTA 检查时间短,即使是急性破裂或接近破裂的不稳定动脉瘤和急性动脉夹层的患者也能检查。肾动脉 CTA 虽然不能显示肾动脉小分支和肾段动脉,但可显示肾动脉小分支和肾段动脉供血区的肾实质,明确有无肾梗死。CTA 用于诊断肾动脉狭窄,微创、简便,较 DSA 价廉,敏感性较高,应作为首选检查方法,但应注意如使用的窗宽过窄,会造成夸大肾动脉狭窄的假象。

四、能谱 CT 扫描

常规 CT 中,X 射线管产生的 X 射线具有连续的能量分布,而同一种物质在不同的 X 射线能量下,其 X 射线吸收系数是不同的,随着 X 射线能量的变化,其吸收的变化趋势和程度也是不同的,将其吸收系数连成一条曲线称为能谱曲线。能谱 CT 就是利用物质的这种吸收特性提供比常规 CT 更多的影像信息。在实际工作中不可能提供准确的单能量 X 射线,而是通过对被检体进行高、低能量两次扫描,然后经过运算,计算出该物质在不同能量 X 射线下的吸收系数,获得能谱曲线,用于评价物质性质,获得更多影像信息。能谱 CT 临床应用包括消除硬化伪影、提高小病灶检出率、提高肿瘤定位与定性准确率、结石分析、肌腱分析、去骨及实现模拟平扫等。

 知识拓展

非血管造影 CT

非血管造影 CT 是先对被检器官或结构进行非血管性造影,然后再做 CT 扫描的检查方法。常用的有 CT 脑池造影(CTC)、CT 脊髓造影(CTM)和窦道及瘘管造影等。随着 MRI 设备的普及,CTC 与 CTM 临床已很少应用。现在应用较多的是窦道及瘘管 CT 造影、口服对比剂或气体灌肠 CT 扫描。窦道及瘘管 CT 造影检查指经窦道及瘘管注射对比剂后进行 CT 扫描。腹部 CT 造影检查是口服对比剂后以充盈胃和十二指肠,借以区分胃、十二指肠和其他器官、淋巴结,还可用于胃肠道病变的显示。而盆腔 CT 造影检查时需憋尿并保留灌肠,以显示膀胱,区分肠道,有助于病变的发现等。气体灌肠 CT 造影检查主要用于 CT 虚拟结肠镜检查。

(张春雨)

第五节　图像后处理技术

CT 图像是由一系列像素组成的数字化图像,计算机数据采集后,尤其是螺旋 CT 的容积数据采集后,还可利用丰富的软件对其进行一系列图像后处理。其包括图像重建技术和图像重组技术。CT 图像后处理技术主要运用图像重组技术。

一、重 建 技 术

重建技术(reconstruction)是指使用原始数据,经计算机采用各种特定的重建算法处理得到横断面影像的一种技术。可将 CT 图像的原始数据,通过改变图像的矩阵、视野、层厚、重建间隔,进行图像再次重建处理。还可根据所选重建算法,改变算法,再次重建图像。比如内耳骨算法扫描后,还可改变为软组织算法再次重建图像,提高了组织间的密度分辨力,使图像更细致、柔和。也就是说,一次扫描通过不同的重建算法可以获得数套不同的 CT 图像,使用不同的窗值来观察,使得诊断信息更加丰富。

CT 机内一般都装有不同的图像重建算法软件,常用的有标准算法、软组织算法、骨算法和肺算法等。应根据检查部位的组织成分和密度差异,选择合适的重建算法,使图像达到最佳显示。图像重建算法选择不当会妨碍病变的显示。

二、重 组 技 术

重组技术(reformation)是指不涉及原始数据处理的一种图像处理方法,或者说使用重建后的数据实施进一步后处理的技术方法。目前一般所说的图像后处理指的就是重组技术。主要是指利用容积数据进行二维或三维的图像重组处理,此外,还包括图像数据的分割与融合等。目前,较为成熟和常用的后处理重组技术有:多平面重组(multiplanar reformation,MPR)、曲面重组(curved planar reformation,CPR)、多层面容积再现(multiplanar volume rendering,MPVR)、表面阴影显示(surface shaded display,SSD)、容积再现技术(volume rendering technique,VRT)、CT 仿真内镜(CT virtual endoscopy,CTVE)和血管探针技术(vessel probe,VP)等。

高质量的重组图像通常需在 MSCT 机进行薄层扫描之后,数据经过进一步的薄层重建,得到通常小于 1mm 层厚的薄层图像,在薄层图像的基础上处理而成。目前的 MSCT 提供的重组方法很多,如二维、三维图像重组等,它们的主要区别:二维多平面重组图像的 CT 值属性不变,即在多平面重组的图像上仍可采用 CT 值测量,而三维图像的 CT 值属性已改变,不能做 CT 值测量。其中 MPR 和 CPR 属于二维重组技术,其余均属于三维重组技术。

1. 多平面重组（MPR） MPR 是指把横断扫描所得的以像素为单位的二维图像,重组成以体素为单位的三维数据,再用冠状面、矢状面、横断面或任意角度的斜面去截取三维数据,得到重组的二维图像。MPR 实际上是属于三维图像处理,但显示方式仍为二维图像。它可以任何一个平面方向显示。要求连续扫描层面不少于 6 层,扫描层厚小于 5mm。螺旋扫描时的层厚和螺距对 MPR 图像质量有明显的影响,层厚越薄,层数越多,重组图像越清晰、平滑;层面较厚时,可造成阶梯状伪影;螺距过大,则影像不清晰。螺旋扫描后的 MPR,图像质量明显优于普通 CT。MPR 方法简单、快捷,适用于全身各部位,可较好地显示组织器官内复杂的解剖关系,有利于病变的准确定位,常作为横断面图像的重要补充而被广泛应用(图 4-5-1)。

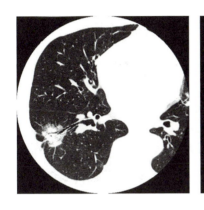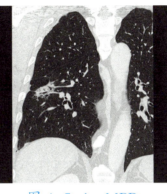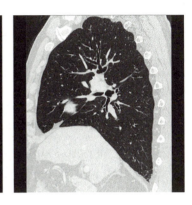

图 4-5-1 MPR

2. 曲面重组（CPR） CPR 是在容积数据的基础上,在横断层面图像上沿感兴趣器官或结构画一条曲线,计算制订曲面的所有像素的 CT 值,并以二维的图像形式显示出来的一种重组方法。CPR 可将走向弯曲的器官或结构(如扭曲重叠的血管、支气管)伸展拉直、展开,显示在同一平面上,较好地显示其全貌,实质是 MPR 的延伸和发展(MPR 的一种特殊形式)。但 CPR 对于所画曲线的准确与否依赖性很大,有时会造成人为的假象;另外,由于图像显示时存在变形,CPR 图像有时不能真实反映被显示器官的空间位置和关系。CPR 对于走行扭曲的血管(如冠状动脉)、输尿管、颌面骨、变形脊柱的显示有较高的价值(图 4-5-2)。

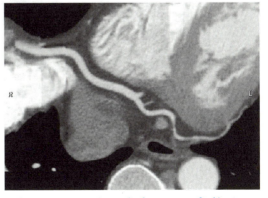

图 4-5-2 冠状动脉 CPR,完整显示前降支全长

3. 多层面容积再现（MPVR） MPVR 是将一组层面或称为一个厚片的容积资料,采用最大密度投影(maximum intensity projection,MIP)、最小密度投影(minimum intensity projection,MinIP)、平均密度投影(average intensity projection,AIP)进行运算,得到重组 2D 图像,这些 2D 图像可从不同角度(3D)观察和显示。

（1）最大密度投影：MIP 是通过计算机处理，从不同方向对被观察的容积数据进行数学线束透视投影，仅将每一线束所遇密度值高于所选阈值的体素或密度最高的体素投影在与线束垂直的平面上，并可从任意投影方向进行观察（图 4-5-3）。MIP 在临床上常用于显示与周围组织对比具有相对较高密度的组织结构，例如注射对比剂后显影的血管、明显强化的软组织肿块、骨骼、肺小结节等（图 4-5-4）。当组织结构的密度差异较小时，MIP 的效果不佳。缺点是由于最大密度投影法是叠加的投影，所以不能反映结构的纵深关系，骨骼和钙化等高密度结构可遮盖血管图像。

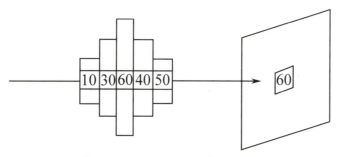

图 4-5-3　MIP 重建示意图

（2）最小密度投影：MinIP 与 MIP 正好相反，是仅将每一投影线束所遇密度值低于所选阈值的像素或密度最低的体素投影到与线束垂直的平面上。主要用于显示密度明显低的含气器官，如胃肠道、支气管等（图 4-5-5）。

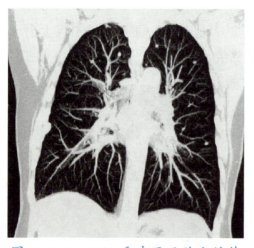

图 4-5-4　MIP 重建显示肺小结节

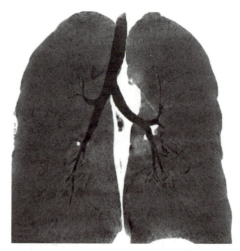

图 4-5-5　MinIP 支气管树图
清晰地显示支气管走向。

（3）平均密度投影：AIP 是将每一投影线束所遇全部体素密度值平均后投影到与线束垂直的平面上。此法因组织密度分辨力较低，临床上很少应用。

4. 容积再现技术（VRT）　是利用螺旋 CT 容积扫描的所有体素数据，根据每个体素的 CT 值及其表面特征，使成像容积内所有体素均被赋予不同颜色和不同的透明度，通过图像重组和模拟光源照射，从而显示出具有立体视觉效果的器官或组织结构的全貌。

VRT 图像不仅可以显示被观察物的表面形态,而且可根据观察者的需要,显示被观察物内部任意层次的形态,帮助确定病灶与周围重要结构间的位置关系。VRT 图像的主要特点是分辨力高,可以分别显示软组织及血管和骨骼,3D 空间解剖关系清晰,色彩逼真,可任意角度旋转,操作简便,适用范围广,是目前 MSCT 3D 图像后处理最常用的技术之一。

VRT 图像适于显示骨骼系统、血管系统、泌尿系统、胆道系统和肿瘤等。其缺点是数据计算量大,不能显示内部细微结构和微小的病变。目前,MSCT 的 VRT 应用比较广泛,多用于观察头颅和脊柱四肢骨关节外伤、畸形性疾病,脑血管、冠状动脉、颈部血管、内脏大血管、四肢血管等血管性病变,胆管病变,尿路病变以及肿瘤性病变(图 4-5-6,图 4-5-7,彩图 4-5-7)。采集容积数据时,薄层扫描、良好的血管增强效果是获得优质的 VRT 图像的基础;在后处理操作中,准确选择预设的 CT 值上下限十分重要,过高或过低的阈值都可能影响图像的清晰度和真实性(图 4-5-8)。

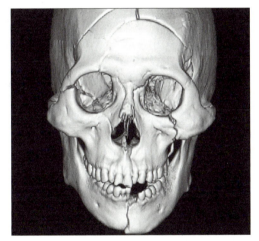

图 4-5-6　头颅外伤 VR

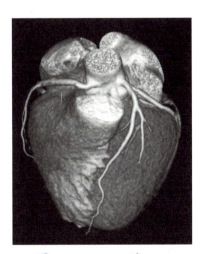

图 4-5-7　心脏 VR

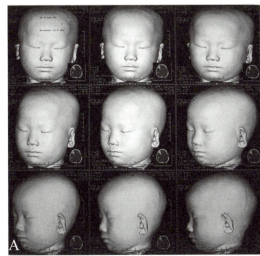
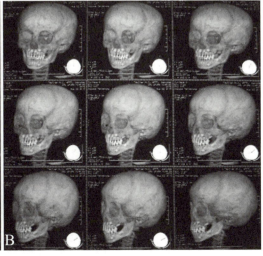

图 4-5-8　设置不同阈值的儿童颅脑 VR
A. 阈值为 -100Hu;B. 阈值为 300Hu。

5. 表面阴影显示（SSD） SSD 是通过计算被观察物体的表面所有相关像素的最高和最低 CT 值，保留所选 CT 阈值范围内的像素影像，将超出 CT 阈值的像素透明处理后重组成三维图像。

SSD 空间立体感强，解剖关系清晰，有利于病灶的定位和判断侵犯范围。多用于骨骼系统（颅面骨、骨盆、脊柱等）、空腔结构（支气管、血管、胆囊等）、腹腔脏器（肝、肾等）和肿瘤的表面形态的显示。SSD 受 CT 阈值选择的影响较大，选择不当，容积资料丢失较多，容易失去利于定性诊断的 CT 密度，使细节显示不佳。如 CTA 时，CT 阈值过高，选中的组织多，空腔管径显示窄，分支结构显示少或不能显示；反之 CT 阈值过低，细微病变可能漏掉，管径显示宽。此外，SSD 也不能显示被观察物内部结构的形态，还不易区分血管壁钙化、支架等。SSD 重建和 VRT 重建图像相似，但 VRT 重建图像更加细腻逼真，而 SSD 重建图像由于受阈值选择的影响较大，所以不如 VRT 图像操作灵活方便，所以现在 SSD 重建应用较少（图 4-5-9）。

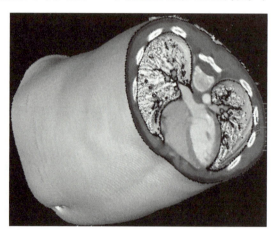

图 4-5-9　SSD

6. CT 仿真内镜（CTVE） CTVE 是容积数据同计算机领域的虚拟现实结合，重组出空腔器官内表面的立体图像，类似纤维内镜所见的影像。螺旋 CT 连续扫描获得的容积数据重组的立体图像是 CTVE 成像的基础。在此基础上调整 CT 值阈值及透明度，不需要观察的组织透明度为 100%，消除伪影，需要观察的组织透明度为 0，保留其图像。再行伪彩色编码，使内腔显示更为逼真。还可利用计算机远景投影软件功能调整视屏距、视角、透明方向及亮度，以管道内腔为中心，不断缩短物 - 屏距（调整 Z 轴），产生目标物体不断靠近观察者和逐渐放大的多幅图像。随后以电影回放速度连续显示这些图像，即可产生类似纤维内镜进动和转向的动态观察效果。从其检查的微创性，图像的直观性和整体性以及 CTVE 与纤维内镜图像的一致性来看，CTVE 具有良好的临床应用前景（图 4-5-10）。其不足之处是容易受伪影的影响，颜色为伪彩色，不能真实反映组织表面颜色，另外就是不能进行组织活检。目前多用于观察气管、支气管、大肠、胃、鼻腔、鼻咽、喉、膀胱和主动脉等器官结构。

三、功能分析软件的应用

在以上基本处理软件上，各厂家根据图像采集和重建原理，结合临床疾病，创建了多种功能分析软件。这些图像后处理软件不仅是重组的技术，还会根据一些参数的设定和计算，得到对临床诊断有帮助的信息。

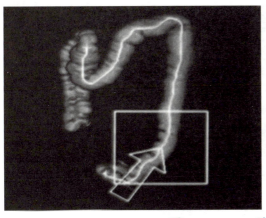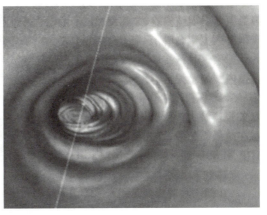

图 4-5-10　结肠 CTVE 显示

（一）CT 灌注软件

CT 灌注成像（CT perfusion imaging，CTPI）实际上是一种特殊形式的动态扫描，指用 CT 动态增强来分析局部器官或病变的动态血流变化，并以图形和图像的形式将其显示出来的一种功能性成像技术。需在 MSCT 机上进行扫描，并使用专用软件进行处理和分析。

CTPI 的检查过程是经外周静脉快速团注对比剂后，在对比剂首次通过受检组织时，对选定的感兴趣层面进行连续快速扫描和信息采集，得到一系列动态图像，然后利用工作站专用的 CTPI 软件分析每个像素对应的体素密度变化，获得每一像素的时间密度曲线（time-density curve，TDC），并利用此曲线计算出反映组织血流灌注状态的多个参数，如血流量（blood flow，BF）、血容量（blood volume，BV）、达峰时间（time to peak，TTP）、平均通过时间（mean transit time，MTT）、表面通透性（permeability surface，PS）等，并组成新的数字矩阵，最后通过 D/A 转换获得灌注图像，不同的灰度以伪彩色显示，获得直观、清楚的各参数彩色图像（图 4-5-11，图 4-5-12，彩图 4-5-12）。被检组织的灌注情况与其血管化程度、血管壁的通透性和细胞外液量有关，组织的血管化程度与早期强化相关，而血管壁的通透性和细胞外液量与后期强化相关。CTPI 具有较高的时间分辨力，可以较准确地反映组织的血管化和血流灌注情况。

血流量（BF）的单位是 ml/（100g·min），是指单位体积组织（100g）、在单位时间内的血液供应量，与组织器官或病变的血容量、组织耗氧量、静脉引流和淋巴回流状况等因素有关。血容量（BV）的单位是 ml/100g，是指组织微血管内所含有的血量占整个组织的体积比，反映了组织或器官的血液灌注量，与脉管系统的容量及毛细血管开放的数量有关。平均通过时间（MTT）的单位是秒（s），是指对比剂由供血动脉进入组织并到达引流静脉所需时间的平均值。表面通透性（PS）的单位是 ml/（min·100g），是指对比剂单向通过毛细血管内皮进入组织间隙的传输速率，反映毛细血管内皮细胞的完整性及血管壁通透性。

CTPI 是一种定量的检查方法，应用较多的是脑血流灌注，对缺血性脑梗死的早期诊断具有明显优越性，且简便易行；在肿瘤病变的鉴别诊断和分级诊断以及其他方面的应用也具有较好的应用前景。宽体探测器改变了以往只能在几个层面内进行灌注扫描的局限性，可以进行全器官灌注，如心脏、脑、肝等。

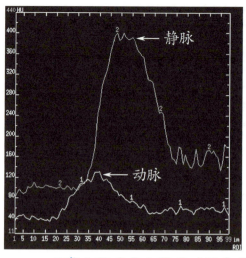

图 4-5-11　正常人脑动脉和静脉时间密度曲线

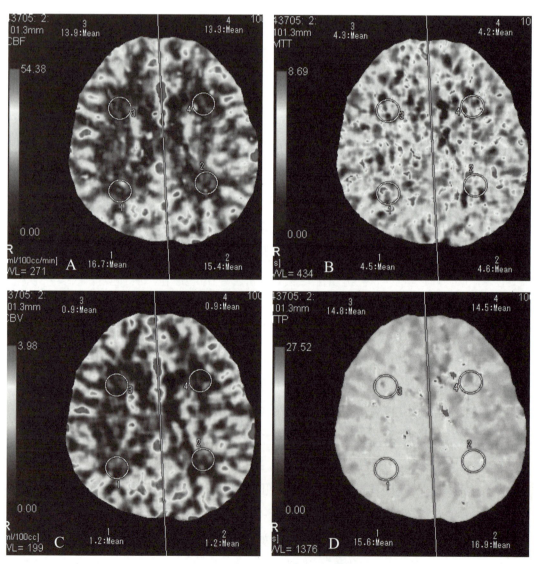

图 4-5-12　脑灌注成像

A.血流量图;B.平均通过时间图;C.血容量图;D.达峰时间图。

血管探针技术

血管探针技术(vessel probe,VP)是在 VRT 成像图上,由计算机自动沿着血管走向重组出靶血管的连续横断面图像,并从两个垂直的方向重组出 CPR 图像,显示血管管壁及血管内腔情况。适用于显示走行迂曲的小血管,如冠状动脉等,能清楚显示血管壁的钙化、非钙化斑块和血管的狭窄程度。

(二)双能量与能谱应用软件

双能量 CT 不是一个新的技术概念,在 CT 问世不久,就有研究者通过高、低管电压两次序列扫描对骨质中的钙进行分离和量化,实现了双能量 CT 测量骨密度。但是当时的技术使双能量一直局限在实验室科研测试阶段,未能获得广泛应用。通过近年来各种技术水平的提高,双能量技术进入了临床使用阶段,主要有以下几种常用的应用:

1. 虚拟平扫 通过物质分离可以在增强图像中获得去除碘元素的虚拟平扫图像以及包含碘元素的碘图,称为虚拟平扫(virtual plain scan,VPS)。虚拟平扫有望代替真正的平扫,减少一次扫描(图 4-5-13)。

2. 去骨 通过对比待分离物质相对于软组织在 CT 值中斜率范围的不同将血液(包括碘对比剂的血液)与骨结构区分开,主要用于 CT 血管成像时去除骨组织的干扰。

3. 肾结石分析 通过比对物质与尿液衰减值在不同管电压下的斜率关系,将尿酸结石与非尿酸结石区分开,这主要是因为尿酸结石化学元素的原子序数与非尿酸结石(草酸钙结石、羟磷灰石、胱氨酸)明显不同,结果尿酸结石在高管电压下较低管电压的 CT 值高,而非尿酸结石在低管电压下的 CT 值明显高于高管电压下的 CT 值。

4. 痛风结石分析 痛风应用基于三物质分离算法,三种物质分别是尿酸石、骨骼和软组织。通过对比不同管电压下物质与软组织衰减值的比例关系,将尿酸盐结晶与其他结构区分开,主要用于痛风结石的检测和疗效随访。

5. 单能谱成像 双能量 CT 扫描利用基物质分离原理,可以计算出任意 X 射线能级下的单能谱图像,从而实现单能谱成像,选取最佳输出图像的能量值,可以得到不同物质之间最好的对比度。

6. 肌腱分析 肌腱、韧带、软骨等软组织主要由原子序数很小的成分组成,但其 X 射线衰减系数相近,使用传统 CT 很难将其区分开,然而肌腱、韧带中的胶原分子侧链中的密实羟(基)赖氨酸和羟脯氨酸对不同能量的 X 射线有较明显的衰减差异,因此利用双能量技术可以增强显示肌腱和韧带,用于评价外伤患者肌腱和韧带的连续性及完整性。

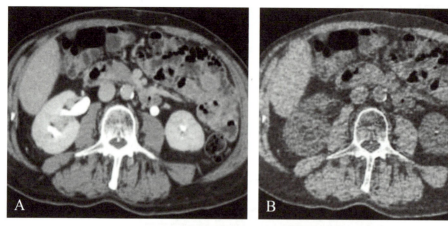

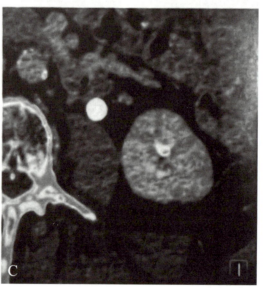

图 4-5-13　肾结石的混能图像、水基图和碘基图
A. 70keV 的混能图像；B. 水基图；C. 碘基图。

由于各家厂商的技术不同,比如有双 X 射线管技术、单一 X 射线管快速切换管电压技术、双通道技术等,其原理基本相同,但采集方式和应用软件各不相同,略有区别。

此外,还有一些基于上述基本重组功能的临床常用扩展应用:①冠状动脉重建软件用于显示冠状动脉起源、走形,显示冠状动脉斑块并确定斑块为钙化斑块或非钙化斑块,显示冠状动脉管腔狭窄或扩展程度和病变,显示心腔、心肌情况等;②血管重建软件用于全身血管的显示,VRT、MIP、CPR,显示血管的形态、病变情况等;③脑血管数字减影可通过增强扫描图像减去平扫图像,得到去骨的图像,用于脑血管的重建;④肋骨重建软件可自动重建肋骨的 VRT、CPR 图像,用于观察肋骨病变。

四、图像的测量和计算

1. 测量内容　内容包括 CT 值、长度、距离、角度、周长、面积、体积(容积)等数据(图 4-5-14)。

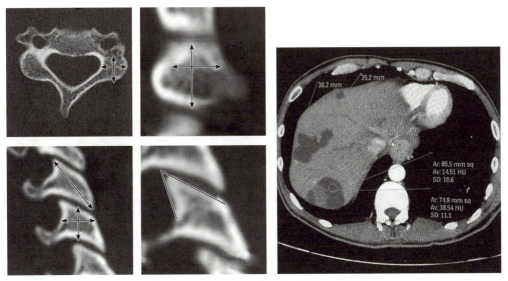

图 4-5-14　CT 各种测量示意图

2. 测量原则　在测量 CT 值前应明确测量目的,同时还应在最具代表性、显示最佳的层面中进行测量。为了便于比较,应同时测量正常与异常组织。平扫和增强后测量,最好在同一平面的两个图像上测量。距离测量要在病变形态范围显示最大、最清楚的层面上测量。

3. 灌注等功能测量　利用工作站专用的 CTPI 软件分析获得每一像素的 TDC,并利用此曲线计算出反映组织血流灌注状态的多个参数,如 BF、BV、TTP、MTT、PS 等。

4. CT 值的测量和表示　病变范围较大的情况下,测其平均 CT 值;可根据其中不同密度范围大小,将方框或圆光标缩小适当大小,移到不同密度区,便可测量出该方框或圆圈范围内的 CT 值。当病变范围小、密度又不均匀时,可通过光标移动,点测该区域某像素的 CT 值。CT 值的测量方法还有:直方图、剖面 CT 值曲线图等。

5. 病灶的测量　为了得出病灶的面积、容积等数据,应测量病灶的大小。病灶大小的测量方法:将病灶的最大径作为测量的长轴,将与病灶中心垂直的横径作为测量的宽度。单位用厘米(cm)或毫米(mm)表示。例如,颅内出血,在临床医生需要了解患者的出血量时,可通过测量血肿的大小,并根据测量得出的数据计算出其容积,即出血量。具体测量方法如下:使用相应的应用软件,标出每个层面上病灶的范围,根据测量得到的数据便可计算出较为精确的面积,然后乘以层厚,便可得出该层面上病灶的容积,最后将每个层面的容积相加,便可得出该患者的出血量。

(张春雨)

第六节 颅脑 CT 检查技术

 导入案例

患者,男,35岁,约1h前因驾乘摩托车摔伤头部,当时有短暂意识不清,受伤情景不能回忆,遂到当地医院就诊。查体:右额部头皮及眶周软组织肿胀,结膜充血。实验室检查:血常规、凝血功能未见异常。

请问:

1. 该患者应首选何种影像学检查?

2. 需重点关注该患者的解剖结构及可能病变有哪些?

3. 图像后处理需要注意哪些问题?

颅脑 CT 检查具有成像速度快、对急性出血敏感、对骨结构显示良好的优势,是多种颅脑疾病的首选检查方法。颅脑 CT 检查一般先进行平扫检查,然后根据平扫图像信息及临床诊断的需要决定进行增强扫描或其他相关检查。

一、颅脑平扫

(一)横断面扫描(常规扫描)

1. 适应证 颅脑外伤、脑肿瘤、脑血管病变、颅内感染、先天性畸形及新生儿颅内病变、脑白质病、脑萎缩、脑积水等。

2. 检查注意事项

(1) 尽可能去除被检者体表影响成像的物品,如金属发卡、耳环等。

(2) 向被检者简要说明检查过程、所需时间及扫描过程中检查床的移动、机架的转动及响声。

(3) 嘱被检者在检查过程中需保持要求的体位不动,对不能主动合作者或婴幼儿,可采用药物镇静。成人一般检查前肌内注射或静脉注射地西泮10mg,少数效果差者可重复肌内注射或静脉注射10mg;婴幼儿口服水合氯醛或灌肠,按50mg/kg计算(总剂量不得超过2g)。

(4) 注意检查范围以外器官的防护屏蔽。

3. 检查体位和扫描范围

(1) 检查体位:被检者取仰卧位、头先进,头置于头架中,下颌内收,两外耳孔与检查床平面等距,头颅和身体正中矢状面垂直于检查床平面并与其中线重合,扫描基线一般取听眦线(听眦线垂直于床面),或根据被检者的情况和诊断需要设置。

(2)扫描范围:从扫描基线开始连续向上扫描至头顶。下方应显示颅底各结构,若怀疑颅底骨折,第一层应包括枕骨大孔、筛窦、蝶窦;上方应到达颅顶,外周应包全头皮软组织(图4-6-1)。

4. 扫描方式和参数

(1)扫描基线:扫描基线是在CT定位像上确定扫描起始的解剖结构标志线。

颅脑CT横断面扫描基线有3条:听眉线(EML)、听眦线(OML)和听眶线(RBL)(图4-6-2)。

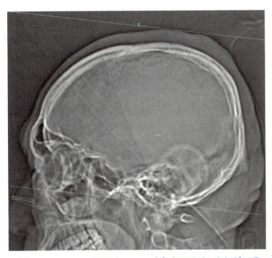

图4-6-1 颅脑CT横断面扫描范围

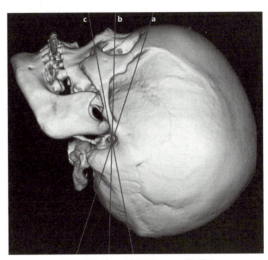

a. EML;b. OML;c. RBL。

图4-6-2 颅脑CT横断面扫描基线

1)听眉线(EML):是眉弓上缘的中点与同侧外耳孔的连线。EML作扫描基线时有以下优点:①标志醒目,定位准确。②EML通过3个颅窝的最低处,扫描范围较理想。③采用EML扫描,颅后窝结构显示较好。

2)听眦线(OML):又称眶耳线,是外耳孔与同侧眼外眦的连线。可同时显示3个颅窝,是颅脑CT检查最常用的扫描基线。

3)听眶线(RBL):是外耳孔与同侧眶下缘的连线。头部横断层标本的制作多以此线为准,冠状断层标本的制作基线与此线垂直。以此基线扫描对眼眶结构显示较好,但颅后窝大部分不能显示。

(2)扫描方式和参数

1)采用侧位定位像,一般采用非螺旋轴位扫描,层厚、层距5mm,扫描视野(FOV)250mm,若发现较小病变时,可在病变区加做薄层扫描。

2)也可不做定位像扫描,直接进行非螺旋扫描,基线对准听眦线行第一层扫描,逐层退床往头顶方向扫完全部颅脑,层厚、层距5mm。

5. 图像后处理 根据检查目的设置不同的窗宽、窗位,以提供最佳对比度图像。脑组织窗:窗宽75~100Hu,窗位30~50Hu;骨窗:窗宽1 500~2 500Hu,窗位400~700Hu。

对于颅脑外伤的被检者,常规要求拍摄脑组织窗和骨窗CT照片(图4-6-3)。

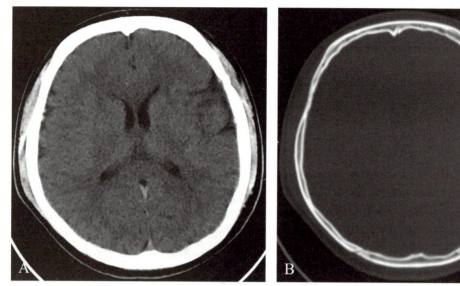

图4-6-3 颅脑CT横断面图像
A.脑组织窗;B.骨窗。

(二)冠状面扫描

1. 适应证 当疑有鞍区病变、颅底病变或大脑凸面病变时可做冠状面扫描。但随着多排螺旋CT的发展,逐渐为螺旋容积扫描冠状位重建所取代,并且因MRI在鞍区病变检查中的优势,CT已不作为首选检查。

2. 检查注意事项

(1) 检查前尽可能去除被检者体表影响成像的物品,如金属发卡、耳环等。

(2) 告知被检者检查体位的不适,尽可能争取被检者在检查中的配合,保持体位的固定。

(3) 注意检查范围以外器官的防护屏蔽。

3. 检查体位和扫描范围

(1) 检查体位:被检者体位有颏顶位和顶颏位两种(图4-6-4),以顶颏位较常用。采用颏顶位时被检者仰卧,头部下垂、后仰,使听眦线与检查床面趋于平行,正中矢状面与检查床中线重合。顶颏位时被检者俯卧,下颌前伸,头部后仰,两外耳孔与检查床面等距,正中矢状面与检查床中线重合。扫描时机架倾斜相应的角度,使X射线与听眦线垂直。

(2) 扫描范围:颅脑冠状面扫描范围应从额极到枕极;鞍区冠状面扫描范围应包括蝶鞍前床突和后床突,病变范围较大时相应扩大扫描范围,从而完整地显示病灶及其毗邻关系。

4. 扫描方式和参数 均采用头颅侧位定位像,非螺旋扫描:

(1) 颅脑扫描:应倾斜扫描机架使扫描层面尽可能与OML垂直,以层厚、层距5mm,FOV 200~250mm连续逐层扫描,直至脑实质扫完为止。

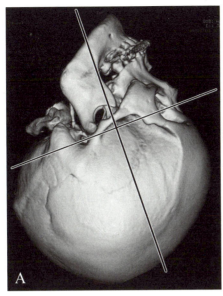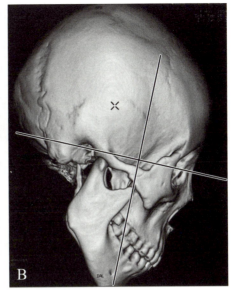

图 4-6-4　冠状位扫描定位图
A. 额顶位;B. 顶额位。

(2) 鞍区扫描:应尽可能与蝶鞍后床突平行或与鞍底垂直,层厚、层距 1~3mm,FOV 150~200mm,进行连续逐层靶扫描。

5. 图像后处理　颅脑冠状面后处理要求同常规横断面;鞍区冠状位扫描图像:窗宽 250~350Hu,窗位 50~70Hu。

二、颅脑增强扫描

1. 适应证

(1) 怀疑颅内原发或继发性肿瘤、颅内感染性病变、脑血管病变、脑白质病、脑寄生虫病、先天性颅脑发育畸形中的组织源性疾病(如结节性硬化、神经纤维瘤病等),应在平扫的基础上加做增强扫描。

(2) 对已经诊断明确的肿瘤治疗后随访复查,可直接增强扫描。

2. 检查注意事项

(1) 在平扫注意事项的基础上,增强扫描前应详细了解被检者过敏史及重大疾病史,有碘过敏者、严重肝肾功能损害、急性出血和脑外伤者应禁用或慎用对比剂。

(2) 告知对比剂过敏风险及处理流程,让被检者(或家属)签署对比剂应用知情同意书。

(3) 对比剂注射前要检查液体通道通畅情况,并告知被检者注射过程可能会有不适,如不耐受需呼叫医务人员。

3. 检查体位、扫描范围、扫描方式和参数均同常规平扫。

4. 对比剂　通常采用非离子型碘对比剂。

（1）用量：成年人用量为 60~100ml，儿童用量按体重计算（1.5~2ml/kg，总量不超过 50ml）。

（2）注射方式：采用高压注射器经肘静脉团注对比剂，注射速率 1.5~3ml/s。

（3）扫描开始时间：依据病变的性质而定，开始注射对比剂后 15~20s 做动脉期扫描，1~3min 做实质期扫描。

5. 图像后处理

（1）窗宽、窗位：与常规平扫一致。

（2）测量：病灶增强前后的 CT 值。

（3）重建：扫描完成后，根据临床诊断、治疗的需求，可在操作台或后处理工作站上通过 MPR、MIP 等方法进行后处理，以更好地显示病变的全貌及毗邻关系（图 4-6-5），必要时可放大摄片。

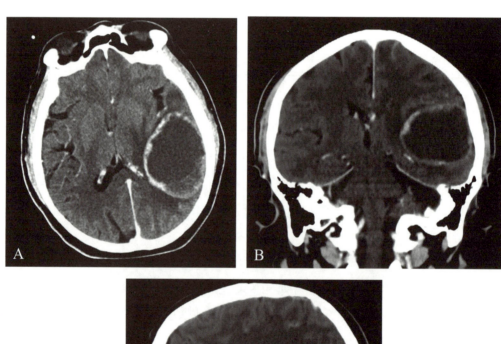

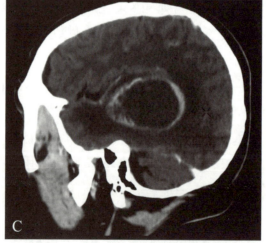

图 4-6-5　颅脑 CT 增强图像及后处理
A. 增强轴位像；B. 颅脑 CT 后处理冠状位 MPR；
C. 颅脑 CT 后处理矢状位 MPR。

三、脑血管 CTA 检查

1. 适应证　脑动脉瘤、脑血管畸形、急性脑卒中、脑血管狭窄或血管闭塞性疾病等。

2. 检查注意事项

(1) 检查前需认真核对被检者一般信息、检查申请单的相关项目、知情同意书签署情况,并签名。

(2) 检查前去除被检者体表影响成像的物品,如金属发卡、耳环等。

(3) 注意检查部位以外的防护屏蔽。

(4) 对于脑实质有病变者,在 CTA 扫描结束后可行颅脑常规增强扫描,进一步了解血管结构以外其他组织的情况。

(5) 增强扫描后,被检者应留观 15~30min,以观察有无迟发性过敏反应。

3. 检查体位和扫描范围

(1) 检查体位:取仰卧位,头部置于检查床头架内,头部正中矢状面与正中定位线重合,使头部位于扫描视野的中心,听眦线垂直于检查床。

(2) 扫描范围:从舌骨水平到颅顶(可根据病变部位、设备条件进行调整)。

4. 扫描方式和参数

(1) 设备要求:至少 16 排以上的 MSCT,需具备连续螺旋容积扫描技术及三维后处理软件包,最好具备可自动检测对比剂峰值浓度的"智能"扫描技术。

(2) 对比剂用法及用量

1) 使用高压注射器经静脉团注对比剂,成人用量 60~80ml,儿童用量 2ml/kg,注射速率 3.5~5ml/s;随后以 30ml 生理盐水冲洗。

2) 扫描时间:15s(根据患者年龄调整),自动检测对比剂峰值浓度的"智能"扫描技术为优选方案。

(3) 扫描方式和参数:由足侧向颅顶连续螺旋扫描,扫描层厚:1mm,间隔:1~1.5mm;管电压:120kV,管电流:280~350mAs;FOV:250mm。

5. 图像后处理　扫描结束后,在操作台或后处理工作站上,利用 CTA 扫描的原始数据,根据临床诊断需求,进行 MPR、CPR、MIP、SSD、VR 等多种方式的重组,以获得不同角度的二维、三维血管及病变图像(图 4-6-6,彩图 4-6-6)。部分后处理软件具有"一键去骨"的功能,大大地节省了血管重建时间,但在一些需要进行开放手术的患者,建议采取人工裁剪的方法,保留与病变邻近的骨结构,以提供更为准确的毗邻关系信息。

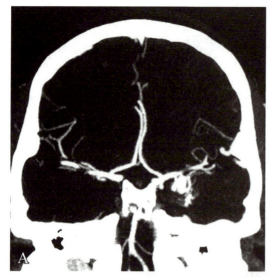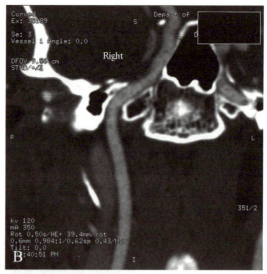

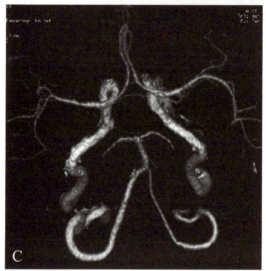

图 4-6-6　颅脑 CTA 后处理技术
A. MIP；B. CPR；C. VR。

四、脑 CT 灌注成像

1. 适应证　脑 CT 灌注成像技术在多种疾病的诊断及脏器功能的评价中均有应用，对脑梗死的早期诊断具有明显的优越性，在脑肿瘤的诊断与鉴别诊断以及肿瘤疗效评价方面也具有较大优势。

2. 检查注意事项及检查体位　同脑血管 CTA 检查。

3. 扫描范围　扫描前应行颅脑横断面平扫，根据平扫图像及临床需求，选择合适的感兴趣区层面（通常为 10~20mm，现在一些高端 CT 设备已实现全脑灌注扫描）。

4. 扫描方式和参数　使用高压注射器经肘静脉团注碘对比剂 35~50ml（注射速率 5~6ml/s），继以 20ml 生理盐水冲洗（注射速率 4ml/s）。注射开始后 5~7s 对已选定扫描范围(或全脑)进行连续多次扫描,层厚 5mm,FOV 150mm,总扫描时间 40~45s。

5. 图像后处理

(1) 在后处理工作站将增强灌注图像加载至灌注软件选项卡,进入 CT 灌注模式选择界面,根据临床检查要求选择不同算法和不同功能灌注模式,然后进行图像校正,以减少图像在 X、Y 轴方向的运动。

(2) 调整 CT 值的阈值,选择感兴趣区和附近的代表动脉与静脉的感兴趣区,则软件自动描绘出各感兴趣区的 TDC,重建出各种血流灌注参数的功能图。

(3) 如果选择脑卒中灌注软件,则可生成脑血流量(CBF)、脑血容量(CBV)、平均通过时间(MTT)、达峰时间(TTP)等血流动力学参数彩图(图 4-6-7,彩图 4-6-7)。如果选择脑肿瘤的灌注软件,则生成 CBF、CBV 和表面通透性(PS)功能彩图。

(4) 通过在伪彩图上勾画感兴趣区(ROI),可进行定量分析,对血管病而言,常需双侧对照分析。

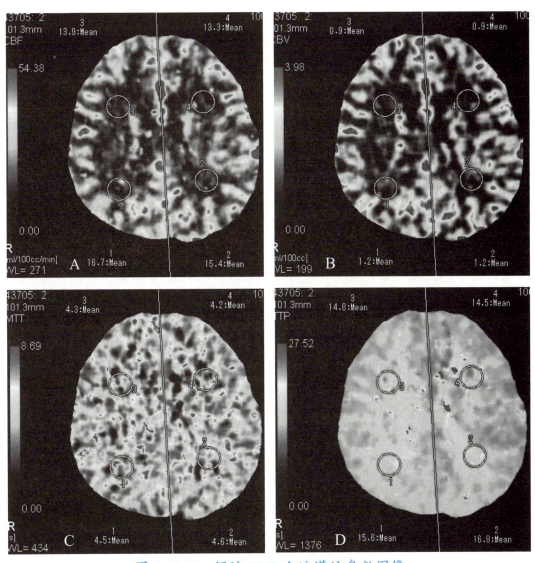

图 4-6-7　颅脑 CTP 血流灌注参数图像
A. CBF;B. CBV;C. MTT;D. TTP。

影像检查危急值

影像检查中发现的严重异常,如不及时救治和处理可能会导致严重后果,甚至危及患者生命。如颅脑CT检查中的急性大量颅内出血、急性大面积脑梗死等。一旦发现疑似疾病,检查技师在确认检查过程无误的情况下要及时通知值班医生,并协助医生进一步处置。

(董　印)

第七节　五官CT检查技术

导入案例

患者,男,25岁,患过敏性鼻炎3年,1周前由于气温骤降,自觉受凉,有鼻塞流涕、打喷嚏等症状,遂自行服药,但效果不佳。一天前患者病情加重,鼻塞严重,流脓性鼻涕,头痛,门诊医生初步诊断为鼻窦炎,送影像科CT室进行鼻窦CT扫描。

请问:

1. 患者检查前需要做哪些准备工作?

2. 如何选择合适的扫描条件与重建条件?

五官的CT扫描常规采用横断面扫描,而眼眶、鼻骨、鼻窦等部位可以加做冠状面扫描。一般五官CT检查主要做平扫检查,但为了进一步了解某些病变的性质,可以加做增强扫描。

一、眼　　眶

(一) 适应证

1. 眼球突出的病因诊断,如眼型毒性弥漫性甲状腺肿。

2. 眼球内及眶内肿瘤、炎性假瘤、血管性疾病的诊断。

3. 眼眶外伤及眶内、眼内异物的诊断。

(二) 扫描注意事项

1. 扫描前,嘱被检者去除头面部的干扰物,如发夹、眼镜及其他金属物品。

2. 扫描前需向被检者说明在扫描期间保持头部不动。

3. 闭眼,保持眼球固定不动。因故不能闭眼的,可嘱患者眼盯住一目标,保持不动。

4. 婴幼儿、外伤、意识不清及躁动不安的患者,应遵医嘱酌情给予镇静药。

(三) 检查体位和扫描范围

眼眶部 CT 检查常规采用横断面扫描。被检者取仰卧位,头先进,下颌稍抬起,听眶线与床面垂直,两外耳孔与床面等距,正中矢状面与床面中线重合,嘱被检者在扫描时保持眼球固定不动。由于听眶线与视神经走向大体一致,使用该线扫描显示视神经和眼外肌较好,故常使用听眶线为眼眶扫描的基线。扫描范围从眼眶底至眼眶顶,必要时可根据需要扩大扫描范围(图 4-7-1)。

以下情况可作冠状位扫描检查。①对于眼外诸肌肉病变状态的观察;②确定眼内异物的方位(上下方向);③观察和确定病变与眶顶、眶底的关系;④观察眶尖部位相邻的组织结构,分辨眶尖病变的范围;⑤眼部外伤时判断有无眶底或眶顶的骨折及其程度。

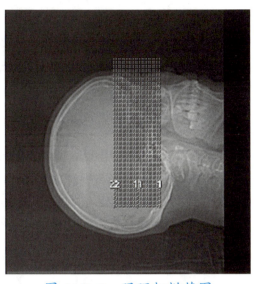

图 4-7-1　眼眶扫描范围

眼眶部冠状位检查时,患者取颏顶位或顶颏位,头后仰,使听眶线与台面平行,正中矢状面与台面中线重合。扫描范围从眼球前部到海绵窦。

(四) 扫描方式和参数

采用侧位定位像,螺旋扫描,扫描层厚为 3~5mm,FOV 250mm。CT 平扫如发现眶内病变,尤其是占位性病变,或疑有血管性病变时应加做增强扫描,利于病变的定性。扫描层厚、FOV 与平扫相同。对比剂浓度为 300~350mgI/ml,用量为 80~100ml,注射速率为 2~3ml/s,延迟扫描时间 50s。临床怀疑血管病变时,做动静脉双期扫描,延迟扫描时间为动脉期 25s,静脉期 60s。

(五) 图像后处理

眼眶图像的显示一般需同时采用软组织窗和骨窗。软组织窗的窗宽在 200~250Hu,窗位在 35~50Hu;骨窗的窗宽在 1 500~2 000Hu,窗位在 350~500Hu。图像的拍摄原则和注意事项基本与颅脑 CT 检查相同,必要时可采用放大拍摄、靶重建。如需要更好地显示眶壁的情况,可以进行 ≤1mm 的薄层扫描,获取容积数据,并进行 MPR、VR 等二维或三维图像重建,作为横断面图像的补充(图 4-7-2)。

二、鼻　骨

(一) 适应证

1. 可用于鼻部炎症、鼻骨外伤、骨折等疾病的检查。

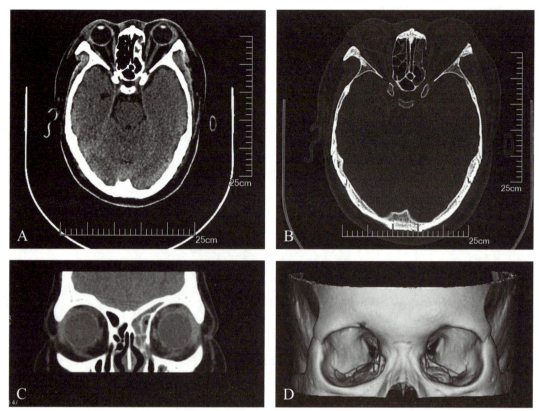

图 4-7-2 眼眶 CT

A. 横断面软组织窗；B. 横断面骨窗；C. 冠状位图像；D.VR 图像。

2. 对齿槽、腭部、眶底、筛上颌窦角和颅前窝底的显示，首选冠状面扫描。

（二）扫描注意事项

1. 扫描前，嘱被检者去除头面部的干扰物，如发夹、眼镜及其他金属物品。

2. 嘱被检者在检查期间保持头部固定不动，并告诉患者扫描期间不要做吞咽动作。

3. 应注意检查部位以外的防护屏蔽，如颈部、髋部。

4. 婴幼儿、外伤、意识不清及躁动不安的患者，应遵医嘱酌情给予镇静药。

（三）检查体位和扫描范围

被检者取仰卧位，头先进，两外耳孔与床面等距，头部正中矢状面与床面中线垂直，下颌稍内收。扫描层面与硬腭平行，扫描范围由鼻根部至鼻尖（图 4-7-3）。

（四）扫描方式和参数

采用侧位定位像，螺旋扫描，层厚 3~5mm，怀疑脑脊液鼻漏者，可用 1~2mm 层厚，以寻找漏口。二次重建用层厚 ≤1mm 的薄层重建，FOV

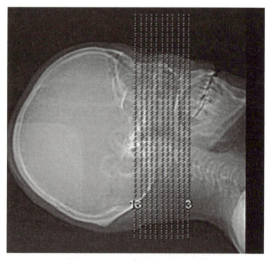

图 4-7-3 鼻骨扫描范围

250mm,重建模式为标准算法和骨算法。对鼻外伤怀疑鼻骨骨折的被检者,以扫描层面平行于鼻根至鼻尖的连线,沿鼻背部(鼻梁)作冠状面薄层扫描。

(五)图像后处理

一般采用骨窗和软组织窗同时观察,骨窗的窗宽为 1 500~2 000Hu,窗位为 350~500Hu。软组织窗的窗宽为 200~250Hu,窗位为 35~50Hu。在图像处理工作站,运用≤1mm 的薄层重建数据进行冠状面重组以获得冠状面图像,并进行 MPR、VR 等二维或三维图像重建(图 4-7-4)。

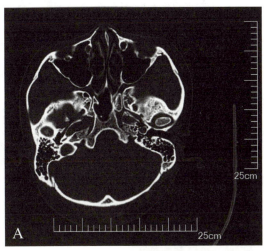
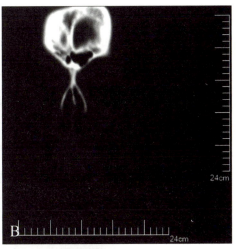
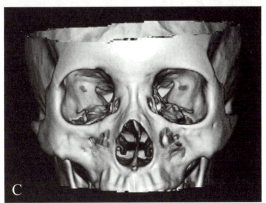

图 4-7-4 鼻骨 CT 图像
A. 横断面;B. 冠状位;C.VR 图像。

三、鼻 窦

(一)适应证

1. 鼻窦的炎症、肿瘤,鼻窦部位外伤、骨折等疾病。

2. 窦腔的形态、大小异常。

3. 邻近解剖结构的改变。

（二）扫描注意事项

1. 扫描前，嘱被检者去除头面部的干扰物，如发夹、眼镜及其他金属物品。
2. 嘱被检者在检查期间保持头部固定不动，并告诉患者扫描期间不要做吞咽动作。
3. 应注意检查部位以外的防护屏蔽，如颈部、髋部。
4. 婴幼儿、外伤、意识不清及躁动不安的患者，应遵医嘱酌情给予镇静药。

（三）检查体位和扫描范围

被检者取仰卧位，头先进，两外耳孔与床面等距，头部正中矢状面与床面中线垂直，下颌稍内收。扫描层面与硬腭平行，扫描范围为硬腭扫描至额窦上缘（图 4-7-5）。在没有 MSCT 之前通常采用冠状面扫描，可以更为完整地观察鼻腔及其周围结构，对鼻窦病变的上下关系显示较好。对齿槽、腭部、眶底、筛上颌窦角和前颅窝底的显示也以冠状面扫描为首选。由于部分被检者不能很好地配合冠状面扫描体位，有时图像效果不理想。MSCT 出现后多以螺旋扫描、薄层重建、使用 MPR 行冠状面重组的方式进行处理。

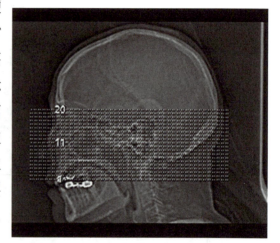

图 4-7-5 鼻窦 CT 扫描范围

（四）扫描方式和参数

采用侧位定位像进行螺旋扫描，层厚 3~5mm，FOV 250mm，怀疑脑脊液鼻漏者，可用 1~2mm 层厚，以寻找漏口，二次重建用层厚 ≤1mm 的薄层重建，重建算法为标准算法和骨算法。如有需要进行冠状面扫描，被检者取仰卧位或俯卧位，头先进。仰卧位时头后伸，体位摆成颏顶位；俯卧位时头尽量前伸，成顶颏位。两外耳孔与床面等距，听眶线与床面平行，可适当倾斜机架角度以改变扫描平面角度，采用侧位定位像，扫描层面尽可能垂直于听眶线，或平行于上颌窦后缘。扫描范围从蝶窦后壁起至额窦前壁，包括额窦、筛窦、蝶窦和鼻腔，扫描条件与横断面扫描相同。

（五）图像后处理

一般采用骨窗和软组织窗同时观察，骨窗的窗宽为 1 550~2 050Hu，窗位为 300~600Hu；软组织窗的窗宽为 200~250Hu，窗位为 30~50Hu。在图像处理工作站，运用 ≤1mm 的薄层重建数据做冠状面重组以获得冠状面图像，便于诊断（图 4-7-6）。

四、乳　突

（一）适应证

1. 中耳、乳突炎等炎性病变。
2. 占位性疾病、先天性畸形、外伤等。

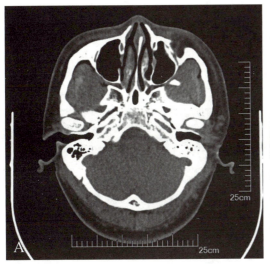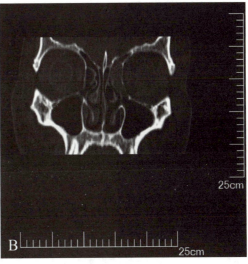

图 4-7-6　鼻窦 CT 扫描
A. 横断面;B. 冠状面。

(二) 扫描注意事项

1. 仔细阅读病史及相关检查资料,选择最适合的扫描方法及扫描参数。

2. 扫描前,嘱被检者去除头面部的干扰物,如发夹、眼镜及其他金属物品。

3. 嘱被检者在检查期间保持头部固定不动,并告诉患者扫描期间不要做吞咽动作。

4. 应注意检查部位以外的防护屏蔽,如颈部、髋部。

5. 婴幼儿、外伤、意识不清及躁动不安的患者,应遵医嘱酌情给予镇静药。

(三) 检查体位和扫描范围

常规采用横断面扫描。被检者取仰卧位,头先进,听眶线与床面垂直,两外耳孔与床面等距,正中矢状面与床面中线重合。扫描范围由颞骨岩部顶至乳突尖(图 4-7-7)。

(四) 扫描方式和参数

采用侧位定位像,非螺旋方式扫描,扫描层厚、层间距均为 1~2mm,或采用 ≤1mm 超薄层厚扫描,运用高分辨力算法及软组织算法进行重建。如仅需观察一般形态、结构则使用平扫即可,临床上疑有中耳乳突炎合并有胆脂瘤和骨破坏的患者,需加做增强扫描。增强扫描时,扫描方式、参数等与平扫相

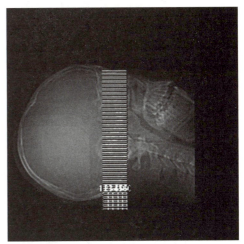

图 4-7-7　乳突扫描范围

同,对比剂浓度为 300~350mgI/ml,用量为 80~100ml,注射速率为 2~3ml/s,扫描延迟时间动脉期为 16~20s,实质期为 60~70s。

（五）图像后处理

一般采用骨窗和软组织窗同时观察，骨窗的窗宽为 1 550~2 050Hu，窗位为 300~600Hu；软组织窗的窗宽为 200~250Hu，窗位为 30~50Hu（图 4-7-8）。

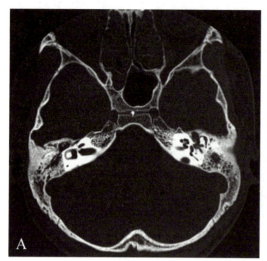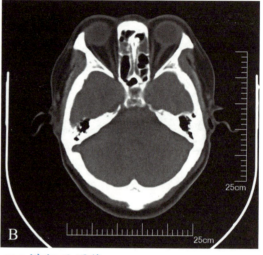

图 4-7-8 乳突 CT 横断面图像
A. 图像；B. 软组织窗图像。

五、上、下颌骨

（一）适应证

1. 颌面部外伤、骨折等。

2. 牙种植的辅助检查。

3. 上、下颌部炎性病变。

4. 上、下颌肿瘤如牙骨质瘤、纤维骨瘤等。

（二）扫描注意事项

1. 仔细阅读申请单，明确拍摄目的，选择最适合的扫描层面及扫描参数。

2. 扫描前，嘱被检者去除头面部的干扰物，如发夹、眼镜及其他金属物品。

3. 嘱被检者在检查期间保持头部固定不动，并告诉患者扫描期间不要做吞咽动作。

4. 应注意检查部位以外的防护屏蔽，如颈部、髋部。

5. 婴幼儿、外伤、意识不清及躁动不安的患者，应遵医嘱酌情给予镇静药。

（三）检查体位和扫描范围

采用侧位定位像，被检者取仰卧位，头先进，身体正中矢状面垂直于床面并与中线重合，下颌抬起并后仰，听口线（外耳孔至口角连线）垂直检查床面。下颌骨扫描时，扫描范围包括整个下颌骨和颞颌关节。上颌骨 CT 扫描一般与鼻部 CT 平扫同时进行,这样可以防止发生漏诊(图 4-7-9)。

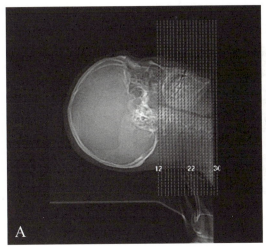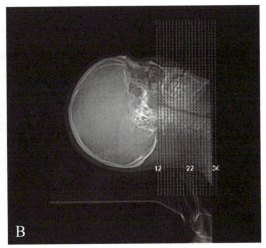

图 4-7-9　上、下颌骨 CT 扫描范围
A. 上颌骨;B. 下颌骨。

(四) 扫描方式和参数

一般采用横断面扫描,扫描层厚为 3~5mm,FOV 250mm,必要时进行层厚 ≤1mm 的薄层重建。图像采用骨算法或骨算法加标准算法进行重建。

(五) 图像后处理

一般采用骨窗和软组织窗同时观察,骨窗的窗宽为 1 550~2 050Hu,窗位为 300~600Hu;软组织窗的窗宽为 200~250Hu,窗位为 30~50Hu。必要时运用 MPR 进行冠状位、矢状位等二维重建,或使用 VR 三维重建图像(图 4-7-10)。

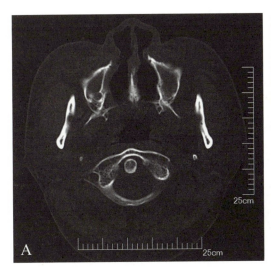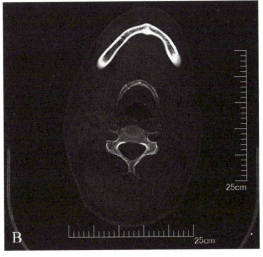

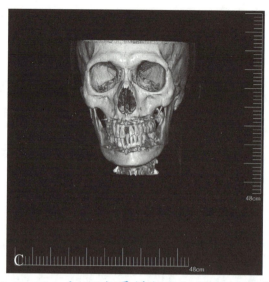

图 4-7-10　上、下颌骨横断面扫描与三维重建

A.上颌骨;B.下颌骨;C.上颌骨 + 下颌骨三维重建。

（王　宇）

第八节　颈部 CT 检查技术

 导入案例

患者,女,35 岁,因一周前体检时超声提示甲状腺右叶低回声结节,到门诊就诊。患者无颈部疼痛,局部无红肿,无破溃,无渗出,为进一步明确病变性质,建议行甲状腺 CT 扫描。

请问：

1. 该患者检查前应做哪些准备?

2. 如何给患者摆体位?

3. 如何确定扫描范围?

一、颈　　部

（一）适应证

1. 颈部感染性病变,包括位于颈部各间隙的各种特异性和非特异性感染。

2. 颈部囊肿和肿瘤,包括位于颈部各间隙的良性肿瘤和恶性肿瘤。

3. 颈部外伤性病变。

4. 颈部淋巴结病变等。

（二）扫描注意事项

1. 认真审阅检查申请单，了解患者检查的目的和要求，详细阅读临床资料及其他检查资料。

2. 扫描前去除患者检查部位的金属饰物及其他影响检查的物品（如膏药等）。

3. 向患者介绍和解释CT检查全过程，取得患者的配合，嘱患者检查期间保持体位不动，尽量不做吞咽动作。

4. 对于不合作的患者，包括婴幼儿、躁动不安或意识不清患者要给予镇静药。

5. 注意做好检查部位以外射线敏感部位的防护屏蔽。

（三）检查体位和扫描范围

被检者仰卧于检查床上，头先进，身体正中矢状面垂直于床面并与中线重合，头部稍后仰，以减少下颌骨与颈部的重叠，同时两肩放松，两上臂置于身体两侧，以减少肩部骨骼结构对下颈部扫描的影响。扫描前常规先摄取一幅颈部侧位图像，既可作为定位扫描用，也能给诊断提供参考，扫描范围为全颈部，从第1颈椎水平扫描至肺尖或主动脉弓上缘水平（图4-8-1）。

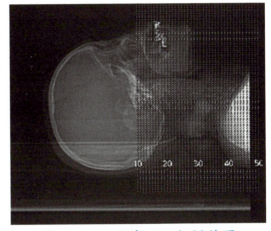

图4-8-1　颈部CT扫描范围

（四）扫描方式和参数

颈部CT扫描常规采用螺旋方式连续扫描，横断面层厚、层距为3~5mm，必要时行层厚≤1mm的薄层重建。重建模式常规采用标准算法进行重建，需要观察骨质结构时，采用骨算法重建。扫描时呼吸方式为平静呼吸。

颈部增强扫描一般都在平扫后进行，扫描体位、扫描方式和参数与平扫相同。增强扫描的注射方法多采用经静脉团注法，对比剂浓度为300~350mgI/ml，用量60~80ml，注射速率2~3ml/s，扫描延迟时间动脉期20~35s，实质期60~70s，必要时再行延迟扫描。

（五）图像后处理

颈部CT图像通常采用软组织窗显示，窗宽和窗位分别为200~350Hu和30~50Hu（图4-8-2）。需要观察骨质结构时，采用骨窗显示，窗宽和窗位分别为1 500~2 000Hu和400~600Hu。常规的摄片要求拍摄软组织窗横断面图像，一般按照扫描的顺序拍摄，有病灶的部位可加摄局部放大图像，必要时可运用层厚≤1mm的薄层图像数据进行冠状位、矢状位及多平面重组（MPR），以便更好地显示病灶的位置、大小以及与周围结构的关系等。

二、咽　　部

（一）适应证

1. 咽部良性肿瘤及恶性肿瘤。

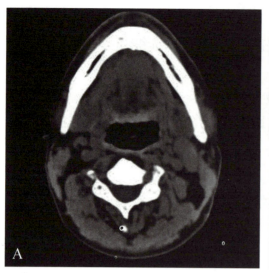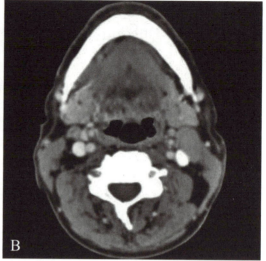

图 4-8-2　颈部 CT 横断面图像
A. 平扫；B. 增强。

2. 咽部感染性病变。

3. 先天异常、外伤及其他咽部病变等。

(二) 扫描注意事项

1. 认真审阅检查申请单,了解患者检查的目的和要求,详细阅读临床资料及其他检查资料。

2. 扫描前去除患者检查部位的金属饰物及其他影响检查的物品(如膏药等)。

3. 向患者介绍和解释 CT 检查全过程,取得患者的配合,嘱患者检查期间保持体位不动,尽量不做吞咽动作。

4. 对于不合作的患者,包括婴幼儿、躁动不安或意识不清的患者要给予镇静药。

5. 注意做好检查部位以外射线敏感部位的防护屏蔽。

(三) 检查体位和扫描范围

被检者仰卧于检查床上,头先进,身体正中矢状面垂直于床面并与中线重合。头稍后仰,使颈部与床面平行,两外耳孔与床面等距。扫描前常规先摄取一幅颈部侧位图像,既可作为定位扫描用,也能给诊断提供参考,扫描范围从颅底海绵窦平面至第 3 颈椎下缘水平(图 4-8-3)。若发现肿瘤可扫描至颈根部,以了解淋巴结受累情况。

(四) 扫描方式和参数

咽部 CT 扫描常规采用螺旋方式连续扫描,横断面层厚、层距为 3~5mm,必要时行层

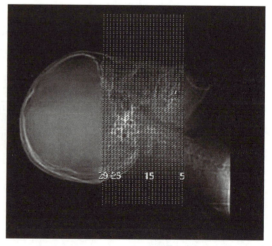

图 4-8-3　咽部 CT 扫描范围

厚≤1mm的薄层重建。重建模式常规采用标准算法进行重建,需要观察骨质结构时,采用骨算法重建。扫描时呼吸方式为平静呼吸。

需要增强扫描时一般都在平扫后进行,扫描体位、扫描方式和参数与平扫相同。增强扫描的注射方法多采用经静脉团注法,对比剂浓度为300~350mgI/ml,用量为60~80ml,注射速率为2~3ml/s,扫描延迟时间动脉期20~35s,实质期60~70s,必要时再行延迟扫描。

(五)图像后处理

咽部CT图像通常采用软组织窗显示,窗宽和窗位分别为200~350Hu和30~50Hu,需要观察骨质结构时,采用骨窗显示,窗宽和窗位分别为1 500~2 000Hu和400~600Hu。常规的摄片要求拍摄软组织窗横断面图像,一般按照扫描的顺序拍摄,有病灶的部位可加摄局部放大图像,必要时可运用层厚≤1mm的薄层图像数据进行冠状位、矢状位及多平面重组(MPR),以便更好地显示病灶的位置、大小以及与周围结构的关系等(图4-8-4)。

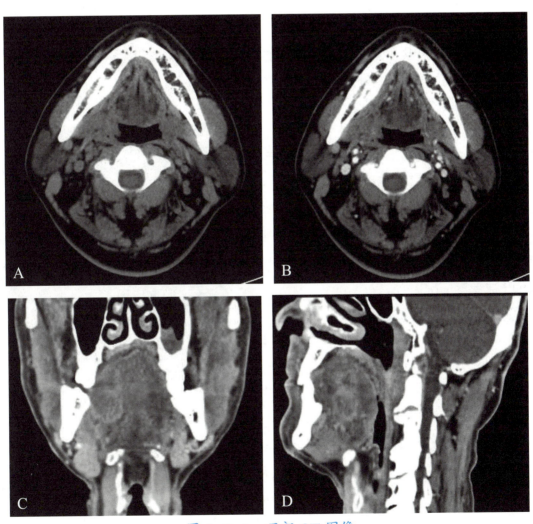

图 4-8-4　咽部 CT 图像
A. 平扫;B. 增强;C. 冠状位;D. 矢状位。

三、喉　部

（一）适应证

1. 喉部肿瘤性病变。

2. 喉部感染性病变及囊肿、脓肿等病变。

3. 喉部外伤及异物。

4. 喉部息肉、喉膨出、淋巴结肿大等。

（二）扫描注意事项

1. 认真审阅检查申请单，了解患者检查的目的和要求，详细阅读临床资料及其他检查资料。

2. 扫描前去除患者检查部位的金属饰物及其他影响检查的物品（如膏药等）。

3. 向患者介绍和解释 CT 检查全过程，取得患者的配合，嘱患者检查期间保持体位不动，不做吞咽动作。

4. 对于不合作的患者，包括婴幼儿、躁动不安或意识不清的患者要给予镇静药。

5. 注意做好检查部位以外射线敏感部位的防护屏蔽。

（三）扫描体位和扫描范围

被检者仰卧于检查床上，头先进，身体正中矢状面垂直于床面并与中线重合，头部稍后仰，两外耳孔与床面等距。扫描前常规先摄取一幅颈部侧位图像，既可作为定位扫描用，也能给诊断提供参考，扫描范围从舌骨平面至环状软骨下缘（图 4-8-5），发现肿瘤时扫描至颈根部，以便了解淋巴结受累情况。

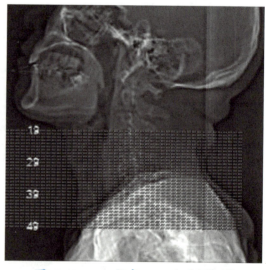

图 4-8-5　喉部 CT 扫描范围

（四）扫描方式和参数

喉部扫描常规采用螺旋方式连续扫描，横断面层厚、层距为 3~5mm，必要时行层厚 ≤1mm 的薄层重建。重建模式常规采用标准算法进行重建，需要观察骨质结构时，采用骨算法重建。扫描时可让患者连续发字母"E"音，使声带内收，梨状窝扩张，以便更好地显示声带结构、梨状窝尖端、咽后壁及杓状会厌襞的形态及病变。

喉部增强扫描一般都在平扫后进行，扫描体位、扫描方式和参数与平扫相同。增强扫描的注射方法多采用经静脉团注法，对比剂浓度为 300~350mgI/ml，用量为 60~80ml，注射速率为 2~3ml/s，扫描延迟时间动脉期为 20~35s，实质期为 60~70s，必要时再行延迟扫描。

（五）图像后处理

喉部 CT 图像通常采用软组织窗显示,窗宽和窗位分别为 200~350Hu 和 30~50Hu,需要观察骨质结构时,采用骨窗显示,窗宽和窗位分别为 1 500~2 000Hu 和 400~600Hu。常规的摄片要求拍摄软组织窗横断面图像,外伤患者可加摄骨窗图像,一般按照扫描的顺序拍摄,有病灶的部位可加摄局部放大图像,必要时可运用层厚 ≤1mm 的薄层图像数据进行冠状位、矢状位及多平面重组(MPR),以便更好地显示病灶的位置、大小以及与周围结构的关系等(图 4-8-6)。

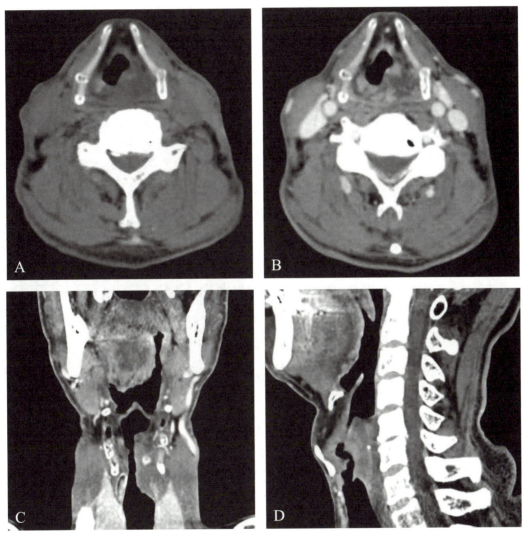

图 4-8-6　喉部 CT 图像
A. 平扫;B. 增强;C. 冠状位;D. 矢状位。

四、甲　状　腺

（一）适应证

1. 甲状腺良、恶性肿瘤等病变。

2. 甲状舌管囊肿、弥漫性甲状腺肿、结节性甲状腺肿等甲状腺病变。

（二）扫描注意事项

1. 认真审阅检查申请单，了解患者检查的目的和要求，详细阅读临床资料及其他检查资料。

2. 扫描前去除患者检查部位的金属饰物及其他影响检查的物品（如膏药等）。

3. 向患者介绍和解释 CT 检查全过程，取得患者的配合，嘱患者检查期间保持体位不动，不做吞咽动作。

4. 对于不合作的患者，包括婴幼儿、躁动不安或意识不清的患者要给予镇静药。

5. 注意做好检查部位以外射线敏感部位的防护屏蔽。

（三）检查体位和扫描范围

被检者仰卧于检查床上，头先进，身体正中矢状面垂直于床面并与中线重合，头向后仰，双手尽量向足侧拉伸。常规扫描一幅颈部侧位图像作为定位扫描用，扫描范围从第 5 颈椎水平扫描至第 1 胸椎或根据病变扩大扫描范围（图4-8-7）。

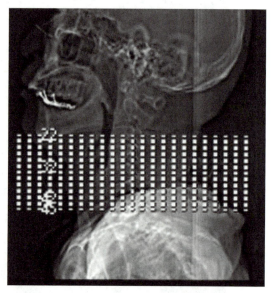

图 4-8-7　甲状腺 CT 扫描范围

（四）扫描方式和参数

甲状腺 CT 扫描常规采用螺旋方式连续扫描，横断面层厚、层距为 3~5mm，必要时行层厚 ≤1mm 的薄层重建。重建模式常规采用标准算法进行重建，需要观察骨质结构时，采用骨算法重建。扫描时呼吸方式为平静呼吸。

需要增强扫描时一般都在平扫后进行，扫描体位、扫描方式和参数与平扫相同。增强扫描的注射方法多采用经静脉团注法，对比剂浓度为 300~350mgI/ml，用量为 60~80ml，注射速率为 2~3ml/s，扫描延迟时间动脉期为 20~35s，实质期为 60~70s，必要时再行延迟扫描。

（五）图像后处理

甲状腺 CT 图像通常采用软组织窗显示，窗宽和窗位分别为 200~350Hu 和 30~50Hu，需要观察骨质结构时，采用骨窗显示，窗宽和窗位分别为 1 500~2 000Hu 和 400~600Hu。常规的摄片要求拍摄软组织窗横断面图像，一般按照扫描的顺序拍摄，有病灶的部位可加摄局部放大图像，必要时可运用层厚 ≤1mm 的薄层图像数据进行冠状位、矢状位及多平面重组（MPR），以便更好地显示病灶的位置、大小以及与周围结构的关系等（图4-8-8）。

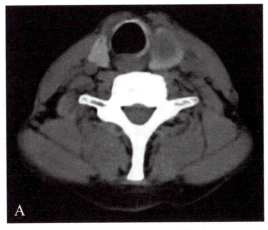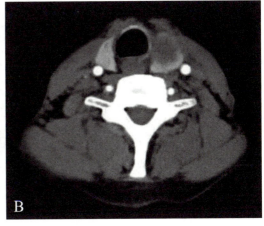

图 4-8-8　甲状腺 CT 图像

A. 平扫；B. 增强。

五、颈部血管 CTA

（一）适应证

1. 颈部血管疾病，如大动脉炎、颈动脉粥样硬化等。

2. 先天性颈部血管畸形的诊断。

3. 颈动脉扩张、狭窄及闭塞性病变。

（二）扫描注意事项

1. 认真审阅检查申请单，了解患者检查的目的和要求，详细阅读临床资料及其他检查资料。

2. 扫描前去除患者检查部位的金属饰物及其他影响检查的物品（如膏药等）。

3. 向患者介绍和解释 CT 检查全过程，取得患者的配合，嘱患者检查期间保持体位不动，尽量不做吞咽动作。

4. 让患者及家属了解使用碘对比剂禁忌证及注意事项，并在碘对比剂使用知情同意书上签字。

（三）检查体位和扫描范围

检查体位同颈部 CT 扫描。常规扫描颈部正位像和侧位像作为定位像，扫描范围从主动脉弓上缘至颅底或鼻咽部（包括大脑动脉环）。

（四）扫描方式和参数

颈动脉 CTA 检查常规采用非心电门控螺旋方式连续扫描，层厚、层距为 3~5mm，二次重建为层厚 ≤1mm 的薄层重建。重建模式采用标准算法进行重建。扫描时呼吸方式为平静呼吸或平静呼吸下屏气。采用对比剂经静脉团注跟踪技术，ROI 设置于主动脉弓层面内（图 4-8-9），阈值为 100~120Hu，自动或手动触发扫描。对比剂浓度为 300~370mgI/ml，成人用量为 60~80ml，注射速率为 3~5ml/s。婴幼儿根据体重计算对比剂用量。

(五) 图像后处理

颈部血管 CTA 通常采用软组织窗显示。窗宽和窗位分别为 400~600Hu 和 100~200Hu。常规的摄片要求拍摄软组织窗横断面图像及二维、三维后处理图像。在图像处理工作站,运用层厚 ≤1mm 的薄层重建图像数据进行冠状位、矢状位、多平面重组(MPR)、曲面重组(CPR)、最大密度投影(MIP)、容积再现(VR)等二维、三维图像后处理,可清晰地显示颈部血管的形态、走行,有助于颈动脉与椎动脉狭窄或扩张、动脉炎及动脉畸形等病变的诊断(图 4-8-10,彩图 4-8-10)。

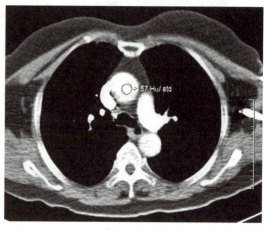

图 4-8-9　颈部 CTA 监测 ROI 设置

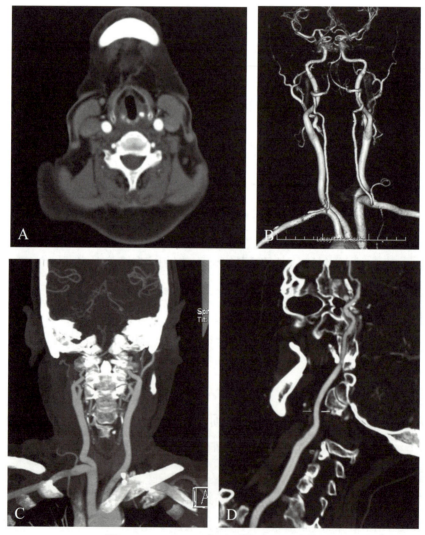

图 4-8-10　颈部血管 CTA 图像
A. 横断面;B. VR 图像;C. 最大密度投影;D. 曲面重组。

（张玉松）

第九节 胸部CT检查技术

 导入案例

患者,男,56岁,左侧胸部外伤1d来医院就诊。查体:左侧胸部压痛,自主呼吸时疼痛加重。门诊医生初步诊断为肋骨骨折,建议行胸部CT检查。

请问:

1. 该患者做胸部CT检查前需要做哪些准备工作?

2. 观察肋骨时如何划定扫描范围?

3. 如何选择图像重建算法?

一、肺和纵隔

(一)适应证

1. 肺 肺、支气管及肺门部位的各种疾病,如肺内的各种良性、恶性肿瘤,各类炎症、结核、间质性病变及其他弥漫性病变。

2. 纵隔 纵隔良恶性肿瘤、肿大淋巴结、与周围解剖结构的关系等。

3. 胸膜和胸壁 胸膜腔积液、胸膜增厚、胸膜钙化、气胸以及胸壁的各种疾病等。

4. 心包和心脏 明确有无心包积液、心包肥厚、心包钙化及心脏的原发性或继发性肿瘤等。

5. 大血管病变 增强扫描可以发现和诊断各种胸部大血管病变,包括主动脉瘤、夹层动脉瘤、肺动脉栓塞、大血管畸形等,对病变的程度、范围及并发症等都有很好的显示。

(二)扫描注意事项

1. 认真审阅检查申请单,了解患者检查的目的和要求,详细阅读临床资料及其他检查资料。

2. 扫描前去除患者检查部位(下颈部及胸部)的金属饰物及其他影响扫描检查的物品。

3. 向患者介绍和解释CT检查全过程,取得患者的配合并作呼吸训练,保持呼吸幅度的一致。嘱患者检查期间保持体位不动。

4. 对于呼吸困难不能屏气的患者或婴幼儿,扫描时应适当加大螺距,缩短扫描时间,以减少呼吸运动伪影。

5. 对于不合作的患者,包括婴幼儿、躁动不安或意识不清的患者要给予镇静药。

（三）检查体位和扫描范围

肺和纵隔CT检查一般取仰卧位,被检者仰卧于检查床上,头先进,两臂上举抱头,身体正中矢状面垂直于床面并与床中线重合,对于脊柱后凸或不宜仰卧位的患者也可改为俯卧位或侧卧位。扫描前常规先摄取一幅胸部正位图像,既可作为定位扫描用,也能给诊断提供参考,在定位像上划定扫描范围,一般从胸廓入口处,扫描至肺下界(图4-9-1)。

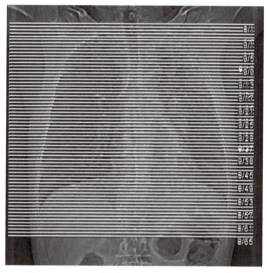

图 4-9-1　肺和纵隔CT扫描范围

（四）扫描方式和参数

1. 肺和纵隔扫描　常规采用螺旋方式连续扫描,横断面层厚、层距为5~10mm,必要时对图像数据进行层厚≤1mm的薄层重建。重建模式常规采用肺算法及标准算法进行重建,必要时采用骨算法重建,用于观察胸廓骨质情况。扫描时呼吸方式为吸气后屏气。

2. 肺和纵隔增强扫描　一般都在平扫后进行,注意事项、扫描体位、扫描方式和参数与平扫相同。增强扫描的注射方法多采用经静脉团注法,对比剂浓度为300~350mgI/ml,用量为80~100ml,注射速率为2~3ml/s,扫描延迟时间动脉期为20~30s,静脉期为50~60s,必要时再行延迟扫描。婴幼儿胸部增强扫描对比剂注射剂量,一般根据体重以1.5~2ml/kg计算,注射速率控制在0.5~1.5ml/s。

（五）图像后处理

1. 肺和纵隔CT扫描　图像通常采用肺窗和纵隔窗显示(图4-9-2)。肺窗用来显示肺组织、气管、支气管等,窗宽和窗位分别为1 500~2 000Hu 和 -600~-450Hu;纵隔窗用来显示纵隔、血管、淋巴结等,窗宽和窗位分别为250~350Hu 和 30~50Hu。

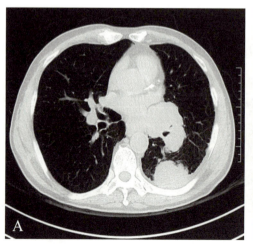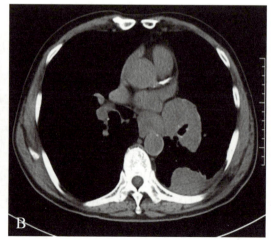

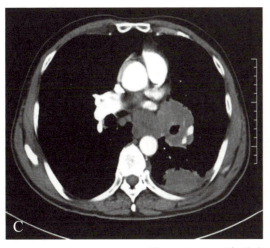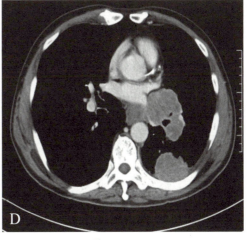

图 4-9-2　肺平扫和增强扫描图像

A. 肺窗；B. 纵隔窗；C. 增强动脉期；D. 增强静脉期。

2. 肺和纵隔 CT 扫描　常规的摄片要求同时拍摄肺窗和纵隔窗横断面图像，一般按照扫描的顺序拍摄，有病灶的部位可加摄局部放大图像，并作病灶大小和 CT 值的测量。怀疑有骨转移以及累及相邻肋骨、胸骨、椎骨等骨质结构的患者，需要加摄骨窗图像。必要时可运用层厚 ≤ 1mm 的薄层图像数据进行冠状位、矢状位及多平面重组（MPR），以便更好地显示病灶的位置、大小以及与周围结构的关系等（图 4-9-3）。

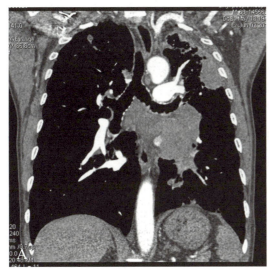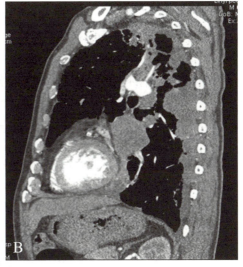

图 4-9-3　肺增强扫描图像

A. 冠状位；B. 矢状位。

二、胸部高分辨力 CT 扫描

（一）适应证

1. 肺部弥漫性、间质性病变的诊断和鉴别诊断。

2. 肺部囊性病变、结节状病变的诊断和鉴别诊断。

3. 胸膜病变的诊断和鉴别诊断。

4. 气道病变如支气管扩张的诊断和鉴别诊断。

5. 肺部职业病的诊断和鉴别诊断。

（二）扫描注意事项

1. 认真审阅检查申请单，了解患者检查的目的和要求，详细阅读临床资料及其他检查资料。

2. 扫描前去除患者检查部位金属饰物及其他影响扫描检查的物品。

3. 向患者介绍和解释 CT 检查全过程，取得患者的配合并作呼吸训练，保持呼吸幅度的一致。嘱患者检查期间保持体位不动。

（三）检查体位和扫描范围

胸部高分辨力 CT 扫描的检查体位与常规胸部 CT 的检查体位相同。扫描前常规先摄取一幅胸部正位图像，既可作为定位扫描用，也能给诊断提供参考，在定位像上划定扫描范围，一般自胸廓入口至肺下界的全肺部扫描或根据病变范围大小进行局部扫描（图 4-9-4）。

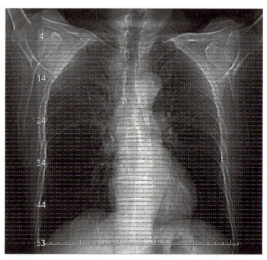

图 4-9-4　肺高分辨力 CT 扫描范围

（四）扫描方式和参数

1. 胸部高分辨力 CT 检查技术一般要求　①薄层扫描，根据病变大小，层厚为 1~2mm；②采用放大扫描或靶扫描，即缩小扫描视野，大多为 250mm 以下；③采用大矩阵，一般在 512×512 以上；④采用高分辨力算法重建，如骨重建算法；⑤适当提高管电压和管电流等扫描条件以降低由于层面薄而引起的图像噪声。

2. 胸部高分辨力 CT 检查扫描方式　①传统上，应用轴扫（非螺旋）扫描方式，层厚 1~2mm，层距 10mm 间隔扫描，获得不连续图像，这种扫描方式可对肺部异常区域进行局部扫描，辐射剂量较低；②目前，由于多排螺旋 CT 可在较短的屏气时间内完成全肺薄层容积数据采集，因此多采用薄层螺旋容积扫描代替传统的轴扫方式，可观察全肺部异常表现。

（五）图像后处理

肺部高分辨力 CT 扫描图像通常采用肺窗和纵隔软组织窗显示。肺窗窗宽和窗位分别为 1 500~2 000Hu 和 -600~-450Hu；纵隔软组织窗用来显示纵隔，窗宽和窗位分别为 250~350Hu 和 30~50Hu。一般按照扫描的顺序拍摄，有病灶的部位可加摄局部放大图像，并作病灶大小和 CT 值的测量，必要时可以对薄层图像进行冠状位、矢状位及多平面重组（MPR）等后处理，以便更好地显示病灶的位置、大小以及与周围结构的关系等（图 4-9-5）。

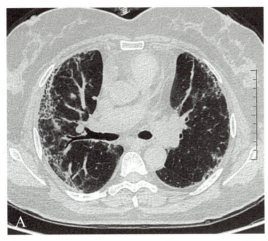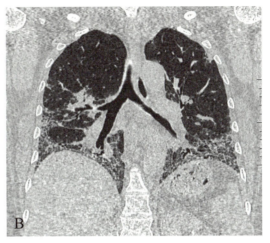

图 4-9-5　肺高分辨力 CT 图像
A. 横断面;B. 冠状位。

三、食　　管

(一) 适应证

1. 食管黏膜下占位性病变、外部病变压迫或浸润。

2. 食管肿瘤治疗(手术、放疗、化疗、介入治疗)后随访复查。

3. 食管外伤及食管异物等。

(二) 扫描注意事项

1. 认真审阅检查申请单,了解患者检查的目的和要求,详细阅读临床资料及其他检查资料。

2. 扫描前去除患者检查部位(下颈部及胸部)的金属饰物及其他影响检查的物品。

3. 向患者介绍和解释 CT 检查全过程,取得患者的配合并作呼吸训练,保持呼吸幅度的一致。嘱患者检查期间保持体位不动。

4. 检查前一般口服适量 1%~1.5% 稀释阳性对比剂,临扫描时再口服一大口稀释阳性对比剂,扫描时先咽下对比剂,然后吸气后屏住呼吸进行扫描。

5. 平扫的扫描参数和模式与增强扫描相同,以便做增强前后 CT 值的对照。

(三) 检查体位和扫描范围

食管 CT 检查一般取仰卧位,被检者仰卧于检查床上,头先进,两臂上举抱头,身体正中矢状面垂直于床面并与床中线重合,对于脊柱后凸或不宜仰卧位的患者也可改为俯卧位或侧卧位。扫描前常规先摄取一幅胸部正位图像,既可作为定位扫描用,也能给诊断提供参考。在定位像上划定扫描范围,一般从胸廓入口至横膈水平(图 4-9-6)。

(四) 扫描方式和参数

1. 食管 CT 扫描一般采用螺旋方式连续扫描,层厚、层距为 5~10mm,必要时进行层厚≤1mm的薄层重建。重建模式采用标准算法进行重建,需要观察肺部组织有无病变时,采用肺算法进行重建。扫描时呼吸方式为吸气后屏气。

2. 食管增强CT扫描一般都在平扫后进行,注意事项、扫描体位、扫描方式和参数与平扫相同。增强扫描注射方法多采用经静脉团注法,对比剂浓度为300~350mgI/ml,用量为80~100ml,注射速率为2~3ml/s,扫描延迟时间动脉期为20~30s,静脉期为50~60s。

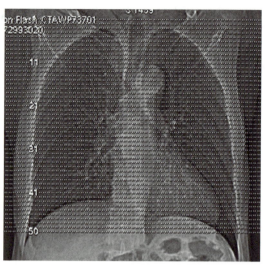

图4-9-6　食管CT扫描范围

(五)图像后处理

食管CT扫描图像通常采用软组织窗显示,窗宽和窗位分别为250~350Hu和30~50Hu(图4-9-7)。一般按照扫描的顺序拍摄,有病灶的部位可加摄局部放大图像。必要时可对图像进行冠状位、矢状位及多平面重组(MPR),以便更好地显示病灶及食管全貌(图4-9-8)。如果发现肺部有病变时,加摄采用肺重建算法的肺窗图像,窗宽和窗位分别为1 500~2 000Hu和-600~-450Hu。

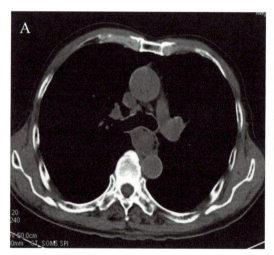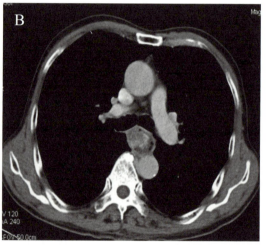

图4-9-7　食管CT横断面图像
A.食管平扫;B.食管增强。

四、心脏与冠状动脉CTA

(一)适应证

1. 冠状动脉狭窄、闭塞及扩张性病变。

2. 先天性冠状动脉变异和发育畸形。

3. 冠状动脉斑块稳定性的诊断与评价。

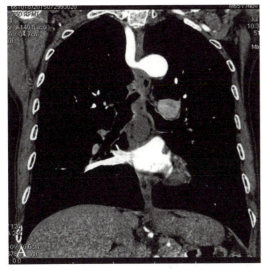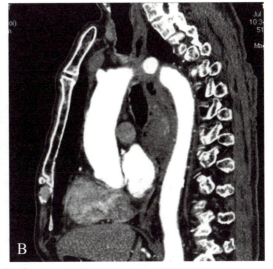

图 4-9-8　食管 CT 图像
A. 冠状位;B. 矢状位。

4. 冠状动脉内支架术后对支架通畅情况的评价。

5. 冠状动脉搭桥术后桥血管通畅程度的评价。

6. 心脏功能分析、心脏瓣膜形态及功能评价。

7. 心脏各类肿瘤与先天性心脏病的诊断。

(二) 扫描注意事项

1. 认真审阅检查申请单,了解患者检查的目的和要求,详细阅读临床资料及其他检查资料。

2. 心率过快和心律不齐者应于检查前 1~7d 服用 β 受体拮抗剂类药物调整心率,检查前需确认患者心率稳定在 70 次 /min 以下(部分高端 CT 检查设备心率可控制在 90 次 /min 以下)。

3. 扫描前去除患者检查部位的金属饰物及其他影响检查的物品。

4. 按照要求给患者放置心电电极并连接导线,观察患者的心电图信号和心率,确认屏气状态下 R 波信号能够被准确识别。

5. 向患者介绍和解释 CT 检查全过程及可能出现的反应,消除紧张情绪,取得患者的配合。嘱患者在检查期间保持体位不动。

6. 对患者进行反复的呼吸训练,确保曝光期间胸腹部处于静止状态,并观察屏气状态下的心率变化应小于 10%。

7. 如无碘对比剂禁忌证,可行外周静脉(肘正中静脉)穿刺,建立静脉通道,连接高压注射器。

8. 如无禁忌证,扫描前可舌下含服或喷射硝酸甘油,以改善冠状动脉远端血管的显示。

(三) 检查体位和扫描范围

冠状动脉 CTA 检查一般取仰卧位,双手上举,置于头部两侧,调整体轴中心线和床面高度,使心脏位于扫描机架的等中心位置。常规扫描胸部正位和侧位图像作为定位像,扫描范围通常自气管隆嵴下1cm至心脏膈面下方,可根据冠状动脉钙化积分平扫图像设置扫描范围(图4-9-9)。冠状动脉起源异常、冠状动脉搭桥术后复查及胸痛三联征检查应向上相应扩大扫描范围(图4-9-10,彩图4-9-10)。怀疑冠状动脉起源异常或冠状动脉–肺动脉瘘者起自肺动脉水平面,冠状动脉搭桥术后起自锁骨下缘水平,胸痛三联征起自主动脉弓水平面。

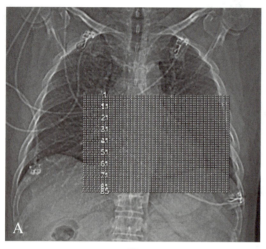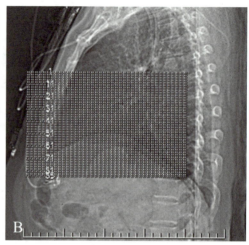

图 4-9-9　心脏冠状动脉 CTA 扫描范围
A. 正位;B. 侧位。

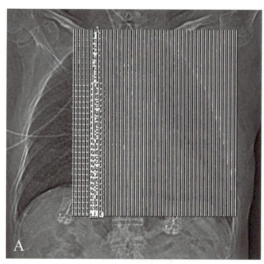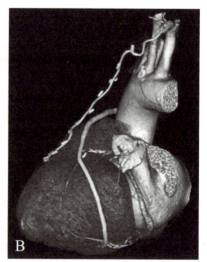

图 4-9-10　冠状动脉搭桥术后
A. 扫描范围;B. 容积再现(VR)图像。

(四) 扫描方式和参数

1. 冠状动脉 CTA 检查　常规采用回顾性心电门控螺旋方式扫描,根据心率选择单扇区重建或多扇区重建。注射对比剂之前先做心脏冠状动脉平扫图像,用于钙化积分或增强扫描时设置扫描范围(图4-9-11)。如果患者心率较慢且较平稳,不需要做心功能分析时,可采用前瞻性心电门控方式扫描,以降低患者辐射剂量。层厚、层距为2~5mm,二次重建层厚≤1mm的薄层图像重建。重建模式采用标准算法进行重建。扫描时呼吸方式为平静吸气后屏气。

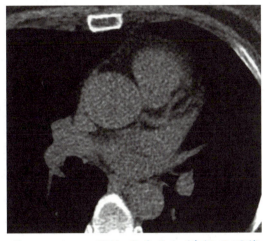

图4-9-11　冠状动脉平扫横断面图像

2. 冠状动脉CTA检查　对比剂注射方法采用经静脉团注法,对比剂浓度为350~370mgI/ml,成人用量为60~80ml,也可根据患者身高和体重计算用量,注射速率为4~5ml/s,常规采用双筒注射方式,注射完对比剂后经静脉团注40~50ml生理盐水,注射速率为4~5ml/s。如想观察心内结构时,可采用双筒双流注射方式。

3. 冠状动脉CTA检查　通常采用经静脉团注跟踪技术,ROI(感兴趣区)设于升主动脉或降主动脉腔内(图4-9-12),阈值为80~120Hu,自动或手动触发扫描。也可采用经静脉团注试验法,以5ml/s经静脉团注10~20ml对比剂后注入10~20ml生理盐水,注射后7~10s在主动脉窦上方层面行监测扫描,所测达峰时间与监测扫描延迟时间之和再加3~5s,作为冠状动脉CTA的扫描延迟时间。

(五) 图像后处理

1. 冠状动脉CTA扫描图像通常采用软组织窗显示和摄影。横断面图像窗宽和窗位分别为400~600Hu和100~200Hu(图4-9-13)。如果预设心电时相图像不佳,可以重调心电时相或心电编辑,重建冠状动脉的最佳横断面图像。

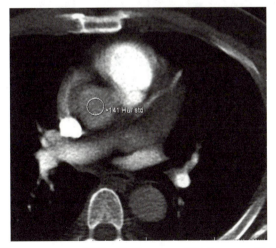

图4-9-12　冠状动脉CTA监测ROI设置

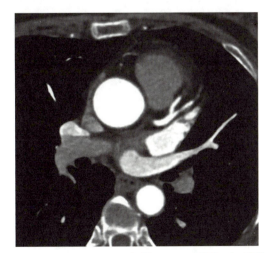

图4-9-13　冠状动脉CTA横断面图像

2. 冠状动脉CTA扫描常规的摄片要求拍摄软组织窗横断面图像及后处理的二维、三维图像,横断面图像一般按照扫描的顺序拍摄,有病变的部位可加摄局部放大图像。在图像后处理工作站,运用最佳相位窗、层厚≤1mm的薄层重建图像数据对左右冠状动脉及其主要分支进行冠状位、矢状位、多平面重组(MPR)、曲面重组(CPR)、最大密度投影(MIP)、容积再现(VR)等二维、三维图像后处理,得到最佳显示图像,以便更好地显示病变位置、范围及冠状动脉全貌(图4-9-14,彩图4-9-14)。

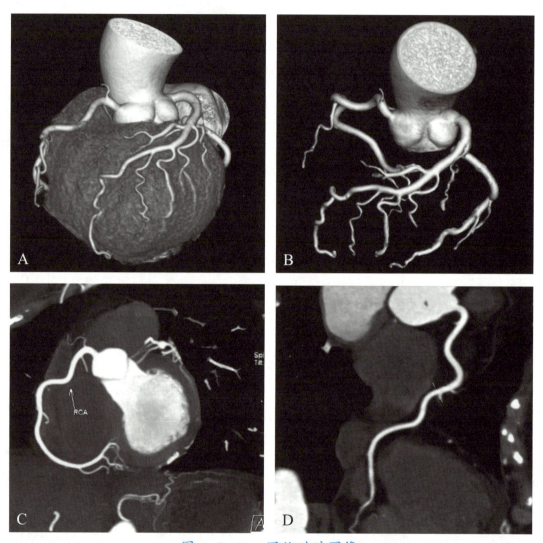

图 4-9-14　冠状动脉图像
A. 冠状动脉 VR 图像;B. 冠状动脉树;C. 最大密度投影;D. 曲面重组。

五、肺动脉 CTA

(一)适应证

1. 肺动脉栓塞的诊断及治疗后复查。

2. 肺动脉发育异常的诊断与鉴别诊断。

3. 原发性肺动脉高压的诊断与鉴别诊断。

4. 肺血管性疾病的诊断与鉴别诊断。

5. 纵隔肿瘤和大血管病变的诊断与鉴别诊断。

(二) 扫描注意事项

1. 认真审阅检查申请单,了解患者检查的目的和要求,详细阅读临床资料及其他检查资料。

2. 扫描前去除患者检查部位的金属饰物及其他影响检查的物品。

3. 向患者介绍和解释 CT 检查全过程,取得患者的配合并作呼吸训练,保持呼吸幅度的一致。嘱患者在检查期间保持体位不动。

4. 如无碘对比剂禁忌,可行外周静脉(肘正中静脉)穿刺,建立静脉通道。

(三) 检查体位和扫描范围

肺动脉 CTA 检查体位与常规肺部 CT 检查相同。常规扫描一幅胸部正位图像,既可作为定位扫描用,也能给诊断提供参考,在定位像上划定扫描范围,自胸廓入口处扫描至肺下界膈面(图 4-9-15)。

(四) 扫描方式和参数

1. 肺动脉 CTA 检查 常规采用非心电门控螺旋方式连续扫描,层厚、层距 3~5mm,二次重建用层厚 ≤ 1mm 的薄层重建。重建模式采用标准算法进行重建,需要观察肺部组织病变时,采用肺算法进行重建。呼吸方式为平静呼吸下屏气。

2. 肺动脉 CTA 检查 对比剂注射方法采用经静脉团注法,对比剂浓度为 300~370mgI/ml,成人用量为 40~70ml,注射速率为 3~5ml/s。婴幼儿可根据体重计算对比剂用量。

3. 肺动脉 CTA 检查 通常采用经静脉团注跟踪技术,ROI 设于主肺动脉层面的上腔静脉或主肺动脉内(图 4-9-16),阈值预设为 60~120Hu,自动或手动触发扫描;也可以采用经静脉团注试验方法测量肺动脉充盈达值时间确定扫描延迟时间。必要时可行双期扫描,用来观察肺静脉和左心系统。

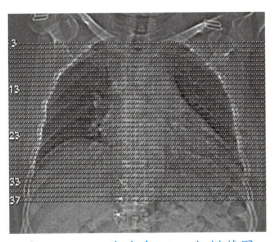

图 4-9-15　肺动脉 CTA 扫描范围

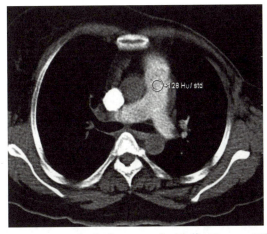

图 4-9-16　肺动脉 CTA 扫描监测 ROI 设置

（五）图像后处理

1. 肺动脉 CTA 扫描图像通常采用软组织窗显示增强的肺动脉有无栓子(图 4-9-17)，窗宽和窗位分别为 400~600Hu 和 100~200Hu。肺窗显示肺的改变，如肺梗死实变影等，窗宽和窗位分别为 1 500~2 000Hu 和 -600~-450Hu。

2. 肺动脉 CTA 扫描常规的摄片要求拍摄软组织窗和肺窗横断面图像以及二维、三维后处理图像，横断面图像一般按照扫描的顺序拍摄，有病灶的部位可加摄局部放大图像。在图像处理工作站，运用层厚 ≤1mm 的薄层重建图

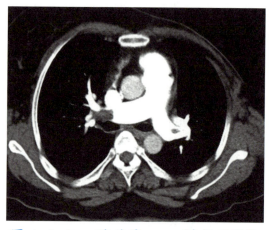

图 4-9-17　肺动脉 CTA 横断面图像

像数据进行冠状位、矢状位、多平面重组(MPR)、最大密度投影(MIP)、容积再现(VR)等二维、三维图像处理，以便更好地显示病灶的位置、大小、范围及与周围结构的关系等(图 4-9-18,彩图 4-9-18)。

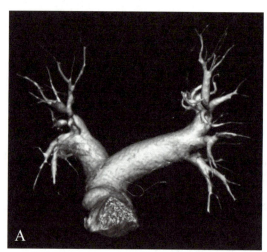
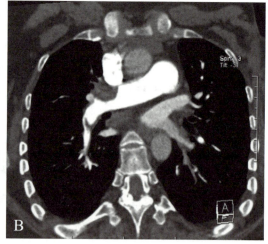

图 4-9-18　肺动脉 CTA
A. 肺动脉 VR 图像;B. 多平面重组(MPR)。

六、胸主动脉 CTA

（一）适应证

1. 各种类型胸主动脉瘤的诊断与鉴别诊断。

2. 先天性主动脉发育异常的诊断与鉴别诊断。

3. 主 - 肺动脉异常疾病的诊断与鉴别诊断。

4. 外伤累及胸主动脉系统的急诊 CT 检查。

5. 胸主动脉疾病手术或介入治疗后疗效评估与复查。

6. 大动脉炎、川崎病等的诊断与鉴别诊断。

（二）扫描注意事项

1. 认真审阅检查申请单，了解患者检查的目的和要求，详细阅读临床资料及其他检查资料。

2. 扫描前去除患者检查部位的金属饰物及其他影响检查的物品。

3. 向患者介绍和解释 CT 检查全过程，取得患者的配合并作呼吸训练，保持呼吸幅度的一致。

4. 如无碘对比剂禁忌，可行外周静脉（肘正中静脉）穿刺，建立静脉通道。

（三）检查体位和扫描范围

胸主动脉 CTA 检查体位与常规胸部 CT 检查体位相同。常规扫描一幅胸部正位图像，既可作为定位扫描用，也能给诊断提供参考，在定位像上划定扫描范围，一般自胸廓入口处扫描至肺下界膈面（图 4-9-19）。大动脉炎和川崎病患者应包括头臂干，怀疑夹层动脉瘤累及腹主动脉的，扫描范围应延长至髂动脉分叉处。

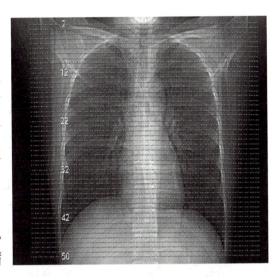

图 4-9-19　胸主动脉 CTA 扫描范围

（四）扫描方式和参数

1. 胸主动脉 CTA 检查　常规采用非心电门控螺旋方式连续扫描，重点观察升主动脉病变、冠状动脉受累情况及心脏内部结构时，可采用心电门控螺旋扫描或序列扫描。层厚、层距为 2.5~5mm，二次重建用层厚≤1mm 的薄层重建。重建模式采用标准算法进行重建。扫描时呼吸方式为平静吸气后屏气。

2. 胸主动脉 CTA 检查　对比剂注射方法采用经静脉团注法，对比剂浓度为 300~370mgI/ml，成人用量为 70~90ml，注射速率为 3~5ml/s。婴幼儿可根据体重计算对比剂用量。

3. 胸主动脉 CTA 检查　通常采用经静脉团注跟踪技术，ROI 设于胸主动脉中段层面的主动脉腔内（图 4-9-20），阈值预设为 80~120Hu，自动或手动触发扫描。

（五）图像后处理

1. 胸主动脉 CTA 扫描图像通常采用软组织窗显示增强后的胸主动脉有无病变（图 4-9-21），窗宽、窗位分别为 400~600Hu 和 100~200Hu。

2. 胸主动脉 CTA 扫描常规的摄片要求拍摄软组织窗横断面图像及二维、三维后处理图像，横断面图像一般按照扫描的顺序拍摄，有病灶的部位可加摄局部放大图像。在图像处理工作站，运用层厚≤1mm 的薄层重建图像数据进行冠状位、矢状位、多平面重组（MPR）、

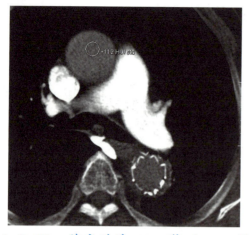 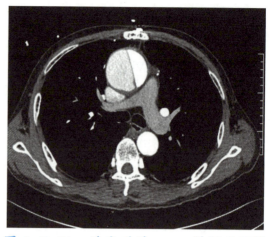

图 4-9-20　胸主动脉 CTA 监测 ROI 设置　　图 4-9-21　胸主动脉 CTA 横断面图像

最大密度投影（MIP）、容积再现（VR）等二维、三维后处理图像，以便更好地显示病灶的位置、范围及与周围解剖结构的关系等（图 4-9-22，彩图 4-9-22）。

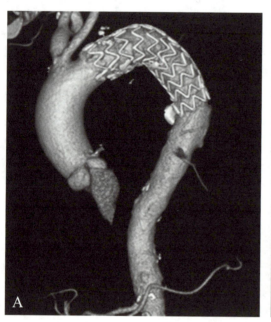 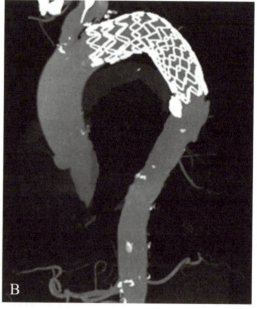

图 4-9-22　胸主动脉支架术后
A.VR 图像；B. 最大密度投影。

七、肋骨 CT 三维重建

（一）适应证

1. 肋骨骨折。
2. 肋骨发育异常。
3. 肋骨肿瘤或肋骨转移。

4. 胸廓其他骨质病变,如胸骨、锁骨、肩胛骨等。

（二）扫描注意事项

1. 认真审阅检查申请单,了解患者检查的目的和要求,详细阅读临床资料及其他检查资料。

2. 扫描前去除患者检查部位的金属饰物及其他影响检查的物品。

3. 向患者介绍和解释 CT 检查的全过程,取得患者的配合并作呼吸训练,保持呼吸幅度的一致。嘱患者检查期间保持体位不动。

4. 对于呼吸困难不能屏气的患者或婴幼儿,扫描时应适当加大螺距,缩短扫描时间,以减少呼吸运动伪影。

（三）检查体位和扫描范围

肋骨 CT 检查体位与常规胸部 CT 检查相同。扫描前常规先摄取一幅胸部正位图像,既可作为定位扫描用,也能给诊断提供参考,在定位像上划定扫描范围,自胸廓入口处扫描至第 12 肋骨下缘(图 4-9-23)。

（四）扫描方式和参数

肋骨 CT 三维重建常规采用螺旋方式连续扫描,层厚、层距 5~10mm,二次重建用层厚 ≤1mm 的薄层重建。重建模式运用骨算法及标准算法进行重建,扫描时呼吸方式为吸气后屏气。

（五）图像后处理

1. 肋骨 CT 检查常规横断面通常采用骨窗、肺窗及纵隔窗显示和摄影。骨窗主要用于观察胸廓骨结构骨质情况,窗宽和窗位分别为 1 500~2 000Hu 和 400~600Hu(图 4-9-24);肺窗主要用于观察肺部有无病变,窗宽和窗位分别为 1 500~2 000Hu 和 -600~-450Hu;纵隔窗主要观察纵隔及周围软组织情况,窗宽和窗位分别为 250~350Hu 和 30~50Hu。

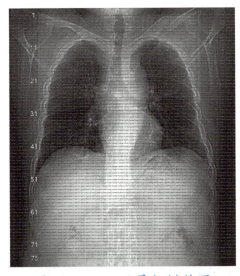

图 4-9-23　肋骨扫描范围

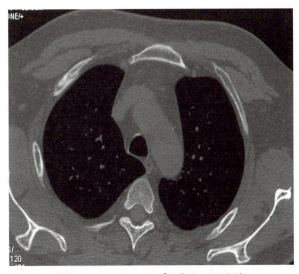

图 4-9-24　肋骨横断面图像

2. 在图像后处理工作站,运用层厚≤1mm的薄层重建图像数据进行图像三维重建,容积再现(VR)图像显示肋骨及胸廓其他骨结构全貌立体图像;曲面重组(CPR)图像沿肋骨走向对单根肋骨显示骨折征象(图4-9-25,彩图4-9-25)。

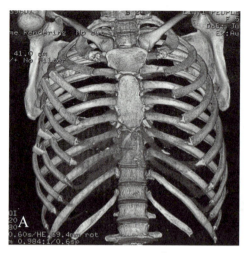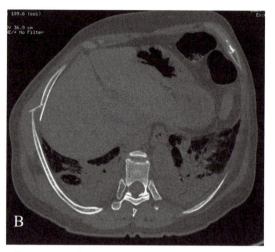

图 4-9-25　肋骨三维重建图像
A.肋骨 VR 图像;B.单根肋骨 CPR 图像。

(张玉松)

第十节　腹部 CT 检查技术

 导入案例

患者,男,42 岁,上腹部不适 3d 就诊。检查:超声检查肝脏右后叶见一 5mm×7mm 大小的低回声结节,边缘较光整;实验室检查肝功能各项数值在正常范围内。门诊医生初步诊断为肝脏占位性病变,建议行肝脏平扫和增强扫描进一步确诊。

请问:

1. 该患者做肝脏平扫和增强扫描前需要做哪些准备工作?

2. 肝脏增强扫描时需要做几期扫描?

3. 各期扫描延迟时间是多少?

一、上　腹　部

(一)适应证

1. 占位性病变的诊断　肝血管瘤、肝癌、胃癌、胆囊癌、胆管癌、胰腺癌、转移瘤等。

2. 单纯囊性病变　肝脏、胰腺、脾脏囊肿，多囊肝等。

3. 弥漫性病变　脂肪肝、肝硬化及色素沉着症等。

4. 感染性病变　肝脓肿、胆囊炎、胰腺炎等。

5. 创伤性病变　上腹部多脏器外伤和出血等。

6. 对于阻塞性黄疸和疑有胆道系统占位性病变的定性诊断，观察胆管扩张的形态、部位，确定病灶的大小、部位、性质及胆囊的炎症、胆结石等都有一定的价值。

（二）扫描注意事项

1. 认真审阅检查申请单，了解患者检查的目的和要求，详细阅读临床资料及其他检查资料。

2. 检查前 1 周不服用含重金属元素的药物，不做消化道钡剂检查。除急诊外，检查前 4~8h 应禁食，检查前 30min 口服 1%~1.5% 稀释阳性对比剂 300~500ml 或温开水，检查前即刻再口服 200~300ml 充盈胃肠道。

3. 扫描前去除患者检查部位的金属饰物及其他影响扫描检查的物品。

4. 向患者介绍和解释 CT 检查全过程，取得患者的配合并作呼吸训练，保持呼吸幅度的一致。嘱患者在检查期间保持体位不动。

5. 对于不合作的患者，包括婴幼儿、躁动不安或意识不清的患者要给予镇静药。

（三）检查体位和扫描范围

上腹部 CT 检查一般取仰卧位，患者仰卧于检查床上，头先进，两臂上举抱头，身体正中矢状面垂直于床面并与床中线重合，对于脊柱后凸或不宜仰卧位的患者也可改为俯卧位或侧卧位。常规扫描一幅上腹部正位图像，既可作为定位扫描用，也能给诊断提供参考，扫描范围在定位像上划定，自膈面向下一直扫描至肝脏右叶下缘（图 4-10-1）。脾大者应延长扫描范围至全脾。

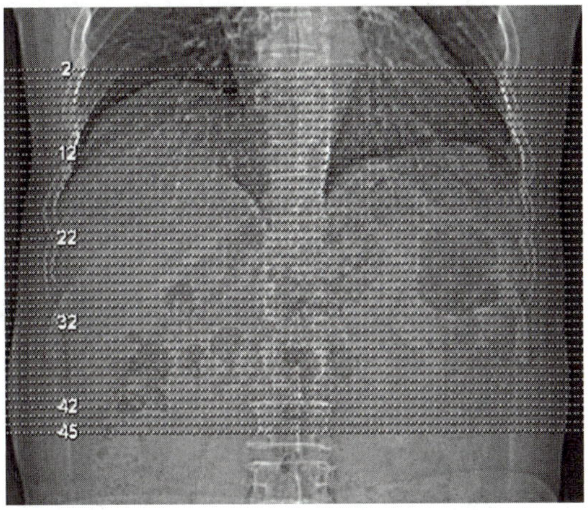

图 4-10-1　上腹部 CT 扫描范围

（四）扫描方式和参数

1. 上腹部 CT 扫描　采用螺旋方式连续扫描，层厚、层距为 5~10mm，必要时进行层厚 ≤1mm 的薄层重建。重建模式采用软组织算法进行重建。扫描时呼吸方式为深吸气后于呼气末屏气。

2. 上腹部增强 CT 扫描　一般都在平扫后进行，检查体位、扫描方式、参数等与平扫相同，主要是为了更好地显示病变的性质，以及发现一些平扫所不能发现的病变。上腹部增强 CT 扫描通常为三期扫描，即动脉期、门脉期和平衡期，注射方法多采用经静脉团注法，对比剂浓度为 300~350mgI/ml，成人用量为 80~100ml，注射速率为 2~3ml/s，婴幼儿可根据体重计算对比剂用量。扫描延迟时间动脉期为 20~30s，门静脉期为 55~60s，平衡期为 100~120s,必要时需延迟扫描(如肝脏血管瘤等),延迟时间根据病情需要可至 10~15min。胰腺增强 CT 扫描可选用双期扫描,动脉期为 20~30s,实质期为 60~70s。

(五) 图像后处理

1. 上腹部 CT 图像的显示,一般常用的有软组织窗(窗宽为 200~350Hu,窗位为 30~50Hu)和腹部窗(窗宽为 150~250Hu,窗位为 40~50Hu),同时根据病变的情况还应采用不同的窗宽、窗位,如观察密度差较小的病变,要用窄窗;对脂肪肝、多发性肝囊肿病变,可采用窗宽为 200~250Hu,窗位 30~35Hu。增强扫描后,由于肝组织密度提高,CT 值增加 20~30Hu,所以窗位也要相应增加 20~30Hu。

2. 上腹部 CT 扫描常规的摄影要求拍摄软组织窗横断面图像,一般按照扫描的顺序拍摄,有病灶的部位可加摄局部放大图像,并作病灶大小以及平扫、增强各期扫描 CT 值的测量。必要时可运用 ≤1mm 的薄层重建数据对图像进行冠状位、矢状位及多平面重组(MPR)等二维、三维图像后处理,以便更好地显示病灶的位置、大小及与周围脏器的关系等(图 4-10-2)。

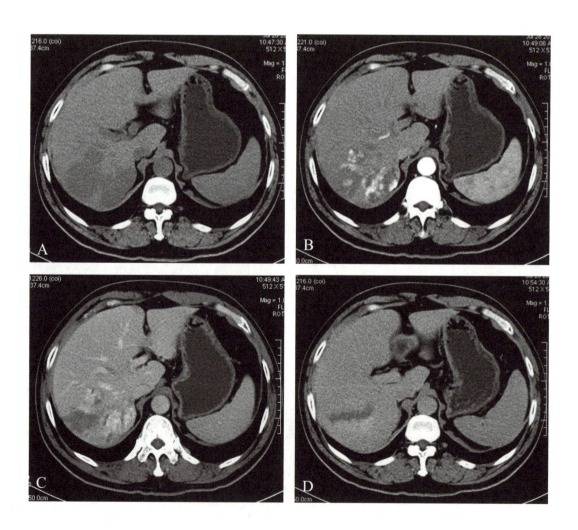

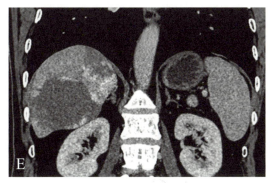

图 4-10-2　上腹部 CT 平扫和增强扫描

A. 平扫；B. 增强动脉期；C. 门脉期；D. 平衡期；E. 冠状位。

二、肾 上 腺

（一）适应证

1. 功能性肾上腺疾病（肾上腺增生、肾上腺嗜铬细胞瘤等）。

2. 非功能性肾上腺肿瘤。

3. 肾上腺癌、肾上腺转移瘤等。

4. 肾上腺结核。

5. 不明原因的高血压病、低钾血症或其他内分泌症状而临床不能确诊时。

（二）扫描注意事项

1. 认真审阅检查申请单，了解患者检查的目的和要求，详细阅读临床资料及其他检查资料。

2. 检查前 1 周不服用含重金属元素药物，不做消化道钡剂检查。除急诊外，检查前 4~8h 应禁食，检查前 30min 口服 1%~1.5% 稀释阳性对比剂 300~500ml 或水，检查前即刻再口服 200~300ml 充盈胃肠道。

3. 扫描前去除患者检查部位的金属饰物及其他影响检查的物品。

4. 向患者介绍和解释 CT 检查全过程，取得患者的配合并作呼吸训练，保持呼吸幅度的一致。嘱患者在检查期间保持体位不动。

（三）检查体位和扫描范围

肾上腺 CT 检查体位与上腹部 CT 检查相同。常规扫描一幅上腹部正位图像，既可作为定位扫描用，也能给诊断提供参考。在定位像上划定扫描范围，自第 11 胸椎椎体扫描至左肾门水平（图 4-10-3）。临床怀疑嗜铬细胞瘤而肾上腺区扫描阴性者，应该延长扫描范围至盆腔。

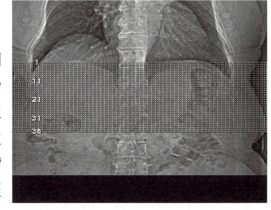

图 4-10-3　肾上腺 CT 扫描范围

(四)扫描方式和参数

1. 肾上腺CT扫描 采用螺旋方式连续扫描,层厚、层距3~5mm,必要时进行层厚≤1mm的薄层重建。重建模式采用软组织算法进行重建。扫描时呼吸方式为深吸气后于呼气末屏气。

2. 肾上腺增强扫描 一般都在平扫后进行,主要是为了更好地显示病变的性质,以及发现一些平扫所不能发现的病变。注射方法多采用经静脉团注法,对比剂浓度为300~350mgI/ml,成人用量为80~100ml,注射速率为2~3ml/s,扫描延迟时间动脉期为20~30s,实质期为55~65s,以及必要时的延迟扫描。

(五)图像后处理

肾上腺CT图像的显示,一般常用软组织窗(窗宽为200~350Hu,窗位为30~50Hu),常规的摄片要求拍摄软组织窗横断面图像,一般按照扫描的顺序拍摄,有病灶的部位可加摄局部放大图像,并作病灶大小以及平扫、增强各期扫描CT值的测量。对于怀疑肾上腺皮质增生的患者,最好能够测量肾上腺的长度及厚度。必要时可对图像进行冠状位、矢状位及多平面重组(MPR),以便更好地显示病灶的位置、大小及与周围脏器的关系等(图4-10-4)。

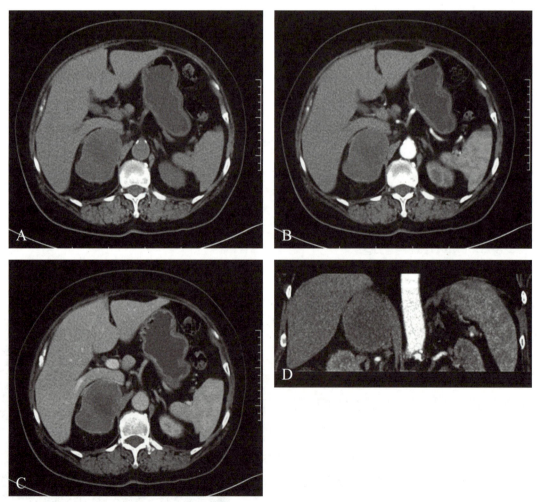

图 4-10-4 肾上腺肿瘤
A. 平扫;B. 增强动脉期;C. 实质期;D. 冠状位。

三、双肾、输尿管、膀胱

（一）适应证

1. 肿瘤性病变　泌尿系良、恶性肿瘤的诊断和鉴别诊断。

2. 感染性病变　肾结核、输尿管结核、肾脓肿、肾炎等。

3. 囊性病变　肾囊肿（包括囊肿和包虫囊肿等）。

4. 血管性病变　动脉瘤、血管狭窄等。

5. 泌尿系先天性发育畸形。

6. 泌尿系结石、积水。

7. 泌尿系外伤及出血。

（二）扫描注意事项

1. 认真审阅检查申请单，了解患者检查的目的和要求，详细阅读临床资料及其他检查资料。

2. 检查前 1 周不服用含重金属元素药物，不做消化道钡剂检查。如观察肾、输尿管时检查前口服 500~1 000ml 温开水，观察膀胱时口服 1 000~1 500ml 水使膀胱充盈。

3. 扫描前去除患者检查部位的金属饰物及其他影响检查的物品。

4. 向患者介绍和解释 CT 检查全过程，取得患者的配合并作呼吸屏气训练，保持呼吸幅度的一致。嘱患者在检查期间保持体位不动。

5. 对于不合作的患者，包括婴幼儿、躁动不安或意识不清的患者要给予镇静药。

6. 平扫的扫描参数和模式与增强扫描相同，以便做增强前后 CT 值的对照。

（三）检查体位和扫描范围

患者仰卧于检查床上，头先进，两臂上举抱头，身体正中矢状面垂直于床面并与床中线重合。常规扫描一幅全腹部正位图像，既可作为定位扫描用，也能给诊断提供参考。在定位像上划定扫描范围，从第 12 胸椎上缘到耻骨联合下缘（图 4-10-5）。

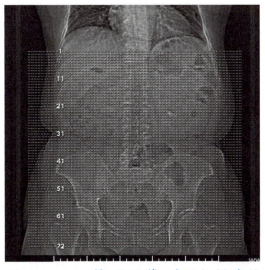

图 4-10-5　肾、输尿管、膀胱扫描范围

（四）扫描方式和参数

1. 采用螺旋方式连续扫描，层厚、层距 5~10mm，必要时进行层厚≤1mm 的薄层重建。重建模式运用软组织算法进行重建。扫描时呼吸方式为吸气后屏气。

2. 增强扫描一般都在平扫后进行,扫描方式、参数等与平扫相同,主要是为了更好地显示病变的性质,以及发现一些平扫所不能发现的病变。注射方法多采用经静脉团注法,对比剂浓度为300~350mgI/ml,用量为80~100ml,注射速率为2~3ml/s,扫描延迟时间动脉期为25~30s,实质期为65~100s,排泄期为2~5min,膀胱期为15~30min。

(五)图像后处理

1. 肾脏、输尿管、膀胱的 CT 扫描图像显示用软组织窗,窗宽和窗位分别为200~350Hu,30~50Hu(图 4-10-6),对延迟扫描目的在于观察肾盂、肾盏内病变的部分应采用类似骨窗的窗宽和窗位,如窗宽为 1 300~1 500Hu,窗位为 350~500Hu。

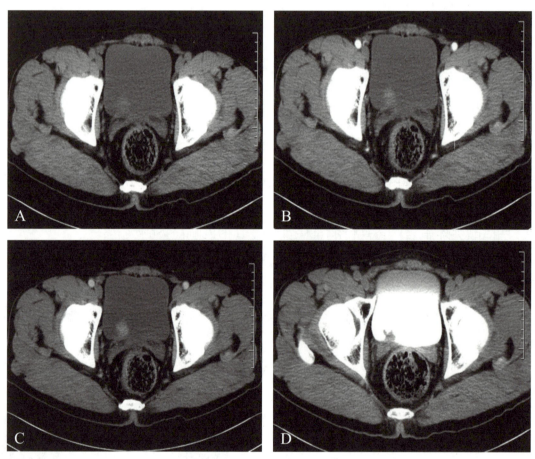

图 4-10-6　膀胱肿瘤
A. 平扫;B. 动脉期;C. 实质期;D. 膀胱充盈期。

2. 肾脏、输尿管、膀胱的图像摄片要求拍摄软组织窗横断面图像,一般按照扫描的顺序拍摄,有病灶的部位可加摄局部放大图像,并作病灶大小以及平扫、各期增强扫描 CT 值的测量。必要时可对图像进行冠状位、矢状位、多平面重组(MPR)、最大密度投影(MIP)、容积再现(VR)等二维、三维图像后处理,以便更好地显示肾、输尿管、膀胱全程及病灶的位置、大小等(图 4-10-7,彩图 4-10-7)。

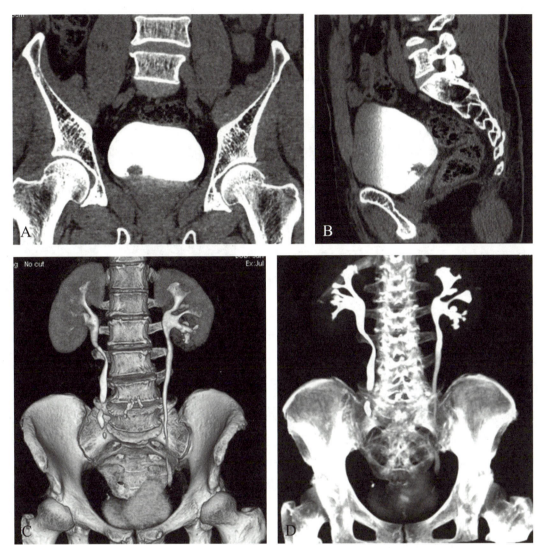

图 4-10-7　肾、输尿管、膀胱重建图像

A. 膀胱充盈期冠状位；B. 膀胱充盈期矢状位；C. 泌尿系全程 VR 图像；

D. 泌尿系 MIP 图像。

四、腹膜及腹膜后腔

(一) 适应证

1. 腹膜、肠系膜、网膜及腹膜腔病变　肿瘤、囊肿、脓肿、腹腔积液以及外伤的诊断和鉴别诊断。

2. 腹膜后腔病变　肿瘤、淋巴结（结核、炎症、转移）、淋巴瘤、腹主动脉瘤和外伤等。

3. 腹壁病变　肿瘤、脓肿、血肿、腹壁疝等。

4. 肠梗阻。

(二) 扫描注意事项

1. 认真审阅检查申请单，了解患者检查的目的和要求，详细阅读临床资料及其他检查资料。

2. 检查前 1 周不服用含重金属元素药物,不做消化道钡剂检查。检查前 90min 口服 1%~1.5% 稀释阳性对比剂 1 000ml,以后每间隔 30min 口服 250ml 至扫描前。如怀疑肠梗阻和腹壁疝者,可不服用对比剂。

3. 扫描前去除患者检查部位的金属饰物及其他影响检查的物品。

4. 向患者介绍和解释 CT 检查全过程,取得患者的配合并作呼吸屏气训练,保持呼吸幅度的一致。嘱患者在检查期间保持体位不动。

(三)检查体位和扫描范围

患者仰卧于检查床上,头先进,两臂上举抱头,身体正中矢状面垂直于床面并与床中线重合。常规扫描一幅全腹部正位图像,既可作为定位扫描用,也能给诊断提供参考。在定位像上划定扫描范围,一般从胰腺上方 1cm 处向下一直扫描至髂动脉分叉层面(图 4-10-8)。

(四)扫描方式和参数

1. 采用螺旋方式连续扫描,层厚、层距 5~10mm,必要时行层厚 ≤ 1mm 的薄层重建。重建模式采用软组织算法进行重建。呼吸方式为吸气后屏气。

2. 增强扫描一般都在平扫后进行,扫描方式、参数等与平扫相同,主要是为了更好地显示病变的性质,以及发现一些平扫所不能发现的病变。

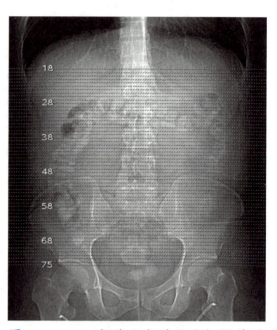

图 4-10-8　腹膜及腹膜后腔扫描范围

现的病变。注射方法多采用经静脉团注法,对比剂浓度为 300~350mgI/ml,成人用量为 80~100ml,注射速率为 2~3ml/s,扫描延迟时间动脉期为 25~30s,静脉期为 55~60s,必要时可进行延迟扫描。

(五)图像后处理

1. 腹膜及腹膜后腔的图像显示用软组织窗,窗宽和窗位分别为 200~350Hu 和 30~50Hu(图 4-10-9),对缺少脂肪衬托的患者可适当调小窗宽,如窗宽为 150~200Hu,窗位为 35~50Hu。

2. 腹膜及腹膜后腔的图像摄片要求拍摄软组织窗横断面图像,一般按照扫描的顺序拍摄,有病灶的部位可加摄局部放大图像,并作病灶大小以及平扫、增强各期扫描 CT 值的测量。必要时可对图像进行冠状位、矢状位及多平面重组(MPR),以便更好地显示病灶的位置、大小及与周围脏器的关系等(图 4-10-10)。

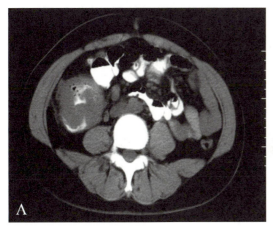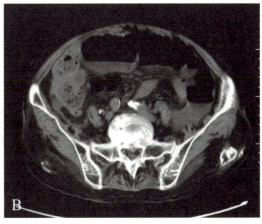

图 4-10-9　腹膜及腹膜后腔 CT 平扫图像

A.结肠肿瘤;B.肠梗阻。

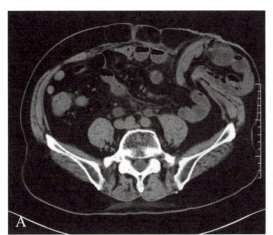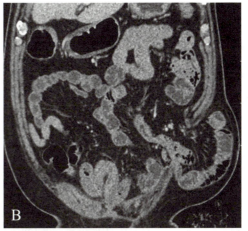

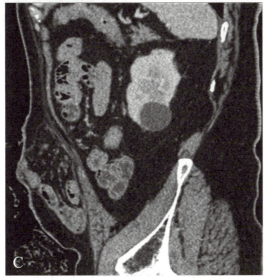

图 4-10-10　腹壁疝

A.横轴位;B.冠状位;C.矢状位。

五、盆 腔

（一）适应证

1. 盆腔良、恶性肿瘤的诊断和鉴别诊断。

2. 盆腔内炎症性病变及其他隐匿性病变,如脓肿、血肿和肿大淋巴结的诊断。

3. 男性前列腺、睾丸、精囊的良性和恶性肿瘤、炎症以及前列腺增生等。

4. 女性子宫及附件的良性、恶性肿瘤及其他病变。

5. 直肠良性、恶性肿瘤及其他病变。

（二）扫描注意事项

1. 认真审阅检查申请单,了解患者检查的目的和要求,详细阅读临床资料及其他检查资料。

2. 检查前1周不服用含重金属元素药物,不做消化道钡剂检查。检查前5h起口服1%~1.5%稀释阳性对比剂1 500ml,方法是每隔1h口服300ml直至检查,检查前需膀胱充盈。

3. 扫描前去除患者下腹部及盆腔部位的金属饰物及其他影响检查的物品。

4. 平扫的扫描参数和模式与增强扫描相同,以便做增强前后CT值的对照。

（三）检查体位和扫描范围

盆腔CT检查一般取仰卧位,患者仰卧于检查床上,头先进,两臂上举抱头,身体正中矢状面垂直于床面并与中线重合,常规扫描盆腔正位图像,既可作为定位扫描用,也能给诊断提供参考。在定位像上划定扫描范围,自髂前上棘水平开始,一直扫描至耻骨联合下缘(图4-10-11)。

（四）扫描方式和参数

1. 采用螺旋方式连续扫描,层厚、层距5~10mm,必要时行层厚≤1mm的薄层重建。重建模式运用软组织算法进行重建。扫描时呼吸方式为平静呼吸。

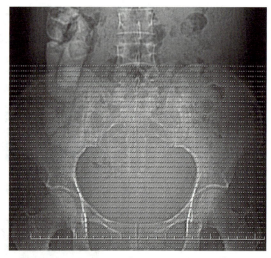

图 4-10-11　盆腔 CT 扫描范围

2. 增强扫描一般都在平扫后进行,扫描方式、参数等与平扫相同,主要是为了更好地显示病变的性质,以及发现一些平扫所不能发现的病变。注射方法多采用经静脉团注法,对比剂浓度为300~350mgI/ml,成人用量为80~100ml,注射速率为2~3ml/s,扫描延迟时间动脉期为25~30s,静脉期为55~60s,必要时可做延迟扫描。

（五）图像后处理

1. 盆腔CT图像显示用软组织窗,窗宽和窗位分别为200~350Hu和30~50Hu。在观察盆腔增强CT扫描图像时,需要适当增加窗位值(图4-10-12)。

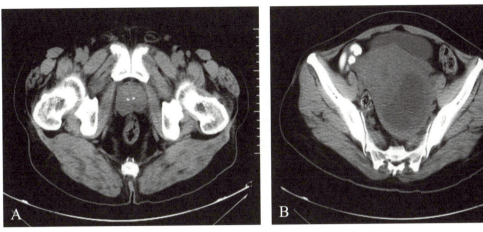

图 4-10-12　盆腔 CT 扫描

A. 男性前列腺横断面图像;B. 女性子宫及附件横断面图像。

2. 盆腔 CT 图像摄片要求拍摄软组织窗横断面图像,一般按照扫描的顺序拍摄,有病灶的部位可加摄局部放大图像,并作病灶大小以及平扫、各期增强扫描 CT 值的测量。必要时可对图像进行冠状位、矢状位及多平面重组(MPR)等后处理,以便更好地显示盆腔概貌和病灶的位置、大小及与周围组织的关系等(图 4-10-13)。

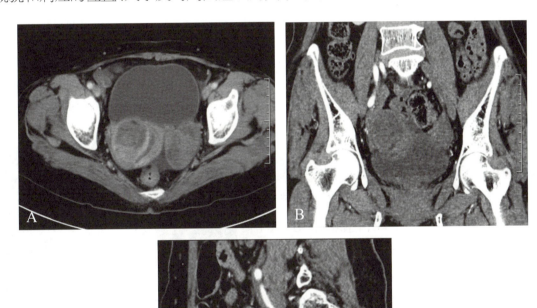

图 4-10-13　子宫肿瘤

A. 横断面图像;B. 冠状位;C. 矢状位。

六、腹主动脉 CTA

（一）适应证

1. 腹主动脉瘤、夹层动脉瘤的诊断与鉴别诊断。

2. 先天性腹主动脉及分支变异的诊断与鉴别诊断。

3. 腹主动脉及分支狭窄闭塞性疾病的诊断与鉴别诊断。

4. 肠系膜血管栓塞的诊断与鉴别诊断。

5. 肾血管性高血压的诊断与鉴别诊断。

6. 腹部器官（肝、肾）移植供体的术前评估。

7. 腹部大血管病变治疗后疗效评估与复查。

（二）扫描注意事项

1. 认真审阅检查申请单，了解患者检查的目的和要求，详细阅读临床资料及其他检查资料。

2. 扫描前去除患者检查部位的金属饰物及其他影响扫描检查的物品。

3. 向患者介绍和解释 CT 检查全过程，取得患者的配合并作呼吸训练，保持呼吸幅度的一致。嘱患者在检查期间保持体位不动。

4. 让患者及家属了解使用碘对比剂的禁忌证及注意事项，并在碘对比剂使用知情同意书上签字。

（三）检查体位和扫描范围

腹主动脉 CTA 检查一般取仰卧位，患者仰卧于检查床上，头先进，两臂上举抱头，身体正中矢状面垂直于床面并与中线重合，常规扫描一幅全腹部正位图像作为定位像，扫描范围通常自第 11 胸椎水平至髂内、髂外动脉分叉以下（图 4-10-14）。肾动脉 CTA 一般从肾上极至肾下极，肠系膜上动脉 CTA 一般从第 11 胸椎水平至髂前上棘水平。

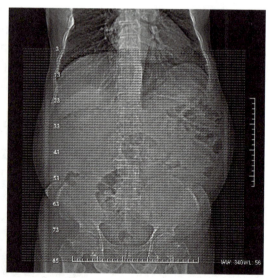

图 4-10-14　腹主动脉 CTA 扫描范围

（四）扫描方式和参数

1. 腹主动脉 CTA 检查　常规采用非心电门控螺旋方式连续扫描，层厚、层距为 2.5~5mm，二次重建为层厚 ≤1mm 的薄层重建。重建模式采用标准算法进行重建。扫描时呼吸方式为平静呼吸下屏气。

2. 腹主动脉 CTA 检查　通常采用经静脉团注跟踪技术，ROI 设置于第 12 胸椎水平层面的降主动脉腔内（图 4-10-15），阈值为 80~120Hu，自动或手动触发扫描。对比剂浓度为 300~370mgI/ml,成人用量为 70~90ml,注射速率为 3~5ml/s。婴幼儿根据体重计算对比剂用量。

3. 如需要观察静脉病变(肠系膜静脉、下腔静脉等),加扫一组静脉期,延迟时间为 60~90s。

(五)图像后处理

1. 腹主动脉 CTA 扫描图像通常采用软组织窗显示。窗宽和窗位分别为 400~600Hu 和 100~200Hu(图 4-10-16)。

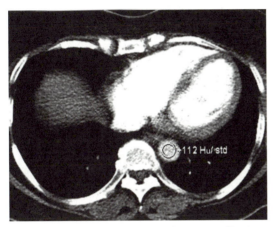

图 4-10-15 腹主动脉 CTA 监测 ROI 设置

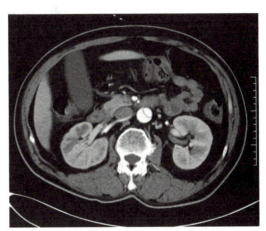

图 4-10-16 腹主动脉夹层动脉瘤横断面图像

2. 腹主动脉 CTA 扫描常规的摄片要求拍摄软组织窗横断面图像及二维、三维后处理图像。横断面图像一般按照扫描的顺序拍摄,有病灶的部位可加摄局部放大图像。在图像处理工作站,运用层厚 ≤1mm 的薄层重建图像数据进行冠状位、矢状位、多平面重组(MPR)、最大密度投影(MIP)、容积再现(VR)等二维、三维图像后处理,以便更好地显示病灶的位置、范围及与周围组织的关系等(图 4-10-17,彩图 4-10-17)。

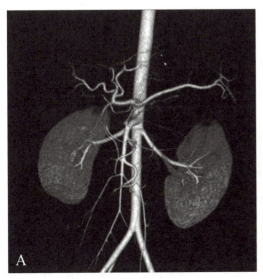

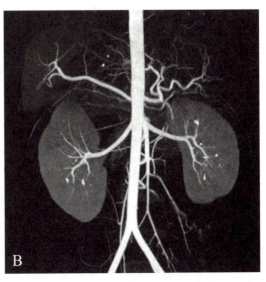

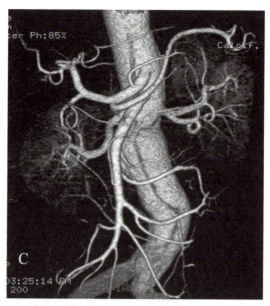

图 4-10-17　腹主动脉 CTA
A. 正常腹主动脉 VR 图像;B. 最大密度投影;
C. 腹主动脉夹层动脉瘤 VR 图像。

(张玉松)

第十一节　脊柱 CT 检查技术

 导入案例

患者,男,52 岁,出租车司机,腰痛 1 个月余,加重 5d 并向右下肢放射。查体:右下肢肌力、感觉未见异常,直腿抬高试验阳性。

请问:

1. 该患者应首选哪种影像检查技术?

2. 检查前有哪些注意事项?

3. 图像后处理需注意哪些问题?

脊柱 CT 检查常规在横断面扫描图像的基础上,通过多平面重组获得冠状位、矢状位及椎体或椎间盘轴位图像。通过合理地调整窗宽、窗位,可以很好地显示脊柱骨结构、椎间盘及韧带、椎管内及周围软组织病变,也可用于脊柱术后复查。对脊柱、椎间盘、韧带病变,CT 平扫即可满足诊断要求;对椎管内及周围软组织病变,多选择 MRI 检查,但 CT 对病变内钙化的显示优于 MRI。

一、颈椎及椎间盘

（一）颈椎

1. 适应证　适用于颈椎发育畸形、外伤、感染(结核等)、肿瘤及椎管内占位性病变等。

2. 扫描注意事项

(1) 检查前应去除被检者体表可能影响成像的物品,如膏药、金属饰品等。

(2) 嘱被检者在检查中避免吞咽动作并保持体位不动,必要时结合体位做好支撑、固定。

(3) 注意检查范围以外器官的防护屏蔽。

(4) 脊柱损伤的被检者上下床时,应采用移动担架床或木板等硬质工具搬运,保持脊柱固定,以免加重损伤。

3. 检查体位和扫描范围

(1) 被检者取仰卧位,头先进,身体正中矢状面垂直于床面并与中线重合,适当垫高头部,取前屈位,以减少脊柱生理弯曲对图像的影响;双臂分别置于身体两侧,双肩尽量下垂,以减少肩部骨骼的伪影。

(2) 扫描范围自外耳孔至第 1 胸椎,扫描基线为下颌下缘,水平定位线对准外耳孔,定位线中线与身体正中矢状面重合。

4. 扫描方式和参数　采用螺旋扫描,先扫描侧位定位像,在定位像上确定扫描范围(图 4-11-1A),扫描参数:层厚及层距为 3~5mm,FOV 为 50~200mm;分别采取骨算法及标准算法重建;对脊柱肿瘤、血管性病变或椎管内占位性病变,可根据需要加做增强扫描或椎管造影,以更好地显示病灶范围及其毗邻关系。

5. 图像后处理　分别采用骨窗和软组织窗重建(图 4-11-1B,C)。骨窗:窗宽为 1 500~2 000Hu,窗位为 400~600Hu;软组织窗:窗宽为 300~500Hu,窗位为 40~50Hu。通过后处理技术(MPR、MIP、VR 等)可以获得冠状位、矢状位图像以及三维立体图像,摄片过程中应拍摄一张扫描／重建的定位图(图 4-11-1D,E,F)。

（二）颈椎间盘

1. 适应证　主要适用于颈椎退行性病变及颈椎间盘病变等。

2. 扫描注意事项　同颈椎扫描。

3. 检查体位和扫描范围　检查体位同颈椎扫描,扫描范围需包含诸椎间隙,包括椎间盘及其上下椎体的终板上缘或下缘,中间至少一个层面穿过椎间隙。

4. 扫描方式和参数　一般采用薄层靶扫描,先摄取侧位定位像(图 4-11-2A),在定位像上确定扫描范围。根据椎间隙角度,倾斜机架与所扫描的椎间隙平行,一般每个椎间隙扫 3~5 层;扫描参数:层厚及层距均为 2mm,FOV 为 150~200mm。也可行螺旋扫描后重建椎间盘图像,如发现椎体或椎管内病变,则需要改为颈椎扫描序列。

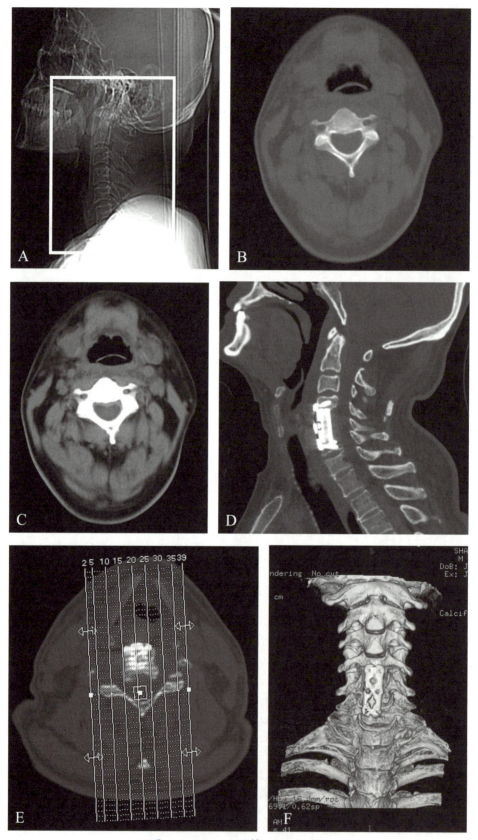

图 4-11-1 颈椎 CT 扫描

A. 颈椎 CT 扫描范围;B. 颈椎骨窗图像;C. 颈椎软组织窗图像;D. 颈椎后处理图像矢状位 MPR;E. 颈椎 MPR 定位图;F. 颈椎后处理图像 VR。

5. 图像后处理　分别采用骨窗和软组织窗重建,骨窗:窗宽为1 500~2 000Hu,窗位为400~600Hu;软组织窗:窗宽为300~500Hu,窗位为40~50Hu。摄片过程中应拍摄一张扫描/重建的定位图像(图4-11-2B,C)。

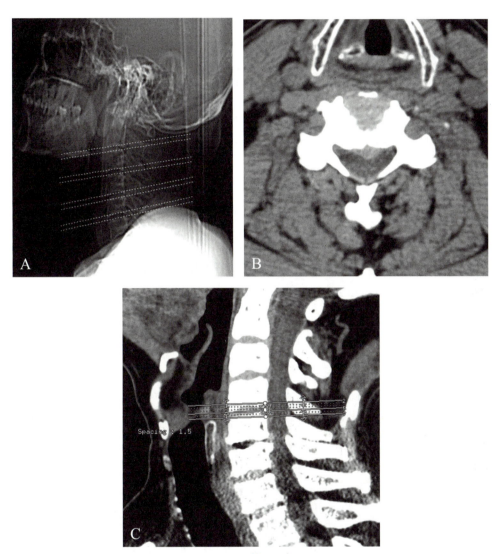

图 4-11-2　颈椎间盘 CT 扫描

A. 颈椎间盘 CT 扫描范围;B. 颈椎间盘图像;C. 颈椎间盘重建定位图像。

二、胸　椎

根据胸椎的生理结构特点,临床检查中通常只做椎体扫描,不做椎间盘扫描。

(一) 适应证

胸椎外伤、肿瘤、感染性病变及椎管内占位性病变、先天性椎管发育异常等。

(二) 扫描注意事项

1. 扫描前去除被检者体表影响成像的物品,如膏药、金属饰品及内衣裤等。

2. 为了减少呼吸运动伪影，可对被检者进行呼吸训练，并嘱其在检查期间屏气，且保持体位不动。

3. 应注意检查范围以外器官的防护屏蔽。

4. 疑有脊柱损伤的被检者上下床时，应采用移动担架床或木板等硬质工具搬运，以免加重损伤。

（三）检查体位和扫描范围

被检者取仰卧位，头先进，身体正中矢状面垂直于床面并与中线重合，双膝屈位，以减轻脊柱生理弯曲对图像的影响，同时双臂上举抱头，以避免双臂骨骼产生伪影。扫描范围自第 7 颈椎至第 1 腰椎，扫描基线对准胸腔入口，水平定位线对准腋中线，定位线中线与头颅的正中矢状面重合。

（四）扫描方式和参数

一般采用螺旋扫描，先摄取侧位定位像（图 4-11-3A），在定位像上确定扫描范围。扫描参数：层厚及层距均为 3~5mm，FOV 为 150~200mm；采用骨算法及标准算法重建；对于脊柱肿瘤、血管性病变或椎管内占位性病变，可根据需要进行增强扫描或椎管造影，更好地显示病变范围及毗邻关系。

（五）图像后处理

分别采用骨窗和软组织窗重建（图 4-11-3B，C），骨窗：窗宽为 1 500~2 000Hu，窗位为 400~600Hu；软组织窗：窗宽为 300~500Hu，窗位为 40~50Hu。同时通过重组技术（MPR、VR 等）分别获得胸椎冠状、矢状面图像以及三维立体图像，对显示病变毗邻关系、骨折情况及术后评估具有重要的临床价值，摄片时应拍摄一张扫描／重建的定位片（图 4-11-3D，E，F）。

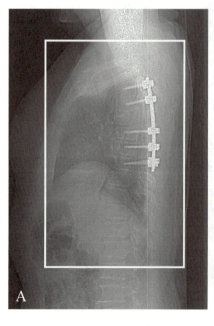
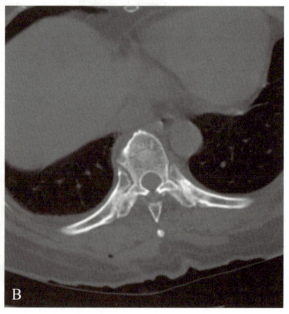

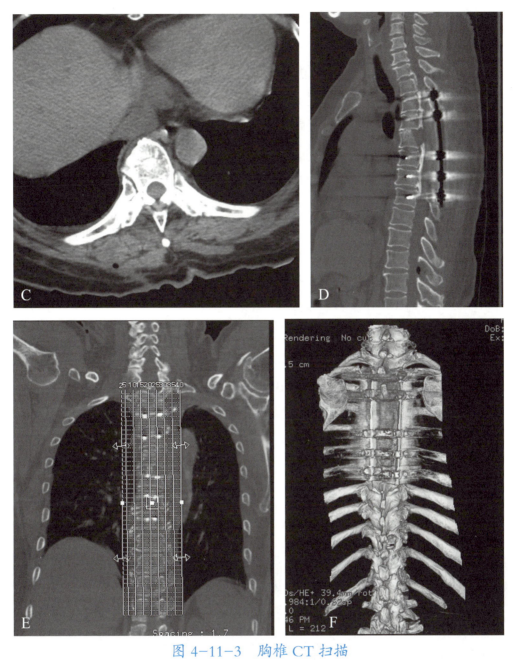

图 4-11-3　胸椎 CT 扫描

A. 胸椎 CT 扫描范围；B. 胸椎骨窗图像；C. 胸椎软组织窗图像；D. 胸椎后处理图像矢状位 MPR；E. 胸椎 MPR 定位图；F. 胸椎后处理图像 VR。

三、腰椎及椎间盘

（一）腰椎

1. 适应证　适用于腰椎外伤、肿瘤、感染性病变及椎管内占位性病变、先天性椎管发育异常等。

2. 扫描注意事项

(1) 扫描前去除被检者体表影响成像的物品,如膏药、金属饰品及特殊材质内衣裤等。

(2) 嘱被检者在检查期间保持体位不动。

(3) 应注意检查范围以外器官的防护屏蔽。

(4) 询问被检者近期是否服用过高原子序数的药物,是否做过上消化道钡剂及钡灌肠检查。

(5) 疑有脊柱损伤的被检者上下床时,应采用移动担架床或木板等硬质工具搬运,以免加重损伤。

3. 检查体位和扫描范围　被检者仰卧位,头先进,身体正中矢状面垂直于床面并与中线重合,双膝屈曲位,以减少脊柱生理弯曲对图像的影响;双臂上举抱头,以避免双臂骨骼的伪影。扫描范围自第 12 胸椎至第 1 骶椎,扫描基线为剑突,水平定位线对准腋中线,定位线中线与身体的正中矢状面重合。

4. 扫描方式和参数　一般采用横断面螺旋扫描,先摄取侧位定位像,在定位像上确定扫描范围(图 4-11-4A)。扫描参数:层厚、层距一般为 3~5mm,FOV 为 150~200mm;采用骨算法及标准算法重建(图 4-11-4B,C);对于脊柱肿瘤、血管性病变或椎管内占位性病变,可以根据需要进行增强扫描或椎管造影,以更好地显示病变范围及其与周围组织的关系。

5. 图像后处理　同胸椎,摄片时应拍摄一张扫描/重建的定位片(图 4-11-4D,E,F)。

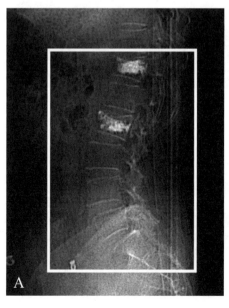
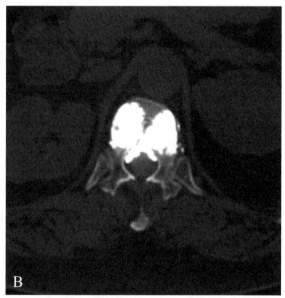

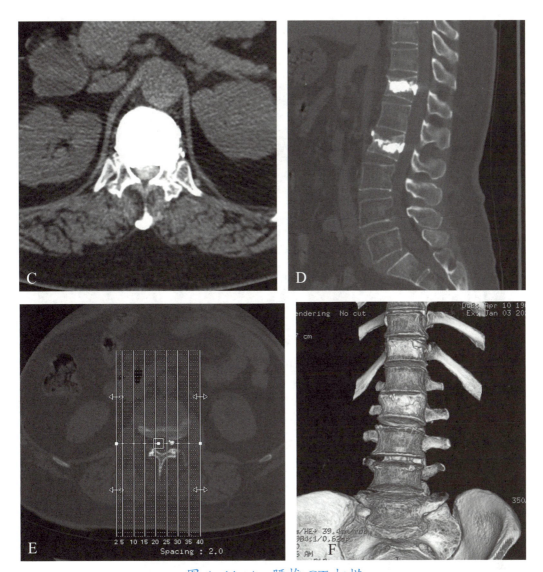

图 4-11-4　腰椎 CT 扫描

A. 腰椎 CT 扫描范围；B. 腰椎骨窗图像；C. 腰椎软组织窗图像；D. 腰椎后处理图像矢状位 MPR；E. 腰椎 MPR 定位图；F. 腰椎后处理图像 VR。

（二）腰椎间盘

1. 适应证　主要适用于腰椎退行性病变、腰椎间盘病变等。

2. 扫描注意事项　同腰椎扫描。

3. 检查体位和扫描范围　检查体位同腰椎扫描，扫描范围包含腰椎诸椎间隙，需包括椎间盘及其上下缘的椎体终板，中间至少一个层面穿过椎间隙。

4. 扫描方式和参数　一般采用薄层靶扫描，先摄取侧位定位像，在定位像上确定扫描范围（图 4-11-5A），并根据椎间隙角度，倾斜机架与所扫描的椎间隙平行，一般每个椎间隙扫 3~5 层；扫描参数：层厚、层距均为 2~3mm，FOV 为 150~200mm。也可行螺旋扫描后重建椎间盘图像，如发现椎体或椎管内病变，也需要改为腰椎扫描序列。

5. 图像后处理　分别采用骨窗和软组织窗重建，骨窗：窗宽为 1 500~2 000Hu，窗位为 400~600Hu;软组织窗:窗宽为 300~500Hu,窗位为 40~50Hu。摄片时应拍摄一张扫描 / 重建的定位片(图 4-11-5B,C)。

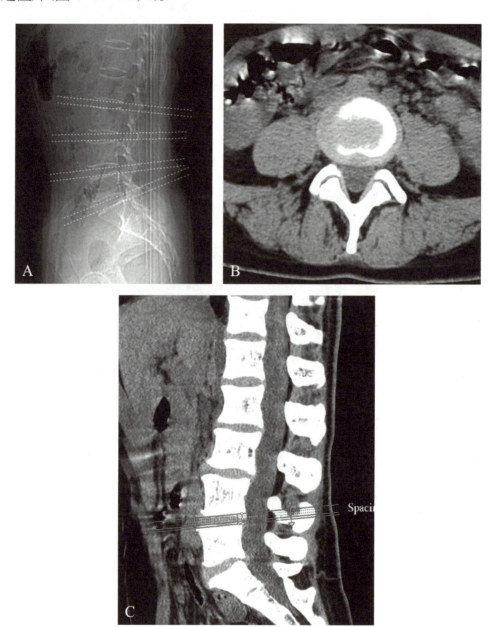

图 4-11-5 腰椎间盘 CT 扫描

A.腰椎间盘 CT 扫描范围;B.腰椎间盘图像;C.腰椎间盘重建定位图像。

四、骶 尾 椎

(一)适应证
骶尾椎外伤、肿瘤、感染性病变及骶管内占位性病变、先天性发育异常等。

(二)扫描注意事项
同腰椎扫描。

(三)检查体位和扫描范围

被检者仰卧位,头先进,身体正中矢状面垂直于床面并与中线重合,双臂上举抱头。扫描范围自第 5 腰椎上缘至尾骨末端,扫描基线为髂前上棘连线。

(四)扫描方式和参数

一般采用螺旋扫描,先摄取正位定位像,在定位像上确定扫描范围。扫描参数:层厚、层距一般为 3~5mm,FOV 为 150~200mm;采用骨算法及标准算法重建;对于脊柱肿瘤、血管性病变或椎管内占位性病变,可以根据需要进行增强扫描或椎管造影,以更好地显示病变范围及其与周围组织的关系。

(五)图像后处理

分别采用骨窗和软组织窗重建,骨窗:窗宽为 1 500~2 000Hu,窗位为 400~600Hu;软组织窗:窗宽为 300~500Hu,窗位为 40~50Hu。摄片时应拍摄一张扫描 / 重建的定位片。应注意对 CT 值的测量,其对诸多椎体病变的诊断及鉴别诊断有重要参考价值;同时通过重组技术(MPR、MIP、VR 等)可以获得冠状、矢状面图像以及三维立体图像,更好地显示病变与周围组织的关系,对骨折的术后复查也具有重要价值(图 4-11-6)。

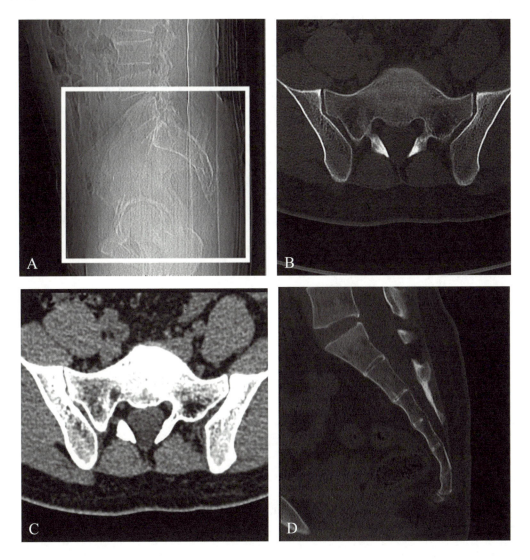

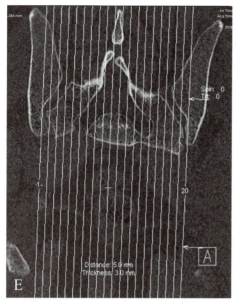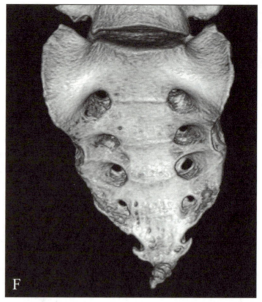

图 4-11-6 骶尾椎 CT 扫描

A. 骶尾椎 CT 扫描范围；B. 骶尾椎骨窗图像；C. 骶尾椎软组织窗图像；D. 骶尾椎后处理图像矢状位 MPR；E. 骶尾椎 MPR 定位图；F. 骶尾椎后处理图像 VR。

（董　印）

第十二节　四肢及关节 CT 检查技术

 导入案例

患者，男，58 岁，1 年前无明显诱因下出现右侧髋关节疼痛，活动后症状加重，休息后症状减轻，2 个月前出现右下肢跛行伴疼痛加剧，为进一步诊治到门诊就诊。临床医生查体后初步诊断为股骨头缺血性坏死，建议进行髋关节 CT 检查。

请问：

1. 该患者检查前应做哪些准备？

2. 如何给患者摆体位？

3. 如何确定扫描范围？

一、四　肢

（一）适应证

1. 四肢骨、骨关节及软组织的肿瘤或者肿瘤样骨病。

2. 骨关节感染性病变。

3. 骨外伤的骨折及愈合等。

4. 追踪观察骨转移瘤或术后效果。

(二)扫描注意事项

1. 认真审阅检查申请单,了解患者检查的目的和要求,详细阅读临床资料及其他检查资料。

2. 扫描前去除检查部位影响成像的物品,如膏药、金属等。

3. 向患者介绍和解释 CT 检查全过程,取得患者的配合,嘱患者检查期间保持体位不动。

4. 对于不合作的患者,包括婴幼儿、躁动不安或意识不清的患者要给予镇静药。

5. 注意做好检查部位以外敏感部位的射线防护屏蔽。

(三)检查体位和扫描范围

1. 上肢

(1) 体位:被检者俯卧或仰卧于检查床上,头先进,两上肢上举平伸或自然下垂置于身体两侧,手心向上,两臂尽量靠近,头后仰。扫描基线根据病变的部位及进床方式来确定,双侧上肢长骨或单侧分别扫描。

(2) 扫描范围:一般扫正位图像作为定位像,根据病变的部位及大小或结合临床医生要求来确定扫描范围,要包括病变全部及一侧关节。

2. 下肢

(1) 体位:被检者仰卧于检查床上,足先进,两腿伸直并拢,身体置于检查床中间并保持不动。扫描基线根据病变的部位及进床方式来确定,双侧同时扫描或只扫描单侧。必须包括邻近病变一侧关节。

(2) 扫描范围:一般扫正位图像作为定位像,根据病变的部位及大小或结合临床医生要求来确定扫描范围,要包含病变全部及一侧关节(图 4-12-1,图 4-12-2)。

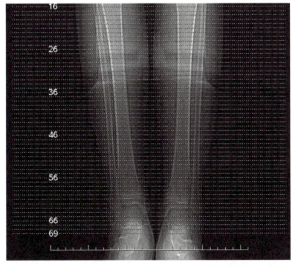

图 4-12-1　小腿 CT 扫描范围

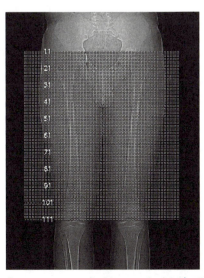

图 4-12-2　大腿 CT 扫描范围

（四）扫描方式和参数

四肢 CT 检查常规采用螺旋方式连续扫描，横断面层厚、层距为 2~5mm，必要时对图像数据进行层厚 ≤1mm 的薄层重建。重建模式常规采用骨算法及标准算法进行重建。扫描时呼吸方式为平静呼吸。

（五）图像后处理

四肢 CT 检查常规横断面通常采用骨窗和软组织窗显示。骨窗主要用于观察四肢骨结构的骨质情况，窗宽和窗位分别为 1 500~2 000Hu 和 400~600Hu；软组织窗主要观察四肢骨周围软组织情况，窗宽和窗位分别为 300~500Hu 和 30~50Hu（图 4-12-3）；必要时用层厚 ≤1mm 的薄层数据进行冠状位、矢状位及多平面重组（MPR）、容积再现（VR）等二维、三维重建（图 4-12-4）。

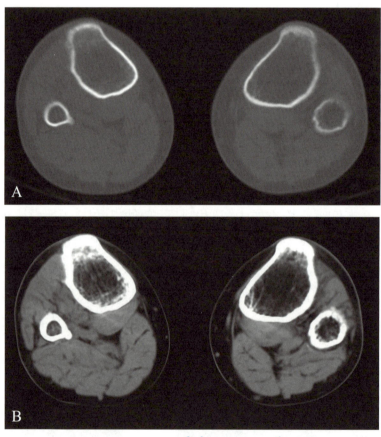

图 4-12-3　小腿骨窗和软组织窗图像
A. 骨窗；B. 软组织窗。

二、关　　节

（一）适应证

1. 骨关节肿瘤或肿瘤样病变。
2. 骨关节感染性病变、退行性骨关节病、关节结核等。

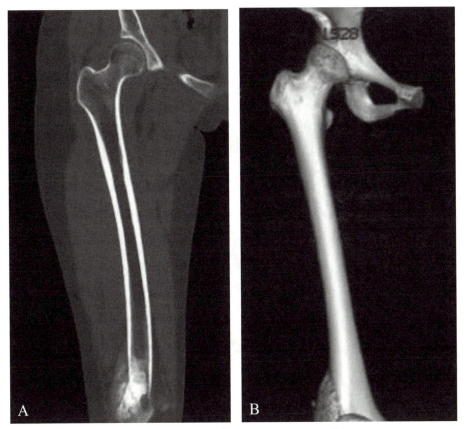

图 4-12-4　股骨冠状位和 VR 图像

A. 冠状位;B.VR 图像。

3. 骨折及愈合、关节脱位及关节损伤等。

(二)扫描注意事项

1. 认真审阅检查申请单,了解患者检查的目的和要求,详细阅读临床资料及其他检查资料。

2. 扫描前去除检查部位影响成像的物品,如膏药、金属等。

3. 向患者介绍和解释 CT 检查全过程,取得患者的配合,嘱患者检查期间保持体位不动。

4. 对于不合作的患者,包括婴幼儿、躁动不安或意识不清的患者要给予镇静药。

5. 注意做好检查部位以外敏感部位的射线防护屏蔽。

(三)检查体位和扫描范围

1. 肩关节

(1)体位:被检者仰卧于检查床上位,头先进,身体正中矢状面垂直于床面并与中线重合,两上臂自然伸直平放于身体两侧,手心向上,检查部位置于扫描视野中心,扫描基线平被检侧肩部上缘。

(2)扫描范围:常规摄取正位图像作为定位像,从被检侧肩部上缘软组织扫描至肱骨中段(图 4-12-5)。

2. 肘关节

（1）体位：①被检者俯卧于检查床上，头先进，两手上举平伸，掌面向上，两肘关节尽量靠近，头后仰，颏下软垫支撑，扫描基线根据病变的部位及进床方式来确定。②俯卧位体位不能满足时，可采取被检者仰卧于检查床上，头先进，被检侧手肘90°位或上肢自然伸直掌面向上置于身体一侧，扫描基线根据被检侧病变的部位及进床方式来确定。

（2）扫描范围：自肘关节上方10cm扫描至肘关节下方10cm，或以病变为中心及临床要求确定扫描范围（图4-12-6）。

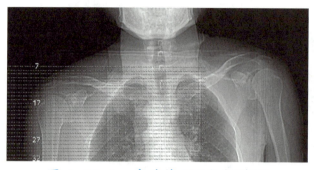

图 4-12-5　肩关节 CT 扫描范围

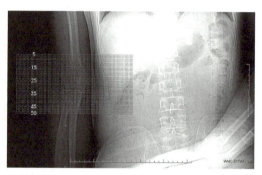

图 4-12-6　肘关节 CT 扫描范围

3. 髋关节

（1）体位：被检者仰卧于检查床上，头先进，身体正中矢状面垂直于床面并与中线重合，两臂上举抱头，双侧大腿内旋，两足尖并拢。扫描基线平髂前上棘。

（2）扫描范围：从髋臼上缘10cm向下扫描至股骨粗隆下10cm，包括整个髋关节或结合病变范围、临床要求来确定（图4-12-7）。

4. 膝关节

（1）体位：被检者仰卧于检查床上，足先进，双下肢伸直并拢，膝关节下稍垫高使关节稍弯曲，双侧同时扫描或只扫描单侧，扫描基线根据病变部位或进床方式来确定。

（2）扫描范围：从膝关节上10cm扫描至膝关节下10cm（图4-12-8）。

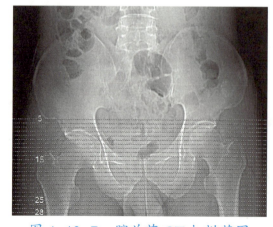

图 4-12-7　髋关节 CT 扫描范围

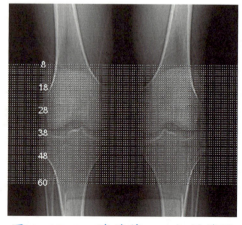

图 4-12-8　膝关节 CT 扫描范围

5. 踝关节

（1）体位：被检者仰卧或端坐于检查床上，足先进，双下肢伸直并拢平放于检查床上，双侧同时扫描或只扫描单侧，扫描基线根据病变部位或进床方式来确定。

（2）扫描范围：从踝关节上 10cm 扫描至踝关节下 10cm（图 4-12-9）。

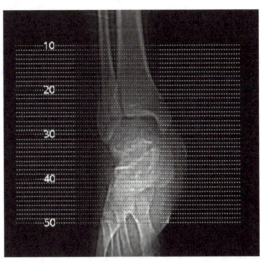

图 4-12-9　踝关节 CT 扫描范围

（四）扫描方式和参数

各关节 CT 检查常规采用螺旋方式连续扫描，横断面层厚、层距为 2~5mm，必要时对图像数据进行层厚 ≤ 1mm 的薄层重建。重建模式常规采用骨算法及标准算法进行重建。扫描时呼吸方式为平静呼吸。

（五）图像后处理

一般采用骨窗和软组织窗同时观察，骨窗的窗宽为 1 500~2 000Hu，窗位为 400~600Hu；软组织窗宽为 300~500Hu，窗位为 30~50Hu（图 4-12-10）。各关节可根据需要运用层厚 ≤ 1mm 的薄层数据进行冠状位、矢状位及多平面重组（MPR）、容积再现（VR）二维、三维重建（图 4-12-11，图 4-12-12）。

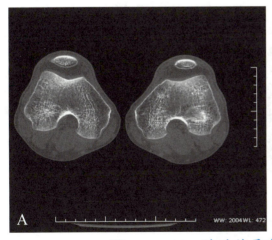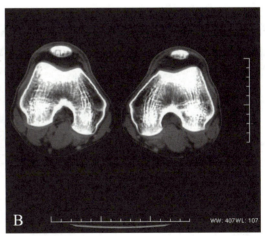

图 4-12-10　膝关节骨窗和软组织窗横断面图像
A. 骨窗；B. 软组织窗。

三、下肢动脉 CTA

（一）适应证

1. 下肢动脉狭窄闭塞性病变。

2. 主动脉瘤累及下肢动脉。

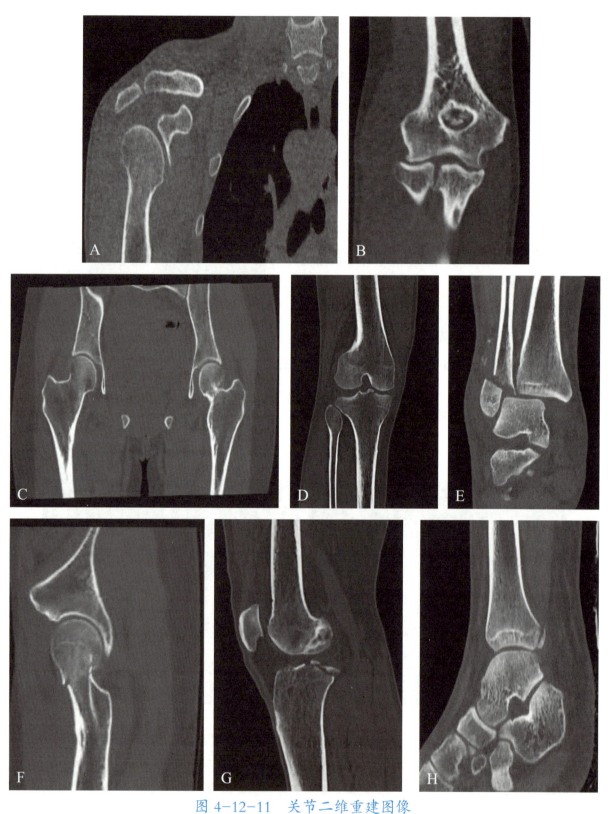

图 4-12-11　关节二维重建图像

A.肩关节冠状位;B.肘关节冠状位;C.髋关节冠状位;D.髋关节矢状位;E.膝关节冠状位;F.膝关节矢状位;G.踝关节冠状位;H.踝关节矢状位。

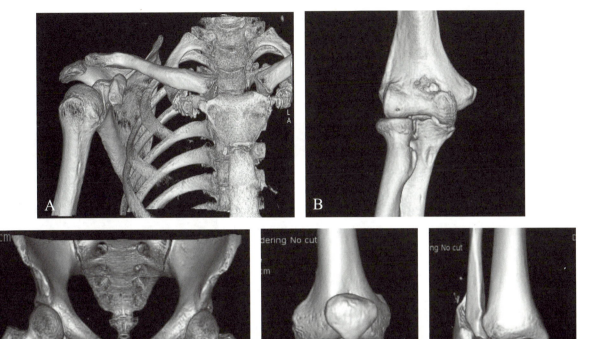

图 4-12-12　关节三维重建图像
A.肩关节 VR 图像;B.肘关节 VR 图像;C.髋关节 VR 图像;
D.膝关节 VR 图像;E.踝关节 VR 图像。

3. 下肢动脉血管内支架或外科手术后复查。

4. 外伤累及下肢血管。

(二) 扫描注意事项

1. 认真审阅检查申请单,了解患者检查的目的和要求,详细阅读临床资料及其他检查资料。

2. 扫描前去除患者检查部位的金属饰物及其他影响扫描检查的物品。

3. 向患者介绍和解释 CT 检查全过程,取得患者的配合,嘱患者在检查期间保持体位不动。

4. 让患者及家属了解使用碘对比剂的禁忌证及注意事项,并在碘对比剂使用知情同意书上签字。

(三) 检查体位和扫描范围

下肢动脉 CTA 检查一般取仰卧位,足先进,两臂上举抱头,双下肢并拢并保持对称,身体正中矢状面垂直于床面并与中线重合,常规扫描一幅下腹部至足尖处的正位图像作为定位像,扫描范围通常自髂动脉分叉上方(第 4 腰椎水平)扫描至足尖(图 4-12-13),必要时需包括腹主动脉或主动脉全程,外伤患者根据病情确定扫描范围。

(四)扫描方式和参数

1. 下肢动脉 CTA 检查　常规采用非心电门控螺旋方式连续扫描,层厚、层距为 2.5~5mm,二次重建为层厚 ≤ 1mm 的薄层重建。重建模式采用标准算法进行重建。扫描时呼吸方式为平静呼吸或平静吸气后屏气。

2. 下肢动脉 CTA 检查　通常采用经静脉团注跟踪技术,ROI 设置于腹主动脉下段层面的腹主动脉腔内(图 4-12-14),阈值为 80~120Hu,自动或手动触发扫描。对比剂浓度为 300~370mgI/ml,成人用量为 70~100ml,注射速率为 3~5ml/s。

(五)图像后处理

下肢动脉 CTA 扫描图像通常采用软组织窗显示。窗宽和窗位分别为 400~600Hu 和 100~200Hu,常规的摄片要求拍摄软组织窗横断面图像及二维、三维后处理图像。横断面图像一般按照扫描的顺序拍摄,有病灶的部位可加摄局部放大图像。在图像处理

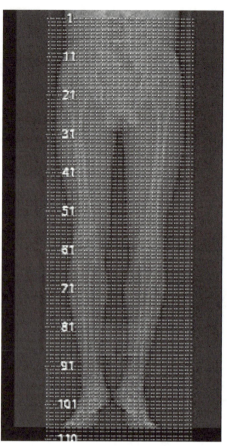

图 4-12-13　下肢动脉 CTA
扫描范围

工作站,运用层厚 ≤ 1mm 的薄层重建图像数据进行冠状位、矢状位、多平面重组(MPR)、最大密度投影(MIP)、容积再现(VR)等二维、三维图像后处理,以便更好地显示病变的位置、范围及与周围组织的关系等(图 4-12-15,彩图 4-12-15)。

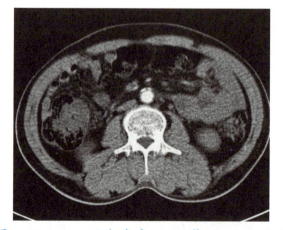

图 4-12-14　下肢动脉 CTA 监测 ROI 设置

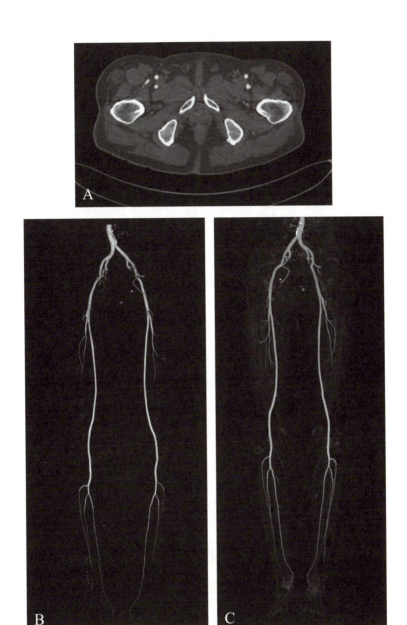

图 4-12-15　下肢动脉 CTA 图像

A. 横断面图像；B.VR 图像；C. 最大密度投影。

本章小结

　　通过本章内容的学习,首先要熟悉 CT 设备的基本性能与图像特点,然后要重点掌握 CT 检查的适应证、注意事项以及常见部位 CT 检查的摆位、扫描技术参数设置、图像的显示与后处理技术等,同时要注重实训操作的练习,只有通过不断的实践和总结,才能真正掌握各种 CT 检查技能。

　　CT 检查技术是发展最快的数字化影像技术之一,从非螺旋扫描到单层螺旋扫描,发展为多层螺旋扫描,现在又出现了双源 CT 和能谱 CT,技术的发展使 CT 在临床疾病的检查与诊断中发挥着重要作用,也使其应用前景更加广阔。随着 CT 扫描技术的发展,CT 的后处理功能更加强大,可做多重算法的图像重建,图像重建模式更加丰富灵活,使病变和解剖结构显示得更加直观和清楚,对病灶的定位和定性更加准确。多层螺旋 CT 的应用,对于运动器官的成像提供了很好的基础,在短时间内完成对整个(或大部分)器官扫描,使对器官形态、功能的评价更具有优势。

(张玉松)

 ## 思考与练习

一、名词解释

1. CT 值

2. 窗口技术

3. 部分容积效应

4. 动态增强扫描

5. 容积再现技术

二、填空题

1. _____年,英国工程师_____发明了 CT。

2. 层厚大,图像密度分辨力_____,空间分辨力_____。

3. 常见的重建算法有_____、_____、_____。

4. 窗宽为 120Hu,窗位为 30Hu 时,则其 CT 值范围为_____。

5. 薄层扫描是指层厚小于_____mm 的扫描方法。

6. HRCT 是通过薄层扫描,_____、_____重建图像,获得具有良好的空间分辨力 CT 图像的扫描方法。

7. 增强扫描时,最常用的对比剂是_____。

三、简答题

1. 简述急性卒中的影像学检查流程及注意事项。

2. 简述 CT 成像过程。

3. 简述 CT 图像的主要特点。

4. 简述常用重组技术的优缺点。

5. 简述五官 CT 扫描中,有哪些情况需要加做冠状面扫描。

第五章 | MRI 检查技术

05章 数字内容

学习目标

1. 掌握：MRI 检查的禁忌证、注意事项；各部位 MRI 检查的操作方法及步骤；特殊的 MRI 技术的临床应用。
2. 熟悉：MRI 的常用参数；常用脉冲序列的组成、特点及临床应用；影响 MRI 图像质量的参数及参数的选择；MRI 检查的特点及扫描前准备。
3. 了解：MRI 检查的适应证、伪影及补偿技术。
4. 学会：MRI 检查的禁忌证；各部位 MRI 检查的操作方法及步骤。
5. 具有：操作各种 MRI 设备及选择相关成像参数的能力。

第一节　MRI 检查现状及原理

导入案例

患者，男，37 岁，右膝关节外伤，右膝剧烈疼痛并有膝关节交锁现象，呈牵扯样、撕裂样持续痛，疼痛范围发生在损伤的一侧，右膝关节软组织肿胀。

请问：

1. 根据临床表现，该患者需做何检查？
2. 体位如何设计？
3. 扫描参数如何设计？

一、MRI 检查现状

（一）核磁共振现象的发现

核磁共振现象是由美国哈佛大学学者珀塞尔（Purcell）和斯坦福大学学者布洛赫（Bloch）于 1946 年各自独立发现的。这一发现具有重大意义，因此二人获得了 1952 年诺贝尔物理学奖。

核磁共振（nuclear magnetic resonance，NMR）是指特定频率的射频电磁波激励处于均匀静磁场中的样品时，发生样品共振吸收射频电磁波能量的物理现象。

磁共振信号（magnetic resonance signal）是指射频停止激励短时间后，样品吸收的电磁波被辐射出来，这个辐射出来的电磁波就是磁共振信号。

磁共振成像（magnetic resonance imaging，MRI）是通过对处于均匀静磁场的样品施加空间定位梯度磁场，并同时给予自旋核不为零的样品物质射频激励，发生磁共振，用感应线圈采集磁共振信号，按一定的数学方法进行处理而建立的一种数字图像。其物理学基础是核磁共振现象。

（二）核磁共振的应用

20 世纪 40~70 年代，NMR 现象主要用于研究物质分子化学结构，即磁共振波谱成像（magnetic resonance spectroscopy，MRS），在这期间，经过大量学者的研究，NMR 可以用于医学成像。20 世纪 80 年代，商品化的全身 MRI 仪研制成功，开始应用于临床。

（三）MRI 的现状

MRI 技术已经成为临床疾病主要的诊断和鉴别诊断方法，是医院现代化的重要标志，亦是科学研究的主要手段。磁共振成像在脑、脊髓、骨关节、腹部、盆腔等病变的诊断中具有极高的价值，它对医学诊断、治疗与随访等均具有跨时代的意义。MRI 对软组织分辨能力强，对病变的显示有很高的敏感性和特异性，特别是高场 MRI 具有更高的信噪比以及更加先进的检查序列，在临床上开拓了更为广阔的应用领域。

3.0T MRI 仪除能进行常规磁共振检查外，还可以进行心脏成像（流量定量分析技术，二维、三维多相位心脏电影成像，心脏灌注成像等）、脑功能成像［血氧水平依赖脑功能成像（BOLD-fMRI），脑弥散加权成像（CDWI），脑弥散张量成像（CDTI），磁敏感加权成像（SWI）］等；对乳腺、前列腺的检查也明显优于其他检查手段。3.0T MRI 仪的最大特点在于可缩短扫描时间，减少运动伪影，提高成像质量；在血管成像、动态增强及功能磁共振成像方面具有更明显的优势；同时，由于相应检查时间缩短，患者的耐受情况也大为改善。3.0T 低噪声 MRI 仪所获得的图像质量也更高，这将有利于对疾病的早期诊断和分析。

此外，一些磁共振特殊成像技术已经广泛应用于临床，MRA 与 MRI 对比剂联合使用，用于血管性病变的诊断，与肿瘤相关的血管及侵犯情况。灌注加权成像（PWI）可反映肿瘤血管结构方面的变化,便于各类肿瘤之间的鉴别,在治疗前提供缺血病变的血流特征、范围大小。弥散加权成像(DWI)在临床上主要用于早期诊断脑梗死,它可在脑梗死发生后1~6h即可显示病灶所在。磁共振波谱成像(MRS)用于评价脑发育成熟程度、肿瘤代谢、感染性病变、系统性疾病的肝脏受累、缺血性病变和肾移植术后的急性排异反应等。并行采集技术是一种快速扫描技术,目前有两大类技术:敏感性编码技术(sensitivity encoding,SENSE)和空间谐波同步采集(simultaneous acquisition of spatial harmonics, SMASH),SENSE技术能保持原有的空间分辨力图像的对比度不变,避免由于组织超出FOV造成的卷折伪影。SMASH技术对心脏成像和骨科成像更有用。7.0T MRI仪已经应用于临床,其超高分辨力可实现亚毫米级别的脑弥散张量成像,让精细的脑白质纤维结构原型重现,对精神分裂症、帕金森病、阿尔茨海默病(AD)等发病机制的探究具有极高的临床价值。

二、MRI 原理

(一) MRI 仪的基本硬件构成

1. 磁体系统　磁体系统是 MRI 仪最基本的构成部分,是产生均匀静磁场的关键部件,其性能直接影响 MRI 的质量。根据产生磁场的方式可将磁体系统分为:永磁型和电磁型,电磁型又分为常导磁体和超导磁体,当前使用最多的是超导磁体系统。根据磁场强度可将磁体系统分为:低磁场(≤ 0.5T)、中磁场(1.0T)、高磁场(1.5T 及 3.0T)和超高磁场(> 3.0T)。

2. 梯度系统　梯度系统由梯度线圈、梯度放大器、数模转换器、梯度控制器、梯度冷却装置等构成,其中梯度线圈安装于磁体系统中,它们可以产生任意方向的梯度场,是 MRI 在任意方向断层扫描的基础,它最主要的成像参数是梯度场强度及其切换率。

3. 射频系统　射频系统由发射部分和接收部分构成。

(1) 发射部分:即射频(radio frequency,RF)发射器,由射频发射线圈、射频发生器、脉冲序列发生器、功率放大器等构成;主要功能是产生自旋回波成像时的 90° 和 180° 射频脉冲及其梯度回波成像时小于 90° 的射频脉冲。

(2) 接收部分:即磁共振接收器,由射频接收线圈、前置放大器、接收器、变频器和检波器等构成;主要功能是接收人体产生的磁共振信号并加以适当放大,后经 A/D 转换输入计算机。

4. 主控计算机及其接口　计算机系统由硬件和软件构成,硬件包括中央处理器(CPU)、内存、硬盘等。软件包括系统软件和应用软件两部分:系统软件指计算机厂家用来支持某一类型计算机的程序;应用软件指由 MRI 仪厂家设计并用于 MRI 仪扫描、现场调整、系统诊断的程序。主控计算机和扫描系统通过有关接口控制扫描及其数据采集。新型 MRI 仪可以实现同步扫描重建功能。

5. 其他辅助设备　辅助设备有检查床、定位系统、液氦和冷却系统、空调、图像传输、存储及胶片处理系统、生理监控仪、磁屏蔽装置等(图5-1-1,图5-1-2)。

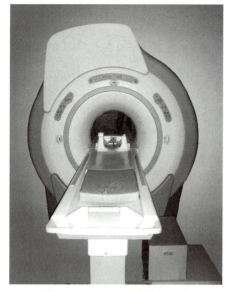

图 5-1-1　磁共振仪器

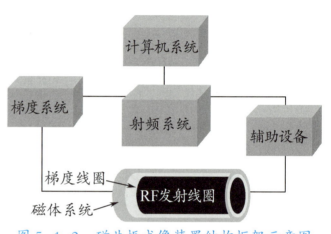

图 5-1-2　磁共振成像装置结构框架示意图

(二) MRI 物理学基础

1. 人体 MRI 的物质基础——原子的结构　原子由原子核与绕核高速运动的电子构成,电子带负电荷,原子核中有质子和中子两种粒子,质子带正电荷,中子不带电(图5-1-3)。

2. 自旋与磁性　原子核具有一定大小和质量,可视作一个球体,好比地球一样总是以一定频率围绕自身轴不停地旋转,我们将原子核的这一特性称为自旋(spin)(图5-1-4 A)。原子核自旋时,正电荷与质子一起旋转,就相当于电荷在线圈中流动,其周围会出现微小磁场,这个磁场如同一个具有南北极的磁体,会产生具有一定大小和方向的磁化矢量,用 M 表示(图5-1-4 B)。并非所有原子核均能自旋而产生磁场,当原子核的中子数或质子数至少

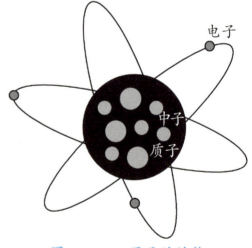

图 5-1-3　原子的结构

有一项是奇数时,该原子核自旋才能产生磁场。具有这种性质的原子核有 ^1H、^{31}P、^{14}N、^{13}C、^{23}Na、^{39}K、^{17}O、^{19}F、^2H 等,理论上都可以作为 MRI 的对象,但通常我们仅应用其中的氢原子核(^1H,只有 1 个质子、无中子,也被称为氢质子或简称为质子)。^1H 具有原子量最小、结构最简单、磁敏感性最高、人体内含量最大等特点,所以目前临床所指的 MRI 为 ^1H 的 MRI。

无外加磁场时,人体组织内质子产生的小磁场随机排列、杂乱无章,各质子的磁化矢

量相互抵消,人体无磁性(图5-1-5)。进入主磁
场(用矢量 B_0 表示)后,人体内质子自旋产生的小
磁场与 B_0 平行排列,处于低能级稳定状态、与 B_0
平行且同向的自旋质子数比处于高能级不稳定状
态、与 B_0 平行且反向的质子数量稍多(大约每100
万个同向的质子比反向的多7个)。二者抵消后
组织中最后产生的磁场称为宏观磁化矢量,与 B_0
平行且同向,用 M_0 表示(图5-1-6)。

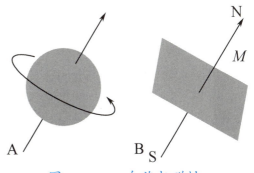

图5-1-4　自旋与磁性
A. 自旋的原子核;B. 磁化矢量。

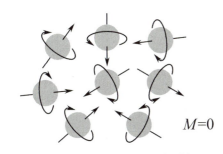

无外加磁场时,质子随机排列
图5-1-5　进入主磁场前人体
内质子的状态

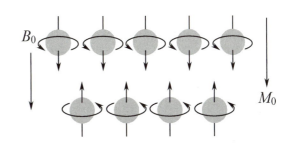

进入主磁场后,质子重新取向
图5-1-6　进入主磁场后人体内质子
的状态

3. 进动　进入主磁场后,质子自身旋转的同时又以主磁场 B_0 方向为轴作旋转运
动,称为进动(precession)或旋进(图5-1-7)。如同陀螺旋转时自身旋转轴与地面垂直
线存在夹角一样,磁化矢量总是与主磁场有一定角度。进动频率用拉莫尔(Larmor)方程
表示:

$$\omega = \gamma \cdot B_0 \qquad 式(5-1-1)$$

在式(5-1-1)中, γ 表示旋磁比,对每种原子核
是恒定的常数,反映不同原子核具有不同的进动性
质; B_0 表示磁场强度,单位是特斯拉(Tesla,T)。由式
(5-1-1)可知,进动频率与主磁场强度成正比,氢质子
的磁旋比约为42.58MHz/T,在磁场强度为1.0T的主
磁场中,它的进动频率为42.58MHz;在磁场强度为
1.5T的主磁场中,它的进动频率为63.87MHz;所以相
同的原子核在磁场强度不同的主磁场中进动频率是
不同的。

4. 共振与核磁共振　共振现象普遍存在于自然
界中。例如,两个质量非常好、振动频率相同的音叉,
敲击其中一个,另一个未被敲击也可接收声波的能

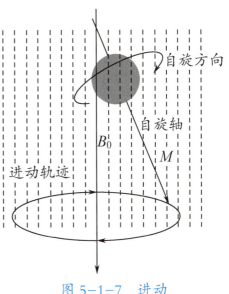

图5-1-7　进动

量,与被敲击音叉以相同的频率发生振动。物理上,共振被定义为能量从一个振动着的物体传递到另一个物体,后者以前者相同的频率振动,实质是能量的传递。在 MRI 中,我们给处于主磁场中的人体组织施加一个射频(radio frequency,RF)脉冲,如果这个 RF 脉冲的频率与质子的进动频率相同,那么这个 RF 脉冲的能量将能够传递给处于低能态的质子,低能态的质子获得能量后跃迁至高能态,这个现象称为核磁共振现象。因此产生 NMR 现象需要具备 3 个基本条件:自旋的质子、主磁场 B_0、适当频率的 RF 脉冲。

(三) 弛豫过程

1. 弛豫 受 RF 脉冲激励,低能态的质子获得能量跃迁至高能态,RF 脉冲停止后,这些质子将迅速由高能态恢复到原来的低能状态,就好比被拉紧的弹簧突然"放松"了,这个现象就是弛豫,即质子发生 NMR 达到稳定的高能态后,从 RF 脉冲激励停止开始,到恢复至 NMR 前的状态为止的变化过程(图 5-1-8)。宏观上指 RF 脉冲停止后,宏观磁化矢量 M_0 自发地恢复到平衡状态的过程;微观上这是一个复杂的能量转变过程,质子的能量状态在一定的时间内随时间延长而变化,整个恢复过程是 MRI 的关键部分。MRI 过程中,被检组织内的质子要反复经历 RF 脉冲激励和弛豫过程,弛豫过程包括纵向弛豫和横向弛豫。

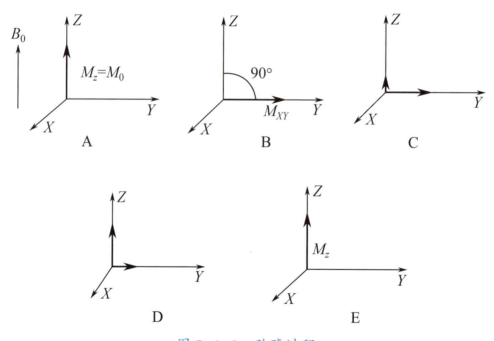

图 5-1-8　弛豫过程

A. 主磁场中;B. 90°RF 脉冲;C. 脉冲停止;D. 脉冲停止后一段时间;E. 恢复初始状态。

2. 纵向弛豫 人体进入主磁场(B_0)后,被检组组内的氢质子会形成一个与 B_0 方向一致的宏观磁化矢量(M_0),如果把 B_0 方向定义为 Z 轴,Z 轴方向上的磁化矢量称为纵向磁化矢量(M_z),此时 M_z 最大,数值、方向均与 M_0 相等(图 5-1-8A)。接着施加 90°RF 脉冲,受其作用 M_0 偏离 Z 轴方向,纵向磁化矢量(M_z)逐渐减少;90°RF 脉冲停止的瞬间,

M_0 的纵向磁化矢量分量(M_Z)减少到零, M_0 在 XY 平面上的横向磁化矢量(M_{XY})分量达最大值(图 5-1-8B);RF 脉冲停止后,纵向磁化矢量(M_Z)又将逐渐恢复到 RF 脉冲作用前的平衡状态,这个过程叫做纵向弛豫(图 5-1-8 C~E)。纵向弛豫时间即 T_1,在数值上等于 RF 脉冲终止后,纵向磁化矢量(M_Z)从最小值恢复到平衡状态的 63% 所经历的时间(图 5-1-9); T_1 是反映组织纵向磁化矢量恢复快慢的物理指标,人体各组织因成分不同而具有不同的 T_1 值。从微观角度分析,纵向磁

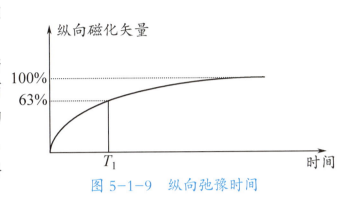

图 5-1-9　纵向弛豫时间

化矢量的恢复也意味着能量的损失,在弛豫过程中,原子核的自旋不断与周围环境(晶格)进行着热交换,从而达到能量的平衡,此时离开高能态的质子会释放能量并回落(图 5-1-10),因此纵向弛豫也被称为自旋 - 晶格弛豫。

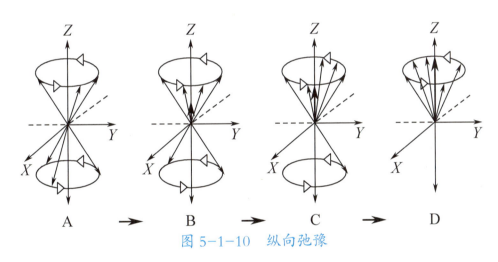

图 5-1-10　纵向弛豫

3. 横向弛豫　如果说纵向弛豫是一个从零状态恢复到最大值的过程,那么横向弛豫就是一个从最大值恢复至零状态的过程。纵向磁化矢量的恢复和横向磁化矢量的消失同时发生,却有各自独立的时间轨迹。受 90°RF 脉冲作用, M_0 偏离 Z 轴方向,横向上出现了横向磁化矢量(M_{XY}),在 RF 脉冲停止的瞬间横向磁化矢量(M_{XY})达最大值(图 5-1-8B); RF 脉冲停止后横向磁化矢量(M_{XY})又将逐渐减少,直至回复到 RF 脉冲作用前的零状态,这个过程叫做横向弛豫(图 5-1-8C~E)。横向弛豫时间即 T_2,在数值上等于 RF 脉冲终止后横向磁化矢量(M_{XY})减少到其最大值的 37% 所经历的时间(图 5-1-11),它是横向磁化矢量(M_{XY})衰减快慢的一个量度。在横向弛豫过程中,系统本身的能量不变,横向磁化矢量(M_{XY})

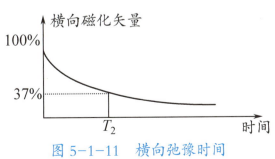

图 5-1-11　横向弛豫时间

的消失意味着旋进质子间相位同步性丧失(图5-1-12),由于原子核同时受主磁场及相邻原子核的影响,它们的进动频率稍有不同,这种具有不同自旋(相位和频率)的原子核之间的相互作用是导致横向弛豫过程的主要原因,由此横向弛豫也被称为"自旋-自旋弛豫"。T_2是在完全均匀的主磁场中获得的,当主磁场不均匀时,所产生的T_2并非真正的T_2,而是一个比T_2短的时间,称为T_2^*。

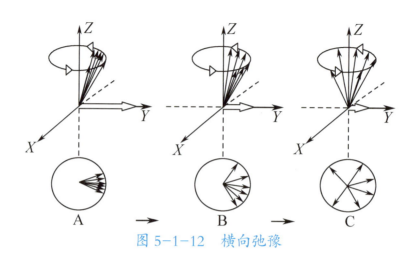

图 5-1-12 横向弛豫

横向弛豫与纵向弛豫是同时发生的,这两种弛豫过程反映了氢质子与周围原子间的相互作用,进而反映物质的结构特性,这是MRI体现人体内部生理、生化特性的物理基础。

4. 磁共振信号的产生　在弛豫过程中,组织经过RF脉冲激励后吸收能量,M_0偏离Z轴方向,出现了横向磁化矢量(M_{XY})RF脉冲停止后,横向磁化矢量(M_{XY})将逐渐减少并很快消失,恢复至激励前的零状态。这个过程中,横向磁化矢量(M_{XY})垂直并围绕主磁场B_0以Larmor频率旋进,横向磁化矢量(M_{XY})的变化能使环绕在被检体周围的接收线圈产生随时间变化的感应电流,其大小与横向磁化矢量(M_{XY})成正比,这个可以放大的感应电流就是磁共振信号,也称为回波。磁共振信号实际上是通过接收线圈探测到的电磁波,它具有一定的相位、频率和强度,可以对磁共振信号进行计算机空间定位处理并应用于信号强度数字化计算表达,在MRI图像上反映出不同组织的亮暗特征。

受90°RF脉冲的激励,组织中将产生横向磁化矢量(M_{XY}),RF脉冲停止后,组织中的横向磁化矢量(M_{XY})由于T_2作用和主磁场不均匀双重因素的影响,以指数形式较快衰减,称为自由感应衰减,利用接收线圈直接记录横向磁化矢量(M_{XY})的这种自由感应衰减,得到的磁共振信号就是自由感应衰减(free induction decay,FID)信号。FID信号如锤摆一样,强度由最大至最小,最终停止。

(四) MRI 的空间定位及傅里叶变换

1. 层面、层厚的选择(层选编码)　MRI可以是多层面断层成像,可人为地将被检组织分成若干个具有一定厚度的断面,X轴、Y轴、Z轴上的梯度磁场都可作为层面选择的梯度场,如果沿 Z 轴(上下)方向选择人体的横断面;沿 X 轴(左右)方向选择人体的矢状面;沿 Y 轴(前后)方向选择人体的冠状面,任意层面的位置、方向、厚度均可由操作人员通过计算机程序进行选择。实现层面选择可以在磁共振扫描过程中通过某个方向的 RF 脉冲激励同时施加层选梯度磁场,以便进行层面选择,使成像体元内的质子被激励并编码(通过线性层选梯度磁场,可以一次激励多个成像层面)。

2. 相位编码　相位编码可以是磁共振信号任意方向的空间信息编码,一般以左右方向为相位编码方向。以人体横轴位断层为例,相位编码方向可以施加在 X 轴方向,也可以施加在 Y 轴方向。利用梯度磁场造成各体素的质子产生不同的进动相位,用相位差标记各体素的空间位置。相位编码梯度施加时,导致不同位置体素的质子进动频率不同;相位编码梯度关闭时,进动频率又相同,但此时已形成相位差。相位编码利用相位差进行编码,实现各体素位置的识别。以横轴位断层为例,在 Z 轴方向上施加一个层选梯度磁场后,紧接着在 X 轴(左右)的方向上施加相位梯度磁场,将左右空间位置的体素用不同相位识别出来,这第二个梯度磁场称为相位编码梯度磁场。为了图像重建的需要,相位编码需要改变幅值重复多次(相位编码步数)。因此,相位编码步数与成像时间成正比。在二维成像中,相位编码解决了 X 轴方向上的体素识别。

3. 频率编码　频率编码也可以是磁共振信号任意方向的空间信息编码,一般以前后方向为频率编码方向。以横轴位断层为例,频率编码的原理:已经具有层选和相位编码信息的磁共振信号,在回波时施加 Y 轴(前后)方向上的线性梯度磁场,在线性频率编码梯度磁场的作用下,每个体素内的磁化矢量与相邻体积元内的磁化矢量具有不同的进动频率,进而产生具有频率差别的磁共振信号。

层面梯度、相位编码梯度和频率编码梯度按时间先后排列并协同工作,可对某一成像体积中不同空间位置的体素进行空间定位,相位编码和频率编码的方向是可以变换的,一般取成像矩阵中数值小或生理运动幅度小的方向作为相位编码方向(减少扫描时间或减小运动伪影)(图 5-1-13)。

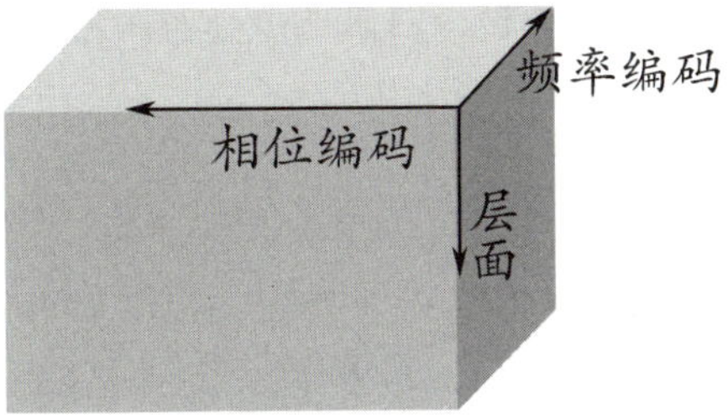

图 5-1-13　磁共振信号的三维空间定位

4. k 空间及其填充　k 空间也称傅里叶空间,是带有空间定位编码信息的磁共振信号原始数据的填充空间,是在 MRI 仪扫描数据采集时,按时间序列填充的数据空间,是存储磁共振原始采集数据的空间。一次 RF 激发后,相位编码和频率编码二者相对应,可以明确某一信号的空间位置,在计算机中分别以相位和频率为坐标组成一种虚拟的空间位置排阵,即为"k 空间",是计算机根据相位和频率不同给予的暂时识别定位,而不是实际的空间位置。k 空间中排列着磁共振信号的原始信息数据,整合了相位、频率和强度的信息。每一幅磁共振图像都有其相应的 k 空间数据。对 k 空间的数据进行傅里叶转换,就能对原始数据中的空间定位编码信息进行解码得到磁共振的图像数据,即把不同信号强度的磁共振信号分配到相应的空间位置上(即分配到各自的像素中),即可重建出磁共振图像。

需要注意的是，k空间中的点阵与图像的点阵不是一一对应的，k空间中每一点包含有扫描层面的全层信息；填充k空间中央区域的磁共振信号比较强，主要决定图像的对比；填充k空间周边区域的磁共振信号比较弱，主要决定图像的空间细节。

常规MRI序列中，k空间最常采用的填充方式为循序对称填充，实际上，k空间中相位编码线的填充顺序是可以改变的，我们可以采用k空间中央优先采集技术，即扫描一开始先编码和采集填充 ky=0（相位梯度编码强度等于0时）附近的一部分相位编码线，决定图像的对比度，然后再采集决定图像空间分辨力的k空间周边的相位编码线。除了循序对称填充的方式外，k空间还可以采用迂回轨迹、放射状轨迹和螺旋状轨迹等其他多种填充方式。

5. 傅里叶变换成像　二维傅里叶变换成像法是最常用的图像重建方法，可以区分出不同频率的磁共振信号。k空间是时间 – 频谱（不同时间采集的含有磁共振信号频率和相位的信息）通过二维傅里叶变换转换成笛卡尔坐标系的空间位置 – 信号强度（即图像像素不同位置的灰阶）。

总之，在二维成像技术中，由射频线圈接收到的磁共振信号是受激励层面内各体素产生的磁共振信号的总和。通过数据采集系统填充二维k空间。通过二维傅里叶变换获取二维图像。

（五）MRI加权成像

磁共振图像根据人体正常组织及病理组织的 T_1、T_2、质子密度（proton density，PD）等差别，获得具有一定组织对比度的图像。通过调节脉冲序列参数来突出其中某一项影响因素的差异，并产生以该因素为主的图像对比度，这样的图像称为加权像（weighted image，WI）。目前临床应用的加权像有 T_1 加权像、T_2 加权像和质子密度加权像。

1. T_1 加权像（T_1 weighted image，T_1WI）　T_1WI 中组织对比度主要来自组织间的 T_1 差异。T_1 是组织的固有属性，在相同场强的磁场中，不同组织具有不同的 T_1；同一组织在不同磁场中也表现出不同的 T_1；同一组织不同生理状态和病理状态下的 T_1 亦表现不同。短 T_1 组织在 T_1WI 的序列中信号较强，表现为高信号；长 T_1 组织信号较弱，表现为低信号。自旋回波序列中选用短 TR（≤650ms）和短 TE（≤20ms）获得 T_1WI。采用短 TR 进行扫描时，短 T_1 的脂肪等组织可以充分弛豫而表现为高信号，而长 T_1 的脑脊液等组织表现为低信号，两者在图像上表现出显著的 T_1 对比。

2. T_2 加权像（T_2 weighted image，T_2WI）　T_2WI 中组织的对比度主要由组织间的 T_2 差别决定。T_2 也是组织的固有特性，在相同场强下，不同组织具有不同的 T_2。同一组织不同生理状态和病理状态下的 T_2 亦表现不同。短 T_2 组织在 T_2WI 中信号较弱，表现为低信号；长 T_2 组织信号较强，表现为高信号。在快速自旋回波序列中，选用长 TR（≥2 000ms）和长 TE（≥80ms）获得 T_2WI，长 TR 使组织的纵向磁化矢量充分弛豫。采用长 TE 可增大组织的 T_2 效应，增加 T_2 值对图像对比度的影响，突出液体等组织的信号。

3. 质子密度加权像（proton density weighted image，PDWI）　PDWI 中组织的对比度由不同组织间氢质子密度含量的差异决定，质子含量高的组织产生信号强，图像亮度大；

反之信号弱,图像较暗,脑灰质、脂肪和不流动的液体在 PDWI 中信号强,骨皮质信号弱。临床上通常采用快速自旋回波获取 PDWI,选用长 TR($\geqslant 2\,000$ms)和短 TE($\leqslant 20$ms)的扫描参数,长 TR 可以减少组织 T_1 对信号的影响,短 TE 可降低组织 T_2 对图像的影响。

(李敬玉)

第二节　MRI 技术

一、脉冲序列及相关参数

(一)脉冲序列

脉冲序列是 MRI 技术的重要组成部分。在磁共振成像过程中,一般采用多个脉冲按先后顺序进行激发,我们称这个脉冲组合为脉冲序列(pulse sequence),即由具有一定带宽、一定幅度的 RF 脉冲与梯度脉冲组成的脉冲程序就是脉冲序列。脉冲序列可以看作是扫描程序,在一个序列中有许多变量,这些变量称为序列参数,为了更好地理解脉冲序列,我们先介绍这些基本参数。

(二)序列参数

1. 翻转角　在 RF 脉冲的激励下,宏观磁化矢量偏离主磁场的角度称为翻转角度(flip angle),翻转角的大小由 RF 强度和作用时间共同决定。常用的翻转角有 90° 和 180° 两种,相应的 RF 脉冲分别被称为 90° 和 180° 脉冲。在快速成像序列中,经常采用小角度激励技术,其翻转角小于 90°。

2. 90° 脉冲与 180° 脉冲　使宏观磁化矢量 M_0 偏转 90° 的 RF 脉冲称 90° 脉冲,多用作激励脉冲;使宏观磁化矢量 M_0 偏转 180° 的 RF 脉冲称为 180° 脉冲,常用作相位重聚脉冲(图 5-2-1)。

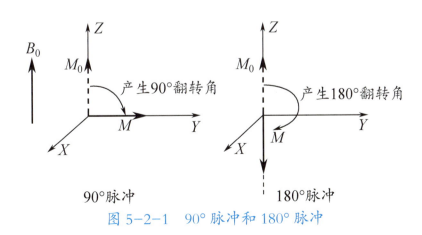

图 5-2-1　90° 脉冲和 180° 脉冲

3. 重复时间(time of repetition,TR)　是指相邻时间周期内同一 RF 脉冲重复出现的时间间隔。TR 决定着扫描速度。

4. 回波时间（echo time，TE） 是指从激发脉冲到产生回波信号所经历的时间。在自旋回波序列中，回波时间是初始的 90°RF 脉冲到 180° 相位重聚脉冲时间的 2 倍。在多回波序列中，RF 脉冲与出现第一个回波信号的时间间隔称为 TE_1，与第二个回波信号的时间间隔称为 TE_2，以此类推。

5. 反转时间（inversion time，TI） 是指反转恢复脉冲序列中，180° 反转脉冲与 90° 激励脉冲之间的时间间隔。TI 用于各种反转恢复脉冲序列，改变 TI，可以获得不同的 MR 信号和图像对比度。

6. 信号激励次数（number of excitation，NEX） 也称为信号平均次数（number of signal averaged，NSA），指收集信号的次数。NEX 越大，所需的扫描时间越长。为了改善图像质量，需要对同一组织重复激发，收集多次信号并取平均值，以提高信噪比。

二、常用脉冲序列及应用

（一）自旋回波脉冲序列

自旋回波（spin echo，SE）脉冲序列是现今临床 MRI 扫描最常用、最基本的脉冲组合。

1. 常规自旋回波脉冲序列

（1）序列组成：该序列先发射一次 90°RF 激励脉冲，间隔 TE/2 时间后再施加一次 180° 相位重聚脉冲使质子相位重聚，产生自旋回波信号。在该序列中，第一个 90° 脉冲与相邻的 90° 脉冲间的时间间隔为重复时间，从 90° 脉冲开始到获得回波的时间间隔为回波时间（图 5-2-2）。TR、TE 的大小决定着图像的 T_1、T_2、PD 加权程度。

（2）应用：T_1WI 适于显示解剖结构，也用于增强检查；T_2WI 则更适于显示病变；PDWI 常可较好地反映组织中水分子的多少。

（3）特点：常规 SE 脉冲序列的主要优点是图像质量高，用途广，可获得对显示病变敏感的真正 T_2WI。其主要缺点是扫描时间相对较长。

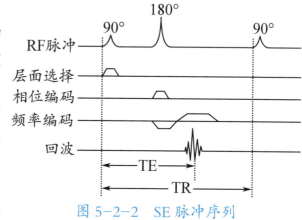

图 5-2-2 SE 脉冲序列

2. 快速自旋回波（fast spin echo，FSE）脉冲序列

（1）序列组成：在一次 90° 激励脉冲后施加多次 180° 相位重聚脉冲，取得多次回波并进行多次相位编码，即在一个 TR 内完成多条 k 空间线的填充，使扫描时间明显缩短。FSE 脉冲序列的一个 TR 内，多次 180° 脉冲组成了回波链，施加 180° 脉冲的次数称为回波链长度（echo train length，ETL）。回波链长度越大，在一个 TR 内完成的 k 空间线就越多，扫描时间就越短（图 5-2-3）。

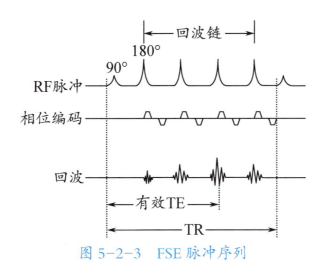

图 5-2-3 FSE 脉冲序列

FSE 脉冲序列的扫描时间 =TR× 相位编码次数 /ETL×NEX　　式(5-2-1)

由式(5-2-1)可知,FSE 脉冲序列所用的扫描时间是常规 SE 脉冲序列的 1/ETL 倍。在该序列中产生的一系列回波,因其 TE 各不相同,因此信号成分也不相同。需要选择的是有效 TE,系统将根据所选的有效 TE 调整每次 180° 脉冲后的相位编码梯度的强度,使有效 TE 附近取得的回波最强,对图像的加权起主要作用,克服信号成分复杂的问题。

(2) 应用:目前 FSE 的 T_2WI 已经基本取代了 SE 的 T_2WI,广泛应用于临床中;但 FSE 脉冲序列通常不能与呼吸补偿连用,在胸腹检查中会增加伪影。

(3) 扫描参数

1) T_1WI:短 TR,TE。

2) T_2WI:长 TE,TR。

3) PDWI:短 TE,长 TR。

(4) 特点:FSE 序列的特点有快速成像、回波链中每个信号的 TE 均不同、模糊效应、脂肪组织信号强度增高、对场强不均匀性不敏感等。

(二)反转恢复脉冲序列

1. 反转恢复(inversion recovery,IR)脉冲序列

(1) 序列组成:首先使用一次 180° 反转脉冲使宏观磁化矢量反转 180°,达到完全饱和;当质子的纵向磁化矢量恢复一定时间时再施加一次 90° 脉冲,使已经恢复的纵向磁化矢量翻转为横向磁化矢量,之后再施加一次 180° 复相位脉冲,取得 SE。上述过程反复进行,直至完成全部 k 空间数据填充,产生一幅 IR 脉冲序列图像,取得 SE,故也可称为反转恢复自旋回波(IRSE)。在该序列中,相邻两个 180° 反转脉冲间的时间间隔为 TR;从 180° 反转脉冲到 90° 脉冲开始的时间间隔为 TI;从 90° 脉冲开始到获取回波的时间间隔为 TE(图 5-2-4)。

(2) 应用:IR 脉冲序列获得 T_2WI 时间长,信噪比低,一般不常用,主要用于获取重 T_1WI,显示解剖。该序列的重 T_1 加权效应取决于 TI,选择适当长度的 TI 可以获得较 SE 脉冲序列更显著的 T_1 加权效果。该序列还适于增强检查。在 IR 脉冲序列中如使用长

TI,所有质子的纵向磁化矢量可完全恢复，使 T_1 对比完全消失，将获取 PDWI。在 IR 脉冲序列中，有时为了使长 T_2 病变显示为高信号，可使用长 TE，产生效果好的解剖结构的同时也可显示高信号的病变，此图像称病理加权像。目前有些系统在该序列的 90° 脉冲后使用多次 180° 复相位脉冲，取得多次 SE，使扫描时间显著缩短。

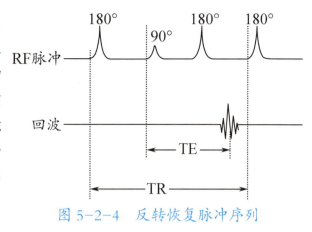

图 5-2-4　反转恢复脉冲序列

（3）扫描参数

1）重 T_1WI：中等 TI，TE，TR。

2）PDWI：长 TI，短 TE，长 TR。

3）病理加权像：中等 TI，长 TE，长 TR。

（4）特点：主要优点是 T_1 对比效果好；信噪比高。主要缺点是扫描时间长。

2. 短 TI 反转恢复（STIR）脉冲序列　选择特殊的 TI 值，使之恰好等于脂肪组织纵向磁化矢量恢复到 0 点所需的时间，此时脂肪组织无信号产生，即达到选择性抑制脂肪信号的目的，这种短 TI 值的 IR 序列叫做 STIR（short TI IR）序列。该序列应用于 T_1WI 中进行脂肪抑制（fat suppression，FS），脂肪抑制使脂肪信号明显减低，从而可将脂肪成分与相邻组织分开，并使其他短 TI 结构显示得更清楚；如果选择合适，也可选择性抑制其他组织信号。该序列不宜应用于增强检查，因为如果增强组织的 TI 值与脂肪的 TI 值接近，也可被抑制掉。STIR 序列扫描参数：短 TI，短 TE，长 TR。

3. 液体衰减反转恢复（fluid attented IR，FLAIR）脉冲序列　FLAIR 脉冲序列由 IR 序列与 FSE 序列组合而成，该序列选择特殊的 TI 值，使脑脊液信号被抑制。其机理与 STIR 中脂肪抑制类似，不同的是 FLAIR 用于 T_2WI 和 PDWI 中抑制脑脊液的高信号，进而突出与脑脊液重叠的脑组织中长 T_2 病变的信号。该序列在中枢神经系统检查中应用较多。扫描参数：长 TI，短 TE/ 长 TE，长 TR。

（三）梯度回波脉冲序列

1. 序列组成　由一次小于 90° 的小角度（或稍大于 90°，不使用 90°）RF 激励脉冲和读出梯度的反转构成。反转梯度取代 180° 复相位脉冲，用于克服梯度磁场带来的失相位，使质子相位重聚产生回波。由于应用梯度相位反转产生回波，故称为梯度回波（gradient echo，GRE）（图 5-2-5）。

GRE 脉冲序列中第一个脉冲常使用小角度脉冲激励，使纵向磁化矢量变动相对较少，明显缩短了纵向磁化矢量恢复的时间，TR 也随之缩短；通过读出梯度的反转产生复相位，速度较应用 180° 复相位脉冲快得多，获取回波所需的 TE 也明显缩短，故扫描时间显著缩短。但小角度脉冲激励只能使部分纵向磁化矢量翻转为横向磁化矢量，而磁共振信号是通过横向磁化矢量获取的，因此接收到的磁共振信号减少，信噪比下降。该序列通过读出梯度反转产生的复相位只能补偿梯度磁场引起的失相位,获得 T_2^* 信号,故该序列要求稳定性更高的磁场。

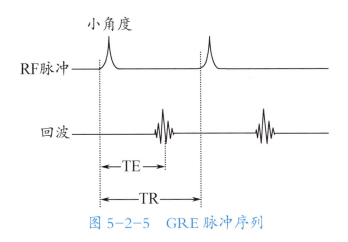

图 5-2-5　GRE 脉冲序列

2. 应用　常规 GRE 脉冲序列可用于屏气下腹部单层面快速扫描、动态增强扫描、血管成像、关节病变等检查。在 GRE 脉冲序列中使用不同的扫描参数和翻转角度,可获取 T_1WI、T_2^*WI 和 PDWI。大翻转角度、短 TR、短 TE 将获得 T_1WI;小翻转角度、长 TR、长 TE 将获得 T_2^*WI;小翻转角度、长 TR、短 TE 将获得 PDWI。

3. 特点　脉冲能量低,信噪比下降;产生宏观磁化矢量的效率高;选用短 TR、短 TE,加快成像速度。

(四)平面回波成像序列

平面回波成像(echo planar imaging, EPI)序列是目前最快的磁共振成像技术,它与快速 SE 序列和 GRE 序列构成磁共振快速成像的三大序列体系。

1. 序列组成(结构)　EPI 序列采集到的磁共振信号属于梯度回波,在受到一次 RF 脉冲激励后,通过读出梯度场内正负方向连续、快速切换产生一系列梯度回波信号组成梯度回波链,其回波链可以为 2~256 个回波。频率编码梯度场每翻转一次,相位编码梯度也递增一次,获得一个梯度回波信号,产生的磁共振信号在 k 空间对应位置以一种迂回轨迹进行数据填充,经过重建产生一幅磁共振图像。如果一次射频激发,利用读出梯度场连续切换采集多个梯度回波,得到一条傅里叶线迂回填满整个 k 空间,完成整个图像的采集,称为单次激发 EPI 序列;如果一次射频激发后只选择部分相位编码进行采集,采集多个梯度回波,需若干次射频脉冲激发和相应次数的 EPI 采集才能获得整个 k 空间数据,称为多次激发 EPI。

2. 应用　传统脉冲序列中关于激励射频脉冲的设计均可与 EPI 结合,如与自旋回波 RF 脉冲结合,会得到具有 SE 特性的 EPI 图像,获得包含 SE 信号的 T_2 依赖性的数据,SE-EPI 可清楚显示解剖结构;如与小角度 RF 脉冲的 GRE 脉冲结合,会得到具有 GRE 特性的 EPI 图像,获得包含梯度回波信号的 T_2^* 依赖衰减的数据。GRE-EPI 是目前顺磁性对比剂灌注成像的常规应用序列,对血流变化亦敏感。

3. 特点　EPI 序列可最大限度地去除运动伪影,图像对比度选择无限制,便于同时实施形态及功能成像,三维数据采集还有利于动态研究。但是 EPI 产生的图像信噪比低于常规序列,而且 EPI 对 MRI 设备的硬件尤其是梯度系统要求特别高。

三、MRI 图像质量

(一)图像质量参数及其影响因素

1. 空间分辨力及其影像因素　空间分辨力指影像设备系统对图像中组织细微解剖结构的分辨能力,空间分辨力越高,图像质量越好;空间分辨力的大小主要由体素的大小决定,体素是 MRI 的最小体积单位;体素小,容易分辨细微结构,空间分辨力高;体素大,不易分辨细微结构,空间分辨力低。

像素的大小取决于视野(field of view,FOV)、矩阵的大小。其中像素是构成 MRI 图像的最小单位,像素面积 =FOV/ 矩阵;矩阵是频率编码次数和相位编码次数的乘积,即图像矩阵 = 频率编码次数 × 相位编码次数,体素体积 = 像素面积 × 层厚。例如,FOV 和层厚一定,增加矩阵,体素减小,空间分辨力增高;矩阵和层厚一定,缩小 FOV,体素减小,空间分辨力增高;FOV 和矩阵一定,层面厚度越薄,体素越小,空间分辨力越高。总之,选用大矩阵、小 FOV、薄的成像层面厚度会提高图像的空间分辨力,但当其他成像参数不变时,空间分辨力的提高总会伴随信噪比的下降。

2. 信噪比(signal-to-noise ratio,SNR)及其影像因素　信噪比是衡量图像质量最重要的指标,指图像中组织信号强度与噪声信号强度的比值。磁共振信号强度可以用感兴趣区内组织信号的平均值来表示,噪声是指磁体内的患者、环境和 MRI 系统电子元件等所产生的不需要的信号,噪声始终存在、不可避免,是对成像的一种干扰。在一定范围内,SNR 越高,图像越清晰。影响 SNR 的主要因素列举如下:

(1)质子密度:质子密度低的区域如致密骨、肺组织产生低信号,SNR 低,MRI 图像显示上有局限性;质子密度高的区域如脑灰质、脑白质及软组织能产生较高信号,SNR 高,在 MRI 检查中具有优越性。

(2)体素容积:SNR 与体素容积成正比,体素越大,所含质子越多,产生的信号越强,SNR 越高。体素的大小又取决于 FOV、矩阵和层面厚度,那么 FOV 越大,体素越大,SNR 越高;层厚越厚,体素越大,SNR 越高;矩阵越小,体素越大,SNR 越高。

(3)重复时间、回波时间和翻转角度:长 TR 时 SNR 高,短 TR 时 SNR 低;长 TE 时 SNR 下降,短 TE 时 SNR 增高;翻转角度为 90° 时,产生信号量最大,SNR 最高;角度越小,产生的信号量越少,SNR 越低。

(4)激励次数:反复采样可消除图像中的毛刺状阴影,减少噪声,提高 SNR;但同时也会大大地增加扫描时间。例如,当 NEX 增加到 4 次时,SNR 增加为原来的 2 倍,扫描时间延长至原来的 4 倍。

（5）接收带宽：接收带宽是指读出梯度采样频率的范围。减少接收带宽，就减少了信号采集范围，也减少了噪声量，SNR 增高。系统的接收带宽一般是固定的，仅少数情况需作调整。

（6）线圈类型：线圈的形状、大小、敏感性、检查部位与线圈间的距离均会影响 SNR，目前临床上多采用多通道正交线圈；阵列线圈性能最好，但价格昂贵。

3. 图像对比度及其影响因素　图像对比度反映两种组织间的信号差别，也可用对比度噪声比（contrast-to-noise ratio，CNR）表示。CNR 是指图像中相邻组织结构间 SNR 的差异，即：

$$CNR=SNR_{(A)}-SNR_{(B)} \qquad 式(5-2-2)$$

式（5-2-2）中，$SNR_{(A)}$、$SNR_{(B)}$ 分别为组织 A、组织 B 的 SNR。

MRI 图像对比度分为 T_1 对比度和 T_2 对比度，影响它们的主要因素如下：

（1）TR：要获得图像良好的 T_1 对比度，TR 的选择应短；TR 较长时可以得到 T_2WI，此时图像中仍有 T_1 对比度和质子密度对比度存在，所以长 TR 得到的 T_2WI 中，T_2 对比度不仅与组织的 T_2 值有关，还会受到质子密度的影响。

（2）TE：TE 是 T_2WI 的控制因素，改变 TE 主要影响图像的 T_2 对比度，在长 TE 序列中，长 T_2 的组织呈高信号，短 T_2 的组织呈低信号，因此一定组织间的 T_2 对比度随 TE 的延长而增加。在 T_1WI 中，短 TE 利于减弱图像中 T_2 弛豫的影响，T_1 图像对比度会更好；但缩短 TE 有可能导致 SNR 降低。

（3）TI：IR 序列中图像的对比度主要受 TI 的影响，在 180° 反转脉冲后质子处于饱和状态，然后以不同的弛豫时间恢复纵向磁化矢量，这时 TI 决定了 90° 脉冲后纵向磁化矢量恢复的多少，决定了信号强度的对比。如抑制脂肪信号时，TI 取值非常短。

（4）翻转角度：在梯度回波脉冲序列中，小翻转角产生 T_2 图像对比，而大翻转角产生 T_1 图像对比明显。

4. MRI 扫描参数的应用　MRI 扫描参数的选择对 MRI 图像质量影响很大，MRI 扫描参数的调整对 MRI 的利弊如表 5-2-1 所示。

表 5-2-1　MRI 扫描参数的调整对 MRI 的利弊

参数		利	弊
TR	↑	SNR（与 T_1 有关）↑ 成像层数↑	扫描时间↑ T_1 对比度↓ "流入增强"效应↓
	↓	扫描时间↓ T_1 对比度↑ "流入增强"效应↑	SNR（与 T_1 有关）↓ 成像层数↓

参数		利	弊
TE	↑	T_2 对比度↑ "流入增强"效应↑	SNR（与T_2有关）↓ 激励层面数↓
	↓	SNR（与T_2有关）↑ 成像层数↑	T_2对比度↓ 高速信号丢失
层面厚度	↑	SNR↑ 体素容积↑	空间分辨力↓ 部分容积效应↑ "流入增强"效应↓
	↓	部分容积效应↓ 空间分辨力↑ "流入增强"效应↑	SNR↓ 体素容积↓
矩阵	↑	空间分辨力↑	SNR↓ 扫描时间↑
	↓	SNR↑ 扫描时间↓	空间分辨力↓
NEX	↑	SNR↑ 运动伪影↑	扫描时间↑
	↓	扫描时间↓	SNR↓ 图像清晰度↓
FOV	↑	扫描范围↑ SNR↑ 卷褶伪影↓	空间分辨力↓
	↓	空间分辨力↑	扫描范围↓ SNR↓ 卷褶伪影↑
层面间距	增加↑	扫描体积↑ 层间交调失真↓ SNR和CNR的损失↓ 扫描范围↑	层间病理信息的丢失↑
	减少↓	层间病理信息的丢失↓	扫描体积↓ 层间交替失真↑ SNR和CNR的损失↑

（二）流动现象及补偿技术

血液和身体内的其他流动质子在 MRI 上表现出不同于周围静止状态质子的信号特

征,产生流动现象和流动运动伪影,包括时间飞跃、进入现象、体素内去相位等效应。

1. 时间飞跃　流动质子在成像层面内受 RF 激励,在复相位前就从成像层面中流出,未经历复相位过程;或流动质子在 RF 激励后才流入成像层面,未受到激励却经历了复相位过程。这两种状态均无信号产生,称为时间飞跃(time of flight,TOF)。在影像上管腔内因信号缺失呈黑色,叫做流空效应(flowing void effect)。

2. 进入现象　不曾受到激励的质子垂直流入成像层面,在成像层面内受到激励并经历复相位后,产生较周围静止质子信号强度更高的信号,在进入成像层面的第一层时最为显著,这种现象称为进入现象。

3. 体素内去相位　同一体素内如同时含有流动质子和静止质子(或流动质子的速度、方向不一致)时,质子间将出现相位差。这是因为快速流动的质子沿梯度磁场流动时进动频率将增加(加速度)或降低(减速度),结果导致体素内质子相位失聚,信号减低,这种现象称为体素内去相位。

流动现象使流动质子的信号强度差异增加,产生伪影直接影响图像质量,给诊断带来困难,尤其对评估血管开放状态、有无血栓等造成困难。常用的补偿技术有梯度相位重聚、预饱和技术和偶数回波相位重聚。

(三)伪影及补偿技术

1. 相位错位　在数据采集过程中,被成像的解剖结构沿某一梯度方向发生位置移动而产生的伪影,是由于患者自主或不自主运动(随机性的)或者血管的搏动性流动(周期性的)而造成的。频率编码方向采集信号的采样时间明显短于依次相位编码的时间。伪影常出现在相位编码方向,故称相位错位或相位重影。导致这种伪影的有呼吸、心脏大血管搏动、吞咽动作、眼球运动等。可采用的补偿方法有更改相位编码方向、预饱和技术、呼吸补偿及呼吸门控、心电触发及门控、梯度相位重聚。该伪影只能针对产生的原因进行补偿,不可能完全去除(图 5-2-6)。

2. 卷褶伪影　图像中出现的所选 FOV 以外的解剖结构影像,也称混淆伪影或包裹伪影。它是由于 FOV 外邻近接收线圈的解剖结构产生的信号被接收,并错编入 FOV 内的像素位置上造成的,其中频率编码方向发生的伪影称频率包裹,相位编码方向发生的伪影称相位包裹。补偿方法有扩大 FOV,使所有产生信号的解剖结构均被包括在 FOV 内,此法可完全消除该伪影;也可采用去频率包裹和去相位包裹的方法补偿该伪影(图 5-2-7)。

3. 化学位移伪影　化学位移伪影是由人体内脂肪与水的化学环境差异引起的伪影。脂肪中的氢质子进动频率比水中的氢质子慢,两者进动频率上的差异与主磁场场强成正比,在高场强设备中差异显著,使同一体素内彼此相邻的脂肪和水在影像上的信号位置分离,发生一定距离的移位,即化学位移伪影。该伪影发生在频率编码方向上,表现为在脂肪与水的界面上出现黑色或白色带状影,尤其在肾脏与肾周脂肪囊交界区表现突出。常用的补偿方法有:增加接收带宽、缩小 FOV,可减轻化学位移伪影;预饱和技术,使脂肪或水中的质子被预饱和,不产生信号(图 5-2-8)。

4. 截断伪影　相位编码方向更常见,是由数据采样不足导致。这种伪影比较常见于在高对比界面(颅骨／脑、脊髓／CSF、半月板／液体等),表现为图像中形成交替的亮带和暗带。可应用增加相位编码次数,避免数据采样不足来补偿伪影;也可减小 FOV 来防止此伪影(图 5-2-9)。

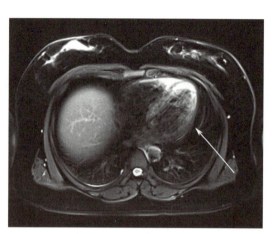

图 5-2-6　相位错位

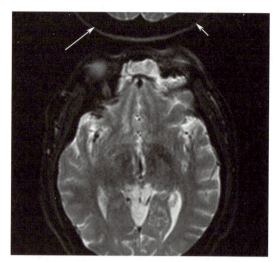

图 5-2-7　卷褶伪影

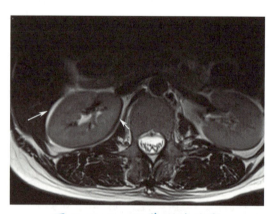

图 5-2-8　化学位移伪影

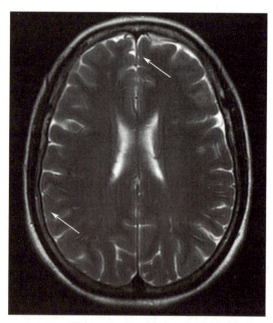

图 5-2-9　截断伪影

5. 磁敏感伪影　不同组织磁敏感性不同,它们的质子进动频率及相位也不同,使这些组织成分彼此之间的界面上因去相位效应而出现低信号伪影,称磁敏感伪影,又称磁化率伪影。不同磁化率物质的交界面,磁化率不同会导致局部磁场环境的变形,造成自旋失相位,产生信号损失或错误描述。在组织／空气和组织／脂肪界面(包括鼻旁窦、颅底、蝶鞍等部位)出现异常信号。患者身上或体内携带的铁磁性物质也可引起图像严重失真。在 GRE 脉冲序列中,磁敏感伪影最显著,用 SE 脉冲序列替代 GRE 脉冲序列可减轻此伪影的出现；还要避免患者携带铁磁性金属物质进入扫描室及接受检查（图5-2-10）。

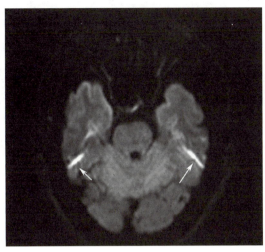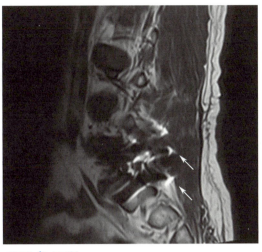

图 5-2-10　磁敏感伪影

6. 运动伪影　MRI检查过程中，患者的自主性运动（如咀嚼、吞咽、肢体移动等）以及不自主性、生理性运动（如肠蠕动、心脏大血管的搏动、呼吸运动、咳嗽或抽搐、惊厥等）均能引起运动伪影，使图像质量下降。针对不自主性运动，可使用预饱和、门控技术、呼吸补偿、梯度相位重聚等对心脏大血管搏动及呼吸运动进行补偿；腹、盆腔检查前可给予肠蠕动抑制剂。针对自主性运动，要尽量使患者舒适，用垫子或带子进行固定；检查前向患者介绍检查过程，解释可能遇到的问题（如磁体内的噪声），取得患者合作；躁动患者可给予镇静药；根据患者情况正确选择成像序列和参数；合作欠佳的患者应缩短扫描时间（图5-2-11）。

7. 金属伪影　由于有些金属物质具有很大的磁化率，可导致明显影像局部磁场的均匀性。伪影特点：图像变形；或明显异常高/低/混杂信号。去除患者身上或磁体内的金属物品，尽量使用FSE序列（图5-2-12）。

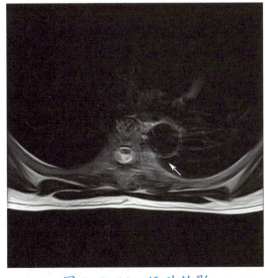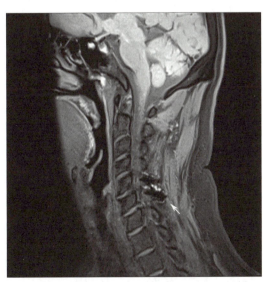

图 5-2-11　运动伪影　　　　　　　图 5-2-12　金属伪影

8. 拉链伪影　图像中频率编码方向上出现的致密线状伪影,形似拉链状,称拉链伪影(图5-2-13)。当扫描室 RF 屏蔽出现泄漏时,额外的某 RF 脉冲进入扫描室,与来自患者体内的弱信号相互干扰,引起这种伪影;出现此伪影应立即通知维修工程师检查并修复。

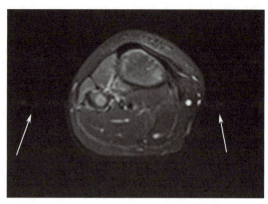

图 5-2-13　拉链伪影

9. 交叉激励　RF 脉冲波形不呈严格的矩形,当 RF 脉冲对所扫描的部位有交叉的层面进行激励时,相邻层面内的质子也可能受到激励。当这种相邻层面进行数据采集而受到激励时,层面内曾受过激励的质子会发生饱和,影响信号强度和图像对比,这种效应称为交叉激励(图5-2-14)。补偿方法有:①定位时注意层面交叉避开要观察的部位;② FOV 内预置饱和注意手动调整位置,避开要观察的部位;③成像层面之间保持一定的间隔,间隔的宽度为层厚的 30% 时可有效地减少交叉激励;④交替激励;⑤矩形 RF 脉冲使交叉激励明显减少。

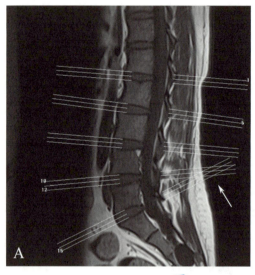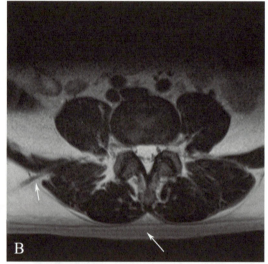

图 5-2-14　交叉激励伪影

四、特殊的 MRI 技术

(一)磁共振血管成像

磁共振血管成像(MRA)有 3 种基本方法:时间飞跃法(TOF 法)、相位对比法(PC 法)和黑血技术。3 种方法都依赖于流动现象,但产生影像对比的基础各不相同。TOF 法主要依赖流入相关增强效应,PC 法则主要依赖流动质子的相位效应产生影像对比。流动相关增强效应与相位效应同时发生,可通过一定的脉冲设计,使其中一种效应突出显示,另一种效应不起作用。黑血技术通过预饱和技术,使图像中流动的血流呈黑色低信号。

1. TOF 法　分为 2D-TOF 和 3D-TOF,2D-TOF 对慢血流相对敏感;可以去除运动伪影。3D-TOF 空间分辨力高;扫描时间相对短;对快速血流和中速血流敏感。2D 厚层块采集方式覆盖的解剖区大;使用磁化转移技术可增加颅内小血管的清晰度;CNR、SNR 较高。

2. PC 法　分为 2D-PC 和 3D-PC,2D-PC 的优点是扫描时间短;信号强度与血流速度直接相关。3D-PC 的优点是对快速血流和慢速血流均敏感;血管周围静止组织信号的抑制效果好;经 MIP 重建的血管像可从多视角进行观察;大容积成像时血管显示仍清楚;进行增强扫描时动、静脉结构显示更清楚;可以产生相位图。

3. 黑血技术　通过预饱和技术使图像中流动的血流呈黑色低信号的方法,称黑血技术。这种方法常被用于辨认血流方向、鉴别流动的血流与静止的血栓、抑制某一方向的血流信号显示解剖结构等,而不能产生类似于血管造影的图像。

上述为不使用对比剂的磁共振血管成像技术,近年来为了提高磁共振血管成像技术的质量,临床多采用 MRA 与 MRI 对比剂联合使用的方法,称为增强 MRA,其效果有的可与 DSA 媲美,可显示大血管及各主要脏器的一、二级分支血管,用于血管性病变的诊断,还可显示与肿瘤相关的血管及肿瘤对一些血管结构的侵犯情况。

(二)磁共振胰胆管成像

磁共振胰胆管成像(magnetic resonance cholangiopancreatography,MRCP)是近年来迅速发展起来并广泛应用于临床的一种非损伤性而且无需对比剂即可显示胰胆管系统的磁共振成像技术,是临床上最常用的水成像技术,适用于胆道结石、肿瘤、炎症,胰腺肿瘤、慢性胰腺炎、胆胰管变异和畸形。常用的 MRCP 方式有 3D 容积采集和 2D 厚层块扫描。前者多采用长 ETL 的 FSE/TSE(turbo spin echo,快速自旋回波)或 SSFSE/HASTE(sing shot fast spin echo,单次激发快速自旋回波 /half Fourier acquisition single shot turbo spin echo,半傅里叶采集单次激发快速自旋回波)。

配合呼吸触发技术进行三维容积扫描,3D 重建后可从不同角度展示胰胆管结构,有助于管腔内小病变的检出,亦为胰胆管系统疾病的诊断和治疗提供了丰富的形态学信息,特别是对阻塞性黄疸的诊断和治疗有很大帮助。后者的 2D 层厚度可以任意改变,可针对感兴趣区减小 2D 层厚度,提高局部感兴趣区图像分辨力、降低背景噪声,有利于病变检出。采用多方位、多角度旋转成像,以避免胆管树重叠,显示不同走向的胆管树及胆总管与十二指肠乳头的关系。多角度电影图像还可以电影形式显示。以上两种 MRCP 的成像序列中,均使用脂肪抑制和空间预饱和技术。脂肪抑制技术被常用于提高胆管与周围脂肪对比及降低富含脂肪的腹壁造成的运动伪影;空间饱和技术也常用于消除大量腹水及胃肠道液体高信号对胆管树图像的影响。

(三)磁共振尿路成像

磁共振尿路成像(magnetic resonance urography,MRU)亦是通过重 T_2 加权图像突出显

示泌尿系统内的液体,同时抑制周围软组织的信号,不使用对比剂,亦无须逆行插管即可显示尿路的情况。多采用 3D FSE/TSE 序列或 SSFSE/HASTE,在屏气下进行扫描,也可采用呼吸门控技术,减少腹部运动伪影的影响。对于泌尿系统有梗阻的患者检查前适当憋尿,无尿路梗阻患者可使用利尿药或腹部加压,有利于输尿管的显示。MRU 用于尿路积水的诊断,对于尿路梗阻性病变的梗阻部位、程度显示的敏感性和特异性极高,可同时显示肾实质及泌尿集合系统,对于输尿管、肾盂、膀胱结石及输尿管良恶性狭窄的显示效果极佳。

(四)磁共振内耳膜迷路成像

磁共振内耳膜迷路成像(magnetic resonance labyrinthography)是磁共振静态液体成像的临床应用,可直接显示膜迷路内含液腔,其利用快速序列获得重 T_2WI 突出膜迷路内淋巴液和内耳道内脑脊液的高信号,与周围骨质的低信号形成较强对比。原始图像的 MIP 三维重组将内耳无需的背景抑制,可多方向、多角度、最大程度地观察内耳膜迷路与内听道的细小复杂的解剖结构,显示先天性的发育异常,了解内耳发育不良的程度和部位。多采用 FSE/TSE 或双激发平衡式稳态自由进动(balance-SSFP)序列进行 3D 扫描。磁共振内耳膜迷路成像的体位和扫描层定位准确性都非常重要,要严格按照常规成像方法扫描,或将三维取层范围的中心层设置在常规 MRI 上内听道显示最佳的层面。

(五)弥散加权成像和弥散张量成像

磁共振弥散成像是唯一反映与细胞同水平活体水分子弥散运动的成像方法,临床上常用于发现早期脑缺血改变,指导溶栓治疗。该技术包括弥散加权成像(diffusion-weighted imaging,DWI)和弥散张量成像(diffusion tensor imaging,DTI)。

1. 磁共振弥散加权成像(DWI) 磁共振弥散加权成像主要反映水分子弥散运动微米数量级的变化,与人体的细胞处于同一数量级,临床上用于诊断超急性脑梗死,它可在脑梗死发生后 1~6h 即可显示病灶所在,与常规 T_1WI 和 T_2WI 相比,DWI 可以更早地发现梗死区的信号异常。除脑部病变外,DWI 还可能给其他脏器(如肝、肾、乳腺、脊髓、骨髓等)病变的诊断和鉴别诊断提供信息。

2. 磁共振弥散张量成像(DTI) 磁共振弥散张量成像是在弥散加权成像基础上发展起来的一种磁共振成像新技术。它利用人体内水分子在不同方向上自由运动的速度差异所产生的信号改变来成像,可在活体上进行水分子不同方向运动速度成像。利用该技术可在活体上显示神经纤维束的形态及走行,为进一步评价神经纤维束受压、破坏、萎缩异常改变等提供了基础。

(六)磁共振灌注加权成像

磁共振灌注加权成像(perfusion weighted imaging,PWI)属于脑功能成像的一种,主要反映组织中微观血流动力学信息,可进行对比剂跟踪,用于评价感兴趣区早期缺血,测量血流量等。PWI 在诊断肿瘤性病变中起重要作用,可反映肿瘤血管结构方面的变化,以及由此造成的血流动力学和通透性变化,便于各类肿瘤之间的鉴别,可在治疗前提供缺血病变的血流特征、范围大小,同时追踪预后。

(七）脑功能磁共振成像

脑功能磁共振成像（cerebral functional magnetic resonance imaging）能够无创地显示脑皮质的不同功能活动区的部位、大小和范围，如视觉、听觉、感觉、运动区等，可用于损伤功能区的定位以及相应的基础研究。脑功能磁共振成像是神经科学领域全新的研究手段，具有较好的可重复性和可行性，近年来其研究范围几乎涵盖了神经科学的各领域。

（八）磁共振波谱成像

磁共振波谱成像（magnetic resonance spectroscopy，MRS）是一种利用 MRI 仪进行的无创性检查，获得人体或组织内某些生物化学物质（如乳酸和腺苷三磷酸）的磁共振波谱信息，并推测其含量变化的新技术，检测活体组织器官能量代谢、生化环境及某些化合物进行的无创伤性的定量分析方法。从代谢方面对病变进行进一步研究，提供肿瘤生长和肿瘤细胞增殖程度的可靠信息。MRS 主要采集人体内除了水和脂肪以外的其他化合物原子核中 ^{1}H 和 ^{31}P 等的磁共振信号，并用数值或图谱表达定量化学信息。实际上 MRS 就是化学位移检查技术，它要求有良好的外加主磁场条件，主磁场强度必须高于 1.5T，且对均匀度要求较高。由于人体内病变组织的代谢变化早于病理形态改变，而 MRS 检测对代谢变化的敏感性很高，因此常能早期检出、鉴别某些疾病。临床 MRS 用于评价脑发育成熟程度、肿瘤代谢、感染性病变、系统性疾病的肝脏受累、缺血性病变和肾移植术后的急性排异反应等。

（李敬玉）

第三节　MRI 的临床应用概述

一、临床特点及限度

（一）MRI 的优点

1. 成像参数多　用于 MRI 的组织参数较多（如 T_1、T_2、PD 等），它们可分别加权成像，也可相互结合获得对比图像，为临床 MRI 诊断提供丰富的信息。

2. 高对比成像　可获取清楚、逼真、详尽的解剖图谱及病变形态，如中枢神经系统 MRI 图像清楚地显示脑灰质、脑白质、神经核团、脂肪等结构；骨关节系统 MRI 图像清晰地显示肌肉、肌腱、韧带、筋膜、骨髓、关节软骨、半月板、椎间盘及皮下脂肪等结构，这是 X 射线平片和 CT 所不能及的。

3. 任意方位断层成像　可以在不变动患者体位的情况下对被检查部位进行轴方向、矢状方向、冠状方向以及任何斜方向层面成像，从三维空间上观察、再现人体内部解剖结构和病变的位置关系。

4. 无须使用对比剂即能显示心脏和血管结构　磁共振血管成像（magnetic resonance

angiography,MRA)有时可以取代常规造影方法。

5. 进行人体能量代谢研究　可直接观察细胞活动的生理和生化信息;MRS可以帮助分析组织器官的代谢情况,为医学影像学在分子生物学水平上认识疾病提供了依据。

6. 无电离辐射　对人体安全、无创,利用MRI检查技术作为引导手段将在很大程度上促进介入性治疗方法的开展。

7. 可消除气体和骨骼伪影的干扰　颅后窝的解剖结构和病变清晰可见。

(二) MRI 的限度

1. 成像速度慢,不适于运动性器官及危重患者的检查。

2. 对钙化和骨皮质不敏感。

3. 图像易受多种伪影影响。

4. 禁忌证多,使用范围受限。

(三) MRI 的禁忌证

1. 绝对禁忌证

(1) 带有心脏起搏器、神经刺激器或体内置有胰岛素泵者。

(2) 有人工心脏金属瓣膜植入者。

(3) 动脉瘤用银夹结扎术后者。

(4) 眼球内有金属异物存留者。

2. 相对禁忌证

(1) 体内有其他各种金属植入者。

(2) 危重患者。

(3) 妊娠期妇女。

(4) 患有癫痫等不能配合的检查者。

二、临 床 应 用

1. 中枢神经系统病变　MRI对中枢神经系统病变的定位、定性诊断价值较高,除对颅骨骨折、急性期脑出血、病灶内钙化等的显示不敏感外,对脑部肿瘤、颅内感染、脑血管病变、脑白质病变、脑发育畸形、脑结构改变等均具有较大的优势,对于脊髓病变的诊断明显优于CT。

2. 五官与颈部病变　由于MRI具有较高的软组织分辨力及血管流空效应的特点,在显示眼、鼻咽部、内耳、喉部以及颈部软组织病变方面优于CT,并能清楚区分颈部淋巴结和血管。但病变累及骨质方面的显示不如CT,MRA技术应用对显示头颈部血管狭窄、闭塞、畸形以及颅内动脉瘤具有重要价值,在一定程度上代替了DSA检查。

3. 胸部病变　由于多方位成像、血管流空效应、心电门控和呼吸门控技术的应用,使MRI在诊断心脏、大血管病变方面价值大为提高,并且检查具有无创性,尤其是MRI电影、MRA的应用,使MRI在心脏、大血管疾病诊断方面具有良好的应用前景。像CT一样,MRI可清楚地显示肺与纵隔内肿瘤及肿大淋巴结,还能直接区分血管与淋巴结;但对肺内钙化、支气管扩张及肺弥漫性小病变的显示仍不如CT。

4. 腹腔、盆腔病变　在对腹腔及盆腔器官如肝、胆、胰、脾、肾、肾上腺、膀胱、前列腺、子宫病变的发现、诊断与鉴别诊断上,MRI检查均具有一定价值。在肝血管瘤与肝癌的鉴别方面具有较高的价值,在显示子宫、前列腺病变方面也优于CT,而在胃肠道病变方面作用价值有限,对胆囊结石、脂肪肝等诊断不如CT敏感。

5. 骨骼、肌肉、关节系统病变　MRI对于肌肉、肌腱、韧带、软骨病变的显示为其他影像学检查所无法比拟;对于骨质的早期轻微病变、骨髓水肿等的显示也为MRI所特有;对椎间盘退行性病变的诊断,某些方面如含水量变化、椎间盘突出并在椎管内移动、硬膜囊受压情况等,MRI优越于CT,而在轻度骨质增生、韧带骨化、椎间盘含气(真空)、钙化、骨性椎管狭窄等方面仍不如CT;电影MRI技术可进行关节功能检查。

6. 乳腺病变　MRI对软组织极佳的分辨力,使其成为对诊断乳腺病变很有价值的检查方法。

三、MRI检查前准备

1. 接诊时要认真阅读申请单,明确检查目的和要求,询问患者属首次检查还是复查,如属首次检查,应了解临床拟诊及其他检查结果;如属复查,应嘱患者带来上次影像检查结果,以便对照,确定扫描部位、层面选择及序列选择。

2. 询问并检查患者是否有禁忌证;如有则不能进入检查室;对无禁忌证患者,可根据各医院实际情况准备检查或预约。

3. 对接受腹部及盆腔部位检查患者,胃肠道一般无需特殊准备,但不宜进食过多,以防掩盖病变;膀胱适当充盈;宫腔内若有金属避孕环应先取出,再行MRI检查。

4. 进入检查室之前,应去除患者身上一切金属物品、磁性物品及电子器件,以免引起伪影和其他危险发生。

5. 对婴幼儿及躁动患者,应给予适量镇静药,熟睡后检查比较容易成功;疼痛剧烈的患者检查时,应先镇痛,争取患者的配合。

6. 危重患者检查时要特别慎重,随时检查患者情况,并应由有经验的临床医生陪同,以防意外。

四、MRI检查注意事项

大量临床和实验研究表明MRI检查是安全的,但因为MRI机具有强大磁场,如果应用不当,不仅对人、物可造成危害,而且对图像质量也会有很大影响。

1. 铁磁性物质　铁磁性物质受磁场作用产生力而发生运动,如远离磁体,这样的运动速度极快,容易对患者及工作人员造成灾难性甚至致命性伤害,也会对MRI仪造成危害,因此监护仪器、抢救器材、金属推车、担架等金属物品均不能进入检查室。人们常用的日常生活用品也会受磁场作用的影响:如机械手表受到磁场磁化将走时不准或停走;磁卡受到磁场磁化将不能使用,电子产品受到磁场作用将有可能失去其功能等。金属物体受磁场作用在局部形成强磁场,亦会干扰主磁场的均匀性,局部强磁场可使周围旋进的质子很快发生去相位,在图像周围出现无信号区或图像出现错位、失真,影响图像质量,不能作出诊断。因此不宜将手机、手表、磁卡等带入检查室,亦应将检查部位的金属物品去除,如金属义齿、宫内节育器、装饰品等。

2. 体内置入物　人体内部的金属异物受磁场作用会发生扭曲、移位,将会对人体造成再次伤害。如眼球金属异物受磁场作用发生移位,将加重对眼球的损伤,动脉瘤术后瘤夹受磁场作用发生移位、松脱而增加了破裂出血的危险,输液针、气管插管等金属物品受磁场作用也会加大对人体损害等,不宜作MRI检查。安装有心脏起搏器、神经刺激器或体内置有胰岛素泵者,如受磁场作用将会出现失灵而发生危险。因此,带有上述装置者属于MRI检查的禁忌证。

3. MRI设备的安全性　高场MRI仪如梯度切换率过高,产生交变感应电流过大,将引起四肢针刺、麻木感觉,甚至抽搐等外周神经刺激征(PNS);特殊吸收率(SAR)过高,射频辐射过大,人体吸收热量过多,易导致患者灼伤;超导型MRI仪采用液氮与液氦制冷,一旦泄漏可引起患者冻伤乃至窒息;应随时注意检查。

4. 妊娠　迄今尚未发现MRI引起人体基因变异或婴儿发育障碍的证据,但为了慎重起见,在妊娠3个月内应避免MRI检查,一定要做MRI检查者应尽量减少射频次数及发射时间。

(李敬玉)

第四节　MRI装置的基本操作

MRI装置作为一种大型医疗设备,医务人员的基本操作包括两部分:日常的开关机程序,以及如何利用该设备对被检者进行检查。

一、开关机程序

不同生产厂家的MRI设备,由于使用的计算机操作系统不同,其开关机程序和操作界面及步骤也不相同,但原理大致相似。在日常的实际工作中,由于主磁体的磁场强度不同,以及不同生产厂商的设计方式不同,MRI的一键关机并非关掉所有的设备,根据需要不同,关机主要有3种情形:日常操作系统关机、定期关机、专业工程师关机。MRI开机步骤与关机步骤完全相反,以关机步骤为例进行描述。

（一）日常操作系统关机

日常操作系统关机主要是关闭操作间内的计算机系统、扫描间内的主磁体显示屏、检查床等设备。此步主要是关闭操作系统及其控制的检查床、主磁体操作面板等日常工作操作使用的部分。此步骤为日常工作的一部分，由技师每天下班时进行操作（图5-4-1）。

（二）定期关机

这一步骤必须基于日常操作系统关机的基础上进行，关闭主机电源分配单元。此步骤无须每天进行，每周一次或工程师检修保养时进行即可（图5-4-2）。

（三）专业工程师关机

在日常操作系统关机和定期关机完成以后，方可进

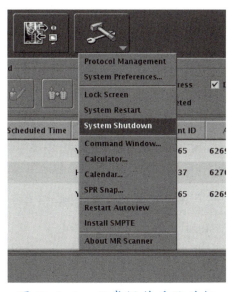

图 5-4-1　日常操作系统关机

行第三步关机，即专业工程师关机，关掉稳压电源、供电柜，以及与MRI仪所有有关的附属设备，如空调、水冷机、氦压机、冷头等（图5-4-3）。切记，此步骤非日常操作，尤其是超导型磁共振，其稳压电源及附属设备需24h保持开机状态，除非在特殊情况下必须断开电源时，由专业工程师进行操作。超导磁共振如果按下失超按钮或发生相关故障，就会产生失超。超导磁共振一旦发生失超，损失将是巨大的，首先要购买大量的液氦，其次要重新励磁。

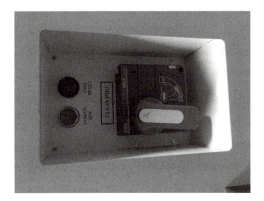

图 5-4-2　定期关机

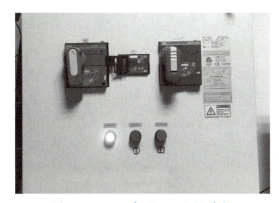

图 5-4-3　专业工程师关机

二、MRI 的检查步骤

MRI 的检查步骤根据每家医院的情况不同也不尽相同，但由于 MRI 仪相对比较昂贵且检查时间相对较长，因此 MRI 检查常规需要预约才能进入检查程序。一般主要分为以下几步：

（一）预约登记

被检者或家属持就诊卡或检查申请单到影像科进行预约，预约时工作人员根据 MRI 检查的适应证和禁忌证进行询问，并告知相应的检查时间。被检者在规定时间到达检查

科室,等候检查。

(二) 接待被检者

工作人员接待被检者时,根据申请单信息与被检者进行核对。无误后,嘱被检者去除身上金属物品等,如被检者需家属陪同,家属亦去除金属物品等,包括手机、手表等物品后,方可进入检查室。

(三) 输入被检者信息资料

工作人员根据被检者申请单信息,在 MRI 的操作界面输入被检者的基本信息,如姓名、性别、年龄、体重、被检部位及影像号等,或者由放射信息系统(radiology information system,RIS)导入(图 5-4-4)。

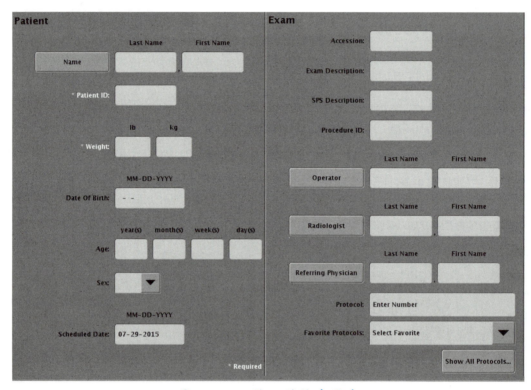

图 5-4-4　输入被检者信息

(四) 摆体位,训练呼吸,心理疏导

工作人员输入完被检者基本信息,选择相应的检查部位(图 5-4-5)后,进入到检查室选择相应线圈,协助被检者按要求躺在检查床上,如仰卧或俯卧、头先进或足先进等。在对被检者进行定位的同时,还要进行简单的心理疏导,如“MRI 检查没有辐射,声音有些大,请勿担心,检查过程中请勿扭动身体”等。如被检者进行胸腹部检查,需施加呼吸门控,并嘱被检者根据工作人员的指示均匀呼吸或者憋气。如有不适,可按响手中的报警器。

(五) 进行扫描

摆好体位,被检者进入到磁体中心,关好检查室门,选择相应的序列进行扫描(图 5-4-6)。

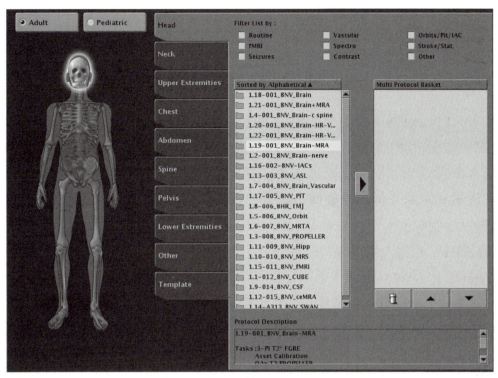

图 5-4-5　选择检查部位

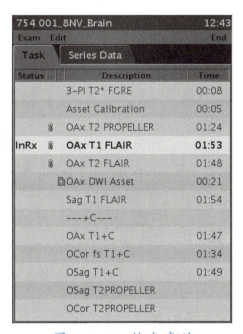

图 5-4-6　检查序列

(李敬玉)

第五节　MRI 检查方式

日常工作中,根据是否注射对比剂将 MRI 的检查方式分为两种,即 MRI 平扫和

MRI 增强扫描。

一、MRI 平扫

应用 MRI 仪，根据不同的检查部位要求选择相应的扫描方案，直接对需要成像组织、器官的多方面特性（如质子密度、T_1、T_2 等）进行的成像，称为 MRI 平扫。该方法利用人体组织本身的特点而得到图像，如质子密度加权成像、T_1 加权成像、T_2 加权成像等。

除上述最基本的几种加权成像方式外，日常工作中还经常使用 MRI 仪进行其他加权成像，来反映组织的一些特殊性质，如弥散加权成像（反映组织中水分子的布朗运动）、弥散张量成像（它利用人体内水分子在不同方向上自由运动的速度差异所产生的信号改变来加权成像，是 DWI 的发展和深化，是当前唯一能有效观察和追踪脑白质纤维束的非侵入性检查方法）、磁敏感加权成像（反映组织成分和结构的变化）、动脉自旋标记成像（灌注加权成像方式的一种，主要反映组织的微循环状态）、脂肪抑制技术、血管成像技术（利用血管的流入或流空效应）、水成像技术等。

简而言之，在 MRI 检查中，非注射对比剂的成像方式均为磁共振平扫成像。

二、MRI 增强扫描

MRI 检查得到的图像，拥有良好的组织对比及分辨力，并且可以通过各种不同的成像方式，比如脂肪抑制、磁化传递等进一步提高组织之间的对比，提高病灶的检出率。但是，正常组织的弛豫时间和病灶的弛豫时间会有较大重叠，仅靠 MRI 平扫对病灶进行定性或分级比较困难，许多病灶仍需通过增强扫描来获取更多的诊断信息。所谓增强扫描，即在磁共振扫描时引入某种特定物质，以改变机体局部正常组织或病灶的弛豫时间，从而改变其信号强度，提高组织间或病灶的影像对比度。

进行 MRI 增强扫描的优势在于：①通过应用阳性或阴性对比剂，提高对比度，利于微小病灶的检出。②通过向静脉内快速注入对比剂，在不同期相和时间点观察病灶或器官的信号变化，有助于病灶的定性诊断。③通过使用特异性对比剂，提高病灶检出率和定性诊断的准确率。

（一）磁共振对比剂

磁共振扫描时，通过某种途径引入体内，使某器官或组织的信号发生变化的物质，即为磁共振对比剂。

1. 磁共振对比剂的特点　随着 MRI 设备的研发和广泛应用，MRI 对比剂的研究也迅速开展，应用于临床的磁共振对比剂应具备以下特点：

（1）化学性质活跃，能与多种物质相螯合，形成不同标记物而进入相应的组织和器官，以便有目的地进行选择性强化。比如金属钆（Gd）如直接注入体内，毒性很大，但当与二乙基三胺五乙酸（DTPA，一种高效螯合剂）结合形成螯合物 Gd-DTPA 后，毒性大大降低且水溶性提高，而且很少与血浆蛋白结合；Mn-DPDP（锰福地匹三钠，Mn^{2+} 和 DPDP 的螯合物）为肝脏阳性磁共振对比剂，由肝细胞摄入并经胆汁排出，使正常的肝组织信号增高从而与病灶形成对比。

（2）具有较强的磁共振成像活性，能有效改变局部组织或病灶的质子弛豫时间。如单核巨噬细胞特异性对比剂经静脉注射后，由正常肝组织的库普弗细胞摄取，缩短 T_2，增加肿瘤与肝实质的对比。

（3）进入人体后有适当的存留时间，为 MRI 扫描提供时间，但能够较快地分解或排泄，不会在体内产生累积现象。

（4）在正常使用的浓度和剂量下，其毒副作用极小。

（5）稳定，易于存放，具有高度水溶解性。

（6）制造容易，使用方便，价格低廉，重复性好。

2. 磁共振对比剂的分类以及作用机制　磁共振对比剂种类繁多，分类方式也很多，先介绍两种常用的分类方式，即根据磁敏感性和对比剂的特异性进行的分类。

（1）根据磁敏感性的分类：根据磁化特性，磁共振对比剂分为顺磁性、超顺磁性和铁磁性对比剂 3 类，目前大部分使用的磁共振对比剂为顺磁性和超顺磁性物质。

1）顺磁性对比剂：由顺磁性金属元素组成，如 Gd、Mn。当放入外加磁场时，顺磁性物质中原子偶极子的排列方向与磁场方向平行，从而产生磁性；但当外加磁场消失时，其原子随机排列，磁性消失。

顺磁性对比剂浓度低时，主要使 T_1 缩短并使信号增高；浓度增高时，T_2 缩短超过 T_1 效应，使 MRI 信号降低。常使用 T_1 效应作为磁共振 T_1 加权像中的阳性对比剂。

2）超顺磁性对比剂：指磁化强度介于顺磁性和铁磁性之间的一种对比剂，如超顺磁性氧化铁（SPIO）。当放入外加磁场时，超顺磁性物质更加易于磁化且磁化迅速，在较弱的外磁场中即可产生较大的磁性；但当外加磁场消失时，其磁性也随之消失。

3）铁磁性对比剂：由具有磁矩而紧密排列的原子或晶体所构成的铁磁性物质组成，如铁及某些铁的氧化物等。当加入外加磁场时，铁磁性物质形成一个远大于单个原子磁矩的永久磁矩，也就是说，即使外加磁场消失，铁磁性物质的磁性也不会消失。

超顺磁性和铁磁性对比剂均由氧化铁组成，为大小不同的微晶金属粒子组成。它们的磁性和磁化率远远大于人体组织和顺磁性物质，会造成局部磁场的不均匀性，使血管周围组织的 T_2 或 T_2^* 弛豫时间缩短，而对 T_1 影响不大。

（2）根据对比剂的特异性分类：分为非特异性对比剂和特异性对比剂。

1）非特异性对比剂：为细胞外间隙对比剂，在体内分布呈非特异性，可在血管内与细胞外间隙自由通过，主要经肾排泄。目前临床应用最广泛的钆制剂属于此类。

2）特异性对比剂：选择性分布于体内某一组织或器官，不经过肾或仅部分经过肾排出，包括肝细胞特异性对比剂、网状内皮细胞特异性对比剂、血池对比剂、单克隆抗体特异性对比剂及口服胃肠道对比剂。

3. 磁共振对比剂的不良反应及预防 磁共振对比剂不良反应的发生及机制,与含碘对比剂的不良反应机制一样,仍不是特别清楚,但发生率要明显低于含碘对比剂。

使用磁共振对比剂后,可能出现的不良反应:①轻度不良反应,有头痛、头晕、恶心、呕吐、打喷嚏、皮肤瘙痒、皮疹、心前区不适等症状,反应一般较轻,呈一过性或休息后缓解,无须特殊处理。②重度不良反应,发生概率较低,一般表现为呼吸急促、喉头水肿、血压降低、反射性心动过速、支气管痉挛、惊厥、抽搐、意识丧失、休克甚至死亡。处理措施参照碘过敏的处理措施。出现严重反应者,多原有呼吸系统疾病、癫痫或过敏病史。

对于磁共振对比剂不良反应的预防,主要包括严重肾功能不全者慎用,孕妇禁止使用,避免短期内重复使用,使用的剂量不要超过产品说明书中推荐的剂量。

(二)磁共振增强扫描方式

1. 普通增强扫描 该方式是中枢神经系统以及肌肉软组织常规的增强方式,此种方式对于注射对比剂后时间的要求并不严格,主要观察强化的效果。在中枢神经系统中,普通的强化反映血脑屏障的完整性,因此病灶的强化在注射对比剂后会持续一定时间。通常情况下,注射对比剂后,采用 T_1 加权成像反映病灶的强化效果,对于扫描时间的依赖性不强。

2. 动态增强扫描 与普通的增强扫描方式不同,该方式对于注射对比剂的速率以及注射造影后的扫描时间均有较严格的要求。此种方式主要应用于腹部脏器、垂体及乳腺等部位的疾病。

动态增强对扫描序列的选择至关重要,为保证在有限的时间内扫描更多的期相,一般选择快速的 T_1WI 序列。腹部增强扫描时,需要较好的动、静脉期,动脉期一般在20~25s,静脉期在50s开始扫描。为保证扫描图像质量,常规采用憋气的扫描方式。垂体和乳腺则不同,它们是利用快速扫描的序列进行连续的动态扫描,获得感兴趣区的时间－信号强度曲线(图5-5-1)。

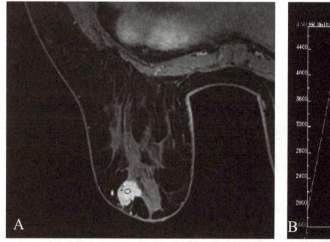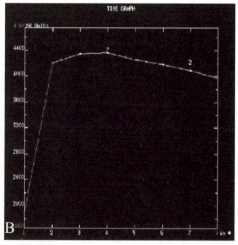

图 5-5-1 乳腺的时间－信号强度曲线

(李敬玉)

第六节　颅脑 MRI 检查技术

 导入案例

患者,男,68 岁,高血压病,左侧肢体活动不灵 7h,申请颅脑 MRI 检查。

请问:

1. 体位如何设计?

2. 扫描序列如何设计?

一、颅脑 MRI 平扫

(一) 适应证

1. 颅脑外伤。

2. 脑血管性疾病,如脑梗死、脑出血。

3. 颅脑占位性病变。

4. 颅脑先天性疾病。

5. 颅脑感染性病变。

6. 脑白质病变。

7. 颅内压增高、脑积水、脑萎缩等。

8. 垂体功能性疾病(如高泌乳素血症、垂体功能减退、肢端肥大症等)的排查。

9. 海马性病变的排查。

10. 眼眶、眼肌部位的占位性病变,包括眼球、视神经、眼眶的各种肿瘤。

11. 眶内炎症,包括炎性假瘤与眶内感染等。

(二) 扫描注意事项

1. 头部扫描须佩戴耳塞,保护被检者听力。

2. 如果被检者佩戴义齿,须提前取出。

3. 婴幼儿、焦躁不安以及幽闭恐惧症患者,须提前给予镇定,患者一旦躁动,应立即停止检查。

4. 急危重症患者必须行 MRI 检查时,应有家属及临床医生陪同。

5. 垂体疾病排查者,须对鞍区进行薄层扫描。

6. 颈椎骨折、脊柱后凸及强直性脊柱炎患者,应配合被检者体位或臀部垫高等。

7. 意识不清的患者,头颅可转向一侧,防止呕吐物进入呼吸道造成窒息。

8. 鞍区部位的病变根据病灶大小进行扫描,如病灶较大超出鞍区,按脑实质序列进行扫描；如病灶较小，局限于鞍区之内，采用垂体扫描序列进行检查。

9. 海马性病变的排查，对海马处进行薄层扫描，扫描方位根据海马走行适当调整。

10. 眼眶扫描时，嘱被检者不要活动眼球。

（三）检查体位和扫描范围

1. 检查体位　被检者仰卧位，头先进，下颌内收，左右居中，双手置于身体两侧，人体长轴与床体长轴一致，头部两侧用海绵固定。确保头部置于线圈中心，颈部不适者可稍微抬高头部或在颈后放置软垫。婴幼儿头颅较小，需在枕部和颈背部添加软垫，以保证头颅放于线圈中心。颅脑检查通常选用头颅专用线圈或头颈联合线圈。

2. 扫描范围

（1）脑实质的扫描范围：从颅底到颅脑顶部，包含整个颅脑实质。

（2）垂体的扫描范围：包含整个鞍区，包括垂体及垂体柄。

（3）海马的扫描范围：包括左右两侧的海马结构。

（4）眼眶的扫描范围：包括眼眶上下缘、眶内结构、眼肌、视神经等。

（四）扫描方式和参数

1. 脑实质的扫描方式和参数

（1）定位成像：颅脑实质常规扫描以横轴位为主，根据病灶增加矢状位和冠状位。横轴位扫描在矢状面和冠状面图像上进行定位，矢状面上平行于胼胝体前后联合的连线，在冠状面上定位线平行于两侧颞叶底部连线，在横轴位上进行 FOV 的调整（图 5-6-1）；矢状位扫描在横轴位和冠状位图像上进行定位，在矢状位上进行 FOV 的调整，定位线平行于大脑中线结构（图 5-6-2）；冠状位扫描在横轴位和矢状位图像上进行定位，在冠状位上进行 FOV 的调整，在横轴位上定位线垂直于大脑中线结构（图 5-6-3）。

（2）成像序列：常规采用 SE 序列或 FSE 序列，行横轴位 T_2WI、T_1WI、T_2WI-FLAIR、矢状 T_2WI 四个序列。必要时根据病情辅以其他序列和方位。

（3）序列参数：见表 5-6-1，因设备厂商以及型号的不同而略有不同，仅供参考。

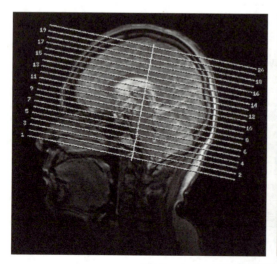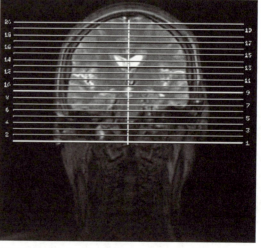

图 5-6-1　脑实质横轴位扫描定位方法

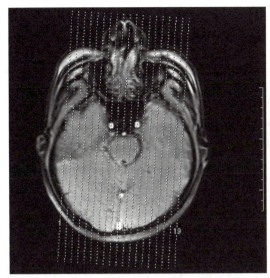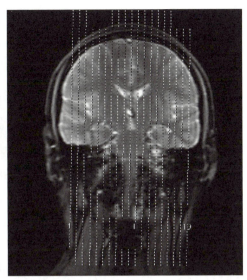

图 5-6-2　脑实质矢状位扫描定位方法

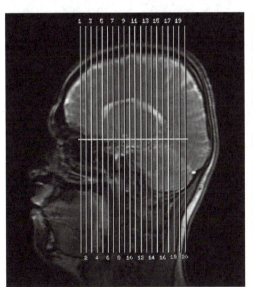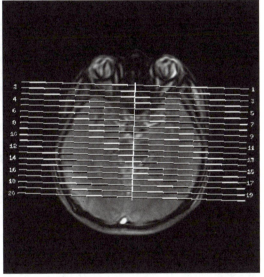

图 5-6-3　脑实质冠状位扫描定位方法

表 5-6-1　脑实质扫描序列及参数

序列	方位	层厚 /mm	层间距 /mm	FOV/cm	相位编码方向
定位像	三平面				
OAx T_2WI	横轴位	5~6	≤ 1.5	24	左右
OAx T_2WI-FLAIR	横轴位	5~6	≤ 1.5	24	左右
OAx T_1WI	横轴位	5~6	≤ 1.5	24	左右
DWI	横轴位	5~6	≤ 1.5	24	左右
Sag T_1WI	矢状位	5~6	≤ 1.5	24	前后
Cor T_2WI	冠状位	5~6	≤ 1.5	24	左右

注:OAx 指横轴位;Sag 指矢状位;Cor 指冠状位。

2. 垂体的扫描方式和参数

(1) 定位成像：垂体常规扫描以矢状位和冠状位为主，横轴位为辅。矢状位扫描在冠状面和横轴位图像上进行定位，定位线平行于大脑中线结构，在矢状面上进行 FOV 的调整(图 5-6-4)；冠状位扫描在矢状面和横轴位图像上进行定位，垂直于垂体窝进行扫描，在横轴位图像上定位线垂直中线结构图(图 5-6-5)；横轴位扫描在矢状位和冠状位上进行定位，垂直于大脑中线结构(图 5-6-6)。

(2) 成像序列：常规采用 SE 序列或 FSE 序列，行冠状位 T_1WI、T_2WI 及矢状位 T_1WI。必要时根据病情辅以其他序列和方位。

(3) 序列参数：见表 5-6-2。

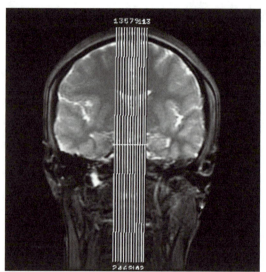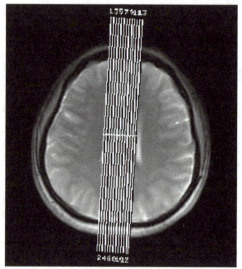

图 5-6-4　垂体矢状位扫描定位方法

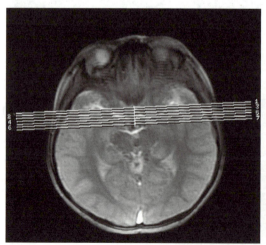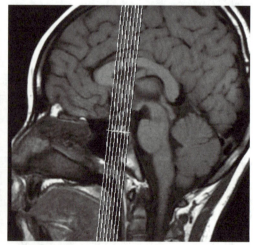

图 5-6-5　垂体冠状位扫描定位方法

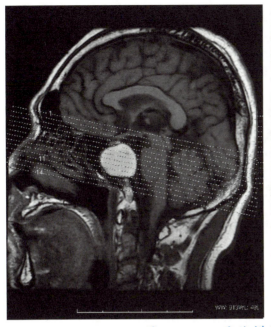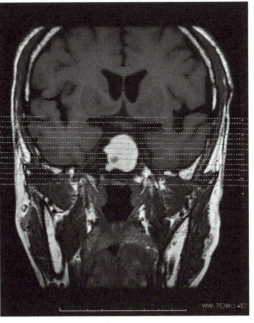

图 5-6-6　垂体横轴位扫描定位方法

表 5-6-2　垂体扫描序列及参数

序列	方位	层厚 /mm	层间距 /mm	FOV/cm	相位编码方向
定位像	三平面				
Sag T_1WI	矢状位	2~3	≤ 0.5	18	前后
Cor T_1WI	冠状位	2~3	≤ 0.5	18	左右
Cor T_2WI	冠状位	2~3	≤ 0.5	18	左右

3. 海马的扫描方式和参数

(1) 定位成像：海马常规扫描横轴位、矢状位和冠状位,为方便定位,常规首先扫描矢状位。矢状位扫描在横轴位和冠状位图像上进行定位(图 5-6-7),横轴位上定位线平行于海马走行,冠状位上进行上下的调整;横轴位扫描(图 5-6-8)主要在矢状面进行定位,扫描线平行于海马结构,在冠状面调整角度左右对称;冠状位扫描在横轴位和矢状位图像上进行定位,在矢状位上定位线垂直海马走行(图 5-6-9)。

(2) 成像序列：常规采用 SE 序列或 FSE 序列,行横轴位 T_2WI、T_2WI-FLAIR,冠状位 T_1WI、T_2WI-FLAIR 及矢状位 T_2WI-FLAIR。必要时根据病情辅以其他序列和方位。

(3) 序列参数：见表 5-6-3。

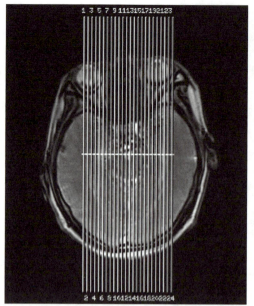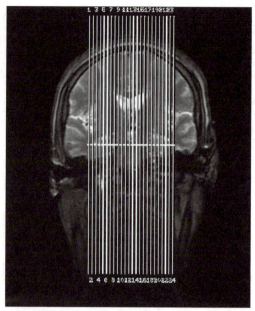

图 5-6-7　海马矢状位扫描定位方法

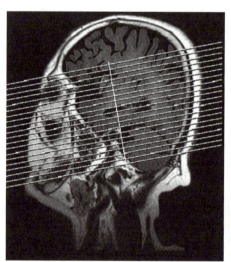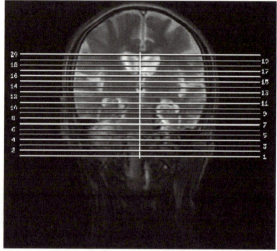

图 5-6-8　海马横轴位扫描定位方法

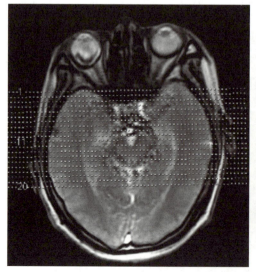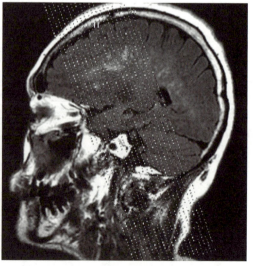

图 5-6-9　海马冠状位扫描定位方法

表 5-6-3　海马扫描序列及参数

序列	方位	层厚/mm	层间距/mm	FOV/cm	相位编码方向
定位像	三平面				
OAx T_2WI	横轴位	3~4	≤0.8	24	左右
OAx T_2WI-FLAIR	横轴位	3~4	≤0.8	24	左右
Sag T_2WI-FLAIR	矢状位	3~4	≤0.8	24	前后
Cor T_1WI	冠状位	3~4	≤0.8	20~22	左右
Cor T_2WI-FLAIR	冠状位	3~4	≤0.8	20~22	左右

4. 眼眶的扫描方式和参数

(1) 定位成像:眼眶常规扫描横轴位、冠状位和矢状位。横轴位扫描(图 5-6-10)主要在矢状面进行定位,扫描线平行于视神经走行,在冠状面调整角度使之左右对称;冠状位扫描在横轴位和矢状位图像上进行定位(图 5-6-11),在矢状位上定位线垂直视神经走行,

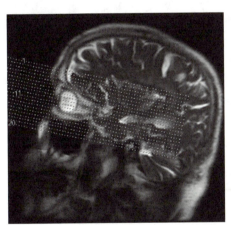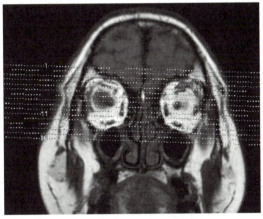

图 5-6-10　眼眶横轴位扫描定位方法

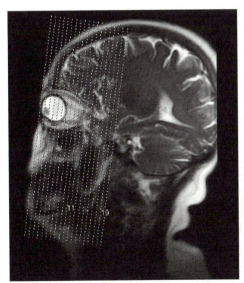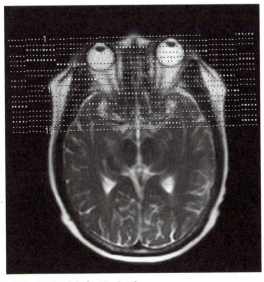

图 5-6-11　眼眶冠状位扫描定位方法

在冠状位上调整左右角度;矢状位扫描在横轴位和冠状位图像上进行定位(图 5-6-12),横轴位上定位线平行视神经走行,冠状位上进行上下的调整,扫描范围覆盖单侧眼眶,左右眼眶矢状位扫描,分成两个序列来完成,避免交叉干扰伪影。

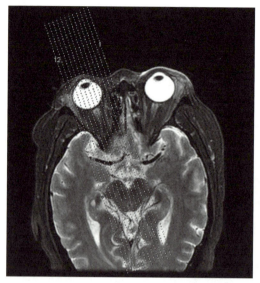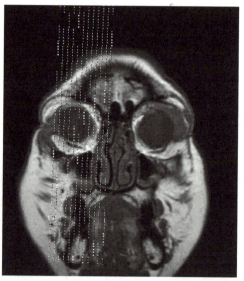

图 5-6-12　眼眶(右)矢状位扫描定位方法

(2) 成像序列:常规采用 SE 序列或 FSE 序列,行横轴位 T_2WI、T_2WI-FS、T_1WI,冠状位 STIR 及矢状位 T_2WI-FS。必要时根据病情辅以其他序列和方位。

(3) 序列参数:见表 5-6-4。

表 5-6-4　眼眶的扫描序列及参数

序列	方位	层厚/mm	层间距/mm	FOV/cm	相位编码方向
定位像	三平面				
OAx T_2WI	横轴位	3	≤0.5	18	左右
OAx T_2WI-FS	横轴位	3	≤0.5	18	左右
OAx T_1WI	横轴位	3	≤0.5	18	左右
Sag T_2WI-FS	(斜)矢状位	3	≤0.5	18	前后
Cor STIR	冠状位	3	≤0.5	20	左右

(五) 图像后处理

颅脑常规平扫检查序列,无须进行图像后处理,序列扫描完成得到的图像直接用于诊断,弥散加权成像序列扫描完成后,系统自动重建出高扩散梯度因子(b)值图像。

二、颅脑 MRI 增强扫描

(一) 适应证

1. 脑血管疾病,如动静脉畸形、血管瘤等。

2. 颅脑占位性病变,良恶性肿瘤的鉴别及分级。

3. 颅脑占位性病变的术后评估及复查。

4. 颅脑占位性病变的放疗评估。

5. 颅脑炎症、感染性病变。

6. 垂体占位性病变。

(二) 扫描注意事项

1. 头部扫描须佩戴耳塞,保护被检者听力。

2. 如果患者佩戴义齿,须提前取出。

3. 婴幼儿、焦躁不安以及幽闭恐惧症患者,须提前给予镇定,患者一旦躁动,应立即停止检查。

4. 急危重症患者,必须行 MRI 检查时,应有家属及临床医生陪同。

5. 颈椎骨折、脊柱后凸及强直性脊柱炎患者,应配合被检者体位,或臀部垫高等。

6. 意识不清患者,头颅可转向一侧,防止呕吐物进入呼吸道造成窒息。

7. 鞍区部位的病变根据病灶大小,如病灶较大超出鞍区,按脑实质序列进行扫描;如病灶较小,局限于鞍区之内,采用垂体扫描序列进行检查。

8. 嘱被检者,对比剂注射时无须紧张,保持静止。

9. 扫描序列中,至少一个方位的扫描序列使用脂肪抑制技术。

10. 特殊部位肿瘤的检查或肿瘤较小时,根据情况使用薄层或无间隔扫描序列。

(三) 检查体位和扫描范围

1. 检查体位　被检者仰卧位,头先进,下颌内收,双手置于身体两侧,人体长轴与床体长轴一致,头部两侧用海绵固定。确保头部置于线圈中心,颈部不适者可稍微抬高头部在颈后放置软垫。婴幼儿头颅较小,需在枕部和颈背部添加软垫,以保证头颅放于线圈中心。

2. 扫描范围

(1) 脑实质的扫描范围:从颅底到颅脑顶部,包含整个颅脑实质。

(2) 垂体的扫描范围:包含整个鞍区,包括垂体及垂体柄。

(3) 海马的扫描范围:海马的 MRI 扫描,主要观察海马的形态学改变,因此极少增强扫描。

(4) 眼眶的扫描范围:包括眼眶上下缘、眶内结构、眼肌、视神经等。

(四) 扫描方式和参数

1. 脑实质的增强扫描方式和参数

（1）定位成像：颅脑增强扫描采用 T_1WI 普通增强扫描的方式，横轴位、矢状位和冠状位的定位线，直接复制脑实质平扫序列的相应位置，常规 3 个方位的扫描序列中，至少一个序列进行脂肪抑制。随着 MRI 技术的不断发展，为了更好地观察病灶，颅脑增强扫描可进行三维扫描，在矢状位和冠状位上定位包含全脑（图 5-6-13）。此序列扫描后，可进行颅脑静脉的三维重建。

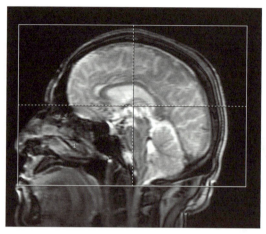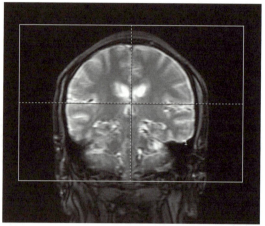

图 5-6-13　脑实质增强扫描全脑定位方法

（2）成像序列：通常采用 SE 序列或 FSE 序列，行横轴位、矢状位的 T_1WI 及冠状位 T_1WI-FS（脂肪抑制），必要时根据病情辅以其他序列或方位，如 3D 全脑扫描或薄层扫描等。

（3）序列参数：见表 5-6-5。

表 5-6-5　脑实质增强扫描序列及参数

序列	方位	层厚 /mm	层间距 /mm	FOV/cm	相位编码方向
OAx T_1WI+C	横轴位	5~6	≤1.5	24	左右
Sag T_1WI+C	矢状位	5~6	≤1.5	24	前后
Cor T_1WI+C	冠状位	5~6	≤1.5	24	左右
OAx 3D T_1WI+C	横轴位	1~1.4	0	24	左右

注：C 指对比增强（contrast enhancement），+C 指使用对比剂的增强扫描。

2. 垂体的增强扫描方式和参数

（1）定位成像：垂体的增强扫描常规采用冠状位 T_1 动态增强扫描的方式（图 5-6-14），定位线复制平扫冠状位的定位线，为保证扫描速度，扫描层数要减少至 5~7 层，包含垂体窝或病灶即可。普通增强扫描序列，复制平扫序列的相应定位线即可。

（2）成像序列：通常采用 SE 序列或 FSE 序列，行冠状位 T_1WI 的动态增强扫描方式，矢状位及冠状位 T_1WI，必要时根据病情辅以其他序列或方位。

（3）序列参数：见表 5-6-6。

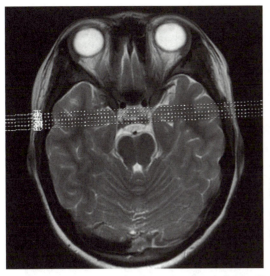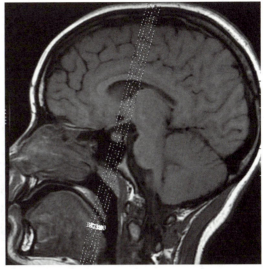

图 5-6-14　垂体动态增强扫描定位方法

表 5-6-6　垂体增强扫描序列及参数

序列	方位	层厚 /mm	层间距 /mm	FOV/cm	相位编码方向
Dynamic T_1WI+C	冠状位	2~3	≤ 0.5	18	左右
Sag T_1WI+C	矢状位	2~3	≤ 0.5	18	前后
Cor T_1WI+C	冠状位	2~3	≤ 0.5	18	左右

3. 眼眶的增强扫描方式和参数

(1) 扫描方式：眼眶的增强扫描常规采用普通 T_1 增强扫描方式，横轴位、矢状位和冠状位的定位线，直接复制眼眶平扫序列的相应位置，常规 3 个方位的扫描序列中，至少一个序列采用脂肪抑制技术。

(2) 成像序列：通常采用 SE 序列或 FSE 序列，行横轴位、冠状位的 T_1WI 及矢状位的 T_1WI-FS，必要时根据病情辅以其他序列或方位。

(3) 序列参数：见表 5-6-7。

表 5-6-7　眼眶增强扫描序列及参数

序列	方位	层厚 /mm	层间距 /mm	FOV/cm	相位编码方向
定位像	三平面				
OAx T_1WI+C	横轴位	3~3.5	≤ 0.5	18	左右
Sag T_1WI-FS +C	(斜)矢状位	3~3.5	≤ 0.5	18	前后
Cor T_1WI+C	冠状位	3~3.5	≤ 0.5	20	左右

(五) 图像后处理

磁共振的图像后处理和 CT 类似，包括最大密度投影（maximum intensity projection，

MIP)、容积重建（volume reconstruction，VR）、曲面重组（curved planar reformation，CPR）以及多平面重组（multiplanar reformation，MPR）等功能，3D 扫描序列可根据不同需求进行相应的图像后处理。比如，全脑的 3D 增强序列，无间隔扫描，各向同性，可以利用多平面重组（图 5-6-15）进行任意斜面的重建；可以使用 CPR 功能进行颅脑静脉窦的重建（图 5-6-16），排查静脉窦是否被侵犯。

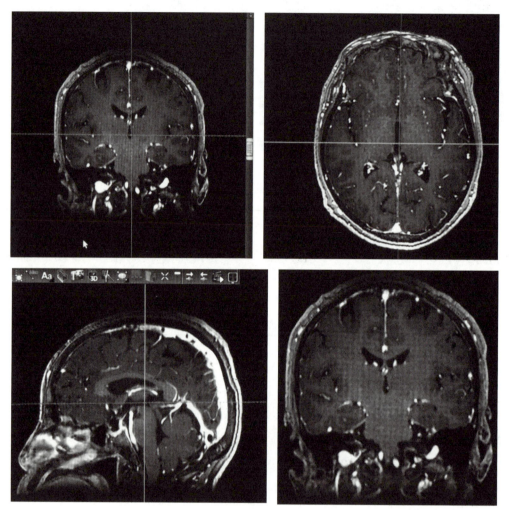

图 5-6-15　颅脑多平面重组

三、颅脑 MRA

颅脑 MRA 成像分两种方式，一种无需对比剂，利用时间飞跃法（time of flight，TOF）进行成像，无创、可重复性好；另一种是对比增强 MRA（contrast enhancement MRA，CE-MRA），注射对比剂后，对比剂到达各级血管的时间不同，为能很好地显示动脉影像，根据扫描时间的选择，主要有 4 种方法：循环时间计算法，透视触发技术、自动触发技术、四维 CE-MRA 技术。

时间飞跃法的原理详见本章第二节特殊的 MRI 技术。对比增强 MRA 的原理就是利用对比剂使血液 T_1 值明显缩短,短于人体的其他组织,然后利用超快速的 T_1WI 进行扫描。在人体组织中脂肪的 T_1 值最短,因此在 T_1WI 上信号最高,利用经静脉团注对比剂的方法,可使血液的 T_1 值明显缩短,明显短于脂肪组织。

循环时间计算法,即注入小剂量的对比剂,一般 2ml,同时在目标血管进行单层面的快速连续扫描,通过得出的时间-信号强度曲线,得到注射对比剂后目标血管达到最高峰的时间。透视触发技术,则是注射对比剂后同时启动超快速二维梯度回波序列,对目标血管进行监控,颅脑 MRA 常规检查主动脉弓部,当发现对比剂进入目标血管时,立刻启动扫描即可。自动触发技术,则是在目标血管处设置一感兴趣区,并设置好信号强度阈值,当信号强度到达阈值时,自动切换到扫描序列开始扫描。四维 CE-MRA 技术则不需要计算或抓住扫描时刻,采用超快速的采集模

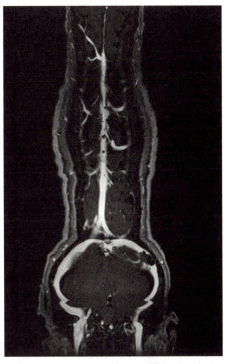

图 5-6-16　颅脑静脉窦的曲面重组

式,超快速多期相地连续扫描。相对于 TOF MRA,对比增强 MRA 对血管管腔的显示更为可靠,出现血管狭窄的假象减少,对血管狭窄程度的显示也更接近实际情况,降低了假阳性率,且一次注射对比剂可完成颈部及颅脑两部位的动脉成像,还可选择时间扫描静脉。

(一) 适应证

1. 颅脑血管先天性病变,如发育异常、畸形。

2. 颅脑血管的病变,如动脉瘤、动静脉瘘、动脉粥样硬化、血管狭窄及闭塞等。

3. 大脑动脉环的评估。

4. 脑血管疾病术后、治疗后评估。

(二) 扫描注意事项

1. 头部扫描须佩戴耳塞,保护被检者听力。

2. 如果患者佩戴义齿,须提前取出。

3. 婴幼儿、焦躁不安以及幽闭恐惧症患者,须提前给予镇定,患者一旦躁动,应立即停止检查。

4. 急危重症患者必须行检查时,应有家属及临床医生陪同。

5. 颈椎骨折、脊柱后凸及强直性脊柱炎患者,应配合被检者体位,或臀部垫高等。

6. 意识不清患者,头颅可转向一侧,防止呕吐物进入呼吸道造成窒息。

7. 血管扫描序列相对较长,嘱被检者保持静止,以免重复检查。

(三) 检查体位和扫描范围

1. 检查体位　被检者仰卧位,头先进,下颌内收,左右居中,双手置于身体两侧,人体长轴与床体长轴一致,头部两侧用海绵固定。确保头部置于线圈中心,颈部不适者可稍微抬高头部在颈后放置软垫。婴幼儿头颅较小,需在枕部和颈背部添加软垫,以保证头颅放于线圈中心。

2. 扫描范围　TOF MRA 扫描范围一般从枕骨大孔处至胼胝体上缘,CE-MRA 扫描范围常规从主动脉弓到胼胝体上缘。

(四) 扫描方式和参数

1. 平扫　临床通常使用流入增强效应的 TOF 法,常规 3D 扫描,在矢状位上定位多个扫描块(图 5-6-17),冠状面调整左右角度。其扫描参数见表 5-6-8。

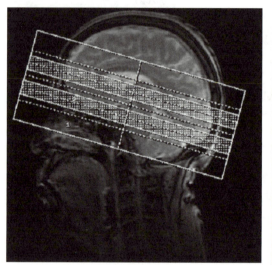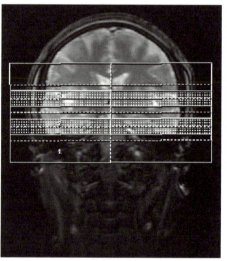

图 5-6-17　颅脑 TOF MRA 的扫描定位方法

表 5-6-8　颅脑 TOF MRA 的扫描序列及参数

序列	方位	层厚 /mm	层间距 /mm	FOV/cm	相位编码方向
定位像	三平面				
3D TOF MRA	横轴位	1.2~1.6	0	20~24	左右
CE-MRA	冠状位	1.4~1.8	0	26~34	左右

2. 增强扫描　通常采用透视触发的增强血管序列,包括蒙片和增强,常规扫描冠状位,利用 2D TOF 血管重建图像的第二幅矢状位图像来定位(图 5-6-18),在冠状位上调节上下位置。

(五) 图像后处理

颅脑 TOF MRA 图像的后处理主要是使用 MIP(图 5-6-19),将三维空间内每个体素的信号强度与同一投影方向上其他层面内的对应体素进行比较,信号强度最大进行成像,形成立体的血管影像。CE-MRA 需先将增强扫描序列和蒙片进行减影,然后进行 MIP 重建(图 5-6-20)。CE-MRA 图像后处理为观察部分血管截面的狭窄程度或斑块形状,常用的另外一种方式是 CPR(图 5-6-21)。

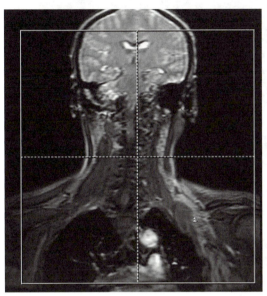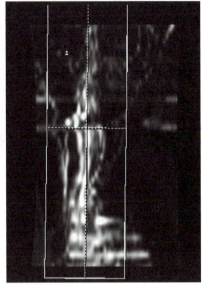

图 5-6-18   颅脑对比增强 MRA 的扫描定位方法

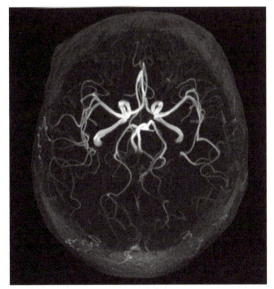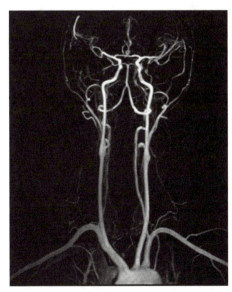

图 5-6-19   颅脑 TOF MRA 的 MIP   图 5-6-20   颅脑 CE-MRA 的
图像   MIP 图像

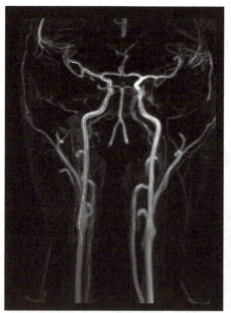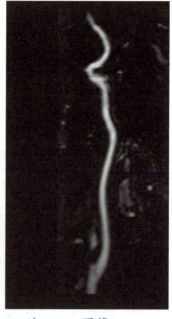

图 5-6-21　颅脑 CE-MRA 的 CPR 图像

 知识拓展

MRI 检查常遇问题答疑

问题 1：发热患者能否做 MRI 检查？

允许 MRI 检查的患者体温：头部检查，≤38℃；躯体检查，≤39℃；四肢检查，≤40℃。

问题 2. 体内有冠状动脉支架、外周血管支架、滤器置入物的患者能否做 MRI 检查？

2007 年以后，所有的冠状动脉支架产品在 ≤3.0T 的 MRI 检查中都是安全的；有研究证实可以在置入支架的当天进行 MRI 检查；对部分弱磁性的外周动脉支架来说，置入 6 周以后可行 MRI 检查。

（李敬玉）

第七节　脊椎与脊髓 MRI 检查技术

 导入案例

患者，女，52 岁，长期腰部持续性钝痛，久站时加重，平卧时减轻，近期加重且右侧小腿感觉麻木，申请腰椎 MRI 检查。

请问：

1. 检查前应该注意哪些事项？

2. 体位如何设计？

3. 扫描参数如何设计？

一、颈椎与颈髓

（一）适应证

颈椎间盘及椎管狭窄病变、颈椎及椎管内肿瘤、颈椎及颈髓的炎性病变、外伤、先天性疾病、颈椎退行性病变、感染性病变等。

（二）扫描注意事项

1. 去掉项链、耳环、义齿等金属物品及电子产品，佩戴耳塞，以保护听力。

2. 为减轻脑脊液流动及吞咽动作造成的伪影，矢状位相位编码方向设置为上下。

3. 嘱被检者尽量不要做吞咽动作。

4. 为减轻颈部运动和主动脉弓的搏动伪影，可添加两条饱和带，一条在颈椎前方，另一条从前上斜向后下覆盖主动脉弓。

5. 双手放于身体两侧，不能交叉。

6. 婴幼儿、焦躁不安以及幽闭恐惧症患者，须提前给予镇定，患者一旦躁动，应立即停止检查。

7. 急危重症患者必须行检查时，应有家属及临床医生陪同。

8. 颈椎骨折、脊柱后凸及强直性脊柱炎患者，应配合被检者体位，或臀部垫高等。

9. 增强检查结束后，被检者需留观 15~30min，无不良反应方可离开。病情许可时，被检者应多饮水以利于对比剂排泄。

10. 虽然钆对比剂不良反应发生率较低，但仍需慎重做好预防及处理工作。

（三）检查体位和扫描范围

1. 检查体位　线圈可使用颈部线圈、脊柱线圈、头颈联合线圈等。被检者仰卧位，头先进，身体长轴与线圈（检查床）长轴一致，定位中心线对准下颌下缘，定位线打开时，嘱被检者闭眼。双手置于身体两侧，肩部紧贴线圈，左右对称，头部不能旋转，同时使用三角垫固定头部。注意下颌内收，尽量不能仰起，必要时垫高背部或枕部。

2. 扫描范围　矢状面、冠状面扫描范围包含第 1 颈椎至第 2 胸椎椎体及两侧附件；横轴面扫描，椎间盘病变，每个椎间盘扫描 3~5 层，椎体及颈髓病变扫描范围自颅底斜坡至第 7 颈椎水平或覆盖病变区域。

（四）扫描方式和参数

1. 平扫

（1）扫描定位：采用快速成像序列获取横轴面、矢状面、冠状面的三平面定位像，在定位像上制订扫描计划。颈椎 MRI 检查常规扫描以矢状位和横轴位为主,当病灶位于椎管一侧或脊柱侧弯时,增加冠状位扫描。矢状位扫描在冠状位定位像上进行扫描定位,定位线平行于颈髓正中矢状面,最好采用奇数层,中间层显示正中矢状面,矢状位上调整FOV 的上下和前后位置,在矢状面的定位像上,设置饱和带(图 5-7-1);横轴位扫描在矢状位图像上进行定位,定位线平行于椎体横轴或椎间盘,冠状位上调节左右中心位置(图 5-7-2)。

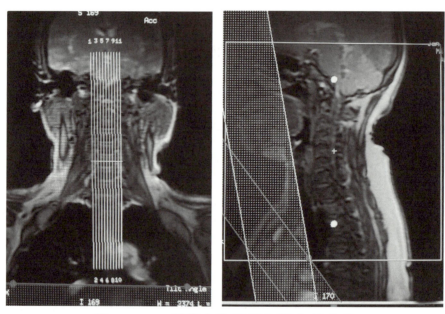

图 5-7-1　颈椎矢状位的扫描定位方法

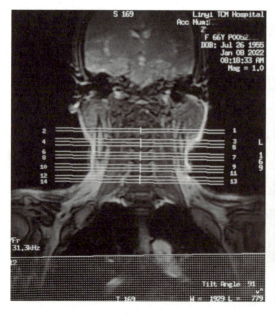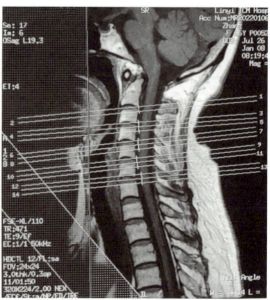

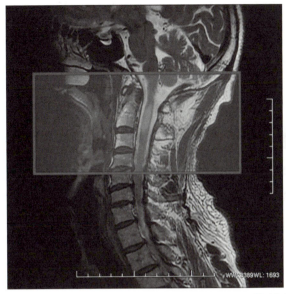
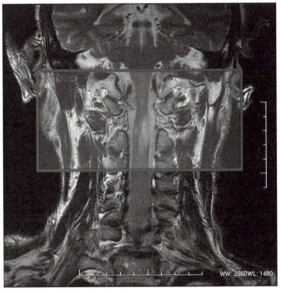

图 5-7-2　颈椎横轴位的扫描定位方法

（2）成像序列：通常采用 SE 序列或 FSE 序列，行矢状位 T_1WI、T_2WI、T_2WI-FS 及横轴位 T_2WI 扫描，必要时根据病情辅以其他序列和方位。

（3）序列参数：见表 5-7-1。

表 5-7-1　颈椎的扫描序列及参数

序列	方位	层厚 /mm	层间距 /mm	FOV/cm	相位编码方向
定位像	三平面				
Sag T_2WI FSE	矢状位	3~4	0.3~0.4	23~26	上下
Sag T_1WI FSE	矢状位	3~4	0.3~0.4	23~26	上下
Sag T_2WI-FS FSE	矢状位	3~4	0.3~0.4	23~26	上下
OAx T_2WI FSE	横轴位	3~4	0.5~1	16~20	左右

2. 增强扫描　常规做横轴位、矢状位、冠状位的 T_1WI-FS 序列扫描，最好在注射对比剂前先扫描一个 T_1WI-FS 序列以便增强前后对照。

（五）图像后处理

通常对矢状位 T_1WI、T_2WI、T_2WI-FS，横轴位 T_2WI 及其他必要序列进行排版打印，注意合理布局，采用适当的窗宽、窗位。

二、胸椎与胸髓

（一）适应证

胸椎间盘及椎管狭窄病变、胸椎及椎管内肿瘤、胸椎及胸髓的炎性病变、外伤、先天性疾病、胸椎手术后复查等。

(二) 扫描注意事项

扫描注意事项同颈椎与颈髓检查。为了减轻呼吸运动伪影,可以在椎体前胸腔内添加两条饱和带;横轴位扫描可手动加前饱和带以抑制胸腔大血管搏动伪影,加上下饱和带,以减轻脑脊液搏动伪影。

(三) 检查体位和扫描范围

1. 检查体位 使用脊柱线圈或者体线圈。被检者仰卧位,头先进,身体长轴与线圈(床)长轴一致,定位中心线对准线圈中心及颈静脉切迹与剑突连线中点。双手置于身体两侧,肩部紧贴线圈,左右对称,头部不能旋转,同时使用三角垫固定头部。

2. 扫描范围 矢状面、冠状面扫描范围覆盖胸椎椎体及椎体两侧附件,上下包括 C_7~L_1 水平;横轴位,包括 $T_{1~12}$ 椎体水平或覆盖病变范围;扫描一组大 FOV、包括 C_1 或 L_5 的矢状面 T_2WI 图像 1~5 层,用于准确定位胸椎体节段。

(四) 扫描方式和参数

1. 平扫

(1) 扫描定位:采用快速成像序列获取横轴面、矢状面、冠状面的三平面定位像,在定位像上制订扫描计划。胸椎 MRI 检查常规扫描以矢状位和横轴位为主,当病灶位于椎管一侧或是脊柱侧弯时,增加冠状位扫描。矢状位扫描(图 5-7-3)在冠状定位上进行扫描定位,定位线平行于胸髓正中矢状面,最好采用奇数层,中间层显示正中矢状面,矢状位上调整 FOV 中心,使其位于椎体后缘,在矢状面的定位像上设置饱和带;横轴位扫描(图 5-7-4)在矢状位上进行定位,定位线平行于椎体或椎间盘,冠状位上调节左右中心位置。

(2) 成像序列:通常采用 SE 序列或 FSE 序列,行矢状位 T_1WI、T_2WI、T_2WI-FS 及横轴位 T_2WI,必要时根据病情辅以其他序列和方位。

(3) 序列参数:见表 5-7-2。

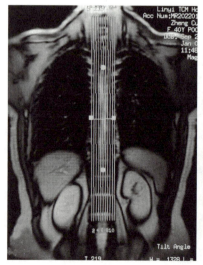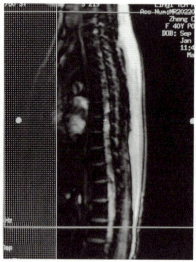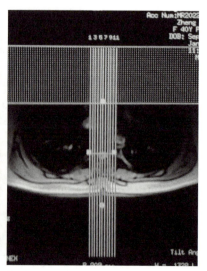

图 5-7-3　胸椎矢状位的扫描定位方法

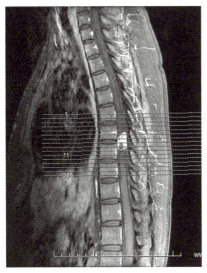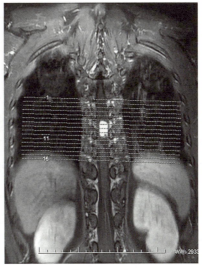

图 5-7-4　胸椎横轴位的扫描定位方法

表 5-7-2　胸椎的扫描序列及参数

序列	方位	层厚 /mm	层间距 /mm	FOV/cm	相位编码方向
定位像	三平面				
Sag T_2WI FSE	矢状位	3~4	0.3~0.4	30~38	上下
Sag T_1WI FSE	矢状位	3~4	0.3~0.4	30~38	上下
Sag T_2WI-FS FSE	矢状位	3~4	0.3~0.4	30~38	上下
OAx T_2WI FSE	横轴位	3~4	0.5~1	20~24	左右

2. 增强扫描　常规做横轴位、矢状位、冠状位的 T_1WI-FS 序列扫描,最好在注射对比剂前先扫一个 T_1WI-FS 序列以便增强前后对照。

（五）图像后处理

通常对矢状位 T_1WI、T_2WI、T_2WI-FS,横轴位 T_2WI 及其他必要序列进行排版打印,注意合理布局,采用适当的窗宽、窗位。

三、腰椎与腰髓

（一）适应证

腰椎间盘及椎管狭窄病变、腰椎及椎管内肿瘤、腰椎的炎性病变、退行性病变、外伤、先天性疾病、感染性病变、术后复查等。

（二）扫描注意事项

扫描注意事项同颈椎与颈髓检查类似。对于宫内有节育器的患者,可能会造成伪影而影响骶椎或下腰椎的观察,如果特别需要可先行把节育器取出,而目前临床上多数新型节育器没有明显的伪影,可以接受 MRI 检查。

(三)检查体位和扫描范围

1. 检查体位　通常使用脊柱线圈,被检者仰卧位,头先进,身体长轴与线圈(床)长轴一致,定位中心对准脐上 3cm;双手置于身体两侧,肩部紧贴线圈,左右对称,头部不能旋转,同时使用三角垫固定头部。膝关节下可使用大三角垫,以稳定腰椎防止运动。

2. 扫描范围　矢状面范围覆盖 T_{12}~S_2 水平,包含腰椎体及两侧横突。横轴位 T_2WI,椎间盘病变,每个椎间盘扫描 3~5 层,需覆盖整个椎间隙及相应节段的椎间孔。椎体或椎管病变扫描范围覆盖感兴趣区或 L_1~S_1 椎体水平。

(四)扫描方式和参数

1. 平扫

(1)扫描定位:采用快速成像序列获取横轴面、矢状面、冠状面的三平面定位像,在定位像上制订扫描计划。腰椎 MRI 检查常规扫描以矢状位和横轴位为主,当病灶位于椎管一侧或是脊柱侧弯时,增加冠状位扫描。矢状位扫描(图 5-7-5),在冠状位上进行扫描定位,定位线平行于腰椎正中矢状面,最好采用奇数层,中间层显示正中矢状面,矢状位上调整 FOV 中心,使其位于椎体后缘;横轴位扫描(图 5-7-6)在矢状位上进行定位,定位线平行于椎体或椎间盘;冠状位扫描(图 5-7-7)在矢状位上进行定位,定位线与感兴趣区内腰椎平行。

(2)成像序列:通常采用 SE 序列或 FSE 序列,行矢状位 T_1WI、T_2WI、T_2WI-FS 及横轴位 T_2WI,必要时根据病情辅以其他序列和方位。

(3)序列参数:见表 5-7-3。

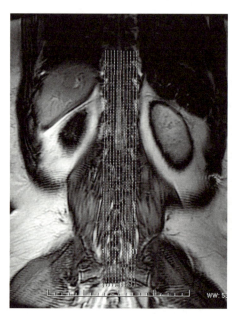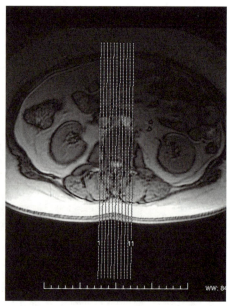

图 5-7-5　腰椎矢状位的扫描定位方法

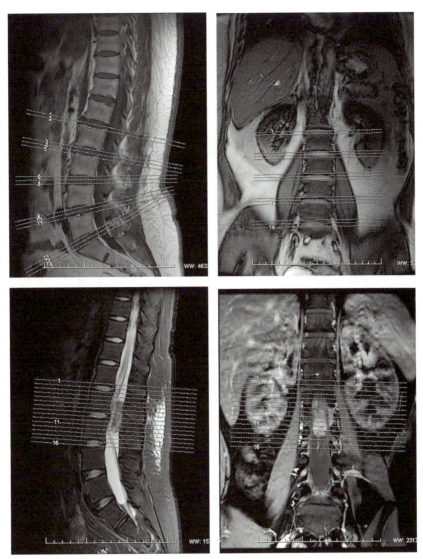

图 5-7-6　腰椎横轴位的扫描定位方法

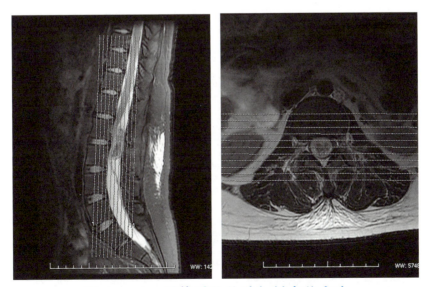

图 5-7-7　腰椎冠状位的扫描定位方法

表 5-7-3　腰椎的扫描序列及参数

序列	方位	层厚 /mm	层间距 /mm	FOV/cm	相位编码方向
定位像	三平面				
Sag T_2WI FSE	矢状位	3~4	0.3~0.4	25~32	上下
Sag T_1WI FSE	矢状位	3~4	0.3~0.4	25~32	上下
Sag T_2WI-FS FSE	矢状位	3~4	0.3~0.4	25~32	上下
OAx T_2WI FSE	横轴位	3~4	0.5~1	25~32	左右

2. 增强扫描　常规做横轴位、矢状位、冠状位的 T_1WI-FS 序列扫描,最好在注射对比剂前先扫一个 T_1WI-FS 序列以便增强前后对照。

（五）图像后处理

通常对矢状位 T_1WI、T_2WI、T_2WI-FS,横轴位 T_2WI 及其他必要序列进行排版打印,注意合理布局,采用适当的窗宽、窗位。

四、骶　尾　椎

（一）适应证

骶尾椎间盘及椎管狭窄病变,骶尾椎及椎管内肿瘤,骶尾椎的炎性病变、退行性病变、外伤、先天性疾病、感染性病变、术后复查等。

（二）扫描注意事项

与腰椎扫描注意事项类似。

（三）检查体位和扫描范围

1. 检查体位　可使用脊柱线圈、体部线圈、心脏线圈等。被检者仰卧位,头先进,身体长轴与线圈(床)长轴一致,定位中心对准线圈中心及髂前上棘连线中点;双手置于身体两侧,肩部紧贴线圈,左右居中,头部不能旋转。膝关节下可使用大三角垫,以稳定骶尾椎防止运动。

2. 扫描范围　矢状面范围覆盖 L_3 至全部尾椎,包括骶椎椎体;横轴位扫描范围覆盖骶椎、尾椎或病变区域;斜冠状位范围包含骶尾骨前后缘。

（四）扫描方式和参数

1. 平扫

（1）扫描定位:采用快速成像序列获取横轴面、矢状面、冠状面的三平面定位像,在定位像上制订扫描计划。骶尾椎 MRI 检查常规扫描以矢状位、横轴位为主,可根据病变情况加扫斜冠状位。矢状位扫描定位同腰椎的扫描定位方法类似,范围覆盖骶椎椎体两侧,L_3至全部尾椎(图5-7-8);横轴位扫描基线依次平行于各骶椎、尾椎椎间隙或平行于椎体横轴(图5-7-9);斜冠状面(图5-7-10)T_2WI-FS,扫描基线平行于骶椎椎管冠状面,范围包含骶尾骨前后缘。

(2)成像序列:通常采用SE序列或FSE序列,行矢状位T_1WI、T_2WI、T_2WI-FS及横轴位T_2WI扫描,必要时根据病情辅以其他序列和方位。

(3)序列参数,见表5-7-4。

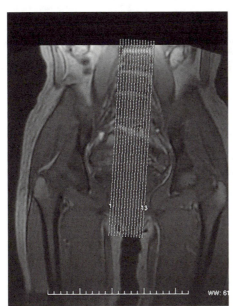
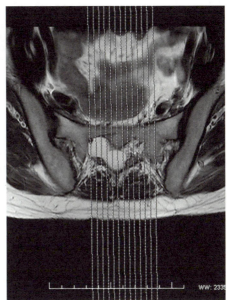

图5-7-8　骶尾椎矢状位扫描的定位方法

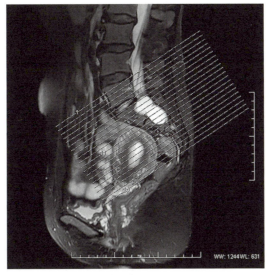

图5-7-9　骶尾椎横轴位扫描的定位方法

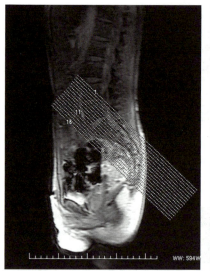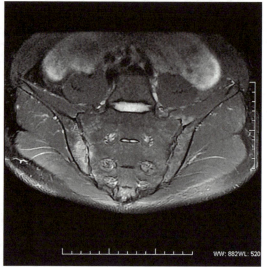

图 5-7-10　骶尾椎斜冠面扫描定位方法及骶骨斜冠状面成像图

表 5-7-4　骶尾椎的扫描序列及参数

序列	方位	层厚/mm	层间距/mm	FOV/cm	相位编码方向
定位像	三平面				
Sag T_2WI FSE	矢状位	3~4	0.3~0.5	25~32	上下
Sag T_1WI FSE	矢状位	3~4	0.3~0.5	25~32	上下
Sag T_2WI-FS FSE	矢状位	3~4	0.3~0.5	25~32	上下
OCor T_2WI-FS FSE	斜冠状位	3~4	0.3~0.5	25~32	上下
OAx T_2WI FSE	横轴位	3~4	0.5~1	18~20	左右

注:OCor 指斜冠状位。

2. 增强扫描　常规做轴位、矢状位、冠状位的 T_1WI-FS 序列扫描,最好在注射对比剂前先扫一个 T_1WI-FS 序列以便增强前后对照。

(五)图像后处理

通常对矢状位 T_1WI、T_2WI,斜冠状位 T_2WI-FS,横轴位 T_2WI 及其他必要序列进行排版打印,注意合理布局,采用适当的窗宽、窗位。

 知识拓展

磁共振检查工作中遇到有幽闭恐惧症患者该怎么办?

幽闭恐惧症是对封闭空间的一种焦虑症,属于恐惧症的一种表现形式。磁共振检查中出现的幽闭恐惧症主要表现为,患者在进入扫描室前神志及行为正常,进入 MRI 磁体腔接受检查过程中产生恐惧、胸闷、心慌、呼吸气促、出冷汗、手足发抖、肌肉抽动、大声喊叫、哭闹甚至晕厥等表现。但一离开 MRI 检查室,即可自行恢复正常。幽闭恐惧症产生的主要原因是一些患者不能适应置身于 MRI 扫描机中央幽闭狭长的孔洞,光线暗淡,视野受限,以及扫描过程中发出的噪声刺激和较长的检查时间。

作为磁共振检查技师,在日常工作中需要如何更好地为患有幽闭恐惧症的被检者做好服务,正确处置呢?

1. 提前与被检者沟通,对于发现有幽闭恐惧症表现的被检者,重点关注。

2. 提前告知检查的空间大小、所需时间及噪声的特点,让患者熟悉磁共振的检查流程。

3. 检查过程中,注意与患者通过呼叫器进行单向或者双向的语言沟通。

4. 必要时可以让被检者家属进入检查室,并且让家属在检查过程中握住被检者的手或者保持触摸其肢体,以增加其安全感。

5. 对检查方案进一步优化,在满足诊断需要的前提下,尽量缩短扫描时间。

6. 在检查过程中若发现被检者无法坚持配合,一定要及时停止检查,以免对患者的身心造成伤害。

(朱　明)

第八节　腹部及盆腔 MRI 检查技术

 导入案例

患者,男,62 岁,上腹部疼痛 1 个月。CT 检查示胰腺体部占位,临床诊断胰腺肿物。申请 MRI 及 MRCP 检查。

请问:

1. 所选用的 MRI 检查应进行哪些序列成像?

2. MRCP 有什么特点?

一、上　腹　部

(一) 适应证

磁共振多参数成像的特点在上腹部(主要是肝、胆、胰、脾)病变的鉴别诊断中有重要价值,如肝脏及胰腺肿瘤的诊断和鉴别诊断,肝囊肿、肝脓肿、急性胰腺炎、先天性胰腺异常等。结合胰胆管水成像技术对胆道和胰管梗阻性病变的诊断具有重要价值,可以明确梗阻部位,分析梗阻原因等。

(二)扫描注意事项

除了与颅脑等部位相同的检查前准备外,上腹部检查还需注意以下几点:

1. 上腹部检查需要被检者空腹。胆道系统检查要求被检者禁食、禁水 6h 以上,以防止胃肠道液体过多。

2. 上腹部 MRI 检查需要对被检者进行呼吸训练。要求呼吸时均匀,屏气时腹部不能有起伏,并且处于呼吸周期的同一水平,一般呼气末屏气效果较好。呼吸训练需要与被检者进行较多的交流及必要的心理疏导。

(三)检查体位和扫描范围

上腹部磁共振检查通常使用体部、心脏相控阵线圈。一般采用仰卧位,头先进或足先进,双上臂置于身体两侧,手臂与身体间用衬垫隔开,避免在高磁场下因接触而导致灼伤(图 5-8-1);若需冠状面扫描,为避免卷褶伪影,需双臂抱头或者双臂上抬置于专用支撑垫上。观察腹部呼吸最明显位置,外加呼吸门控,呼吸门控上下缘放置软垫,防止线圈直接压迫呼吸门控软管。定位中心对准线圈中心及剑突下 2~3cm。扫描范围从膈顶到肝脏和胰腺的下缘。

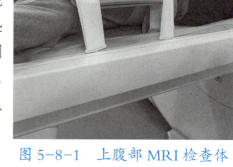

图 5-8-1　上腹部 MRI 检查体位及线圈

(四)扫描方式和参数

1. 平扫

(1)扫描定位:上腹部磁共振检查以横轴位为主,冠状位为辅,必要时可加矢状位或斜位扫描。采用快速成像序列获取横轴面、矢状面、冠状面的三平面定位像,在定位像上制订扫描计划。在冠状和矢状定位像上确定横轴位扫描基线和范围(图 5-8-2),定位线垂直于人体长轴;冠状位扫描以横轴位及矢状位为参考定位像(图 5-8-3)。

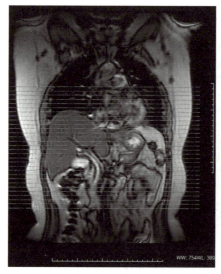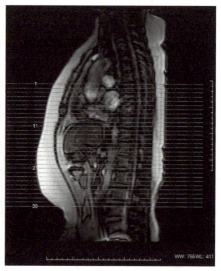

图 5-8-2　上腹部常规扫描横轴位定位方法

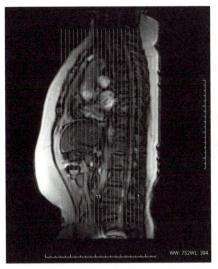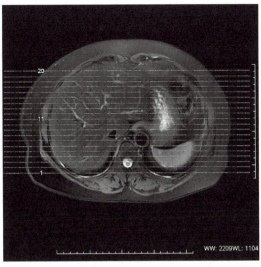

图 5-8-3　上腹部常规扫描冠状位定位方法

（2）扫描层厚、间距：常规层厚 5~8mm，间距 1~2mm。胰腺需要薄层扫描，层厚 3~5mm，间距 1mm。

（3）成像序列：常规行横轴位快速梯度回波水脂同反相位（双回波）T_1WI 屏气序列、T_2WI FSE、T_2WI-FS 及冠状面 T_2WI 或 T_2WI-FS，在设备性能允许的情况下，加扫 DWI 序列。可使用部分相位编码 FOV 缩短扫描时间，添加上下饱和带减轻血管搏动伪影。必要时可根据病情辅以其他成像序列。上腹部常用的扫描序列及参数见表 5-8-1。各序列参数因设备厂商以及型号的不同而略有不同，仅供参考。

表 5-8-1　上腹部常用扫描序列及参数

序列	方位	层厚 /mm	层间距 /mm	FOV/cm	相位编码方向
定位像	三平面				
T_2WI FSE	横轴位	5~8	1~2	30~40	前后
T_2WI-FS FSE	横轴位	5~8	1~2	30~40	前后
T_1WI GRE	横轴位	5~8	1~2	30~40	前后
T_2WI FSE FS	冠状位	5~8	1~2	30~40	左右
DWI	横轴位	5~8	1~2	30~40	前后

2. 增强扫描

（1）对比剂：剂量为 0.1mmol/kg，以 2~3ml/s 的速度静脉注射对比剂，再注射等量生理盐水。

（2）动态增强技术：在经静脉团注方式注射对比剂后，采用呼气末屏气的方式进行三期或多期扫描。因设备及扫描序列的参数设置不同，扫描方式不同，一般可在对比剂注射 15s 时嘱被检者吸气后呼气，约 20s 时屏住气，进行首期扫描。门静脉期多在药物注射后 55~65s 扫描，平衡期在药物注射后 3~4min 扫描，根据病变情况，5~10min 进行延迟期扫描。若设备条件允许，宜行动脉早期、动脉晚期双动脉期扫描。多采用快速梯度回波序列,常规做横断面、矢状面和冠状面T_1WI-FS扫描,根据具体情况决定是否延时扫描。

3. 水成像技术　磁共振胰胆管成像(MRCP)是在常规成像基础上采用2D(图5-8-4A)或3D重T_2WI-FSE序列加脂肪抑制技术,经后处理行MIP得到三维投影图像(图5-8-4B);也可经多平面重组(MPR)、曲面重组(CPR)显示胆管图像。MRCP的扫描层面需尽量平行于目标胆管的走行方向,得到的图像利于显示局部解剖细节,重建图像的质量也得到改善。MRCP属于重T_2WI加权成像序列,除水样成分的胆汁呈现很高信号外,其他组织几乎没有信号,不能观察管壁及管腔外的结构改变。故MRCP不宜单独扫描,应该与常规MRI和/或动态增强扫描同时进行。

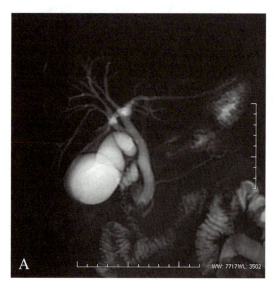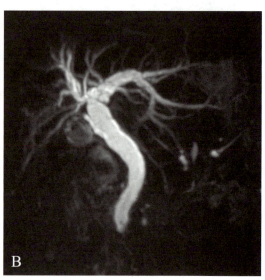

图 5-8-4　MRCP 图像

A. 2D 厚层采集的 MRCP 图像;B. 3D 采集经 MIP 后处理的 MRCP 图像。

(五)图像后处理

通常对横轴位T_2WI-FS、T_1WI、DWI图像进行排版打印胶片。增强图像主要打印横轴位T_1WI-FS及病变部位的冠状位T_1WI-FS。要注意采用适当的窗宽、窗位。若采用三维T_1WI增强扫描,可使用MIP技术重建血管结构。

二、双　　肾

(一)适应证

肾脏良、恶性肿瘤,肾囊性疾病,感染性疾病,肾脏先天性畸形,肾血管病变等。

(二)扫描注意事项

除了与颅脑等部位相同的检查前准备外,肾脏检查还需注意:

1. 为降低胃肠道蠕动伪影的影响,肾和肾上腺MRI检查时需要空腹。

2. 呼吸训练同上腹部磁共振检查。

(三)检查体位和扫描范围

肾和肾上腺磁共振检查的线圈选择及体位设计与上腹部相同。线圈中心对准剑突与肚脐连线中点。扫描范围包括相应结构(肾脏扫描从肾上极到肾下极;肾上腺扫描从肾上极上3cm到肾门水平)或根据病变大小来定。

(四)扫描方式和参数

1. 平扫

(1)扫描定位:做冠状位、矢状位、轴位三方向定位图。肾和肾上腺MRI检查以横轴位、冠状位为主。在冠状和矢状定位像上确定横轴位扫描基线和范围(图5-8-5、图5-8-6),定位线垂直于人体长轴;冠状位扫描以横轴位及矢状位为参考定位像(图5-8-7、图5-8-8)。

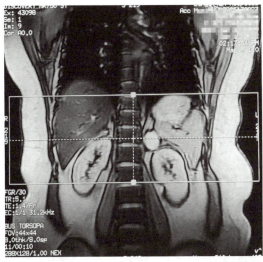
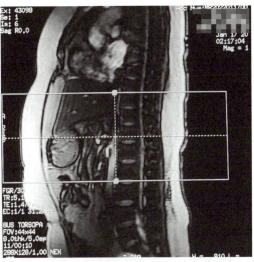

图 5-8-5　肾上腺常规扫描横轴位定位方法

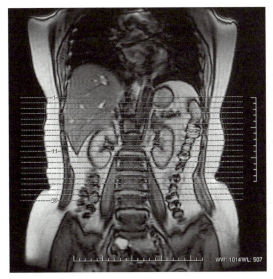
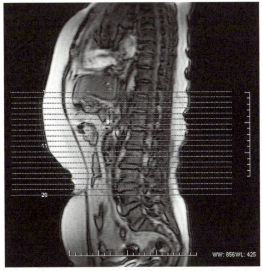

图 5-8-6　肾脏常规扫描横轴位定位方法

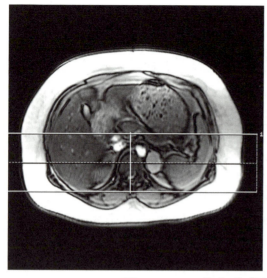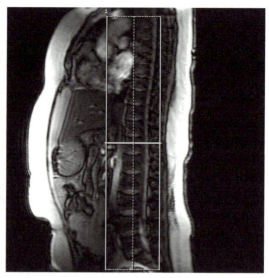

图 5-8-7　肾上腺常规扫描冠状位定位方法

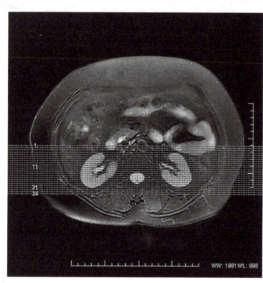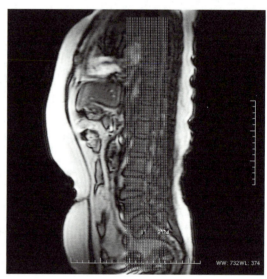

图 5-8-8　肾脏常规扫描冠状位定位方法

（2）成像层厚、间距：肾脏扫描层厚 5~8mm，间距为 1mm；肾上腺扫描层厚 3~4mm，间距为 0.6mm 左右。

（3）成像序列：常规行横断面快速梯度回波水脂同反相位（双回波）T_1WI 屏气采集序列、T_2WI-FS FSE 及冠状面 T_2WI FSE。必要时可根据病情辅以其他成像序列。肾脏、肾上腺常用的扫描序列及参数见表 5-8-2、表 5-8-3，仅供参考。

表 5-8-2　肾脏常用扫描序列及参数

序列	方位	层厚 /mm	层间距 /mm	FOV/cm	相位编码方向
定位像	三平面				
T_2WI FSE	横轴位	5~8	1	30~40	前后
T_2WI-FS FSE	横轴位	5~8	1	30~40	前后

序列	方位	层厚 /mm	层间距 /mm	FOV/cm	相位编码方向
T_1WI GRE	横轴位	5~8	1	30~40	前后
DWI	横轴位	5~8	1	30~40	前后
T_2WI FSE	冠状位	3~6	0.6	30~40	左右

表 5-8-3　肾上腺常用扫描序列及参数

序列	方位	层厚 /mm	层间距 /mm	FOV/cm	相位编码方向
定位像	三平面				
T_2WI FSE	横轴位	3	0.6	30~40	前后
T_2WI-FS FSE	横轴位	3	0.6	30~40	前后
T_1WI GRE	横轴位	3	0.6	30~40	前后
DWI	横轴位	3	0.6	30~40	前后
T_2WI FSE	冠状位	3	0.6	30~40	左右

2. 增强扫描

（1）对比剂：剂量为 0.1mmol/kg，以 2~3ml/s 的速度静脉注射对比剂，再注射等量生理盐水。

（2）动态增强技术：经静脉团注方式注药后，在相同屏气状态下行轴面快速梯度回波三维 T_1WI 采集序列三期或多期扫描，并补充矢状面、冠状面扫描。一般在 10s 时嘱被检者吸气和呼气，在 15~20s 时屏住气。首期扫描结束后，两次呼吸后再次屏气扫描髓质期。皮质期、髓质期一般在 70s 内扫描结束。第三期在 3~5min 扫描，部分患者可根据需要延迟扫描。

3. 水成像技术　磁共振尿路成像（MRU）是在常规 MRI 平扫基础上采用 2D 或 3D 重 T_2WI-FSE 序列加脂肪抑制技术，经后处理行 MIP 得到三维投影图像（图 5-8-9A）。MRU 不宜单独进行，应结合平扫（图 5-8-9B）和 / 或三维动态增强扫描技术。

（五）图像后处理

通常对横轴位 T_2WI-FS、T_1WI 及其他必要图像进行排版打印胶片。增强后主要打印横轴位 T_1WI-FS 及病变部位冠状位 T_1WI-FS 图像。要注意采用适当的窗宽、窗位。

三、盆　　腔

（一）适应证

磁共振多方位、大视野成像可清晰显示盆腔解剖结构。尤其对女性盆腔疾病诊断有重要价值,如盆腔肿瘤、盆腔内血管及淋巴结的鉴别、盆腔炎症、盆腔转移癌。

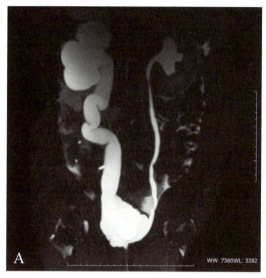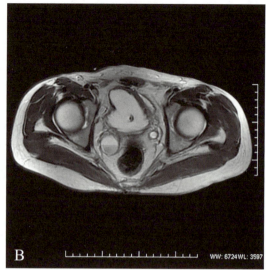

图 5-8-9　MRU 图像

A. MRU 成像的 MIP 图像显示右侧输尿管增粗;B. 输尿管 T_2WI 横断图像
显示输尿管病变。

(二)扫描注意事项

除了与颅脑等部位相同的检查前准备外,盆腔检查还需注意:

1. 盆腔 MRI 检查不严格要求被检者空腹,但应以空腹扫描为宜。

2. 被检者膀胱最好有适量尿液,这有利于显示膀胱壁及其与直肠的关系。但由于磁共振检查时间较长,不宜提前过度积尿,以免被检者检查过程中因不适而产生伪影甚至导致扫描中断。

3. 盆腔检查一般无须进行呼吸控制。

(三)检查体位和扫描范围

盆腔检查通常使用体部、心脏相控阵线圈。一般采用仰卧位,足先进或头先进,双手臂置于扫描区域以外的位置,人体长轴与床面长轴重合。手臂置于身体两侧时注意使用衬垫隔开被检者手臂与身体,避免两者接触导致灼伤。在高磁场磁体中尤其要注意。一般不需使用呼吸门控技术。线圈包括整个盆腔(图 5-8-10)。定位线中心对线圈中点,扫描范围包括整个盆腔区域。

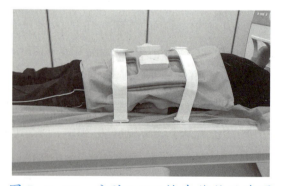

图 5-8-10　盆腔 MRI 检查体位及线圈

(四)扫描方式和参数

1. 平扫

(1)扫描定位:做冠状位、矢状位、横轴位三方向定位图。盆腔磁共振检查包括横轴位、矢状位、冠状位。具体定位方案需根据病变类型、位置等灵活处理。例如，直肠病变可先扫描矢状位后，横轴位以病变为中心，垂直病变扫描。通常横轴位扫描以冠状位为参考定位像，定位线垂直于人体长轴（图5-8-11）。在冠状位和横轴位上确定矢状位扫描基线和范围，一般采用标准矢状位，定位线平行于人体长轴（图5-8-12）；冠状位扫描以横轴位及矢状位为参考定位像，一般使用标准冠状位（图5-8-13）。

（2）成像层厚、间距：层厚为4~8mm。成像间距为1~2mm。

（3）成像序列：采用SE序列或FSE序列，常规行横轴位T_2WI-FS、T_2WI、T_1WI及矢状位与冠状位T_2WI-FS。必要时可根据病情辅以其他成像序列。盆腔MRI常用的扫描序列及参数见表5-8-4，仅供参考。

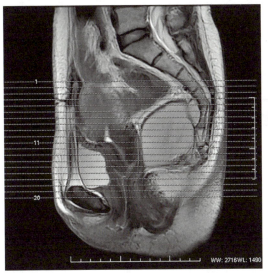
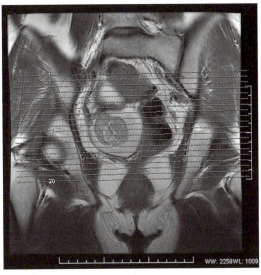

图 5-8-11　盆腔常规扫描横轴位定位方法

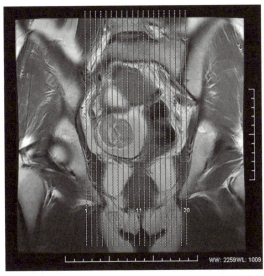
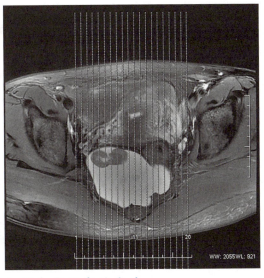

图 5-8-12　盆腔常规扫描矢状位定位方法

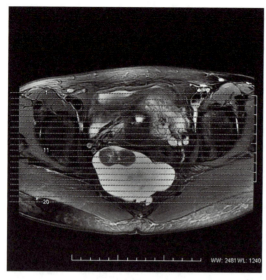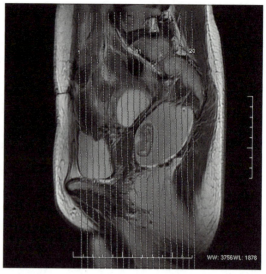

图 5-8-13　盆腔常规扫描冠状位定位方法

表 5-8-4　盆腔常用扫描序列及参数

序列	方位	层厚 /mm	层间距 /mm	FOV/cm	相位编码方向
定位像	三平面				
T_2WI FSE	横轴位	4~8	1~2	35~40	前后
T_2WI-FS FSE	横轴位	4~8	1~2	35~40	前后
T_1WI FSE	横轴位	4~8	1~2	35~40	前后
T_1WI-FS FSE	横轴位	4~8	1~2	35~40	前后
DWI	横轴位	4~8	1~2	35~40	前后
T_2WI FSE	冠状位	3~6	1	35~40	上下

2. 增强扫描

（1）对比剂：剂量为 0.1mmol/kg，以 2~3ml/s 的速度静脉注射，然后注射等量生理盐水。

（2）动态增强技术：可经静脉团注方式注药后，行轴面快速梯度回波三维 T_1WI 序列三期或多期扫描，并补充矢状面、冠状面扫描，或行常规 T_1WI-FS 横轴位、矢状位、冠状位扫描。部分患者可根据需要增强后延迟扫描。

（五）图像后处理

通常对横轴位 T_2WI-FS、T_1WI，增强后主要摄取的病变部位横轴位、冠状位及矢状位 T_1WI-FS 图像进行排版打印。注意采用适当的窗宽、窗位，合理布局。

四、子宫及附件

（一）适应证

诊断女性内生殖器官的良恶性肿瘤和囊肿性病变，了解肿瘤性质、部位和侵犯范围；

子宫内膜异位症与女性盆腔内其他占位性病变鉴别；生殖道畸形，了解子宫输卵管大小、形态及位置，明确畸形的类型等。

（二）扫描注意事项

除了与颅脑等部位相同的检查前准备外，子宫及附件区检查还需注意：

1. 子宫磁共振检查不严格要求被检者空腹。对于需观察与膀胱关系者最好有适量的尿液充盈膀胱，但不能过度充盈。例如，可以在检查前 15~30min 排尿后等待检查。

2. 有铁磁性节育环者不宜进行此项检查。

3. 子宫及附件检查一般无须进行呼吸控制。

4. 月经期尽量避免检查。

（三）检查体位和扫描范围

子宫及附件检查可选用体部相控阵线圈或心脏相控阵线圈。一般采用仰卧位，双手臂置于扫描区域以外的位置，人体长轴与床面长轴重合。可以采用头先进或足先进。手臂置于身体两侧时注意使用衬垫隔开被检者手臂与身体，避免两者接触导致灼伤，在高磁场磁体中尤其要注意。定位线中心对耻骨联合上 5cm。扫描范围包含子宫及两侧附件区域，但至少应有一个序列覆盖整个盆腔，怀疑转移性病灶时必须增加扫描范围，如果病灶侵犯范围较大，可考虑使用大范围扫描方案。

（四）扫描方式和参数

1. 平扫

（1）扫描定位：采用快速成像序列获取冠状位、矢状位、横轴位三方向定位像，在定位像制订扫描计划。子宫磁共振检查包括横轴位、矢状位、冠状位。女性盆腔根据扫描目的不同，定位有所区别。子宫疾病的扫描，主要以子宫解剖结构来定位。在冠状和横轴位定位像上确定矢状位扫描基线和范围（图 5-8-14），可采用标准矢状位，定位线平行于人体长轴；横轴位扫描以冠状位和矢状位为参考定位像。T_1WI 和 T_2WI 层面需保持一致，也可以采取 T_2WI 以子宫附件区为主，T_1WI 覆盖整个盆腔的方案。横轴位可以采用标准横轴位（图 5-8-15A，B），但推荐根据病变情况，使用垂直于子宫长轴（图 5-8-15C）或子宫颈（图 5-8-15D）的横轴位，得到的图像类似于子宫或子宫颈的短轴。冠状位扫描以矢状位及横轴位为参考定位像，可使用标准冠状位（图 5-8-16A，B），也可以在矢状位图像的基础上，扫描线平行于宫体（图 5-8-16C）或宫颈的长轴进行斜冠状位扫描（图 5-8-16D）。

（2）成像层厚、间距：子宫附件扫描原则为小 FOV、高分辨力扫描，层厚为 3~5mm，层间距为 0.3~0.5mm。

（3）成像序列：采用 SE 序列或 FSE 序列，常规行横轴位 T_2WI-FS、T_2WI、T_1WI、T_1WI-FS 及矢状位与冠状位 T_2WI-FS。必要时可根据病情辅以其他成像序列。子宫MRI 常用的扫描序列及参数见表 5-8-5，仅供参考。

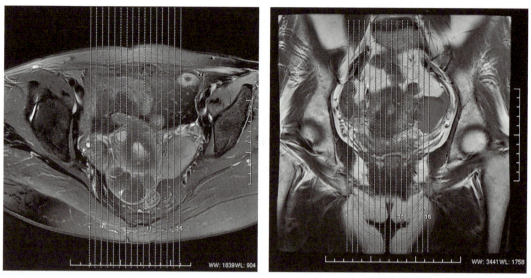

图 5-8-14 子宫常规扫描矢状位定位方法

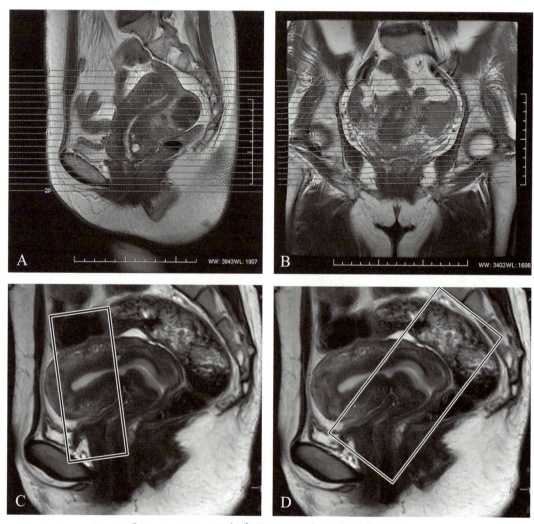

图 5-8-15 子宫常规扫描横轴位定位方法
A.在子宫矢状位基础上定位;B.在子宫冠状位基础上定位;C.垂直子宫
长轴定位;D.垂直子宫颈定位。

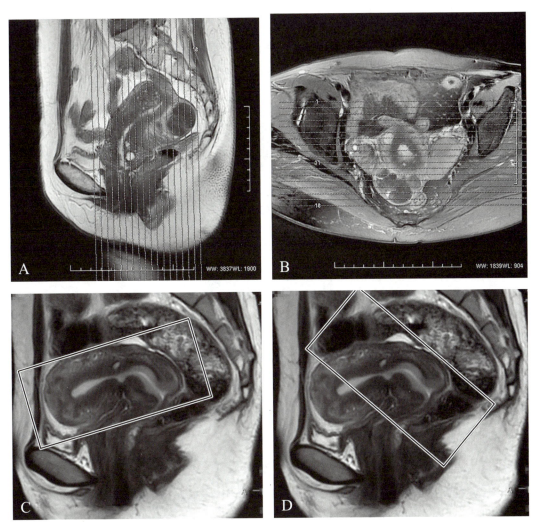

图 5-8-16　子宫常规扫描冠状位定位方法

A. 通过子宫矢状位定位;B. 通过子宫横轴位定位;C. 在矢状位基础上平行
于宫体长轴定位;D. 在矢状位基础上通过宫颈的长轴进行斜冠状位扫描。

表 5-8-5　子宫常用扫描序列及参数

序列	方位	层厚 /mm	层间距 /mm	FOV/cm	相位编码方向
定位像	三平面				
T_2WI FSE	横轴位	3~5	0.3~0.5	18~24	左右
T_2WI-FS FSE	横轴位	3~5	0.3~0.5	18~24	左右
T_1WI FSE	横轴位	3~5	0.3~0.5	35~40	左右
T_1WI-FS FSE	横轴位	3~5	0.3~0.5	35~40	左右
DWI	横轴位	3~5	1	35~40	前后
T_2WI-FS FSE	冠状位	3~5	0.3~0.5	18~24	上下
T_2WI-FS FSE	矢状位	3~5	0.3~0.5	18~24	上下
T_1WI-FS FSE	矢状位	3~5	0.3~0.5	18~24	上下

2. 增强扫描

（1）对比剂：剂量为 0.1mmol/kg，以 2~3ml/s 的速度静脉注射，再注射等量生理盐水。

（2）增强检查：行矢状面（子宫病变）或轴面（卵巢病变）快速梯度回波三维 T_1WI 序列扫描（低场设备可行二维扫描），常规三期（动脉期、静脉期、延迟期）增强扫描，每期 15~20s。然后扫描或重组横断面或矢状面和冠状面 T_1WI 增强图像。在设备性能支持的情况下，选用动态增强扫描。部分患者可根据需要延迟更长时间的 MRI 增强扫描。

（五）图像后处理

通常对横轴位 T_2WI-FS、T_1WI，矢状位 T_2WI-FS 及其他必要序列进行排版打印，增强后图像需打印横轴位、冠状位及矢状位 T_1WI-FS。注意采用适当的窗宽、窗位。

五、前　列　腺

（一）适应证

前列腺肿瘤和肿瘤样病变、前列腺结节增生、前列腺癌的局部分期等。

（二）扫描注意事项

除了与颅脑等部位相同的检查前准备外，前列腺检查还需注意：

1. 前列腺 MRI 检查不严格要求被检者空腹。

2. 被检者膀胱最好有适量尿液，但由于磁共振检查时间较长，不宜提前过度积尿，以免被检者检查过程中因不适而产生伪影甚至导致扫描中断。

3. 前列腺检查一般无须进行呼吸控制。

（三）检查体位和扫描范围

前列腺检查可选用体部相控阵线圈或心脏相控阵线圈，也可使用专用的直肠线圈。一般采用仰卧位，足先进或者头先进，双手臂置于扫描区域以外的位置，人体长轴与床面长轴重合。手臂置于身体两侧时注意使用衬垫隔开被检者手臂与身体，避免两者接触导致灼伤。在高磁场磁体中尤其要注意。定位线中心位于耻骨联合连线上 2cm。扫描范围包括整个前列腺。

（四）扫描方式和参数

1. 平扫

（1）扫描定位：采用快速成像序列获取冠状位、矢状位、横轴位三方向定位像，在定位像制订扫描计划。在冠状位和横轴位定位像上确定矢状位扫描基线和范围（图 5-8-17），一般采用标准矢状位，定位线平行于人体长轴。横轴位扫描以冠状位和矢状位为参考定位像，定位线可垂直于人体长轴（图 5-8-18），亦可垂直于尿道长轴或垂直于直肠长轴。由于 T_1WI 图像对于观察前列腺本身作用不大，因此 T_1WI 往往采用大范围扫描，包括整个盆腔结构，以观察有无转移。冠状位扫描以横轴位及矢状位为参考定位像（图 5-8-19），一般可使用标准冠状位，推荐使用扫描基线与前列腺上、下长轴平行的斜冠状位。

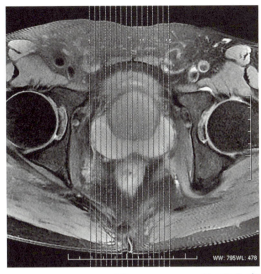
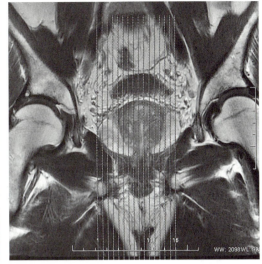

图 5-8-17　前列腺常规扫描矢状位定位方法

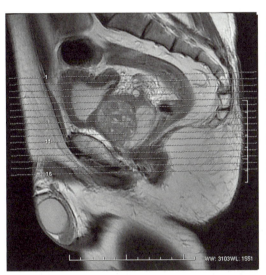
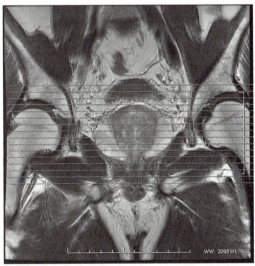

图 5-8-18　前列腺常规扫描横轴位定位方法

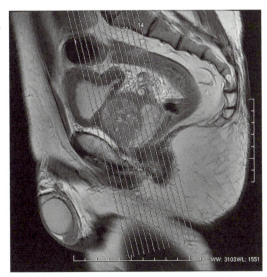
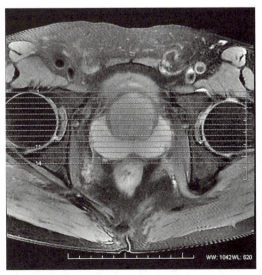

图 5-8-19　前列腺常规扫描冠状位定位方法

（2）成像层厚、间距：层厚为 3~5mm。成像间距为 0.3~0.5mm，推荐使用无间隔扫描。

（3）成像序列：用 SE 序列或 FSE 序列，常规行横轴位 T_2WI-FS、T_2WI、T_1WI、T_1WI-FS 及矢状位与冠状位 T_2WI-FS。其中横轴位非压脂的 T_2WI 序列必不可少，因在该序列中，前列腺外周带是高信号，周围的脂肪是高信号起到一定的衬托作用，这样可以显示前列腺包膜。必要时可根据病情辅以其他成像序列。前列腺 MRI 常用的扫描序列及参数见表 5-8-6，仅供参考。

表 5-8-6　前列腺常用扫描序列及参数

序列	方位	层厚 /mm	层间距 /mm	FOV/cm	相位编码方向
定位像	三平面				
T_2WI FSE	横轴位	3~5	0.3~0.5	16~20	左右
T_2WI-FS FSE	横轴位	3~5	0.3~0.5	16~20	左右
T_1WI FSE	横轴位	3~5	0.3~0.5	35~40	左右
DWI	横轴位	3~5	1	35~40	前后
T_2WI-FS FSE	冠状位	3~5	0.3~0.5	16~20	上下
T_2WI-FS FSE	矢状位	3~5	0.3~0.5	16~20	上下

2. 增强扫描

（1）对比剂：剂量为 0.1mmol/kg，以 2~3ml/s 的速度静脉注射，然后注射等量生理盐水。

（2）增强检查：可在注射对比剂后，扫描横断面、矢状面和冠状面 T_1WI-FS。尽可能使用快速梯度回波三维 T_1WI-FS 序列行横轴位动态增强扫描。部分患者可根据需要增强后延迟扫描。

（五）图像后处理

通常对横轴位 T_2WI-FS、T_1WI 及矢状位 T_2WI-FS 像，增强后主要摄取的病变部位横轴位、冠状位及矢状位 T_1WI-FS 像进行排版打印。注意采用适当的窗宽、窗位。

（朱　明）

第九节　四肢及关节 MRI 检查技术

导入案例

患者，男，45 岁，因剧烈运动导致肩部扭伤，疼痛 1 周，X 射线检查未发现骨折。临床怀疑肩袖损伤。申请肩关节磁共振检查。

请问：

1. 肩关节检查有哪些特殊的注意事项？

2. 肩关节检查的方位包括哪些？

一、上　肢

（一）适应证

MRI 具有较高的软组织分辨力,对于四肢周围软组织病变及骨髓病变检查具有重要价值,如早期骨软骨缺血性坏死、肌肉软组织疾病(如软组织良恶性肿瘤、肌肉撕裂、外伤性血肿)、早期急性骨髓感染等。

（二）扫描注意事项

与颅脑等部位的检查前准备相同,无须特殊准备。

（三）检查体位和扫描范围

线圈可选择包绕式软表面线圈、正交线圈、心脏或体部相控阵线圈等。被检者仰卧位,患侧上肢置于身体一侧,使用沙袋、软垫等辅材将上肢垫平、固定。若病变位于前臂且被检者能够耐受,亦可采用俯卧体位,将手臂上伸(图 5-9-1)。将病变部位置于线圈中线位置。定位线对准线圈中线。扫描范围包括病变区域,最好能包括一侧关节。

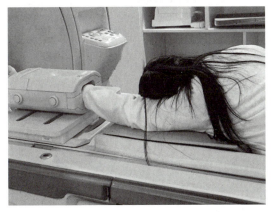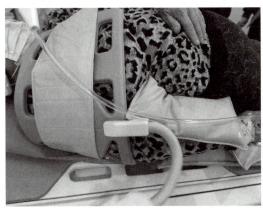

图 5-9-1　上肢 MRI 检查体位及线圈

（四）扫描方式和参数

1. 扫描定位　采用快速成像序列获取冠状位、矢状位、横轴位三方向定位像。若第一次三平面定位图像显示范围或角度不佳,可以在其基础上加以调整后再次扫描定位像。上肢磁共振检查常规进行矢状位、横轴位、冠状位成像,根据检查位置和目的不同,以一个方位为主,另外两个方位为辅。在冠状位及矢状位定位像上设置横轴位成像层面,使层面与上肢长轴方向垂直(图 5-9-2)。在横轴位定位像上调整 FOV 和旋转角度等,使其大小适当、方位适合。在横轴位像和矢状位定位像上确定冠状位成像层面,层面与上肢长轴方向平行(图 5-9-3),扫描范围最好能包括一侧关节,在冠状位定位像上调整 FOV,使其大小适当、方位适合。在冠状位和横轴位像上设置矢状位扫描层面,层面与上肢长轴方向平行。扫描范围最好能包括一侧关节(图 5-9-4)。

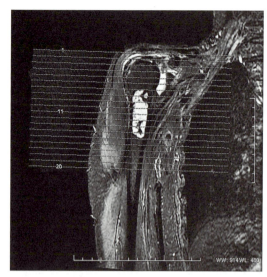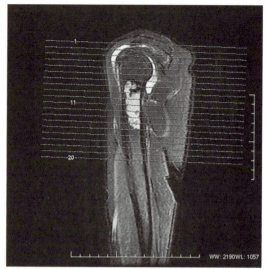

图 5-9-2　上肢 MRI 检查横轴位定位方法

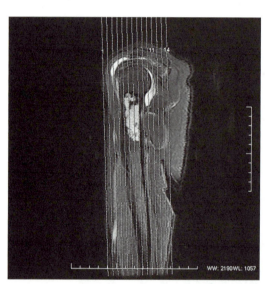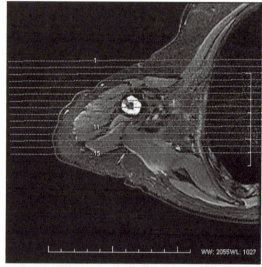

图 5-9-3　上肢 MRI 检查冠状位定位方法

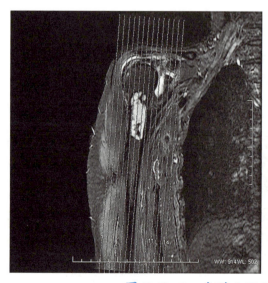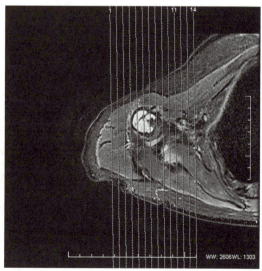

图 5-9-4　上肢 MRI 检查矢状位定位方法

2. 成像层厚、间距　层厚为 3~5mm,间距为 1~2mm。

3. 成像序列　采用 SE 序列或 FSE 序列,常规行冠状位 T_2WI 或 T_2W-FS、T_1WI;矢状位 T_2WI、T_1WI;横轴位 T_2WI-FS、T_1WI。根据病变情况,可选用其他必要序列。上肢 MRI 常用的扫描序列及参数见表 5-9-1,仅供参考。

表 5-9-1　上肢常用扫描序列及参数

序列	方位	层厚/mm	层间距/mm	FOV/cm	相位编码方向
定位像	三平面				
T_2WI FSE	横轴位	5	1	16~20	前后
T_2WI-FS FSE	横轴位	5	1	16~20	前后
T_1WI FSE	横轴位	5	1	16~20	前后
T_2WI-FS FSE	冠状位	3~5	1	20~32	上下
T_2WI-FS FSE	矢状位	3~5	1	20~32	上下

(五)图像后处理

通常对冠状位 T_2WI-FS,矢状位 T_2WI-FS、T_1WI,横轴位 T_2WI-FS、T_1WI 等进行排版打印。注意采用适当的窗宽、窗位。

二、下　肢

(一)适应证

与上肢相似。

(二)扫描注意事项

与颅脑等部位的检查前准备相同,无须特殊准备。

(三)检查体位和扫描范围

线圈可选择包绕式软表面线圈、正交线圈、心脏或体部相控阵线圈等。可双侧或单侧扫描。被检者仰卧位,足先进。患侧下肢尽量靠近床面中线。将病变部位置于线圈中线位置。定位线对线圈中线(图 5-9-5)。扫描范围包括病变区域。

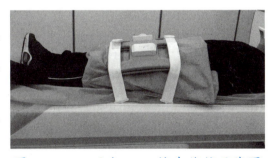

图 5-9-5　下肢 MRI 检查体位及线圈

(四)扫描方式和参数

1. 扫描定位　做冠状位、矢状位、横轴位三方向定位图。大腿或小腿磁共振检查常规进行矢状位、横轴位、冠状位成像。在横轴位及冠状位定位像上设置矢状位成像层面,使层面与下肢长轴方向平行(图 5-9-6),在矢状位定位像上调整 FOV,使其大小适当、方位适合。在矢状位像和横轴位定位像上确定冠状位成像层面,层面与上肢长轴方向平行(图 5-9-7),在冠状位定位像上调整 FOV,使其大小适当、方位适合。在冠状位和矢状位像上设置横轴位扫描层面,层面与上肢长轴方向垂直,根据病变范围设置层数(图5-9-8)。

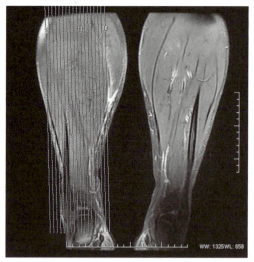
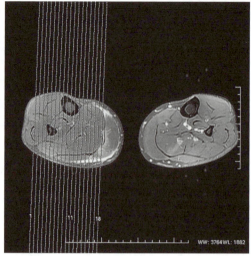

图 5-9-6　下肢 MRI 检查矢状位定位方法

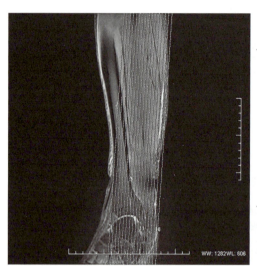
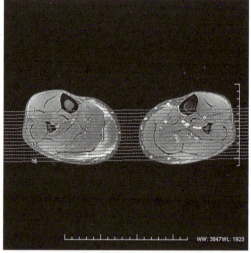

图 5-9-7　下肢 MRI 检查冠状位定位方法

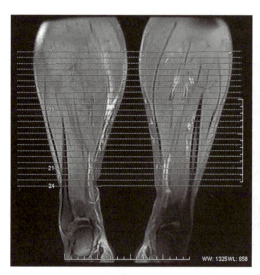
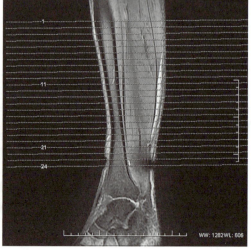

图 5-9-8　下肢 MRI 检查横轴位定位方法

2. 成像层厚、间距　层厚为 3~8mm,间距为 0.6~2mm。

3. 成像序列　与上肢 MRI 相同。下肢 MRI 常用的扫描序列及参数见表 5-9-2,仅供参考。

表 5-9-2　下肢常用扫描序列及参数

序列	方位	层厚 /mm	层间距 /mm	FOV/cm	相位编码方向
定位像	三平面				
T_2WI FSE	横轴位	5~8	1~2	22~24	前后
T_2WI-FS FSE	横轴位	5~8	1~2	22~24	前后
T_1WI FSE	横轴位	5~8	1~2	22~24	前后
T_2WI-FS FSE	冠状位	3~5	0.6~1	30~36	上下
T_2WI-FS FSE	矢状位	3~5	0.6~1	30~36	上下

(五) 图像后处理

通常对冠状位 T_2WI-FS,矢状位 T_2WI-FS、T_1WI,横轴位 T_2WI-FS、T_1WI 进行排版打印。注意采用适当的窗宽、窗位。

三、膝　关　节

(一) 适应证

在骨关节系统中,膝关节 MRI 是最为广泛接受,诊断价值也最为公认的诊断方法之一,适用于如关节软骨及周围韧带、肌腱的损伤,如膝关节半月板损伤、肌腱撕裂、交叉韧带断裂,关节感染性疾病,关节肿瘤性疾病等。

(二) 扫描注意事项

与颅脑等部位的检查前准备相同,无须特殊准备。

(三) 检查体位和扫描范围

线圈使用膝关节专用线圈或表面软线圈。被检者仰卧位,足先进,被检侧膝关节屈曲 10°~15°,使前交叉韧带处于拉直状态。利用软垫、沙袋等辅材使被检部位处于舒适状态。采用表面软线圈进行单膝扫描时,线圈要贴近膝关节。线圈中心要尽量接近检查床中线(图 5-9-9)。定位中心对准线圈中心及髌骨下缘。扫描范围一般包括髌骨上缘到胫骨平台。

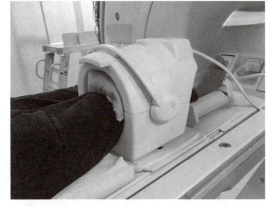

图 5-9-9　膝关节 MRI 检查体位及线圈

(四)扫描方式和参数

1. 平扫

(1) 扫描定位:膝关节磁共振检查常规进行矢状位、冠状位、横断面成像。用快速成像序列做冠状位、矢状位、横轴位三平面定位像。冠状位的定位方法为,在横断面定位像上,使冠状面定位线平行于股骨内外侧髁后缘连线,在矢状面定位像上,平行于膝关节上下长轴,在冠状面定位像上,调整平面内位置及角度,使膝关节位于定位框中央,并使图像处于便于诊断的角度(图5-9-10)。矢状位的定位方法为,在冠状位像和横轴位定位像上确定矢状位扫描基线和范围(图5-9-11),层面与股骨内外髁后缘连线垂直,在矢状位定位像上调整平面内位置及角度,使膝关节位于定位框中央;如果常规矢状面显示交叉韧带不佳,可考虑加扫斜矢状面PDWI-FS 或 T_2WI-FS,扫描基线在轴面像上向前内方向倾斜10°~15°,大致与股骨外侧髁外缘平行;在冠状位和矢状位像上设置横轴位扫描层面,层面与膝关节长轴垂直(图5-9-12)。

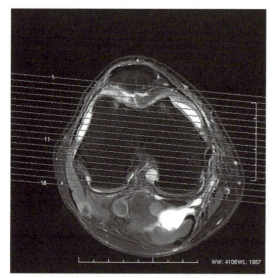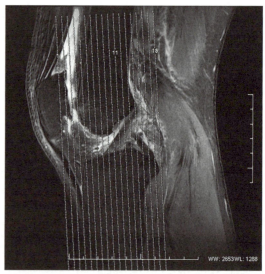

图 5-9-10 膝关节常规扫描冠状位定位方法

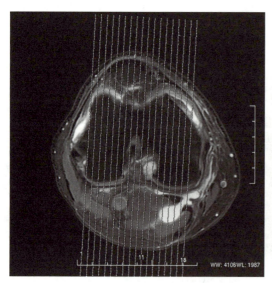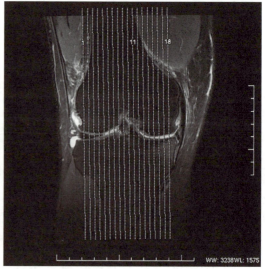

图 5-9-11 膝关节常规扫描矢状位定位方法

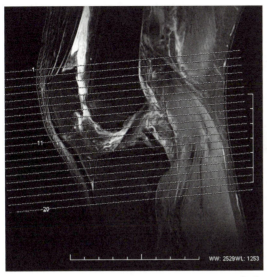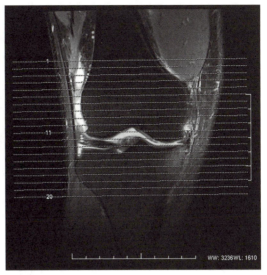

图 5-9-12　膝关节常规扫描横轴位定位方法

（2）成像层厚、间距：层厚为 3~4mm，间距为 0.3~0.4mm。

（3）成像序列：矢状面采用 T_1WI 及 PDWI-FS 或 T_2WI-FS，冠状面采用 PDWI-FS 或 T_2WI-FS，横轴面采用 PDWI-FS 或 T_2WI-FS。根据病变情况，可选用其他必要序列。SE 序列 T_1WI 具有较高的信噪比和组织对比度，可以清晰显示膝关节的解剖结构及骨髓内的病变。FSE 序列 T_2WI 加脂肪抑制，能较好地显示韧带。FSE 序列 PDWI 加脂肪抑制，能有效地显示半月板和关节软骨的病变。T_2^*WI 序列有利于显示半月板和关节软骨的病变。

膝关节 MRI 常用的扫描序列及参数见表 5-9-3，仅供参考。

表 5-9-3　膝关节常用扫描序列及参数

序列	方位	层厚 /mm	层间距 /mm	FOV/cm	相位编码方向
定位像	三平面				
T_2WI-FS FSE	矢状位	3~4	0.3~0.4	16~20	上下
T_1WI FSE	矢状位	3~4	0.3~0.4	16~20	上下
T_2WI FSE	矢状位	3~4	0.3~0.4	16~20	上下
PDWI-FS	矢状位	3~4	0.3~0.4	16~20	上下
PDWI-FS	冠状位	3~4	0.3~0.4	16~20	上下
T_2WI-FS FSE	冠状位	3~4	0.3~0.4	16~20	上下
T_2WI-FS FSE	横轴位	3~4	0.3~0.4	12~16	左右

2. 增强扫描　对比剂剂量为 0.1mmol/kg，以 2~3ml/s 的速度静脉注射，然后注射等

量生理盐水。常规行横断面、矢状面和冠状面 T_1WI-FS 扫描。

（五）图像后处理

通常对冠状位 T_2WI-FS 或 PDWI-FS、矢状位 T_2WI-FS、T_1WI 或 PDWI-FS 及横轴位 T_2WI-FS 排版打印。注意采用适当的窗宽、窗位。

四、髋关节

（一）适应证

MRI 具有较高的软组织分辨力，在骨、关节软骨病变、韧带损伤及关节周围软组织病变检查中具有重要价值，为髋关节早期病变的首选影像学检查方法，适用于早期骨、软骨缺血性坏死如股骨头坏死等，肌肉软组织疾病，髋关节感染，外伤等疾病。

（二）扫描注意事项

与颅脑等部位的检查前准备相同，无须特殊准备。

（三）检查体位和扫描范围

线圈选择体部或心脏相控阵线圈，单髋关节扫描可采用包裹性柔性线圈。被检者仰卧位，双侧髋关节尽量位于同一平面，足先进或者头先进，双手臂置于扫描区域以外的位置。双腿内旋有利于大转子和软组织的对称显示。双侧髋关节扫描时，尽量使人体长轴与检查床长轴平行，髂前上棘与耻骨联合连线中点下 2.5cm 水平置于线圈中心（图 5-9-13），定位线中心对线圈中心。单侧髋关节扫描时，应使患侧髋关节尽量居中，使用柔性线圈包裹住患侧髋关节，并使线圈中心位于患侧股骨大粗隆水平。扫描范围包含股骨头、股骨颈和髋臼。

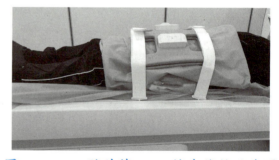

图 5-9-13　髋关节 MRI 检查体位及线圈

（四）扫描方式和参数

1. 平扫

（1）扫描定位：用快速成像序列做冠状位、矢状位、横轴位三方向定位图。髋关节磁共振检查常规进行横轴位、冠状位扫描。在冠状位定位像上设置横轴位扫描层面，层面范围从髋臼上缘至股骨小粗隆，或根据病变范围设定（图 5-9-14）。在横轴位像上设置冠状位成像层面，层面范围覆盖髋关节前后缘，或根据病变范围设定（图 5-9-15）。

（2）成像层厚、间距：层厚 3~5mm，间距 0.3~0.5mm。

（3）成像序列：采用 SE 序列或 FSE 序列，常规行横轴位 T_2WI-FS、T_1WI；冠状位 T_2WI 或 T_2WI-FS。FSE 序列 T_1WI 扫描时间较短，可用于显示髋关节的解剖结构。FSE 序列 T_2WI 成像速度快，加脂肪抑制后，能较好地显示骨髓内充血水肿的情况。髋关节 MRI 常用的扫描序列及参数见表 5-9-4，仅供参考。

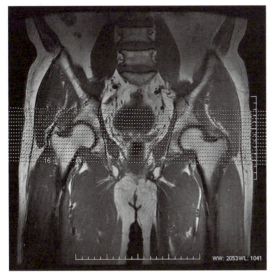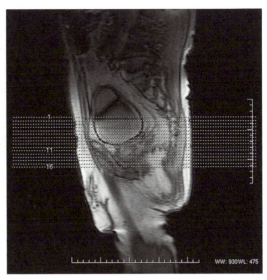

图 5-9-14　髋关节常规扫描横轴位定位方法

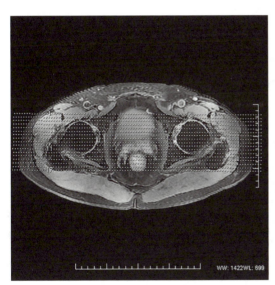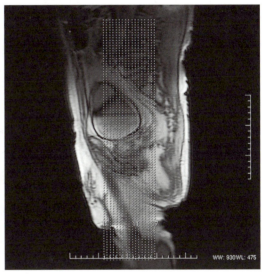

图 5-9-15　髋关节常规扫描冠状位定位方法

表 5-9-4　髋关节常用扫描序列及参数

序列	方位	层厚 /mm	层间距 /mm	FOV/cm	相位编码方向
定位像	三平面				
T_2WI FSE	横轴位	3~5	0.3~0.5	36~40	前后
T_2WI-FS FSE	横轴位	3~5	0.3~0.5	36~40	前后
T_1WI-FS FSE	横轴位	3~5	0.3~0.5	36~40	前后
T_2WI-FS FSE	冠状位	3~5	0.3~0.5	36~40	上下

2. 增强扫描　对比剂剂量为 0.1mmol/kg，以 2~3ml/s 的速度静脉注射，然后注射等量生理盐水。常规行横断面、矢状面和冠状面 T_1WI-FS 扫描。

（五）图像后处理

通常对横轴位 T_2WI-FS、T_1WI 及冠状位 T_2WI-FS 进行排版打印。增强后主要摄取病变部位横轴位、冠状位及矢状位 T_1WI-FS。注意采用适当的窗宽、窗位。

五、肩　关　节

（一）适应证

骨或关节软骨病变、韧带损伤、关节周围软组织病变、关节感染、关节良恶性肿瘤等。

（二）扫描注意事项

与颅脑等部位的检查前准备相同。有些被检者因肩部疼痛而很难长时间保持静止，须与被检者进行良好沟通，取得配合，并使用沙袋、软垫等辅助材料使其处于稳定、舒适状态。

（三）检查体位和扫描范围

采用肩关节专用线圈或表面软线圈。被检者仰卧位，头先进。上肢伸直，掌心向上，用沙袋固定手掌，可再被检者对侧肩背部下垫软垫，使对侧略抬高，受检侧肩关节位于线圈中心并尽量接近检查床中线（图 5-9-16）。定位线中心对线圈中心。扫描范围包括整个肩关节及病变区域。

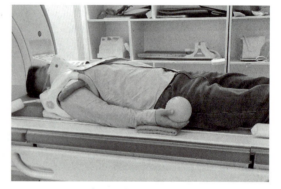

图 5-9-16　肩关节 MRI 检查体位及线圈

（四）扫描方式和参数

1. 平扫

（1）扫描定位：用快速成像序列扫描横轴位、冠状位、矢状位三方向定位像。若第一次三平面定位像显示角度不佳，可以在其基础上加以调整后再次扫描。肩关节 MRI 检查常规进行横轴位、斜矢状位、斜冠状位成像。横轴位定位：在冠状面定位像上，使横断面定位线平行于冈上肌肌腱，包括肩峰；在矢状面定位像上，使横断面定位线垂直于肱骨长轴；在横断面定位像上，调整平面内角度及位置，使图像位于定位框中央（图 5-9-17）。斜冠状位定位：在横断面图像上，使冠状面定位线平行于冈上肌腱长轴；在矢状面定位像上，使冠状面片层定位线平行于肱骨长轴；在冠状面定位像上，调整平面内位置及角度，使图像位于定位框中央（图 5-9-18）。斜矢状位定位：在横断面定位像上，使矢状面定位线垂直于冈上肌腱长轴；在冠状面定位像上，使矢状面定位线平行于肱骨长轴；在矢状面定位像上，调整平面内位置及角度，使图像位于定位框中央（图 5-9-19）。

（2）成像层厚、间距：层厚 3~4mm，间距为 0.3~0.4mm。

（3）成像序列：采用 SE 序列或 FSE 序列，常规行冠状位 T_2WI 或 T_2WI-FS、T_1WI；矢状位 T_2WI 或 T_2WI-FS、T_1WI。横轴位 PDWI-FS 或 T_2WI-FS。T_1WI FSE 扫描时间较短，可用于显示肩关节的解剖结构。T_2WI FSE 成像速度快，且能较好地显示肩关节的骨挫伤、关节积液和占位性病变，FSE PDWI 加脂肪抑制，对肩关节盂唇病变的显示较好。

当重点观察软骨与肌腱时，可加扫 T_1WI-FS 序列、2D/FLASH/FS 序列、3D/FLASH/FS 序列；当重点观察骨髓时，可加扫 T_1WI-FS 序列、T_1WI-STIR 序列。肩关节 MRI 常用的扫描序列及参数见表 5-9-5，仅供参考。

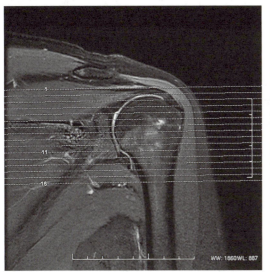
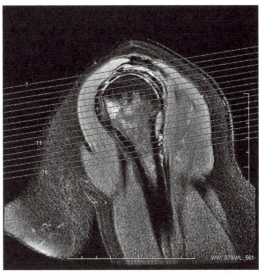

图 5-9-17　肩关节常规扫描横轴位定位方法

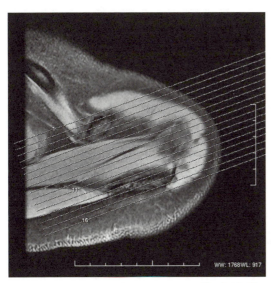
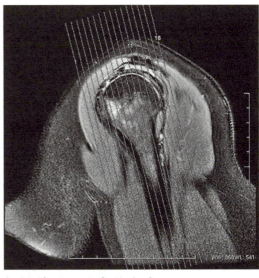

图 5-9-18　肩关节常规扫描斜冠状位定位方法

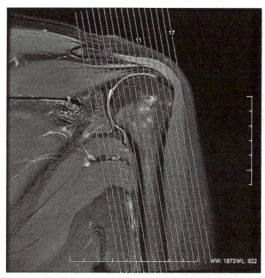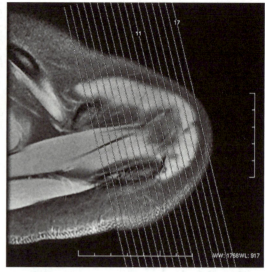

图 5-9-19　肩关节常规扫描斜矢状位定位方法

表 5-9-5　肩关节常用扫描序列及参数

序列	方位	层厚/mm	层间距/mm	FOV/cm	相位编码方向
定位像	三平面				
T_2WI FSE	斜冠状位	3~4	0.3~0.4	16~20	上下
T_2WI-FS FSE	斜冠状位	3~4	0.3~0.4	16~20	上下
T_1WI FSE	斜冠状位	3~4	0.3~0.4	16~20	上下
PDWI-FS	横轴位	3~4	0.3~0.4	16~20	前后
T_2WI-FS FSE	横轴位	3~4	0.3~0.4	16~20	前后
T_1WI FSE	横轴位	3~4	0.3~0.4	16~20	前后
T_2WI-FS FSE	斜矢状位	3~4	0.3~0.4	16~20	前后

2. 增强扫描　对比剂剂量为 0.1mmol/kg，以 2~3ml/s 的速度静脉注射，然后注射等量生理盐水。常规行横断面、矢状面和冠状面 T_1WI-FS 扫描。

(五)图像后处理

通常对斜冠状位 T_2WI-FS、T_1WI，斜矢状位 T_2WI-FS，横轴位 PDWI-FS 或 T_2WI-FS 图像进行排版打印。增强后主要摄取病变部位横轴位、斜冠状位及斜矢状位 T_1WI-FS。注意采用适当的窗宽、窗位。

六、踝 关 节

(一)适应证

MRI 对于踝关节韧带、肌腱、关节软骨损伤的诊断具有重要意义，可以弥补 X 射线检查的不足，提供更多信息。适应证同膝关节。

（二）扫描注意事项

与颅脑等部位的检查前准备相同，无须特殊准备。

（三）检查体位和扫描范围

采用踝关节专用线圈或表面软线圈。被检者仰卧位，足先进，被检侧踝关节脚尖向前。受检踝关节置于线圈内，使内外踝连线对线圈中心，并使用沙袋、软垫等辅助材料使其处于稳定、舒适状态，以减少运动伪影的发生。线圈要尽量接近检查床中线（图5-9-20）。定位中心对线圈中心。扫描范围应向上包括下胫腓关节，向下至跟骨下缘水平。

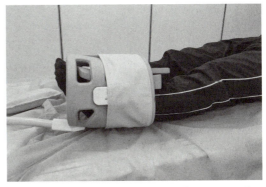

图5-9-20　踝关节MRI检查体位及线圈

（四）扫描方式和参数

1. 扫描定位　用快速成像序列做冠状位、矢状位、横轴位三方向定位像。踝关节MRI检查常规进行横轴位、矢状位、冠状位扫描。横轴位定位：在冠状面定位像上，使横断面定位线平行于距骨上缘，定位框上缘包含下胫腓关节；在矢状面定位像上，使横轴位定位线平行于胫距关节，并使图像位于定位框中央；在横断面定位像上，调整平面内角度及位置（图5-9-21）。矢状位定位：在横断面定位像上，使矢状面定位线垂直于内外踝连线；在冠状面定位像上，使矢状面定位线垂直于距骨关节面；在矢状面定位像上，调整平面内位置及角度，使踝关节位于定位框中央（图5-9-22）。冠状位定位：在横断面定位像上，使冠状面定位线平行于内外踝连线；在矢状面定位像上，使冠状面定位线平行于胫骨长轴；在冠状面定位像上，调整平面内位置及角度，使踝关节位于定位框中央（图5-9-23）。

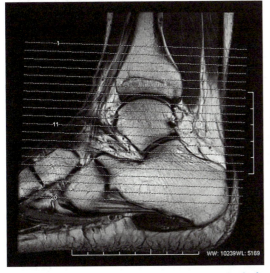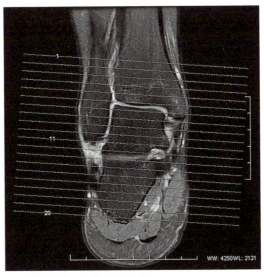

图5-9-21　踝关节常规扫描横轴位定位方法

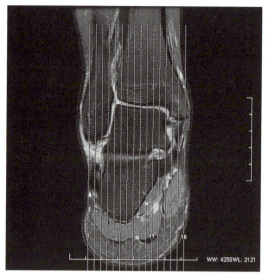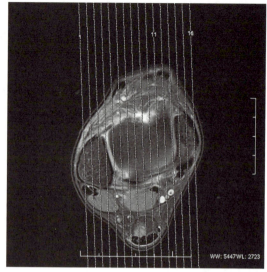

图 5-9-22　踝关节常规扫描矢状位定位方法

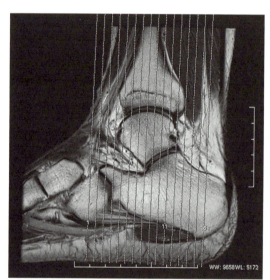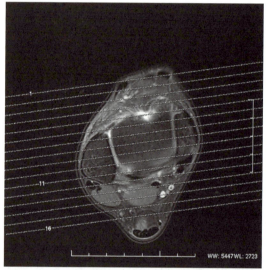

图 5-9-23　踝关节常规扫描冠状位定位方法

2. 成像层厚、间距　层厚 3~4mm，间距 0.3~0.4mm。

3. 成像序列　采用 SE 序列或 FSE 序列，常规行横轴位 T_2WI 或 T_2WI-FS；矢状位 T_2WI 或 T_2WI-FS、T_1WI；冠状位 PDWI-FS 或 T_2WI-FS。T_1WI SE 可较好地显示踝关节的解剖结构，具有较高的信噪比和组织对比度，T_1WI FSE 扫描时间较短，可用于显示踝关节的解剖结构；FSE 序列 T_2WI 加脂肪抑制，能较好地显示跟腱的情况；FSE 序列 PDWI 加脂肪抑制，对纤维软骨和关节透明软骨的显示较好。踝关节 MRI 常用的扫描序列及参数见表 5-9-6，仅供参考。

（五）图像后处理

通常对横轴位 T_2WI 或 T_2WI-FS，矢状位 T_2WI-FS、T_1WI，冠状位 T_2WI-FS 或 PDWI-FS 图像进行排版打印，注意采用适当的窗宽、窗位。

表 5-9-6　踝关节常用扫描序列及参数

序列	方位	层厚 /mm	层间距 /mm	FOV/cm	相位编码方向
定位像	三平面				
T_2WI-FS FSE	矢状位	3~4	0.3~0.4	16~20	上下
T_1WI FSE	矢状位	3~4	0.3~0.4	16~20	上下
T_2WI FSE	矢状位	3~4	0.3~0.4	16~20	上下
T_2WI-FS FSE	冠状位	3~4	0.3~0.4	16~20	左右
PDWI-FS	冠状位	3~4	0.3~0.4	16~20	左右
T_2WI-FS FSE	横轴位	3~4	0.3~0.4	12~16	左右

(朱　明)

第十节　胸部 MRI 检查技术

导入案例

患者,女,52岁,胸部不适2个月余,CT检查示纵隔占位。临床申请胸部磁共振检查。

请问:

1. 患者在做胸部 MRI 检查时需要注意哪些事项?

2. 胸部 MRI 检查的扫描序列有哪些?

一、肺 及 纵 隔

(一) 适应证

肺部、纵隔肿瘤的诊断与鉴别诊断,了解肿瘤与肺叶、支气管的关系,显示肿块周围血管、支气管受压情况。

(二) 扫描注意事项

除与颅脑等常规 MRI 检查相同的注意事项外,需注意被检者的呼吸状态,嘱其平静、均匀呼吸,在扫描前训练患者呼吸配合。

(三) 检查体位和扫描范围

线圈采用体部或心脏相控阵表面线圈,后纵隔与脊柱旁病变可采用脊柱相控阵线圈。一般在腹部呼吸运动最明显处加呼吸门控传感器。被检者仰卧位,手臂上举或放于身体两侧(图 5-10-1)。定位线对胸骨中点即线圈中心。扫描范围包括整个胸廓,上至胸廓入口,下至膈肌。

（四）扫描方式和参数

1. 平扫

（1）扫描定位：行冠状位、矢状位、横轴位三平面定位扫描。胸部常规扫描包括横轴位、冠状位,必要时加扫矢状位及斜面图像。在冠状位及矢状位定位像上设置横轴位扫描层面,层面与人体长轴垂直(图5-10-2);在矢状位定位像和横轴位像上设置斜冠状位成像层面(图5-10-3),层面与气管长轴平行。

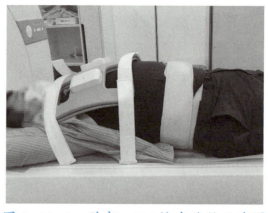

图 5-10-1　胸部 MRI 检查体位及线圈

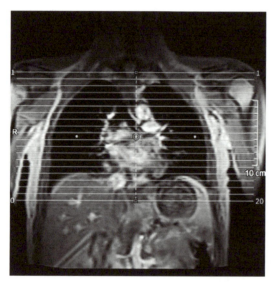
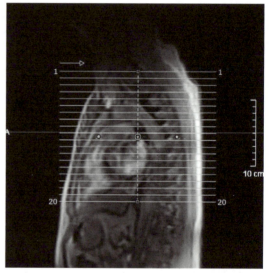

图 5-10-2　胸部常规扫描横轴位定位方法

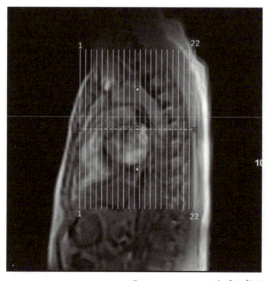
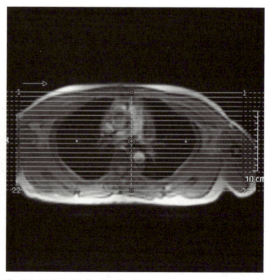

图 5-10-3　胸部常规扫描冠状位定位方法

(2) 成像层厚、间距：横轴位层厚为 5~8mm，矢状位及冠状位层厚为 4~5mm。间距为 1~2mm。

(3) 成像序列：采用 SE、FSE 或 GRE 序列，常规行横轴位 T_2WI-FS、T_1WI；冠状位 T_2WI-FS；矢状位 T_2WI。半傅里叶采集单次激发快速自旋回波（HASTE）扫描速度快，对呼吸、心跳运动敏感度低，常用于肺水肿、肺出血等的检查。胸部 MRI 常用的扫描序列及参数见表 5-10-1，仅供参考。

表 5-10-1　胸部常用扫描序列及参数

序列	方位	层厚 /mm	层间距 /mm	FOV/cm	相位编码方向
定位像	三平面				
T_2WI FSE	横轴位	5~8	1~2	36	前后
T_2WI-FS FSE	横轴位	5~8	1~2	36	前后
T_1WI GRE	横轴位	5~8	1~2	36	前后
T_2WI-FS FSE	冠状位	4~5	1	40	上下
T_2WI-FS FSE	矢状位	4~5	1	32	上下

2. 增强扫描　常规做横轴位、冠状位、矢状位 T_1WI-FS 扫描。部分患者需做适当延迟扫描。

（五）图像后处理

常规对横轴位 T_2WI-FS、T_1WI，冠状位 T_2WI-FS 或其他必要序列进行排版打印。注意采用适当的窗宽、窗位。

二、心脏大血管

（一）适应证

先天性心脏病、心脏瓣膜疾病、心肌病、冠心病、心脏肿瘤、主动脉夹层及动脉瘤等。

（二）扫描注意事项

除与颅脑等常规磁共振检查相同的注意事项外，在心脏大血管 MRI 检查过程中，患者配合尤其重要。应向被检者细致讲解注意事项，解释检查过程和大概的扫描时间，使患者消除恐惧，避免心率大幅变化。需训练被检者的呼吸，根据患者情况，可采用深吸气末屏气或呼气末屏气。心脏 MRI 检查，心率应控制在 80 次 /min 以内，心率过快者应施以药物控制心率。

（三）检查体位和扫描范围

线圈使用相控阵线圈或心脏专用相控阵线圈。被检者仰卧位，头先进。双臂置于身体两侧或上举。按要求放置电极（图 5-10-4）。呼吸感压器置于呼吸幅度最大部位。心脏置于线圈中心(图5-10-5),定位线对线圈中心。扫描范围根据申请单要求包括需显示的结构。

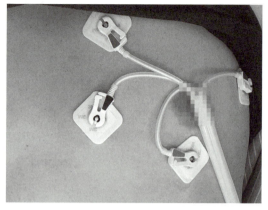

图 5-10-4　心脏 MRI 检查的心电电极

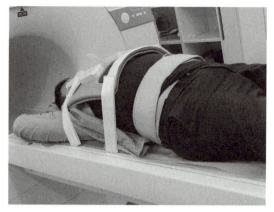

图 5-10-5　心脏 MRI 检查体位及线圈

(四) 扫描方式和参数

1. 定位成像　心脏大血管 MRI 检查除横轴位、冠状位、矢状位外,还应获取心脏长轴横断面、短轴横断面、瓣膜功能位等方位图像。首先采用快速成像序列获取冠、矢、轴三方向定位图,再用交互扫描方式进行各方位图像的定位:横轴—假(单斜)两腔心—假(单斜)四腔心—短轴—四腔心(双斜)—两腔心(双斜)(图5-10-6)。可在以上基础上根据病情不同再选择适当方位进行结构成像或电影成像。

2. 成像层厚、间距　层厚 6~8mm,间距 0.6~0.8mm。

3. 成像序列　常规选用快速自旋回波、快速梯度回波等序列,可使用 MRI 电影扫描方式,进行心功能分析。心脏 MRI 常用的扫描序列及参数见表5-10-2,仅供参考。

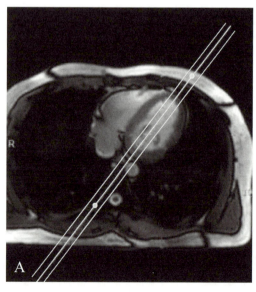

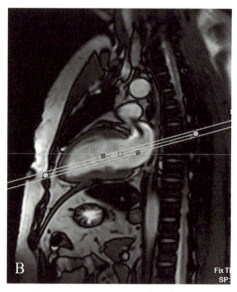

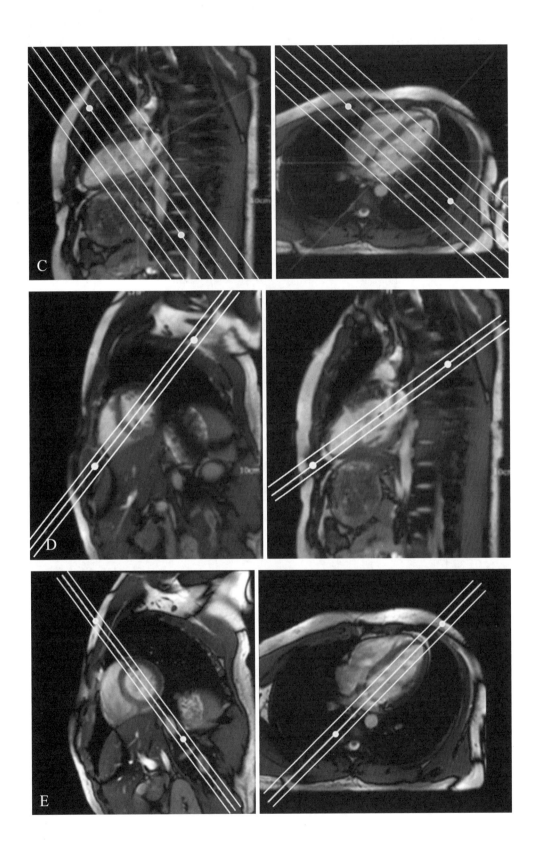

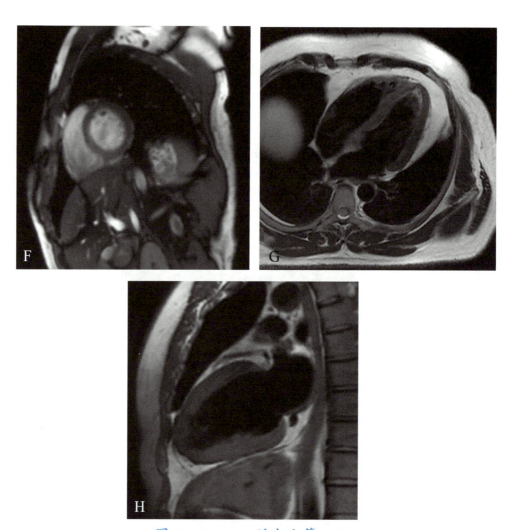

图 5-10-6　心脏大血管 MRI

A.横轴位定位假(单斜)两腔心;B.假两腔心定位假(单斜)四腔心;C.假两腔和假四腔心定位心脏短轴;D.心脏短轴像和假两腔心定位四腔心;E.短轴和四腔定位两腔心;F.心脏短轴位图像;G.四腔心图像;H.两腔心图像。

表 5-10-2　心脏常用扫描序列及参数

序列	方位	层厚/mm	层间距/mm	FOV/cm	相位编码方向
定位像	三平面				
交互扫描	轴位			40	/
FIESTA	两腔心	6~8	0.6~0.8	36	/
FIESTA	四腔心	6~8	0.6~0.8	36	/
FIESTA	短轴位	6~8	0.6~0.8	36	/

注:FIESTA(fast imaging employing steady state acquisition)指真稳态进动梯度回波序列,又称快速应用稳态进动,是快速梯度回波的一种,是基于真正稳态自由进动的梯度回波序列,常作为心脏亮血扫描的序列。

（五）图像后处理

心脏 MRI 检查包括心脏形态、心脏功能、心肌灌注等多项后处理分析。主要打印最能显示病情的典型方位的图像。为更好地显示心脏动态影像，建议向被检者提供影像光盘。

三、乳　　腺

（一）适应证

乳腺良恶性病变的诊断及鉴别诊断、肿瘤分期及乳腺植入物的评估等。

（二）扫描注意事项

除与颅脑等部位相同的检查前准备外，乳腺检查还需注意：

1. 由于受检体位不舒适且检查时间较长，需与患者做好良好沟通，减少其紧张情绪，以取得配合，避免运动导致图像产生伪影。

2. 适当添加饱和带，抑制呼吸及心脏搏动伪影。

（三）检查体位和扫描范围

线圈采用乳腺专用线圈。被检者俯卧于乳腺线圈上（图 5-10-7），头先进，双臂前伸，两手不能接触。身体长轴与床面长轴一致。双侧乳腺自然下垂悬于乳腺线圈凹槽内。额头置于专用枕上。可调整双臂姿态使被检者尽量舒适。定位线对双乳头连线即线圈中心。扫描范围包括全部乳腺。

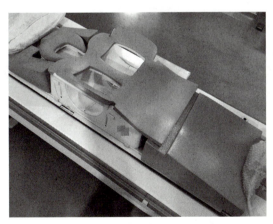

图 5-10-7　乳腺磁共振线圈

（四）扫描方式和参数

1. 平扫

（1）扫描定位：用快速成像序列做横轴位、冠状位、矢状位三方向定位像。乳腺磁共振检查以横轴位为主，矢状位为辅。在矢状位定位像上设置横轴位扫描层面，层面包括双侧乳腺上下缘及两侧胸壁（图 5-10-8）；在横轴位像和冠状位定位像上设置矢状位成像层面，两侧乳腺分别定位（图 5-10-9）。

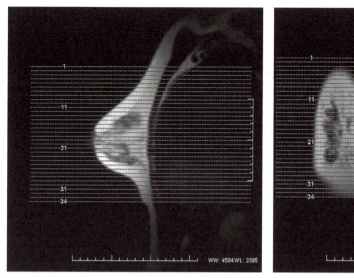

图 5-10-8　乳腺磁共振扫描横轴位定位方法

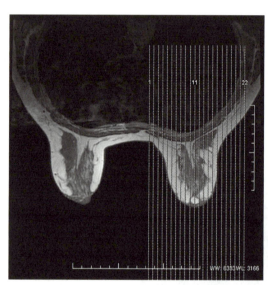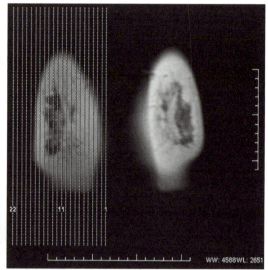

图 5-10-9　乳腺磁共振扫描矢状位定位方法

（2）成像层厚、间距：层厚 3~4mm，间距 0.6~1mm。

（3）成像序列：常规采用横轴位 T_2WI-FS FSE 序列、T_1WI FSE 序列、DWI 序列；矢状位 T_2WI-FS FSE 序列。乳腺 MRI 常用的扫描序列及参数见表 5-10-3，仅供参考。

表 5-10-3　乳腺常用扫描序列及参数

序列	方位	层厚 /mm	层间距 /mm	FOV/cm	相位编码方向
定位像	三平面				
T_2WI-FS FSE	横轴位	4	1	36	左右
T_1WI FSE	横轴位	4	1	36	左右
DWI	横轴位	4	1	40	前后
T_2WI-FS FSE	矢状位	4	1	32	上下

2. 增强扫描

（1）对比剂：含钆对比剂剂量为 0.1mmol/kg，注射流率为 2~3ml/s，再以相同流率注射 20~30ml 生理盐水。

（2）动态增强技术：采用动态增强成像序列，扫描蒙片后，在注射对比剂并延迟 18~20s 后连续扫描，扫描 6~7 期。该序列能很好地显示病灶，并能得到病灶和正常组织的时间 – 信号强度曲线图，有助于对病灶的鉴别诊断。动态扫描结束后再进行常规增强扫描，以更清晰地显示病灶形态。常规做横断面、矢状面和冠状面 T_1WI/FS 像，冠状位像应包括腋窝淋巴结。

（五）图像后处理

乳腺扫描后，需测量病灶的表观扩散系数（apparent diffusion coeffcient，ADC），动态扫描后需做病灶和正常组织的时间 – 信号强度曲线图，做 MIP、VR 等图像后处理（图 5-10-10，彩图 5-10-10）。常规摄取横轴位 T_2WI–FS FSE、T_1WI FSE、DWI，必要时摄取矢状位 T_2WI–FS FSE。动态增强序列摄取病灶增强的典型期像。常规增强摄取横断面、矢状面和 T_1WI–FS。

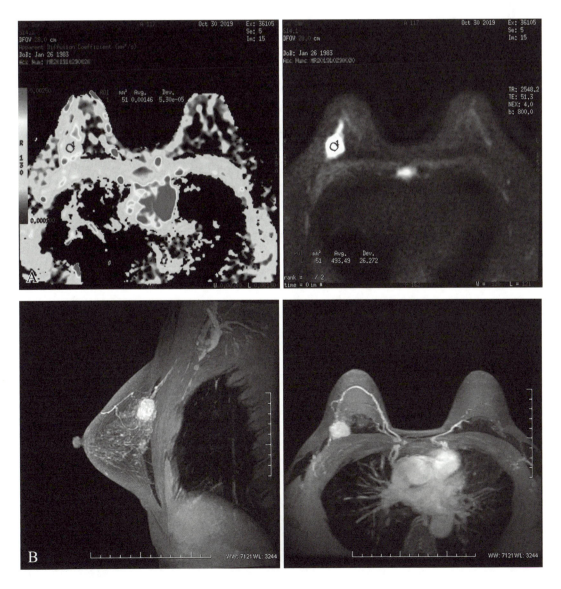

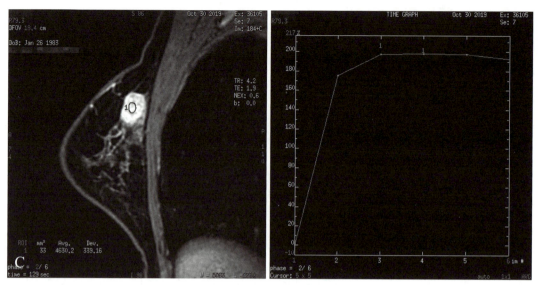

图 5-10-10　乳腺扫描图像后处理

A. 病灶 ADC 测量及 DWI;B. 病灶的最大密度投影图像;C. 动态增强时间 - 信号强度曲线测量。

本章小结

　　本章主要介绍了磁共振成像的基本原理、常用脉冲序列及相关参数、磁共振成像的基本临床应用、磁共振检查技术的基本操作及人体各部位的常用磁共振检查技术。本章重点内容为 MRI 的常用序列及相关参数,MRI 检查前准备、注意事项及颅脑、颈椎与颈髓、膝关节等部位的平扫技术,其中 MRI 的常用序列及相关参数是本章的难点。通过本章的学习,应熟悉磁共振成像的基本原理、常用脉冲序列及应用,对磁共振临床应用有一定了解,掌握磁共振检查前准备和注意事项、常见检查部位的体位设计和线圈摆放、扫描序列的选择,对扫描方式和参数的基本调整有所了解。本章的学习过程中需注意理论与实践相结合。

(朱　明)

 思考与练习

一、名词解释

1. 磁共振现象

2. 梯度磁场

3. 射频脉冲

4. 横向弛豫

5. 信噪比

二、填空题

1. 在磁共振分类中,根据磁场强度可将磁体系统分为_____、_____、_____。

2. 颈椎 MRI 检查常规扫描以_____位和_____位为主,当病灶位于椎管一侧或是脊柱侧弯时,增加_____位扫描。

3. 腰椎 MRI 的成像序列通常采用 SE 序列或 FSE 序列,行矢状位_____、_____、T_2WI-FS 及横轴位_____,必要时根据病情辅以其他序列和方位。

4. 上腹部磁共振检查,定位中心对准线圈中心及剑突下_____cm。扫描范围为从_____到肝脏和胰腺的下缘。

三、简答题

1. 简述磁共振现象中的弛豫概念。

2. 简述常规颅脑 MRI 检查中需要扫描哪些序列? 有哪些注意事项?

3. 简述肩关节 MR 平扫的技术要点。

4. 简述上腹部 MR 扫描前准备,除与颅脑等相同点之外,还需注意什么?

第六章 | 介入放射学简介

06章 数字内容

1. 掌握：介入放射学的概念及研究内容。
2. 熟悉：介入放射学常用检查方法及主要学习方法。
3. 了解：介入放射学的发展及现状。
4. 学会：介入放射学常用检查方法，为患者提供优质的介入放射学检查技术服务。
5. 具有：良好的人文素养，高度的责任心，团队协作的精神，良好的人际交流和沟通能力，爱护设备的良好意识，分析问题和解决问题的能力。

 导入案例

患者，女，54岁，患者当天中午行走中突感左侧肢体麻木、无力，上肢抬举不能，下肢不能行走，由家属陪同紧急入院，急诊 CT 发现蛛网膜下腔出血 30min。

请问：

1. 为明确出血原因，该患者进一步需要做哪种医学影像检查？
2. 该项检查前需要做哪些准备工作？
3. 该技术应如何进行操作？

第一节　介入放射学概述

介入放射学（interventional radiology，IVR）是在医学影像设备（DSA、CT、超声、MRI等）引导下，利用穿刺和导管技术，经血管或经皮穿刺途径进入人体，对疾病进行诊断和治疗的学科。介入放射学介于传统的内科学和外科学之间。1996年，国家科学技术委员会、卫生部和国家医药管理局联合在北京召开了"中国介入医学发展战略及学术研讨会"，首次将"介入医学"与"外科学""内科学"并列为三大临床医学学科。介入放射学是用穿刺针经过皮肤穿刺"介入"人体内，即"微创"。正是由于介入放射学"微创"这一特点符合当代医学发展的方向，并且大大地减轻了患者的痛苦和创伤，所以介入放射学在临床得到了快速和广泛的应用。

介入放射学包括两部分内容：一是介入诊断学，在医学影像设备引导下，利用穿刺和导管技术获得活体组织标本，对疾病进行定性诊断，如在 CT 引导下经皮穿刺肺部肿块活检术、股静脉穿刺肾静脉取血术等。二是介入治疗学，以影像诊断学为基础，在医学影像设备引导下，利用导管技术，以临床治疗学为原理，对疾病进行一系列治疗的技术，如对中晚期肝癌的化疗栓塞术、布加综合征下腔静脉球囊扩张术等。

介入放射学的特点：具有微创性、可重复性、定位准确、疗效高、见效快、副作用小、并发症发生率低、多种技术联合应用等特点。

介入放射学的分类方法颇多。按操作入路是否经过血管分为血管系统介入放射学（vascular interventional radiology）和非血管系统介入放射学（non vascular interventional radiology）两大部分。血管系统介入放射学是应用选择性或超选择性血管造影，先对疾病进行定位、定性、定量诊断，再经导管进行栓塞术、药物灌注术和血管成形术等治疗。血管内介入治疗学在心血管系统疾病和良恶性肿瘤的诊断治疗方面取得了重大突破，获得了满意疗效。非血管系统介入放射学是在血管以外进行的治疗和诊断性操作，主要包括腔道成形术和经皮穿刺引流术，如食管狭窄的球囊扩张术和覆膜支架置入术，阻塞性黄疸的经皮穿刺肝内胆管胆汁引流术，胆道残余结石经"T 管"网篮取石术，经皮穿刺椎间盘切吸术，经皮穿刺活检术及臭氧消融术等。

一、介入放射学现状

（一）学科兴起的基石

1953 年，瑞典放射学家赛丁格（Seldinger）发明了经皮股动脉穿刺术。该技术不需要切开皮肤、解剖肌肉组织、修补血管等外科手术操作，简便易行、安全、损伤小。因该技术为 Seldinger 首先发明并推广使用，故称为 Seldinger 技术。

Seldinger 技术的基本操作是以带针芯的穿刺针（图 6-1-1）穿过皮肤、皮下组织、血管前后壁，拔出针芯，缓慢退针，当穿刺针的前端斜面退到血管腔时，穿刺针的尾端就会喷出血液（如果是静脉血液就会缓慢滴出），再经穿刺针插入短导丝，这时短导丝就在血管腔内，退出穿刺针，沿短导丝插入血管鞘，再退出短导丝。通过血管鞘可插入各种型号的导管，插到靶血管，完成各种诊断性造影或治疗工作，然后拔出导管鞘，压迫穿刺点 5~10min 并加压包扎。最常用的穿刺部位是股动脉、股静脉、桡动脉以及颈静脉等。

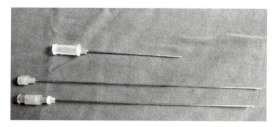

图 6-1-1　穿刺针

Seldinger 技术一经出现,就完全代替了以往手术切开血管的方法,成为介入放射学最基本的操作技术。该技术相当于为我们在需要部位的血管上打开了一扇门,操作完毕后再把门安全地关上。这一技术为介入放射学的发展奠定了基础,也大大地促进了血管造影的普及,特别是颅脑及胸、腹腔脏器的血管造影都是在该穿刺技术应用的基础上发展起来的。随着临床医学的需要和介入放射学的发展,该技术也被广泛应用于非血管性介入放射学,如人体各种腔、道及各部位的脓肿、囊肿的经皮穿刺引流治疗等。

1974 年,德里斯科尔(Driscoll)对该穿刺方法进行了改良,他使用的穿刺针不再带针芯,并且只需穿过血管前壁,针尾就会喷出血液,不需穿过血管后壁,这样就会大大地减少因穿刺造成的后壁血肿和假性动脉瘤的发生,穿刺也变得更简便,所以这种改良的Seldinger 技术已被广泛应用于临床。

(二)介入放射学的现状

随着介入放射学在临床上的广泛应用,治疗领域不断扩大,治疗效果不断提高,新材料、新设备得到及时应用,新技术、新方法不断问世,介入放射学起到了内科学、外科学不可替代的作用。介入放射学涉及神经、呼吸、循环、消化、泌尿生殖、运动等系统的多种疾病,囊括了绝大多数临床学科的疾病。

我国介入放射学事业的发展经历了起步、发展和繁荣的历程。我国的介入放射学起步虽晚,但发展迅速。目前我国在神经系统疾病介入治疗、门静脉高压介入治疗、布加综合征介入治疗等方面已达到国际领先水平。

二、Seldinger 技术的操作步骤

1. 患者取仰卧位,确定穿刺部位后行常规消毒、铺巾。

2. 用 2% 利多卡因 3~5ml,于穿刺部位作皮肤及皮下组织局部浸润麻醉。小儿需用基础麻醉或全身麻醉,神经系统介入治疗多数需要全身麻醉插管。

3. 用手术刀尖在穿刺点处(股动脉穿刺选腹股沟韧带下方 0.5~1cm 处)做 2~3mm皮肤切口,深达皮下组织。对皮下组织较厚或较紧者,亦可用蚊式钳作皮下组织钝性分离。皮肤开口处务必在血管搏动点正上方,以保证随后的操作始终与血管在同一轴线上。

4. 在确定穿刺部位后,术者以左手示指、中指按压固定穿刺点的皮肤及血管,右手

拇指、示指、中指持穿刺针沿皮肤切口刺入皮下，探测动脉的波动，一旦针尖触到血管波动，使针与皮肤成 30°~40° 夹角快速刺入，然后松开穿刺针，观察针尾的波动。如果针尾向两侧摆动，证明穿刺针位于血管的一侧；如果针尾随动脉上下波动，证明穿刺针已刺中血管，穿刺时穿刺针的斜面应始终向上，一旦针尾喷血，说明针的斜面位于血管腔内，这时应当把针旋转 180° 使斜面向下，这样才利于导丝推进。导丝进入有阻力时应当透视观察，看导丝远端是否进入分支小血管，如果进入小血管，就要先退出穿刺针，再将导丝慢慢调整到主干血管腔内。切不可猛拉导丝，以避免穿刺针斜面切割、损伤导丝。

5. 助手将扩张管连同导管鞘自导丝端插入。

6. 拔出扩张管及导丝。助手打开导管鞘侧臂开关，并推入肝素盐水 3~5ml，即可开始选择预插血管进行各种检查和治疗 (图 6-1-2，彩图 6-1-2)。

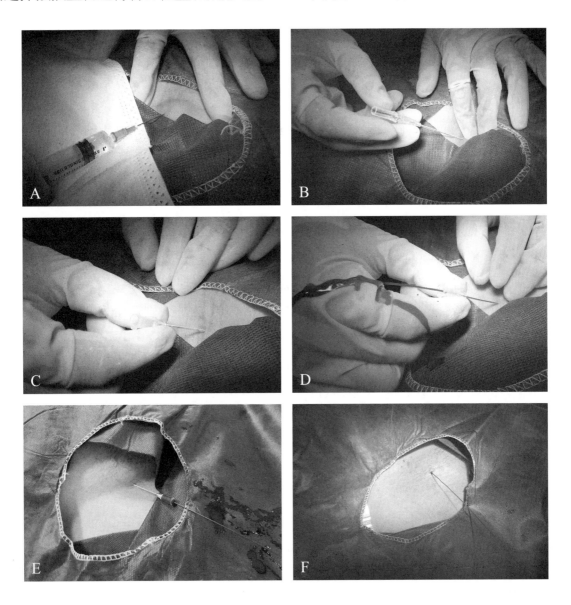

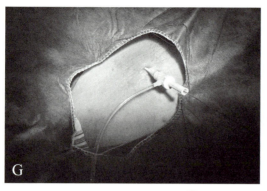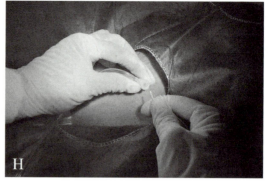

图 6-1-2　Seldinger 技术

A. 局部麻醉；B. 右侧腹股沟区皮肤皱褶下方约 0.5cm 处，快速穿刺股动脉；C. 退出针芯；D. 缓缓向外退针，见血液从针尾射出；E. 将导丝经穿刺针芯送至股动脉；F. 退出穿刺针，只将导丝留在股动脉；G. 通过导丝引入血管鞘；H. 经血管鞘送入导管。

三、介入放射学常用设备

1. DSA　数字减影血管造影（digital subtraction angiography，DSA）主要用于血管性介入治疗学和某些非血管性介入治疗学，是介入放射学最常用的影像导引设备。其优点是定位准确、可实时透视、操作简便、图像清晰、能发现细微病变，缺点是患者及术者要接受 X 射线照射。

2. CT　CT 是非血管性介入治疗学常用导引设备，优点是定位准确、图像清晰，缺点是患者要接受 X 射线照射、不能实时透视、需要多次重复扫描。主要用于经皮穿刺活检定位、脓肿及囊肿经皮穿刺引流定位及椎间盘穿刺、椎体穿刺定位。

3. B 超　其优点是无辐射、定位准确，多用于脓肿、囊肿、胸腔积液的经皮穿刺引流定位。

4. MRI　目前尚未广泛应用于介入治疗学临床工作中。

四、介入放射学常用器材

1. 穿刺针　现在常规用的穿刺血管的穿刺针都是无针芯的，其他穿刺针都是带针芯的，如活检针、胆道穿刺针等。

2. 导丝　根据用处不同，分为短导丝、普通"泥鳅"导丝、微导丝、加硬导丝、超硬导丝、交换导丝及神经介入用的导丝连接杆（图 6-1-3）。

3. 导管　按用途不同分为多功能导管、Cobra 导管（"眼镜蛇"导管）、RH 导管（肝动脉导管）（图 6-1-4）、西蒙导管、胃左导管、"猪尾巴"导管、微导管、溶栓导管（图 6-1-5）

等,它们的区别主要在于导管头端的形态及管径的大小。

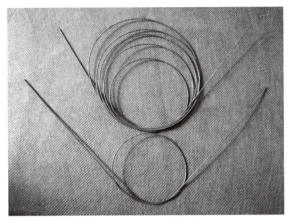

图 6-1-3　导丝

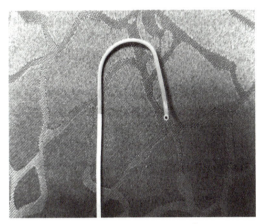

图 6-1-4　RH 导管

4. 球囊导管　导管的头端有一球囊,用于扩张狭窄的管腔(图 6-1-6)。

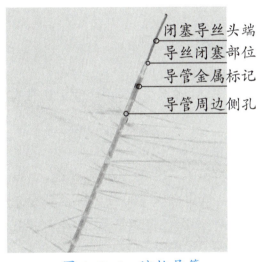

闭塞导丝头端
导丝闭塞部位
导管金属标记
导管周边侧孔

图 6-1-5　溶栓导管

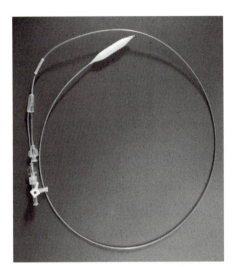

图 6-1-6　球囊导管

5. 支架　分为裸支架、覆膜支架、密网支架等(图 6-1-7)。

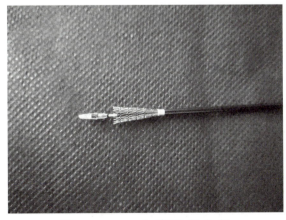

图 6-1-7　自膨胀式支架

6. 引流管　带有多个侧孔,用于胆道引流及囊肿脓肿引流。

(张春雨)

第二节　DSA 检查

一、DSA 概述

数字减影血管造影(DSA)是电子计算机、X 射线常规摄影和血管造影相结合的一种检查方法。由于普通的血管造影影像是由许多解剖结构互相重叠构成的复合影像,很难单独显示靶血管的影像。DSA 作为一种新的检查方法很快被应用到医学影像诊断和治疗领域,由于 DSA 只需要使用少量对比剂即可获得清晰的影像,而且 DSA 检查具有安全性高、痛苦小、时间短、准确性高、治疗直接和检查结果的定量化等优点。

二、DSA 成像系统

DSA 成像系统主要包括:X 射线发生和显像系统、机械系统、图像数据采集和存储系统、计算机系统等。

(一)X 射线发生和显像系统

1. 要求 X 射线管能承受连续脉冲曝光的负荷,对中、大型数字减影设备,一般 X 射线管的热容量在 200kHu 以上,管电压为 40~150kV,管电流为 800~1 250mA。要求高压发生器能产生稳定的直流高压,采用中频和高频技术,由微处理器控制,产生几乎是纯直流的电压。

2. 数字成像板/影像增强器　有 10cm、16cm、22cm、30cm 4 种视野。新型的平板型增强器,在输入屏发光体和光电层之间有几十万条光纤,把每个像素的光耦合到光电层,从而使影像有较高的亮度,提高了影像增强器的转换效率。

3. 光学系统　使用大孔径、光圈可自动调节的镜头。

4. 电视摄像机　要求摄像管具有高灵敏度、高分辨力和低残像的特点,采用 CCD 摄像机和逐行扫描制式。

5. 监视器　要求配备高清晰度、大屏幕的监视器,如逐行扫描 1 024 线以上、51cm 以上类型。用多屏、多分割或画中画的形式,便于随时对比。

6. X 射线影像亮度自动控制　采用控制影像增强器的输出量和控制光学系统的输出量来保证监视器上影像的亮度一致,确保有足够的诊断信息。

7. X 射线剂量管理　在保证图像质量的前提下尽量减少患者接收的 X 射线剂量,常采用栅控技术、光谱滤过技术、脉冲透视技术和图像冻结技术来进行剂量管理。

（二）机械系统

机械系统主要包括机架和导管床,要求它们的移动速度快、方向多、具有体位记忆技术和自动跟踪回放技术。

（三）图像数据采集和存储系统

根据采集矩阵的大小决定采样时钟的速率,对 512×512 矩阵、768×572 矩阵、1 024×1 024 矩阵,需要的采样频率分别为 10MHz、15MHz 和 20MHz。按照对数字影像灰度级的要求选择模拟数字转换器的量化等级,即位(bit)数,一般为 8bit 或 10bit。

（四）计算机系统

在 DSA 中,计算机主要用于控制和图像后处理,主要功能包括:

1. 系统控制　以计算机为主体控制整个设备。

2. 图像后处理　主要有对数变换处理、移动性伪影校正、改善图像信噪比以及时间滤过处理和自动参数分析功能。

DSA 系统的组成如图 6-2-1 所示。

三、DSA 的原理

（一）DSA 减影原理

DSA 是利用成像板将通过人体后已衰减的未造影影像的 X 射线信息转变成数字化的影像并存储起来,再把造影影像数字化并与未造影影像的数字信息相减,除对比剂以外的任何影像在造影前后无任何变化,相减时被消除,因此,只剩下含有对比剂的血管影像信息。再将该差值信号经数/模转换成各种灰度等级,在阴极射线管上构成影像。此时,骨骼和其他软组织构成的背景影像被消除,只留下含有对比剂的血管影像(图 6-2-2)。

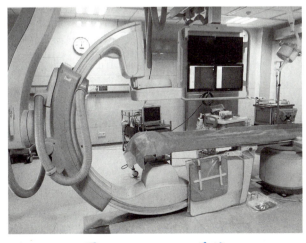

图 6-2-1　DSA 系统

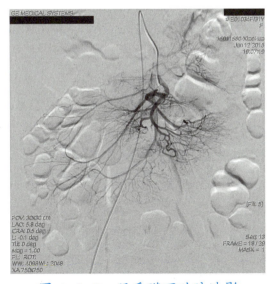

图 6-2-2　肠系膜下动脉造影

（二）DSA 的减影顺序

DSA 的减影顺序:①制备蒙片;②摄制血管造影片;③把蒙片与血管造影片重叠相减,生成减影片。

减影技术的基本内容是把两帧人体同一部位的影像相减,从而得出它们的差值部分。

（三）DSA 影像的形成条件

1. DSA 信号　在造影期间进行两次曝光,一次是在对比剂进入感兴趣区之前,另一次是在对比剂到达感兴趣区并达到最大浓度时,其相应的影像被称为蒙片像(mask 像)和造影像(充盈像)。如患者在曝光过程中体位不移动,则两幅影像之间的唯一差别是含有对比剂的血管像,二者的差值信号就是 DSA 信号。差值越大,DSA 的信号越强。在造影过程中,利用 DSA 设备附有的视频密度计把记录的视频信号转化为视频密度值,即信号幅度。

2. DSA 的曝光条件

(1) X 射线能量:X 射线探测器和被成像物质对 X 射线的吸收特性,决定了 DSA 所需 X 射线的能量。在实际应用中,由于 X 射线管管壁、绝缘油、X 射线管固有滤过和附加滤过以及人体对 X 射线的吸收,对含碘的造影部位用 60~70kV 摄影可获得较理想的影像。

(2) 曝光要求:根据感兴趣区血管的大小、噪声情况、病变部位和病变观察的细致程度等决定。

(3) 摄影条件选择:理想的摄影条件应具有足够高的信噪比、最低的患者及操作者辐射剂量、适度的 X 射线管负荷和最小的 X 射线脉冲宽度。

(4) DSA 的自控曝光:目前常用两种形式的自控曝光控制,即以荧光效应控制的光电管自控曝光控制系统和以 X 射线对空气的电离效应为基础的电离式自控曝光控制系统。

（四）DSA 影像的形成

1. 影像的检测与显示　DSA 的探测器为数字成像板,它接收 X 射线透过检查部位的衰减值,并在成像板上形成数字图像,通过监视器予以显示。

2. 影像的矩阵化与像素　数字影像表现出来的是像素的不同亮度,表示像素浓淡程度的数值有十至数千级,以 2 的乘方数 bit 表示,一般来讲,一个 n 倍 bit 的二进制数字可以表示 2^n 个灰阶水平,例如,8bit 就是 $2^8=256$ 阶。所谓灰阶就是指各种组织、器官的微小密度差,反映影像的黑、白影像层次。人眼无法分辨这样的灰阶(人眼仅能分辨出 16 个灰阶),只有通过窗口技术进行转换后人眼才能识别灰阶。像素的数目和灰阶越大,影像越真实。

3. 模/数转换　模/数转换器的功能是把来自电视摄像机的视频信号数字化。扫描将影像分成许多像素(连续的物理量),然后变成数字信号(不连续的物理量)。在扫描中以高电压代表电视信号明亮的部分,低电压代表电视信号黑暗的部分,按扫描规律将像素的明暗转变成电信号。

4. 数字逻辑运算　指将一个影像或一个影像序列数字化和储存,并进行数字化处理。运算程序均由二进制计算的电子逻辑元件完成。

四、DSA 的减影方式

DSA 有多种减影方式,根据减影过程中所涉及物理变量的不同可分为:时间减影、能量减影、混合减影、体层减影、三维数字减影血管造影(3D-DSA)、电视减影和光学减影等。

(一) 时间减影

时间减影是 DSA 的常用方式之一,在注入的对比剂进入预检部位之前,将一帧或多帧影像作 mask 像储存起来,并与时间顺序出现的含有对比剂的造影像一一地进行相减,对比剂通过血管引起高密度的部分被显示出来。因造影像与 mask 像两者获得的时间先后不同,故称时间减影。其缺点是在摄影过程中,由于患者自主或不自主的运动使 mask 像与造影像不能准确地重叠,从而出现伪影或模糊不清。根据减影所用的 mask 像和造影像的帧数、时间不同,时间减影又分为以下几种方式:

1. 常规方式　取 mask 像和造影像各一帧,进行相减。有手动和自动两种选择。手动方式是由操作者在曝光期过程中根据监视器上显示的造影情况,瞬间摄制 mask 像和造影像,mask 像尽可能地选择在血管充盈前的一瞬间,造影像的选定以血管内对比剂浓度最高为宜;自动方式由操作者根据导管末端至造影部位的距离、患者的血液循环时间,事先设定注药至 mask 像间的时间,以及注药到造影像的时间。

2. 脉冲(序列)方式　此方式是以每秒进行数帧摄影,在对比剂未进入造影部位前和对比剂逐渐扩散过程中对 X 射线影像进行采集和减影,最后得到一系列连续间隔的减影影像。此方式以一连串单一的曝光为其特点,射线剂量较强,获得影像的信噪比较高,是一种被普遍采用的方式。

3. 连续方式　连续方式与透视一样,X 射线机连续发出 X 射线照射,获得与电视摄影机同步,25~50 帧 /s 的连续影像信号。类似于超脉冲方式,以电视视频速度观察连续的血管造影过程或血管减影过程。

4. 路途方式　先注入少许对比剂后摄影(透视到血管浓度最高时停止),再与透视下的插管做减影,形成一幅血管减影影像,作为参考和指引,并重叠在透视影像上。

(二) 能量减影

能量减影的原理是利用碘与周围组织对 X 射线的衰减系数,在不同能量下有明显差异而进行的减影。

(三) 3D-DSA

可以获得 3D 立体图像,图像更真实、清晰。具体做法是,先将 X 射线管和成像板绕人体长轴旋转一周作为蒙片,机架复位后注射对比剂再旋转一周并采集图像,将二者相减,就可以获得血管的 3D 图像(图 6-2-3)。

五、高压注射器

在做心脏造影及大血管造影时,由于这些部位管径粗、血流量大,手推造影时,因对比剂压力低、流速慢、总量少且不均匀,获得的图像会很模糊,无法达到诊断要求。而高压注射器(图 6-2-4)能将对比剂按设定的流率、压力及总量均匀注射到靶血管内,获得理想的造影图像。

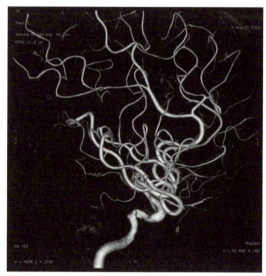

图 6-2-3　脑血管 3D-DSA 影像

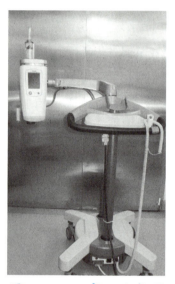

图 6-2-4　高压注射器

(张春雨)

第三节　DSA 操作步骤

一、患者资料输入

在患者进行 DSA 检查治疗前,应将患者信息及有关资料输入计算机内,以便检查后查询,同时也为影像拷贝或激光打印等留下文字记录。

二、患者体位选择

1. 选择适当的标准体位,根据解剖学原理选择最易发现和显示病变的体位。
2. 转动体位或 C 形臂,通过人体或机器转动找出一个合适的体位,以便显示病变。

3. 利用切线效应,转动 C 形臂,使 X 射线束的中心经过病灶或预检组织的边缘,充分暴露预观察部位。

4. 使用特殊体位,某些部位成像需要特殊的体位,如心脏的四腔位能使心脏各房室展开成平面显示;右冠状动脉的左前斜 45° 位能使冠状动脉展开显示。

在体位设计中,应使病变部位靠近成像板,以缩小被照肢体与成像板的距离,减小放大失真,从而获得清晰的影像。

三、设 备 准 备

(一) X 射线机的调整和影像储存准备

首先选好 X 射线管的焦点、光圈大小、放大倍数。DSA 检查的目的是要获得对比丰富、影像噪声小的减影影像。要使 DSA 影像的质量提高,有时甚至需要增加 12~30 倍的 X 射线曝光量,调到最佳的管电压和管电流,调好磁带、磁盘及其他摄影、录像装置,以便将造影时用的数据储存进去。

(二) DSA 方式的选择

根据不同的病情需要及诊断要求进行全面权衡,选择与造影部位和患者状态相适应的减影方式。

(三) 影像采集时机及帧率

影像采集原则是使对比剂最大浓度像出现在造影系列影像中,并尽可能减少患者曝光剂量。

采集时机可经 DSA 键盘输入计算机,然后按设定程序进行,也可在高压发生器上选择,即采像延迟或注射延迟。采像延迟是先注射对比剂,后曝光采集影像。

采集帧率依 DSA 装置、病变部位和病变特点而定,大多数 DSA 装置的采像帧数是可变的,一般有 2~30 帧 /s。心脏和冠状动脉运动快的部位,在 25 帧 /s 以上才能保证采集的影像清晰。至于采集的时间,要依据插管动脉的选择程度、病变的部位和诊断要求而定。

(四) 高压注射器的准备

高压注射器的应用直接影响对比剂在血管中的显示,在造影开始前必须对其进行各种参数的设定。

1. 对比剂量及浓度的选择　浓度一般为 60%~76%,总量按患者的体重计数,成人一次总量为 1ml/kg,儿童一次总量应根据造影方式、造影部位和病情状况等作全面考虑。

2. 流率与压力的选择　流率是指单位时间内注入导管的对比剂的剂量,单位为 ml/s。

压力是指对比剂以特定流率到达血管时单位面积所受的压力,常用单位是 PSI(英磅 / 英寸^2)或 kg/cm^2(1PSI=0.07kg/cm^2)。压力的选择是根据造影部位和病变要求决定的,也与导管的型号相匹配。

(张春雨)

第四节 DSA 临床应用

一、DSA 造影中的常用技术

在 DSA 造影检查时,为了使影像观察更加方便、清楚,常采用下列一些操作技术:

1. 放大技术 DSA 放大摄影中,摄影可通过几何放大和电子放大两种方法。几何放大是通过 X 射线管、人体、成像板三者之间相对距离的不同组合进行,根据几何学原理,锥体正中截面的面积之比等于各截面到锥体顶距离的平方比,如果 X 射线管与数字成像板的距离不变,人体离 X 射线管愈近则影像放大率愈大,反之亦然;人体保持不动,X 射线管离成像板距离愈短,影像放大愈大。

电子放大是通过改变成像板输入野的大小来改变影像的大小。例如,分别选用输入野 33cm、23cm、17cm,其影像的放大倍数逐渐增加。输入野大小的改变是通过加在成像板上不同的电压来实现的,改变电压就是改变了电子透镜的聚焦点,焦点改变了,输入屏可观察的有效面积也改变,相应地,输出屏的影像也随之改变。由于该影像放大是通过改变电压实现的,故称电子放大。

2. 定位技术 定位技术是在 DSA 采集前,先将造影部位确定一个初始位置。

3. 缩光技术 缩光技术就是使用准直器将曝光野中空旷区或组织密度很低的区域遮盖,以求照射区域内密度趋于一致,从而提高图像的质量,并减少辐射。

4. 屏气技术 DSA 采像过程中患者的轻微移动和呼吸运动都会使图像模糊不清,所以胸部采用深吸气后屏气采集,腹部采用深呼气后屏气采集。

5. DSA 的采集持续时间 心腔造影的基本原则是对比剂无论从右心系统注入,还是从左心系统注入或者有左右短路存在的情况下,采集时间都要将左心室对比剂充盈满意为止。对于冠状动脉造影,采集时间应到静脉显影为止。对于肝癌患者的腹腔动脉造影时,采集时间应延长到门静脉显示满意为止。对消化道出血而行肠系膜上、下动脉造影时,采集时间应到毛细血管期或静脉期。

二、心血管介入治疗常用体位

依照 DSA 设备与人体的位置关系,可以确定摄影体位和方向。成像板转至患者右前方的摄影方向为右前斜位(RAO),成像板转至患者左前方的摄影方向为左前斜位(LAO)。成像板转至患者头部的摄影方向称为足头位(CRANIAL),成像板转至患者足的位置的摄影方向称为头足位(CAUDAL)。

心脏 DSA 常用的轴位摄影方法包括：

1. 肝锁位　指取约 45° 半坐位或成像板转至头部 45°，再 LAO 45° 倾斜，患者的体轴在检查床上(水平)顺时针旋转 15°~20°，X 射线从正面和侧面两个方向摄影的方法。这种体位正位像上两个心房和两个心室互不重叠(即四腔心)，房间隔中部和室间隔后部几乎可以呈切线位摄影，侧位像室间隔圆锥部可以呈切线位影像，对于诊断各种先天性心脏病和二尖瓣疾病很有帮助。

2. 长轴斜位　指取 LAO 70°~75°，加足头位 25°~30° 的复合位角度摄影。这种体位可以切线位观察室间隔前部，有助于观察左室流出道、主动脉瓣及二尖瓣的关系。

3. 半坐位　指 X 射线以足头位 30°~45° 摄影，这种体位有利于观察肺总动脉及分支部位，有助于肺动脉狭窄的诊断。

4. 主动脉瓣瓣口位　指 X 射线以 LAO 75°~80° 和头足位 40° 的复合位角度摄影。这种方向摄影时主动脉瓣的三个瓣互不重叠。

5. 二尖瓣瓣口位　指 X 射线以 LAO 60° 和头足位 20° 的复合位角度摄影，这种方向摄影可以正面观察二尖瓣环，且二尖瓣的前尖、后尖互不重叠，有助于对开放程度、粘连程度及瓣环收缩进行动态观察。

6. 肺动脉瓣瓣口位　指 X 射线以头足位 35° 摄影，这种摄影从正面观察肺动脉瓣，有助于对肺动脉瓣瓣尖有无异常运动情况的观察。

三、神经系统造影

【术前准备】

1. 患者准备

(1) 碘过敏和麻醉药过敏试验。

(2) 检查心脏、肝、肾功能及出凝血时间。

(3) 穿刺部位备皮。

(4) 术前 4h 禁食、禁水。

(5) 向患者做好解释，消除顾虑和紧张，争取术中配合，告知并签同意书。

(6) 建立静脉通道。

2. 器械准备　除设备外，还应准备相应的消毒器械、手术包、导管导丝、微导管、微导丝、弹簧圈、解脱器、栓塞胶、支架、穿刺针和必要的抢救设备等。

3. 药品准备　对比剂、抗凝剂、溶栓药、超液化碘化油、局麻药、氧气、各种急救药品。

【适应证与禁忌证】

1. 适应证

(1) 颅内、外血管性病变。

（2）颅内、外肿瘤性病变。

（3）颅内病变的术后随访。

（4）颈面部的出血性疾病。

2. 禁忌证

（1）碘过敏。

（2）严重的心、肝、肾疾病。

（3）严重的血管硬化。

（4）高热、急性炎症。

（5）穿刺部位感染。

【造影技术】

1. 手术操作　行股动脉穿刺插管，选择性地将导管分别插入左右颈总动脉或颈内、外动脉及椎动脉。颈面部病变可选插入颈外动脉，进行血管造影。

2. 造影参数选择　对比剂用浓度为 30%~40% 的非离子型对比剂。用量和流率：颈内、外动脉总量为 6~8ml，流率为 3~4ml/s；椎动脉对比剂用量为 6~8ml，流率为 3ml/s，压力为 300PSI（Pa）。其他血管，总量为 6~8ml，流率为 3~4ml/s。

3. 造影体位及程序　颈内动脉造影常规体位是标准的正侧位（图 6-4-1）。透视校正体位时，正位（汤氏位）两侧颞骨岩部对称，位于眼眶内下 2/3，侧位为水平侧位，两外耳孔重合，必要时倾斜 X 射线管。对于动脉瘤等某些病变，可加照 3D-DSA。

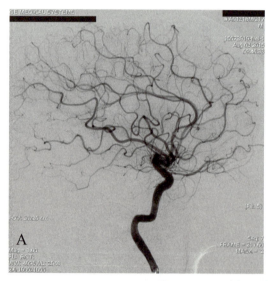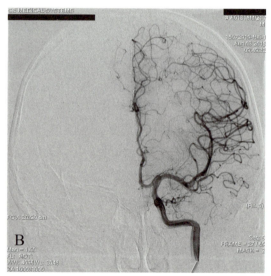

图 6-4-1　左颈内动脉造影正侧位

A. 正位；B. 侧位。

工作位是暴露病变部位的最佳体位，如在做脑动脉瘤栓塞时需要显示瘤颈口及载瘤动脉走行、动静脉畸形（AVM）栓塞时需要显示供血动脉及引流静脉的走行方向及畸形血管团的形态。

左前 60°~65° 斜位可使主动脉弓、颈动脉及椎动脉清晰显示且彼此分离;70° 左后或右后斜位,可使颈内、外动脉起始部分开;30° 斜位可较好地分辨颈内动脉虹吸部。

椎动脉造影常规体位是标准侧位、汤氏位及华氏位(图 6-4-2)。透视下校正体位,汤氏位时成像板向头侧倾斜 30°~35°,两侧颞骨岩部对称,位于眼眶上缘可见枕骨大孔;侧位为水平侧位,两外耳孔重合,8° 前斜位可使上矢状窦与中线静脉系统分离;25° 左前或右前斜位可显示乙状窦与颈静脉球。

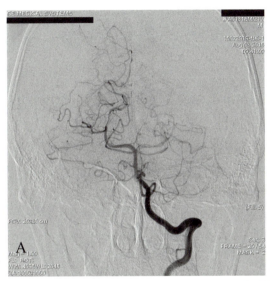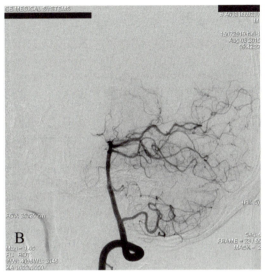

图 6-4-2　左椎动脉造影正侧位

A. 正位;B. 侧位。

DSA 的成像方式:常规脉冲方式,每秒 2~3 帧,曝光至静脉窦显示为止。

四、循环系统造影

(一)冠状动脉 DSA

【术前准备】

1. 患者准备

(1) 对比剂、麻醉剂和抗生素的过敏试验。

(2) 术前 4h 禁食。

(3) 穿刺部位备皮。

(4) 检查心、肝、肾功能,血常规、血脂、血糖及出凝血时间。

(5) 术前做好解释工作,消除顾虑,训练患者,争取术中配合,告知并签同意书。

(6) 术前给予镇静药(地西泮)、抗凝药(阿司匹林),以及普鲁卡因胺、阿托品、硝酸甘油等,对缓解紧张焦虑,防止心律失常、低血压、血栓形成,解除冠状动脉痉挛有帮助。

(7) 建立静脉通道,便于术中给药和急救。

2. 器械准备

(1) X射线机和DSA及附属设备正常运行。

(2) 监护和抢救设备：如心电图、心电生理记录仪、血压计、血氧饱和度仪、除颤器、吸痰器、气管切开包、氧气等。

(3) 穿刺插管器材：如穿刺针、注射器、相应型号的导管导丝、气囊扩张导管、同轴导管、支架等。

(4) 心脏冠状导管手术器械消毒包。

3. 药品准备

(1) 对比剂：非离子型对比剂及等渗对比剂。

(2) 局麻药、肝素、生理盐水。

(3) 术前术中用药：如阿托品、利多卡因、地西泮、硝酸甘油、溶栓药物(尿激酶)、栓塞剂、止痛剂及替罗非班(防止血栓形成)等。

(4) 各种心肺复苏的抢救药品。

【适应证与禁忌证】

1. 适应证

(1) 冠状动脉疾患。

(2) 原因不明的心脏扩大。

(3) 主动脉瓣和二尖瓣病变。

(4) 复杂的先天性心脏病。

(5) 冠状动脉搭桥术术后随访。

2. 禁忌证

(1) 碘剂、麻醉剂过敏。

(2) 穿刺局部感染，全身高热。

(3) 心肌梗死急性期。

(4) 急性心力衰竭。

(5) 严重心律失常。

(6) 低钾血症状态，造影可诱发室颤。

(7) 精神病患者。

【造影技术】

1. 手术操作　冠状动脉造影最常采用经皮穿刺右侧桡动脉插管。

冠状动脉造影前，先行左心室造影，以便观察是否有左心室收缩功能失调和室壁瘤，再行左冠状动脉造影。导管抵达升主动脉冠状窦后，将导管插入左冠状动脉口内，进行左冠状动脉造影(标准体位)，最后行右冠状动脉造影。

在造影的过程中应由专人负责观察心电监护、压力变化，以便及时发现危及生命的心律失常、冠状动脉压力下降和心肌缺血等改变。

2. 造影参数选择　对比剂用浓度为 300~370mgI/ml 的非离子型对比剂,肾功能异常者用等渗对比剂。主动脉及左心室造影每次用 30ml,流率为 15ml/s;左、右心房造影每次用 20~25ml,流率为 10ml/s。注射压力选用:主动脉及左心室为 500~600PSI,左右心房为 300~400PSI,曝光采集到左心室对比剂流空为止。左冠状动脉造影,每次对比剂的量为 5~8ml,手推注入;右冠状动脉造影,每次的对比剂量为 4~6ml,曝光采集至冠状动脉回流。

3. 造影体位及程序

(1) 左心室造影体位及程序:常用左前斜 30°~45° 位,观察左室心腔形态结构,左室壁运动情况,了解有无二尖瓣关闭不全和主动脉瓣狭窄。可用于测量左室舒张末期最大容积,计算左室射血分数(left ventricular ejection fraction,LVEF)。右前斜位对左室前壁、心尖部及左室下壁运动情况较为清楚,病变累及左室后壁时,应加做左前斜造影。

(2) 冠状动脉造影体位及程序:冠状动脉造影投照体位的命名依成像板的位置而定。常用冠状动脉造影的投照体位包括:左前斜位、右前斜位、左侧位以及左、右头或足位、蜘蛛位等。①左前斜位:常用左前斜 45° 观察右冠状动脉,可清晰显现右冠状动脉各分支;左前斜 60° 观察左前降支、回旋支、对角支(图 6-4-3)。②右前斜位:常用右前斜 30° 观察左冠状动脉,可清晰显现左冠状动脉各分支(图 6-4-4)。③左侧位:常用左侧位 90° 观察左冠状动脉分布情况。④左前斜头位:常用左前斜 15° 加头位倾斜 15°,可清晰显现左主干及其左冠状动脉口,怀疑左主干病变者,应首先选用这一体位。⑤右前斜头位:常用于左前降支的对角支和间隔支、右冠状动脉的锐缘支的观察。⑥左前斜足位:常用于左主干、前降支、回旋支的观察。⑦右前斜足位:常用于左前降支、回旋分支的观察。

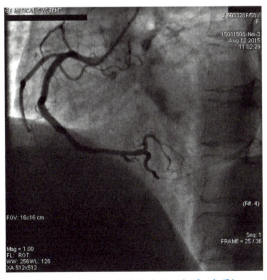
图 6-4-3　右侧冠状动脉造影

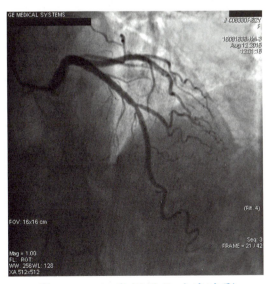
图 6-4-4　左侧冠状动脉造影

(二) 心脏 DSA

【术前准备】

基本同冠状动脉 DSA。

【适应证与禁忌证】

1. 适应证

(1) 先天性心脏病。

(2) 后天性的瓣膜疾病。

(3) 冠心病。

(4) 心脏术后又出现症状,需要再次手术者。

2. 禁忌证

(1) 碘、麻醉剂过敏。

(2) 穿刺局部感染,全身高热。

(3) 感染性心内膜炎、急性心肌病。

(4) 严重的肝、肾功能障碍。

(5) 严重心律失常和心脏传导功能障碍。

(6) 严重心力衰竭、急性肺水肿等。

【造影技术】

1. 选择性右心室造影　经股静脉穿刺插管。用于观察右室流出道狭窄,肺动脉瓣狭窄或畸形,造影导管尖端置于右室中部或流出道。

2. 选择性左心室造影　经股静脉穿刺插管,造影导管尖端置于左室中部。

3. 选择性右心房造影　经股静脉穿刺插管,导管尖端置于右心房。

4. 选择性肺动脉造影　经股静脉穿刺插管,导管经右心房→右心室→肺动脉,注射对比剂造影,用于肺动脉及其分支的病变。

【造影参数选择】

选择性右心室造影,每次对比剂的量为30~35ml,注射流率为15~18ml/s。选择性左心室造影,每次对比剂的量为30~35ml,注射流率为15~18ml/s。选择性右心房造影,每次对比剂的量为15~20ml,注射流率为8~10ml/s。选择性肺动脉主干造影,每次对比剂的量为10~15ml,注射流率为5~8ml/s。选择性左、右肺动脉主干造影,每次对比剂的量为10~15ml,流率为4~6ml/s。

【造影体位及程序】

心脏各腔的造影一般首选标准正、侧位。

1. 长轴斜位　成像板向患者左侧旋转65°~70°,同时向头端倾斜25°~30°,使间隔前半部及二尖瓣环与X射线呈切线位,左心室流出道拉长显示。

2. 四腔位　又称肝锁位,成像板向患者左侧旋转40°~50°,再向头侧倾斜40°~50°,使身体长轴与台面中线成10°~15°。这样,使整个房间隔及室间隔的后半部呈切线位,四个房室相互分开,左、右房室瓣也分开,且呈正面观。

3. 半坐位　又称肺动脉轴位,成像板向头端倾斜30°~45°,使肺动脉与X射线垂直,可显示肺动脉瓣、主干、分叉和分支全貌。适用于法洛四联症。

【并发症的预防及处理】

1. 对比剂引起的反应和并发症

(1) 一般反应：通常很快消失，不必处理。

(2) 过敏反应：给予抗过敏药处理。

(3) 休克：可静脉滴注低分子右旋糖酐和升压药。

(4) 心肌缺血和各种心律失常：给予吸氧，口含硝酸甘油片，注射异丙肾上腺素等。

(5) 肺循环高压和右心衰竭：可静脉滴注低分子右旋糖酐，给予强心处理。

(6) 心肌损伤：端孔导管抵心壁，高压注射使对比剂进入心肌内；插管动作轻柔，试注对比剂确定导管端位置正确，方可高压注入对比剂。

2. 穿刺插管引起的并发症

(1) 严重心律失常：术前掌握适应证，给予镇静药；术中操作轻巧，做好监测，出现症状及时处理。

(2) 急性肺水肿：多见于风湿性心脏病二尖瓣狭窄的患者，应掌握适应证。

(3) 导管在血管内打结或折断：使用网篮导管取出或手术取出。

(4) 静脉撕裂：应选择合适的穿刺器械和导管导丝。

(5) 动脉血栓形成：手术中避免内膜损伤，注意抗凝，操作轻巧。

(6) 假性动脉瘤：动脉穿刺准确，避免多次穿刺，压迫时间充分（10min）。

（三）胸部 DSA

【术前准备】

基本同冠状动脉 DSA。

【适应证与禁忌证】

1. 适应证

(1) 肺动脉造影：肺的某些先天性和血管性疾病等。

(2) 肺癌、大咯血等。

2. 禁忌证　主要禁忌证包括恶病质患者；心、肺、肝、肾衰竭者；碘过敏者或有严重出血性倾向者；甲亢、高热及急性炎症者；穿刺部位感染者；脊髓神经功能障碍或精神状态不健全者。

【造影技术】

1. 手术操作

(1) 肺动脉造影：经股静脉穿刺插管，导管头端可置于肺动脉主干或左、右肺动脉分支或右心室流出道（图 6-4-5）。

(2) 支气管动脉造影：穿刺右股动脉，将导管送至胸主动脉与右主支气管重叠水平时，顺序缓慢上、下推拉和左、右旋转搜索，直至将导管插入左或右支气管动脉，然后进行血管造影。栓塞支气管动脉需超选择性插管，多选用微导管，正侧位造影，避开脊髓前动脉。

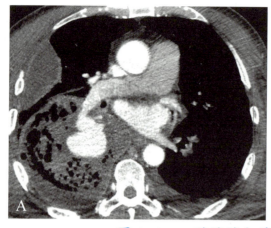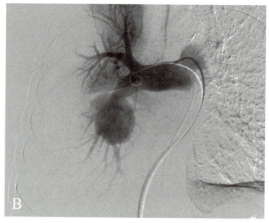

图 6-4-5　肺脓肿合并肺动脉假性动脉瘤形成
A. CTA 表现;B. DSA 表现为巨大肺动脉假性动脉瘤形成。

2. 体位、参数选择及程序

(1) 体位:支气管动脉造影常规取正位,必要时要照斜位;上腔静脉造影取正位;肺动脉造影常规取正侧位,肺栓塞时可加斜位投射。对支气管动脉、上腔静脉、锁骨下动脉、胸廓内动脉及肋间动脉造影时,选用 DSA 序列方式,采像帧率 3~6 帧 /s。肺动脉采用电影方式,25 帧 /s。

(2) 对比剂应用:右心、肺动脉和上腔静脉用浓度为 40%~60% 的对比剂,其他用 30% 的非离子型对比剂。肺动脉干注药对比剂用量每次为 10~15ml,流率为 8~10ml/s,压力为 400~600Pa。一侧肺动脉选择性造影,用量每次为 10~12ml,流率为 5~8ml/s。上腔静脉非选择性造影,用量每次为 20~30ml,流率为 5~10ml/s。支气管动脉造影,用量每次为 3~5ml,流率为 1~2ml/s,或手推对比剂 DSA 采像。锁骨下动脉造影和腋动脉,用量每次为 10~15ml,流率为 4~7ml/s。胸廓内动脉、肋间动脉及腋动脉分支造影,对比剂用量每次为 6~8ml,流率为 1~2ml/s。严重肺动脉高压者对比剂量和流率须酌减。

3. 并发症的预防及处理　肺动脉插管时,由于导管尖端对心脏的直接刺激,容易出现心律失常。因此,肺动脉造影过程中用心电监护,各种急救药品除颤器的准备,建立静脉通道。操作时动作轻柔熟练,一旦发生心律失常,迅速抽回导管,待恢复时再操作。

支气管动脉造影除常见的并发症(穿刺部位血肿、假性动脉瘤、栓塞、血管痉挛等)外,最危险的并发症是脊髓前动脉受损而出现的截瘫。因此,除对并发症做相应处理外,主要是操作正规轻柔,影像形成后仔细观察有无脊髓动脉共干,杜绝向脊髓动脉注入大量高浓度对比剂、化疗药物和栓塞剂。密切观察患者有无下肢感觉异常等症状。一旦发生脊髓损伤症状,及时使用血管扩张剂,改善脊髓血液循环,以及地塞米松或甘露醇脱水治疗,以减轻脊髓水肿。

(四) 主动脉 DSA
【术前准备】
基本同冠状动脉 DSA。

【适应证与禁忌证】

1. 适应证　主动脉病变。

2. 禁忌证　基本同心脏DSA。

【造影技术】

1. 造影技术　主动脉造影采用股动脉穿刺插管,导管尖端置于升主动脉内。

2. 造影参数选择　对比剂浓度为60%或相当碘含量的非离子型对比剂。主动脉造影,每次对比剂的量为35~40ml,注射流率为20ml/s,压力为600PSI。

【造影体位及程序】

主动脉造影最佳体位是45°~65°的左前斜位,使升主动脉、主动脉弓、降主动脉呈平面展示。对特殊的病变可在此基础上加照正位、侧位和左前长轴斜位(成像板向患者左侧转动65°~70°,同时向头端倾斜25°~30°)。主动脉造影主要选用DSA的脉冲式,采用先曝光采集,后注射对比剂(即注射延迟)。蒙片采集时间2~3s,曝光到感兴趣区显示满意为止。

【并发症的预防及处理】

基本同心脏DSA。

(五) 腹部DSA

腹部DSA包括选择性腹腔动脉造影、肾动脉造影及肝动脉造影。

【术前准备】

基本同冠状动脉DSA。

【适应证与禁忌证】

1. 适应证

(1) 肝脏良恶性肿瘤。

(2) 肝脏外伤性出血和上消化道出血。

(3) 经颈静脉肝内门腔内支架分流术(TIPSS)治疗门脉性高压。

(4) 间接性门静脉造影。

(5) 肾动脉狭窄、肾血管畸形、肾肿瘤、医源性肾出血。

(6) 观察腹膜后肿瘤与肾脏的关系。

2. 禁忌证　基本同冠状动脉DSA。

【造影技术】

行股动脉穿刺插管,先将导管放在腹腔动脉造影。

1. 肝脏血管造影技术　腹腔动脉、肝动脉及其分支造影均采用正位,如图6-4-6所示。对于动脉瘤或血管主干相互重叠者,可选用相应的左、右前斜位。肝脏血管造影一般选用DSA的脉冲方式,2~4帧/s。先曝光1~2s采集mask像,后注射对比剂采集造影像。对比剂注射流率为5ml/s,总量为15ml,观察门静脉者,曝光时间达15~20s,直至门静脉显示满意。

2. 肾动脉造影技术　选择性肾动脉造影在正位的基础上,加照向同侧倾斜影像成像板 7~15° 的斜位,以使肾动脉完全显示(图 6-4-7)。

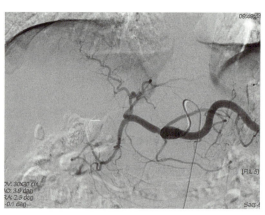

图 6-4-6　肝总动脉造影

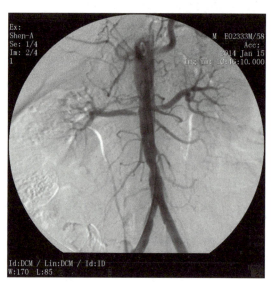

图 6-4-7　肾动脉造影

3. 对比剂的应用　对比剂为浓度 30% 的非离子型对比剂或等渗对比剂,腹腔动脉造影每次注射 15~20ml(需观察门静脉),流率为 5~6ml/s。肝总动脉造影每次注射 12~15ml,流率为 5ml/s。超选择肝内动脉造影每次注射 8~10ml,流率为 3~5ml/s。肾动脉造影,每次注射 5~10ml,流率为 3~4ml/s,压力为 150~300PSI。

【并发症的预防及处理】

同胸部 DSA。

（六）四肢血管 DSA

【术前准备】

1. 患者准备　同腹部 DSA。

2. 器械准备　同腹部 DSA。

【适应证与禁忌证】

1. 适应证

(1) 血管性病变。

(2) 肿瘤。

(3) 外伤。

(4) 手术和非手术治疗后随访。

2. 禁忌证　同腹部 DSA。

【造影技术】

1. 上肢血管造影　一般采用股动脉穿刺,将导管插入靶血管后行 DSA 检查。

2. 下肢血管造影　选择股动脉作穿刺点,将导管尖端放置于髂总动脉处,作双侧髂内、外动脉造影,然后再作选择性的单侧肢体动脉造影。

逆行性静脉造影时,经健侧股静脉穿刺插管,将导管尖端置于患侧的股静脉注射对比剂。注射对比剂曝光时嘱患者作瓦尔萨尔瓦动作,即患者屏气后增加腹压,使对比剂逆向充盈下肢静脉以观察股静脉和大隐静脉瓣膜功能,以及功能不全的程度估计,造影时患者可取斜立位60°。

顺行性静脉造影是在下肢远端注射对比剂,对比剂顺血流方向充盈下肢静脉,符合正常生理途径。

穿刺成功后,在踝部扎以止血带,阻断浅静脉回流,迫使对比剂进入深静脉。一旦浅静脉显影则说明交通静脉瓣膜功能不全。

【 造影参数选择 】

1. 上肢静脉造影　对比剂浓度为30%,手背穿刺时注射流率为1~2ml/s;肘正中静脉和贵要静脉穿刺或插管时注射流率为3~4ml/s,总量为8~12ml;采用注射延迟。

2. 下肢髂总动脉造影　对比剂浓度30%,对比剂总量为10~12ml,注射流率为3~5ml/s;压力为300PSI。髂外动脉造影,对比剂总量为8~10ml,注射流率为3~4ml/s;压力为150PSI,采用注射延迟。

3. 逆行性下肢静脉造影　造影导管前端置于患侧髂外静脉远端内或股总静脉,对比剂浓度为30%,对比剂总量为10~15ml,注射流率为2~3ml/s,压力为150PSI。

4. 顺行性下肢静脉造影　对比剂浓度为30%,对比剂总量为60~70ml,注射流率为1ml/s或手推,压力为150PSI。

【 造影体位及程序 】

上肢动、静脉造影常规体位为正侧位。选用DSA脉冲方式成像,每秒1~2帧,mask像采集可选1~2s。

下肢动、静脉造影的体位常用正位即可,可根据血管显影情况加照左、右斜位。选用DSA脉冲方式成像,1~2帧/s,mask像采集可选1~2s。

【 并发症的预防及处理 】

同腹部DSA。

【 步进DSA 】

1. 临床用途　主要用于盆腔、下肢的动脉检查。一次注射对比剂,在盆腔采集之后,随着对比剂随血液向下肢流动,跟踪采集,可以得到盆腔和下肢连贯的动脉影像(图6-4-8),有利于病变定位。

这种检查要求导管床面电动移动,自动检测位置。检查过程分两步:

(1) 对比剂注射前采集mask:C形臂不动,床面带动患者以预定速度(血流速度)均匀向头端移动,每移动固定距离(如20cm)采集一次,直到肢端。

(2) 回到起始位进行造影影像采集:对比剂注射后,在采集mask相同位置进行造影

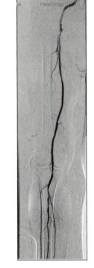

图6-4-8　下肢动脉造影

影像采集,直到肢端。每个位置上的 mask 和造影进行减影处理,就得到一系列减影血管像。可以单独观察,也可以由计算机接成"长腿",连续观察。

2. 遥控对比剂跟踪技术　这种检查要求导管床面能电动移动,并自动检测位置。检查时集中注射对比剂,跟踪采集,透视下实时监视对比剂流率,人为地控制床面速度,无论病情如何影响血液流率,保证采集与对比剂流动同步。然后进行减影处理,连成"长腿"。

本章小结

本章学习重点是介入放射学的概念、Seldinger 技术的操作步骤、介入放射学常用设备和器材;DSA 的原理、DSA 的减影方式;DSA 造影中的常用技术、神经系统造影、循环系统造影。学习难点为神经系统造影、循环系统造影的造影体位及检查程序。在学习过程中注意熟悉介入放射学常用器材的性能,在造影过程中灵活应用器材,熟练掌握各系统造影的体位及检查程序,从而达到诊断与治疗疾病的目的,提高运用理论知识、实践技能解决临床影像问题的能力。

(张春雨)

 思考与练习

一、名词解释

1. 介入放射学

2. Seldinger 技术

3. mask 像

4. DSA

5. 顺行性静脉造影

二、填空题

1. 介入放射学常用器材包括_____、_____、_____、_____、_____、_____。

2. DSA 时,压力常用的单位是_____。

3. 支气管动脉造影常见的并发症包括_____、_____、_____、_____。

4. 股动脉穿刺点位于_____。

三、简答题

1. 简述介入放射的特点。

2. 简述 DSA 减影原理。

3. 简述 Seldinger 技术的操作步骤。

第七章 | 医学影像信息系统

07章 数字内容

 导入案例

患者，男，20 岁，打篮球时不慎被撞到头部，倒地致右腕部受伤，伤后即感头痛、右腕部疼痛。急诊科医生查体后，遂开检查申请单：右腕关节正侧位片、颅脑 CT 平扫。

请问：

1. 该患者到影像科后，按顺序要经历哪几个环节？
2. 这些环节与哪些网络系统有关？
3. 全部检查完毕，该患者拿着登记台所给的条形码，到自助智能打印机按照程序提示和语音提示，能顺利拿到诊断报告单和胶片吗？

影像存储与传输系统（PACS）、放射信息系统（radiology information system，RIS）、医院信息系统（hospital information system，HIS）、检验科信息系统（laboratory information system，LIS）和远程放射学系统等，共同构成了现代化医院综合管理模式，最大限度地实现了医疗信息资源共享。

影像存储与传输系统（PACS）是适应医学影像领域数字化、网络化、信息化发展趋势的要求，以数字图像、计算机技术和网络技术为基础，以全面解决医学影像获取、显示、处理、存储、传输和管理为目的的综合性系统。放射信息系统（RIS）与 PACS 连接在一起是信息技术在医学影像科室的具体应用，是整个医院数字化与信息化建设的重要环节。经过多年的计算机及信息技术的快速发展，高性能服务器、网络技术、存储设备及形式的不断更新提高，基于医学数字成像和通信（DICOM）3.0 标准设计，医学影像信息系统已成为以医疗影像的采集、传输、存储和诊断为核心，集影像采集传输与存储管理、影像诊断查询与报告管理、综合信息管理等于一体的综合应用系统（图 7-0-1）。

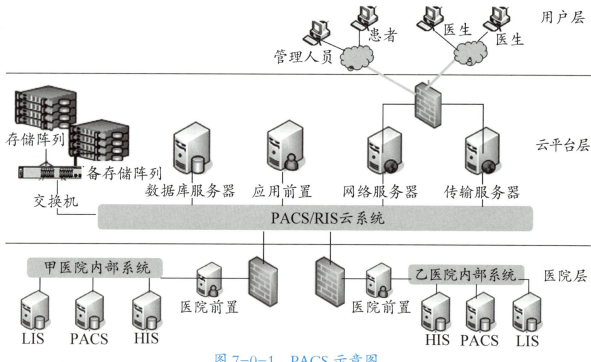

图 7-0-1　PACS 示意图

第一节　PACS 概述

　　PACS/RIS 以全新方式管理医学图像信息，它具有以下优点：①图像存储、传输无失真，传送速度快，实现图像数据共享；②远程会诊，实现与医院信息系统（HIS）的连接，使医学影像资料克服了地域上的限制，为开展多学科会诊、异地影像诊断会诊提供了必要条件；③影像存储无胶片化，减少了胶片的使用量，降低了管理成本；④简化了工作流程，提高了工作效率；⑤影像资料读片快捷化，可迅速、方便地在临床各科室调阅图像进行诊断及分析；⑥云存储及云数据，解决大数据的存储及数据的快速调用，可实现各医院间或医联体间的数据互通；⑦可对医疗设备的工作状态及工作量进行实时监控、管理，提高了设备的使用效率。

一、发展简史与发展趋势

（一）发展简述

PACS 的发展经历了三个时代：

1. 第一代 PACS　1991 年，以美国加利福尼亚州洛杉矶大学医学院研制的 PACS 为代表。它只是放射科专用系统，开发技术、标准均不统一。

2. 第二代 PACS　1996 年，以美国加利福尼亚州旧金山大学医学院研制的 PACS 为代表。它可向医院其他临床科室提供医学图像服务，可与 HIS/RIS 集成，结构开放，广泛使用了工业标准传输控制协议／因特网互联协议（TCP/IP），医学数字影像通信协议（ACR/NEMA），卫生信息交换标准（HL7）等，系统可跨平台运行，部分采用 DICOM 3.0 标准，但仍未形成统一的工作流程和数据流程协议。

3. 第三代 PACS　从 1998 年开始，以广泛使用 DICOM 和医疗信息系统集成（IHE）为代表的 PACS，图像传输都采用 DICOM 3.0 标准，具有开放性和扩展性；系统结构可跨平台操作，具有较好的安全性、可靠性、稳定性和伸缩性；系统结构模块化，具有较好的容错性；在遵从 HL7、DICOM 和 IHE 标准和协议下，与 RIS/HIS 集成；具有自动监控系统，可对 PACS 各单元和工作数据流程进行监控和管理。

（二）发展趋势

PACS 是一项技术含量高且应用前景十分广阔的高新技术，它的发展与普及不仅对影像医学，而且对临床医学的发展起到了重大的推动作用。其发展趋势为：①提高速度和存储量；②提高图像质量；③三维重建、多种影像融合和计算机辅助诊断等。

1. 三维重建　是使用一组连续的 CT、MRI 等的二维图像，在一定的算法规则支持下，生成人体器官或组织的三维图像。例如，在关节外伤性骨折的诊断中，三维重建后，图像能清楚地显示多条骨折线及骨折的移位情况，如骨折后骨干的旋转情况、复位后骨折的对位、对线情况；可任意角度、任意方向观察骨折线走向和空间位置。

2. 多模态影像检查融合　可使多模态影像检查所获得的图像利用定位设备和算法融合在一起，以便为综合影像诊断提供保障。例如，超声多影像融合介入导航系统就是将 CT/MRI 的三维数据信息输入超声设备，在同一显示器上同时显示超声和 CT/MRI 图像，并且因采用了高精度的磁定位系统，操作者随意移动探头更换切面，CT/MRI 图像都会自动实时地与之联动，以确保超声图像与 CT/MRI 为同一切面。这一技术使超声引导下的经皮介入技术的精度得到了极大的提高。

3. 计算机辅助诊断　它是在对大量医学影像和诊断的分类分析与统计的基础上，所建立的特定医学影像检查分析决策系统。计算机辅助诊断是利用特征提取等图像处理技术，获取患者检查图像的特征数据，与分析决策系统中的大量同类检查数据进行分析对比，作出影像检查的诊断结论。目前乳腺 X 射线片诊断、肺小结节分析及血管成像分析都是计算机辅助诊断应用的主要领域。

二、主 要 功 能

（一）图像的获取与传输

PACS 的主要任务是获得符合 DICOM 标准的数据图像，即接收由影像设备产生的图像信息。其基本内容包括：

1. 直接接收符合 DICOM 标准的数字图像　数字化的影像设备一般都可直接输出 DICOM 标准的数字图像。PACS 可通过网络通信直接获得该设备的数字图像，并根据需要进行图像的复合信息校验等预处理。

2. 间接接收模拟图像和非 DICOM 标准的数字图像　某些影像设备输出的仍然是模拟图像。需先将模拟图像进行 A/D 转换，再进行 DICOM 标准化处理。如对照片用数字化扫描仪进行扫描，将其转换为数字图像。非 DICOM 标准的数字图像需增加网关设备，将其标准化为 PACS 兼容的，符合 DICOM 标准的数字图像。

3. 图像传输　具有多目的地发送能力，可通过网络将已获取的指定图像或全部图像，按照 DICOM 通信标准传送给呼叫主机。

4. 采集标准　纳入 PACS 的图像必须符合 DICOM 标准，且图像清晰度能满足临床诊断、教学、浏览等不同层次的要求。

（二）图像管理

图像管理是对已获取的图像进行查询、修改、删除等操作。其主要任务包括：提高图像的存档和提取的速度与效率，对调用图像的订单安排轻重缓急的顺序，发放用户进入许可，对不同用户要求编制相应的时间表，对特殊用户要求作出快速响应并给予明确的答复。

（三）图像处理与显示

图像处理与显示工作站，也称为图像显示/浏览工作站。它具有以下功能：①支持多屏幕显示，以便对比观察。②支持同一检查多序列图像同窗口显示，以便于对比观察，同一患者多次检查图像的同窗口显示，不同患者相似检查图像的同窗口显示，不同患者相似检查的多序列图像同步滚动对比。③支持图像调节，如调节亮度/对比度、调节窗宽/窗位、局部放大、翻转、导航等。④支持图像测量，如 CT 值测量、定位测量、感兴趣区的面积、长度、角度测量等。⑤支持图像标注，可对感兴趣区进行标注、测量、截取、遮盖等。⑥支持图像转换，如伪彩色转换、灰阶转换。⑦支持电影回放，播放速度可任意调节。另外，三维重建、多影像融合和计算机辅助诊断也是 PACS 制造商的研发热点。

（四）图像存储

图像存储是将接收的图像与数据库链接，存放在指定的存储硬件上，以便于图像的调阅。图像存储方式有在线、近线、离线 3 级。在线存储一般为无损压缩数据，可提供诊断级的图像,数据量较大,时间跨度较短(3~12个月);近线或离线存储一般为有损压缩数据,可提供临床级的图像,数据量较小,时间跨度较长(1~5年)。为减少存储服务器的负载压力,提供传输效率,分级存储是有必要的。

三、主 要 内 容

1. 标准化技术　DICOM 3.0 标准定义了包括患者信息、检查信息和相关图像参数的图像数据以及图像本身数据的图像格式;图像通过点对点方式、网络方式、文件方式等进行交换的方法和规范。DICOM 3.0 标准采用面向对象的方法,使图像采集、存储、通信更加便利于计算机进行处理。只有遵循这个标准,才能构建符合医院需要的 PACS/RIS。

2. 图像信息的采集　将医学影像设备产生的图像信息采集到计算机,是实现 PACS 的第一步,它关系到整个 PACS 中影像的质量。图像信息的采集方法有:

(1) 数字图像的采集:指医学成像设备本身产生的就是数字图像,可以直接取出。如 CT、MRI、DSA 等成像设备,一般都有数据输出的通信接口,遵循 DICOM 3.0 标准,使得数据采集变得很容易,并使不同数字设备间容易实现共享。

(2) 视频图像采集:有些医学图像检查设备如 DSA、B 超、内镜等输出的是视频信号,一般采用图像采集卡,通过 A/D 转换把模拟信号变为数字信号存入计算机。

3. 图像存储　基本要求是满足海量的数据存储和调用,因此要选择合适的数据存储设备。存储设备主要有磁盘阵列、硬盘、光盘,磁带机等,目前比较常用的是磁盘阵列及归档技术,可满足海量在线、近线诊疗的要求,而离线数据也可使用其他存储介质。

4. 图像压缩　医学影像信息的一个重要特征就是信息量大。为了提高 PACS 的数据传输效率及缩小图像的存储空间,对图像数据进行压缩尤为重要。图像压缩技术分为有损图像压缩技术和无损图像压缩技术,前者具有较高的压缩比,后者较低。

5. 图像显示、处理和传输网络　图像传输的实时性,指检查后所获取的图像在尽可能短的时间内通过高速网络系统传输到存储服务器及终端工作站。关键在于图像存储服务器的容量与运行速度、网络系统的传输速度,选择 100 兆 /1 000 兆传输速度的交换机与网路线路非常重要。使用医学影像显示器和图像工作站,可进行边缘增强灰度变换、对比度增强、降噪、锐化、滤波和伪彩色等一系列后处理,又可采用搜寻、回放、缩放,窗口技术等多种显示方式。

6. 放射信息管理　这是 PACS 的一个难题,也是衡量 PACS 是否成功的标准之一。只有将 PACS 无缝融合到 RIS 中,PACS 才有生命力。通过患者登记终端将患者资料送到 RIS 服务器,与 PACS 图像资料自动结合,自动管理。通过工作列表(worklist)将患者的基本信息传输到各种医疗影像设备,实现信息共享,避免信息重复输入。从 RIS 服务器中可调用预约登记模块、分诊叫号模块、图文诊断报告输出模块、系统管理维护模块、统计模块等功能。

7. PACS/RIS 与互联网的融合　随着互联网医疗应用的不断成熟,在线医疗服务,精准配置医生和患者,充分利用医疗资源,已成为互联网医疗关注的新方向。在线移动医疗应用服务就是在医院信息化系统与通信系统融合的基础上,建立基于 WiFi、3G/4G/5G 等移动网络和私有云的全景医疗移动应用云平台,利用医疗信息异构系统集成技术和云计算图像处理技术,在移动网络的新架构下实现医院院内移动查房和院外医生移动终端等移动应用与服务模式,为医院、医生、患者三方提供一个有效的互动沟通工具。

8. 系统的安全性　这也是非常重要的问题。特别是主服务器及主干网络一旦出现问题,短期内无法修复,将使一切工作处于瘫痪状态。因此,系统的硬件和软件性能稳定、质量优秀非常重要。需要系统文件的实时备份,服务器双备份,同时做好异地数据备份(如云存储等)。

四、分　　类

PACS 最初是从处理影像科数字化的医学图像发展起来的。随着计算机技术、通信技术和 DICOM 3.0 标准的发展,PACS 已扩展到所有的医学图像领域。根据 PACS 的覆盖范围,可将其分为科室级、全院级、区域级 3 种类型。

1. 科室级 PACS　是指影像科室范围内的图像传输网络,即 mini PACS。

2. 全院级 PACS　是将 PACS 能够提供的所有影像服务扩展到医院的每一科室、每一部门、每一个角落,即与 HIS 相融合的 PACS。

3. 区域级 PACS　一般由政府、保险公司、社会保障部门共同推动,将某个地区的医疗资源应用信息技术整合成为一个统一的平台,为该地区的所有公众提供医疗卫生健康保健服务。它的特点是图像传输要借助公用通信网在广域网上进行,远程诊断将成为 PACS 的重要功能之一。

五、远程放射学系统

远程放射学系统是 PACS 在空间的延伸,可包含在 PACS 之内,也可自成系统。通常意义下,PACS 是指局限于医院内或放射科室内的图像存储和传输系统,属于局域网(LAN)通信;而远程放射学系统是通过多媒体通信技术和医学信息(如高分辨力的静态和动态图像、声音、数据和文字等)相结合而产生的一种新的医学科学。利用各种诸如卫星线路、公用数据网、因特网和电话线路等通信介质作为载体,可以进行远程的多种医疗卫生活动,如远程医疗、远程放射学、远程病理学等。

远程放射学系统的基本构成包括各种医学影像设备和图像显示处理设备(工作站、阅读站、观察站),远程通信设备和图像硬拷贝设备如激光相机等。

六、限　　度

目前 PACS 的主要不足：① PACS 价格昂贵，建成后还需不断完善，投入的资金较多；② PACS 融合了如计算机技术、网络技术、通信标准等多方面的高新技术，所以要使 PACS 正常、高效地运行，除影像医生、技术人员外，还需要计算机、网络、管理等多方面技术人员的相互配合。

第二节　DICOM 标准

美国放射学院（ACR）和美国全国电气制造商协会（NEMA）于 1983 成立了一个联合委员会，并于 1993 年发布了 DICOM 3.0 标准。

一、主　要　作　用

DICOM 标准，即医学数字成像与通信标准，目前广泛采用的标准协议是 DICOM 3.0 标准，其规定了医学影像及其相关信息的传输、存储及文件格式。它可使 PACS 充分利用各种先进的设备，并能够充分集成各公司所开发的图像采集系统、图像管理系统、显示系统、打印系统等。DICOM 采用面向对象的方法，使图像的采集、储存、传输更便于计算机处理。DICOM 标准是 PACS 的基石，同时 DICOM 标准采用分章节更新的方法，便于修改和发展。

DICOM 标准的主要作用是促进设备的兼容性。

二、应用范围和领域

PACS 与 HIS 和 RIS 各自独立，又相辅相成。HIS 和 RIS 保存着患者的基本信息和临床资料的数据，也保存和传递患者的图像数据。PACS 主要保存患者的图像数据，也使用 HIS 和 RIS 中已有的患者信息，从 HIS 和 RIS 中直接获得可避免重复输入，达到信息共享。做影像检查时，患者资料从 HIS 传输到 RIS 中，影像检查设备通过工作列表获取患者基本信息，检查后的图像传输到 PACS；对于曾有过影像检查的患者，利用患者信息检索功能，PACS 能将长期保存的数字图像调出，传输到书写报告的工作站，以便医生进行前后对照。检查完成后，图像和诊断报告可经 HIS 调取，临床医生能够立即查看。临床医生的工作站也有图像分析处理功能。DICOM 标准是医学影像设备之间数字图像信息交流的保证。符合 DICOM 标准的医学影像设备之间可以互操作，这决定了 DICOM 标准的应用范围很广，与 PACS、HIS、RIS 等系统均有重叠。

三、文 件 格 式

DICOM 文件是指按照 DICOM 标准而存储的医学文件。它一般由一个文件头和一个数据集合组成。

本章小结　医学影像信息系统是应用在医院影像科室的系统,主要任务是将日常产生的各种医学影像通过各种接口以数字化的方式保存起来,当需要时在一定授权下能够很快地调取使用,同时增加了一些辅助诊断的功能。它在各种影像设备间传输数据和组织存储数据具有重要作用。作为医学影像技术人员,需掌握 PACS 的特点、图像采集标准、DICOM 标准的作用和内容,熟悉医学影像信息系统的主要功能和基本结构,了解 PACS 数据和图像采集、传输和储存方法。

（王　江）

 思考与练习

一、名词解释
PACS

二、填空题
1. _____ 是放射科信息管理系统,是对放射科被检者的基本信息、检查信息、诊断信息等的管理系统。

2. PACS 的首要任务是获得符合 _____ 的数字图像,即接收由影像设备产生的图像信息。

3. 图像的存储方式有三级:_____、_____、_____。

4. 根据 PACS 覆盖范围,可将其分为 _____ 级、_____ 级、_____ 级三种类型。

5. 远程放射学系统的基本构成包括 _____ 设备、_____ 设备、_____ 设备和 _____ 设备(如激光相机)等。

三、简答题
1. 简述 PACS 系统的主要功能。

2. 简述 DICOM 文件的格式。

附 录

实 训 指 导

实训1　CR 或 DR 操作技术

【实训目的】

1. 熟悉 CR 或 DR 操作前的准备工作和操作规范。

2. 了解 CR 或 DR 的成像原理及结构。

3. 学会 CR 或 DR 的应用技术。

【实训准备】

1. 物品　模拟人。

2. 器械　CR/DR 机、激光打印机。

3. 环境　X 射线机房。

【实训学时】

2 学时。

【实训方法】

1. CR、DR 工作环境　温度 10~30℃,相对湿度 30%~75%,电源电压、频率稳定。

2. 操作注意事项　①警告和报警提示。②安全活动范围。③辐射防护。

3. 开机　先开启 PACS,后开 CR 或 DR。

4. 基本操作步骤

(1) 录入被检者的基本信息,如姓名、性别、年龄、ID 号、检查号、临床诊断、送诊医生、科室、选择的设备等。

(2) 进入检查部位界面。

(3) 选择体位、曝光条件等,进行曝光。

(4) 评价影像质量,选择有诊断意义的数字化影像信息传入 PACS。

【实训结果】

操作符合规范,图像符合优质 X 射线片的标准。

【实训评价】

1. 通过实训,学生可以进行 CR 或 DR 操作。

2. 激发学生操作兴趣,提高实践能力。

实训 2　手后前位和手后前斜位摄影

【实训目的】

1. 掌握手后前位和手后前斜位的摄影方法。

2. 熟悉手后前位和手后前斜位的照片影像评价标准。

【实训准备】

1. 物品　观片灯、摄影申请单、成像板 254mm×305mm(10 英寸×12 英寸)、铅字标记、防护用具、铅板(或含铅橡皮)1 块、体厚测量尺 1 把、摄影人体模型。

2. 器械　摄影用 X 射线机、激光打印机。

3. 环境　医学影像教研室 X 射线摄影机房。

【实训学时】

2 学时。

【实训方法】

1. 手后前位

(1) 被检者坐于摄影床旁,被检侧手掌面向下,五指伸直自然分开,平放于成像板横向 1/2 一侧,第 3 掌骨头置于照射野的中心。成像板另一侧用铅板(或含铅橡皮)遮挡。

(2) 将编排好的铅字号码(片号、方向、日期等)反贴于成像板边缘内 1.5cm 处,并使铅字排的长轴与肢体的长轴平行。

(3) 用防护用具将被检者非检查重要部位遮挡好,并让被检者保持好体位。

(4) 调整 X 射线管,使焦 – 片距为 70~75cm,选择合适的照射野,中心线对准第 3 掌骨头垂直射入。

(5) 选择摄影条件:手动 48~53kV,12mAs,滤线栅(−)。自动 48~53kV,滤线栅(−),中心电离室,自动曝光控制。

(6) 一切准备完毕,进行曝光。曝光过程中,注意控制台上各仪表指示是否正常。

2. 手后前斜位

(1) 将铅板(或含铅橡皮)移至已曝光成像板一侧,遮挡好。

(2) 被检者坐如正位姿势,被检手掌面向下,放于成像板未曝光 1/2 一侧的中心。使掌面与成像板约成 45° 角。

(3) 重复手后前位摄影实训方法中(3)~(6)的操作。

3. 曝光结束,注意操作程序的规范化。

4. 复核摄影位置和曝光条件,监视控制台曝光指示和被检者体位情况下曝光。

5. 图像后处理,采用 CR 系统

(1) 在工作站采集患者信息。

(2) 将曝光过的成像板插入影像阅读器,读取信息。

(3) 将采集到的 X 射线图像上传到后处理工作站进行图像后处理。

(4) 连接激光打印机,将处理好的 X 射线图像打印到激光胶片。

【实训结果】

1. 记录实训过程,将实训数据记录于实训表 1。

实训表 1　记录表

摄影体位	管电压/kV	管电流/mA	时间/s	焦 – 片距/cm	滤线器（±）	体厚/cm
手后前位						
手后前斜位						

2. 讨论

(1) 手后前位与手后前斜位摄影的照片显示有何区别?

(2) 手后前斜位的摄影目的是什么?

【实训评价】

1. 学生动手能力得到展现,激发探索兴趣。

2. 理论与实践结合的教学方法使学生的学习能力得到提升。

实训 3　肘关节前后位和肘关节侧位摄影

【实训目的】

1. 掌握肘关节前后位和肘关节侧位的摄影方法。

2. 熟悉肘关节前后位和肘关节侧位的照片影像评价标准。

【实训准备】

1. 物品　观片灯、摄影申请单、成像板 203mm×254mm(8 英寸 ×10 英寸)、铅字标记、防护用具、铅板(或含铅橡皮)1 块、体厚测量尺 1 把、摄影人体模型。

2. 器械　摄影用 X 射线机、激光打印机。

3. 环境　医学影像教研室 X 射线摄影机房。

【实训学时】

2 学时。

【实训方法】

1. 肘关节前后位

(1) 被检者坐于摄影床旁,被检侧前臂伸直,尺骨鹰嘴置于成像板横向 1/2 一侧的中心,肢体长轴与成像板短边平行,成像板另一侧用铅板(或含铅橡皮)遮挡。

(2) 将编排好的铅字号码(片号、方向、日期等)正贴于板边缘内 1.5cm 处,并使铅字排的长轴与肢体的长轴平行。

(3) 用防护用具将被检者非检查重要部位遮挡好,并让被检者保持好体位。

(4) 调整 X 射线管,使焦 – 片距为 70~75cm,选择合适的照射野,中心线对准尺、桡骨连线的中点并垂直射入。

（5）选择摄影条件：手动 57~63kV，20mAs，滤线栅（-）。自动 57~63kV，滤线栅（-），中心电离室，自动曝光控制。

（6）一切准备完毕，进行曝光。曝光过程中，注意控制台上各仪表指示是否正常。

2. 肘关节侧位

（1）将铅板（或含铅橡皮）移至已曝光成像板一侧，遮挡好。

（2）被检者坐如正位姿势，被检侧前臂屈曲约 90° 角，尺侧在下，肩部尽量放低，肱骨内上髁置于成像板未曝光 1/2 一侧的中心。

（3）调整 X 射线管，使焦 - 片距为 70~75cm，选择合适的照射野，中心线对准肱骨外上髁并垂直射入。

3. 曝光结束，注意操作程序的规范化。

4. 复核摄影位置和曝光条件，监视控制台曝光指示和被检者体位情况下曝光。

5. 图像后处理，采用 CR 系统

（1）在工作站采集患者信息。

（2）将曝光过的成像板插入影像阅读器，读取信息。

（3）将采集到的 X 射线图像上传到后处理工作站进行图像后处理。

（4）连接激光打印机，将处理好的 X 射线图像打印到激光胶片。

【实训结果】

1. 记录实训过程，将实训数据记录于实训表 2。

实训表 2　记录表

摄影体位	管电压/kV	管电流/mA	时间/s	焦 - 片距/cm	滤线器（±）	体厚/cm
肘关节前后位						
肘关节侧位						

2. 讨论

（1）肘关节正侧位同一张照片上显示时，如何布局效果更好？

（2）肘关节侧位摄影时，肘部直伸，在照片显示时会有何不同？

【实训评价】

1. 学生动手能力得到展现，激发探索兴趣。

2. 理论与实践结合的教学方法使学生的学习能力得到提升。

实训 4　上臂前后位和上臂侧位摄影

【实训目的】

1. 掌握上臂前后位和上臂侧位的摄影方法。

2. 熟悉上臂前后位和上臂侧位的照片影像评价标准。

【实训准备】

1. 物品　观片灯、摄影申请单、成像板 254mm×305mm（10 英寸 ×12 英寸）、铅字标记、防护用具、铅板（或含铅橡皮）1 块、体厚测量尺 1 把、摄影人体模型。

2. 器械　摄影用 X 射线机、激光打印机。

3. 环境　医学影像教研室 X 射线摄影机房。

【实训学时】

2 学时。

【实训方法】

1. 上臂前后位

（1）被检者仰卧于摄影床上，被检侧上臂伸直，背侧在下紧贴摄影台，并与躯干稍分开。上臂中点置于成像板 1/2 一侧的中心，且包括一端关节。成像板另一侧用铅板（或含铅橡皮）遮挡。

（2）将编排好的铅字号码（片号、方向、日期等）正贴于成像板边缘内 1.5cm 处，并使铅字排的长轴与肢体的长轴平行。

（3）用防护用具将被检者非检查重要部位遮挡好，并让被检者保持好体位。

（4）调整 X 射线管，使焦 – 片距为 70~75cm，选择合适的照射野，中心线对准上臂中点并垂直射入。

（5）选择摄影条件：手动 57~63kV，25mAs，滤线栅（＋）。自动 57~63kV，滤线栅（＋），中心电离室，自动曝光控制。

（6）一切准备完毕，进行曝光。曝光过程中，注意控制台上各仪表指示是否正常。

2. 上臂侧位

（1）将铅板（或含铅橡皮）移至已曝光成像板一侧，遮挡好。

（2）被检者仰卧，被检侧上臂外展，屈肘 90° 角且内旋，手掌置于腹前，将上臂尺侧紧贴摄影台，上臂中点置于成像板未曝光 1/2 一侧的中心，包括与前后位相同的一个关节。

（3）重复上臂前后位摄影实训方法中（3）~（6）的操作。

3. 曝光结束，注意操作程序的规范化。

4. 复核摄影位置和曝光条件，监视控制台曝光指示和被检者体位情况下曝光。

5. 图像后处理，采用 CR 系统

（1）在工作站采集患者信息。

（2）将曝光过的成像板插入影像阅读器，读取信息。

（3）将采集到的 X 射线图像上传到后处理工作站进行图像后处理。

（4）连接激光打印机，将处理好的 X 射线图像打印到激光胶片。

【实训结果】

1. 记录实训过程，将实训数据记录于实训表 3。

实训表 3　记录表

摄影体位	管电压/kV	管电流/mA	时间/s	焦 – 片距/cm	滤线器（±）	体厚/cm
上臂前后位						
上臂侧位						

2. 讨论

(1) 被检者因外伤不能仰卧时,如何拍摄?

(2) 婴幼儿患者应如何摆放摄影体位?

【实训评价】

1. 学生动手能力得到展现,激发探索兴趣。

2. 理论与实践结合的教学方法使学生的学习能力得到提升。

实训5 肩关节前后位摄影

【实训目的】

1. 掌握肩关节前后位的摄影方法。

2. 熟悉肩关节前后位的照片影像评价标准。

【实训准备】

1. 物品 观片灯、摄影申请单、成像板 203mm×254mm(8 英寸 ×10 英寸)、铅字标记、防护用具、铅板(或含铅橡皮)1 块、体厚测量尺 1 把、人体摄影模型。

2. 器械 摄影用 X 射线机、激光打印机。

3. 环境 医学影像教研室 X 射线摄影机房。

【实训学时】

2 学时。

【实训方法】

(1) 被检者仰卧于摄影床上,被检侧上臂伸直稍外展,上臂长轴与摄影台平行,掌面向上,肩胛骨喙突置于成像板中心。

(2) 将编排好的铅字号码(片号、方向、日期等)反贴于成像板边缘内 1.5cm 处,并使铅字排的长轴与肢体的长轴平行。

(3) 用防护用具将被检者非检查重要部位遮挡好,并让被检者保持好体位。

(4) 调整 X 射线管,使焦 – 片距为 70~75cm,选择合适的照射野,中心线对准肩胛骨喙突并与 IR 垂直射入。

(5) 选择摄影条件:手动 63~66kV,25mAs,滤线栅(+)。自动 63~66kV,滤线栅(+),中心电离室,自动曝光控制。

(6) 一切准备完毕,进行曝光。曝光过程中,注意控制台上各仪表指示是否正常。

(7) 复核摄影位置和曝光条件,监视控制台曝光指示和被检者体位情况下曝光。

(8) 图像后处理,采用 CR 系统:①在工作站采集患者信息。②将曝光过的成像板插入影像阅读器,读取信息。③将采集到的 X 射线图像上传到后处理工作站进行图像后处理。④连接激光打印机,将处理好的 X 射线图像打印到激光胶片。

【实训结果】

1. 记录实训过程,将实训数据记录于实训表 4。

摄影体位	管电压/kV	管电流/mA	时间/s	焦－片距/cm	滤线器（±）	体厚/cm
肩关节前后位						

2. 讨论　肩关节前后位摄影可以选择站立位吗？怎样拍摄？

【实训评价】

1. 学生动手能力得到展现，激发探索兴趣。

2. 理论与实践结合的教学方法使学生的学习能力得到提升。

实训 6　足前后位和足内斜位摄影

【实训目的】

1. 掌握足前后位和足内斜位 X 射线摄影方法，并能熟练进行图像后处理及图像质量分析。

2. 熟悉 X 射线机的使用。

3. 了解足前后位和足内斜位摄影的临床用途。

【实训准备】

1. 物品　观片灯 1 架、铅字标记 1 套、激光胶片 1 张、铅防护用品 1 套、254mm×305mm（10 英寸 ×12 英寸）成像板 1 块、体厚测量尺 1 把。

2. 器械　摄影用 X 射线机、激光打印机。

3. 环境　医学影像检查技术实训室。

【实训学时】

2 学时。

【实训方法】

1. 足前后位摄影

（1）选择 254mm×305mm（10 英寸 ×12 英寸）成像板 1 块，将标记好的铅字反贴于成像板边缘。

（2）成像板置于摄影床上，成像板长轴与摄影床中线平行。

（3）移动 X 射线管，将焦－片距置于 80cm 处；照射野中心与成像板中心重合，调整照射野大小。

（4）被检者做好防护，仰卧或坐于摄影床上，被检侧髋部和膝部弯曲，足底平踏于成像板上，足部长轴与成像板长轴平行，对侧下肢伸直平放于床面上，第 3 跖骨基底部置于照射野中心，成像板上缘包括足趾软组织，下缘包括足跟，保持肢体平稳。

（5）中心线对准第 3 跖骨基底部，垂直于 IP 入射；向足跟倾斜 15° 角，对准第 3 跖骨基底部射入。

（6）根据摄影因素，选择曝光条件。

（7）复核摄影位置和曝光条件，监视控制台曝光指示和被检者体位情况下曝光。

2. 足内斜位摄影

（1）选择 254mm×305mm（10 英寸 ×12 英寸）成像板 1 块，将标记好的铅字反贴于成像板边缘。

（2）成像板置于摄影床上，成像板长轴与摄影床中线平行。

（3）移动 X 射线管，将焦－片距置于 80cm 处；照射野中心与成像板中心重合，调整照射野大小符合 254mm×305mm（10 英寸 ×12 英寸）。

(4) 被检者坐于摄影床上,做好防护,被检侧髋部和膝部弯曲。第 3 跖骨基底部置于成像板中心,足底内侧缘紧贴暗盒,足部向内倾斜,外侧缘离开暗盒至足底与暗盒成 45° 角。足部长轴与成像板长轴平行,成像板上缘包括足趾软组织,下缘包括足跟,保持肢体平稳。

(5) 中心线对准第 3 跖骨基底部,垂直于暗盒入射。

(6) 根据摄片因素,选择曝光条件。

(7) 复核摄影位置和曝光条件,监视控制台曝光指示和被检者体位情况下曝光。

3. 图像后处理,采用 CR 系统

(1) 在工作站采集患者信息。

(2) 将曝光过的成像板插入影像阅读器,读取信息。

(3) 将采集到的 X 射线图像上传到后处理工作站进行图像后处理。

(4) 连接激光打印机,将处理好的 X 射线图像打印到激光胶片。

【实训结果】

记录实训过程,将实训数据记录于实训表 5。

实训表 5　记录表

摄影体位	管电压 /kV	管电流 /mA	时间 /s	焦 - 片距 /cm	滤线器（±）	体厚 /cm
足前后位						
足内斜位						

【实训评价】

1. 分析图像质量,总结曝光参数,管电压、管电流对图像质量都有哪些影响?

2. 足前后位摄影,中心线垂直于暗盒与向足跟倾斜 15° 角照射,在影像显示上有何区别?

3. 全足正位摄影如何操作?

实训 7　踝关节前后位和踝关节侧位摄影

【实训目的】

1. 掌握踝关节前后位和踝关节侧位 X 射线摄影方法,并能熟练进行图像后处理及图像质量分析。

2. 熟悉 X 射线机的使用。

3. 了解踝关节前后位和踝关节侧位摄影的临床用途。

【实训准备】

1. 物品　观片灯 1 架、铅字标记 1 套、激光胶片 1 张、铅防护用品 1 套、254mm×305mm（10 英寸 ×12 英寸)成像板 1 块、体厚测量尺 1 把。

2. 器械　摄影用 X 射线机、激光打印机。

3. 环境　医学影像检查技术实训室。

【实训学时】

2 学时。

1. 踝关节前后位摄影

(1) 选择254mm×305mm（10英寸×12英寸）成像板1块，将标记好的铅字反贴于成像板边缘。

(2) 成像板置于摄影床上，成像板长轴与摄影床中线平行。

(3) 移动X射线管，将焦－片距置于80cm处；照射野中心与成像板中心重合，调整照射野大小。

(4) 被检者坐或仰卧于摄影床上，被检侧下肢伸直，跟骨紧贴成像板，足尖向上稍内旋，使足矢状面垂直于成像板，内、外踝连线中点向上1cm处置于成像板中心，保持下肢稳定，成像板上缘包括胫骨、腓骨远端，下缘包括部分跗骨。

(5) 中心线对准内、外踝连线中点上方1cm处，垂直于成像板入射。

(6) 根据摄影因素，选择曝光条件。

(7) 复核摄影位置和曝光条件，在监视控制台曝光指示和被检者体位情况下曝光。

2. 踝关节侧位摄影

(1) 选择254mm×305mm（10英寸×12英寸）成像板1块，将标记好的铅字反贴于成像板边缘。

(2) 成像板置于摄影床上，成像板长轴与摄影床中线平行。

(3) 移动X射线管，将焦－片距置于80cm处；照射野中心与成像板中心重合，调整照射野大小符合254mm×305mm（10英寸×12英寸）。

(4) 被检者侧卧于摄影床上，做好防护，被检侧下肢弯曲，外踝紧贴成像板，使足矢状面与成像板平行，胫骨、腓骨长轴与成像板长轴平行，将外踝上方1cm处置于成像板中心，保持下肢稳定，成像板上缘包括胫骨、腓骨远端，下缘包括部分跗骨及跟骨。

(5) 中心线经内踝上方1cm处垂直成像板入射。

(6) 根据摄影因素，选择曝光条件。

(7) 复核摄影位置和曝光条件，在监视控制台曝光指示和被检者体位情况下曝光。

3. 图像后处理，采用CR系统

(1) 在工作站采集患者信息。

(2) 将曝光过的成像板插入影像阅读器，读取信息。

(3) 将采集到的X射线图像上传到后处理工作站进行图像后处理。

(4) 连接激光打印机，将处理好的X射线图像打印到激光胶片。

【实训结果】

记录实训过程，将实训数据记录于实训表6。

实训表6　记录表

摄影体位	管电压/kV	管电流/mA	时间/s	焦－片距/cm	滤线器（±）	体厚/cm
踝关节前后位						
踝关节侧位						

【实训评价】

1. 分析图像质量，总结曝光参数，管电压、管电流对图像质量都有哪些影响？

2. 为什么踝关节前后位摄影足尖要朝向正上方，而不是前上方？

实训 8 膝关节前后位和膝关节侧位摄影

【实训目的】

1. 掌握膝关节前后位、膝关节侧位 X 射线摄影方法,并能熟练进行图像后处理及图像质量分析。

2. 熟悉 X 射线机的使用。

3. 了解膝关节前后位、膝关节侧位摄影的临床用途。

【实训准备】

1. 物品 观片灯 1 架、铅字标记 1 套、254mm×305mm(10 英寸 ×12 英寸)成像板、激光胶片 1 张、铅防护用品 1 套、体厚测量尺 1 把。

2. 器械 摄影用 X 射线机、激光打印机。

3. 环境 医学影像检查技术实训室。

【实训学时】

2 学时。

【实训方法】

1. 膝关节前后位摄影

(1) 选择 254mm×305mm(10 英寸 ×12 英寸)成像板 1 块,将标记好的铅字反贴于成像板边缘。

(2) 成像板置于摄影床上,成像板长轴与摄影床中线平行。

(3) 移动 X 射线管,将焦 – 片距置于 80cm 处;照射野中心与成像板中心重合,调整照射野大小。

(4) 被检者坐或仰卧于摄影床上,做好防护,被检侧下肢伸直,足尖向上稍内旋,腘窝紧贴成像板,膝部正中矢状面与成像板垂直,髌骨下缘置于成像板中心,保持下肢稳定,成像板上缘包括股骨远端,下缘包括胫骨、腓骨近端。

(5) 中心线对准髌骨下缘,垂直于成像板入射。

(6) 根据摄影因素,选择曝光条件。

(7) 复核摄影位置和曝光条件,在监视控制台曝光指示和被检者体位情况下曝光。

2. 膝关节侧位摄影

(1) 选择 254mm×305mm(10 英寸 ×12 英寸)成像板 1 块,将标记好的铅字反贴于成像板边缘。

(2) 成像板置于摄影床上,成像板长轴与摄影床中线平行。

(3) 移动 X 射线管,将焦 – 片距置于 80cm 处;照射野中心与成像板中心重合,调整照射野大小符合 254mm×305mm(10 英寸 ×12 英寸)。

(4) 被检者侧卧于摄影床上,被检侧膝关节弯曲成 135° 角,外侧紧贴成像板,踝部稍垫高,使膝部放平,髌骨下缘与腘窝折线连线中点置于成像板中心。对侧下肢弯曲,足踏于被检侧腿前方床面上,成像板上缘包括股骨远端,下缘包括胫骨、腓骨近端,做好防护。

(5) 中心线对准髌骨下缘与腘窝折线连线中点垂直射入。

(6) 根据摄影因素,选择曝光条件。

(7) 复核摄影位置和曝光条件,在监视控制台曝光指示和被检者体位情况下曝光。

3. 图像后处理,采用 CR 系统

(1) 在工作站采集患者信息。

(2) 将曝光过的成像板插入影像阅读器，读取信息。

(3) 将采集到的 X 射线图像上传到后处理工作站进行图像后处理。

(4) 连接激光打印机，将处理好的 X 射线图像打印到激光胶片。

【实训结果】

记录实训过程，将实训数据记录于实训表 7。

实训表 7 记录表

摄影体位	管电压 /kV	管电流 /mA	时间 /s	焦－片距 /cm	滤线器（±）	体厚 /cm
膝关节前后位						
膝关节侧位						

【实训评价】

1. 观察膝关节前后位和膝关节侧位 X 射线片，分析图像质量，总结曝光参数，管电压、管电流对图像质量都有哪些影响？

2. 当被检者膝关节伸直受限时，应如何摄取膝关节正位片？

3. 在膝关节前后位 X 射线片上看不到髌骨，如遇到髌骨左右分离骨折应如何操作？

实训 9 髌骨轴位和髋关节前后位摄影

【实训目的】

1. 掌握髌骨轴位和髋关节前后位 X 射线摄影方法，并能熟练进行图像后处理及图像质量分析。

2. 熟悉 X 射线机的使用。

3. 了解髌骨轴位和髋关节前后位摄影的临床用途。

【实训准备】

1. 物品 观片灯 1 架、203mm×254mm（8 英寸 ×10 英寸）成像板 1 块、254mm×305mm（10 英寸 ×12 英寸）成像板 1 块、铅字标记 1 套、激光胶片 1 张、铅防护用品 1 套、体厚测量尺 1 把。

2. 器械 摄影用 X 射线机、激光打印机。

3. 环境 医学影像检查技术实训室。

【实训学时】

2 学时。

【实训方法】

1. 髌骨轴位摄影

(1) 选择 203mm×254mm（8 英寸 ×10 英寸）成像板 1 块，将标记好的铅字反贴于成像板边缘。

(2) 成像板置于摄影床上，成像板长轴与摄影床中线平行。

(3) 移动 X 射线管，将焦－片距置于 80cm 处；照射野中心与成像板中心重合，调整照射野大小符合 203mm×254mm（8 英寸 ×10 英寸）。

（4）被检者俯卧于摄影床上，对侧下肢伸直，被检侧下肢屈曲稍内旋，使髌骨矢状面与 IR 垂直，被检侧踝部用绷带套住，嘱被检者向头端牵拉，使膝关节极度屈曲。髌骨置于成像板中心，保持下肢稳定。成像板上缘包括髌骨前缘，下缘包括股骨内外髁，做好防护。

（5）中心线对准髌骨下缘垂直成像板射入。

（6）根据摄影因素，选择曝光条件。

（7）复核摄影位置和曝光条件，在监视控制台曝光指示和被检者体位情况下曝光。

2. 髋关节前后位摄影

（1）选择 254mm×305mm（10 英寸 ×12 英寸）成像板 1 块，将标记好的铅字反贴于成像板边缘。

（2）成像板置于摄影床上，成像板长轴与摄影床中线平行。

（3）移动 X 射线管，将焦 – 片距置于 80cm 处；照射野中心与成像板中心重合，调整照射野大小符合 254mm×305mm（10 英寸 ×12 英寸）。

（4）被检者仰卧于摄影床上，双下肢伸直，足尖向上稍内旋，使双足拇趾靠拢，足跟分离，呈"内八字"，被检侧股骨头定位点（髂前上棘与耻骨联合上缘连线的中点，向外下作垂直线 5cm）处对应于成像板中心。保持下肢稳定。成像板上缘包括髂嵴，下缘包括股骨近端，做好防护。

（5）中心线对准股骨头定位点，垂直成像板射入。

（6）按下滤线器摄影键。根据摄影因素，选择曝光条件。

（7）复核摄影位置和曝光条件，在监视控制台曝光指示和被检者体位情况下曝光。

3. 图像后处理，采用 CR 系统

（1）在工作站采集患者信息。

（2）将曝光过的成像板插入影像阅读器，读取信息。

（3）将采集到的 X 射线图像上传到后处理工作站进行图像后处理。

（4）连接激光打印机，将处理好的 X 射线图像打印到激光胶片。

【实训结果】

记录实训过程，将实训数据记录于实训表 8。

实训表 8　记录表

摄影体位	管电压 /kV	管电流 /mA	时间 /s	焦 – 片距 /cm	滤线器（±）	体厚 /cm
髌骨轴位						
髋关节前后位						

【实训评价】

1. 观察髌骨轴位和髋关节前后位 X 射线照片，分析图像质量，总结曝光过程中都有哪些影响图像质量的因素。

2. 髋关节前后位摄影时，为何要采取双足拇趾靠拢，足跟分离的姿势？

3. 在临床操作中，股骨头定位点有何简易定位方法？

实训 10　颈 椎 摄 影

【实训目的】

1. 掌握第 3~7 颈椎前后位、侧位及斜位摄影方法。

2. 分析 3 种摄影位置的观察内容。

3. 熟悉颈椎照片影像的评价标准。

【实训准备】

1. 物品　摄影用 IR［203mm×254mm（8 英寸 ×10 英寸）X 射线胶片 4 张；203mm×254mm（8 英寸 ×10 英寸）带增感屏的暗盒 4 个；或相应尺寸的成像板，平板探测器］；铅字标记 1 套；观片灯 1 架；体厚测量尺 1 把；铅围裙 1 件。

2. 器械　摄影用 X 射线机 1 台。

3. 环境　X 射线摄影机房。

【实训学时】

2 学时。

【实训方法】

1. 第 3~7 颈椎正位（前后位）摄影　数字 X 射线机从步骤（2）开始。

（1）在暗室内将胶片装入暗盒，注意暗盒开启、装片及关闭的规范化。

（2）将标记好的铅字按要求正贴于 IR 长边边缘 1.5cm 处的相应位置，然后将 IR 置于摄影床下的托盘上，或置于摄影床上并加固定滤线器，使 IR 长轴与摄影床长轴方向一致。

（3）被检者仰卧于摄影床上或站立于摄影架前，测量颈部前后径。身体正中矢状面垂直并重合于 IR 中线。头稍上仰，颌部抬起，听鼻线垂直于摄影床或 IR。IR 上缘超过外耳孔，下缘平胸骨颈静脉切迹；铅围裙遮盖胸部非拍摄区。

（4）移动 X 射线管，将焦 - 片距置于 85cm 处。

（5）中心线：中心线向头侧倾斜 10° 角，经甲状软骨射入。

（6）根据摄影因素，选择适宜的曝光条件。

（7）复核摄影位置和曝光条件，在监视控制台曝光指示和被检者体位的情况下嘱被检者保持摄影体位不动，屏气曝光。

2. 颈椎侧位摄影

（1）将标记好的铅字按要求反贴于 IR 长边边缘 1.5cm 处的相应位置，然后将 IR 置于立式胸片架上，可用滤线器。

（2）被检者站立于摄影架前，身体正中矢状面与 IR 平行。头稍上仰，听鼻线与地面平行，以免下颌骨与上部颈椎重叠。双肩尽量下垂，必要时被检者双手各持一沙袋，以免肩部与下部颈椎重叠。IR 上缘超过外耳孔，下缘平胸骨颈静脉切迹，颈部前后缘连线中点对 IR 中线。

（3）移动 X 射线管，将焦 - 片距置于 150cm 处。

（4）中心线：中心线经甲状软骨平面、颈部前后缘连线中点垂直射入。

（5）根据摄影因素，选择适宜的曝光条件。

（6）复核摄影位置和曝光条件，在监视控制台曝光指示和被检者体位的情况下，嘱被检者保持摄影体位不动，屏气曝光（或呼气后屏气曝光）。

3. 颈椎右（左）前斜位摄影

（1）将标记好的铅字反贴于 IR 长边边缘 1.5cm 处的相应位置，然后将 IR 置于摄影床上并加固定滤线器，使 IR 长轴与摄影床长轴一致，或置于摄影架上。

（2）被检者俯卧于摄影床上，测量颈部斜径。右前斜位时，左侧肘部和膝部弯曲，支撑身体，使身体冠状面与床面成 55° 角。颈部斜位中线对 IR 中线，头部矢状面与 IR 平行，下颌略前伸。IR 上缘超过外耳孔，下缘包括胸骨颈静脉切迹；铅围裙遮盖胸部非拍摄区。左前斜位时相反。或被检者立于摄影架前。右前斜位时面向左侧旋转，并使身体冠状面与摄影架成 55° 角，左前斜位时相反。

（3）移动 X 射线管，将焦 – 片距置于 90cm 处。

（4）中心线：中心线向足端倾斜 10°，经甲状软骨平面颈部斜位中点射入。

（5）根据摄影因素，选择适宜的曝光条件。

（6）复核摄影位置和曝光条件，在监视控制台曝光指示和被检者体位的情况下，嘱被检者保持摄影体位不动，屏气曝光。

4. 冲洗胶片，注意冲洗操作程序的规范化。

【实训结果】

1. 记录实训全过程，将实训数值记录于实训表 9。

实训表 9　记录表

摄影体位	管电压 /kV	管电流 /mA	时间 /s	焦 – 片距 /cm	滤线器（±）	体厚 /cm
第 3~7 颈椎前后位						
颈椎侧位						
颈椎斜位						

2. 分析颈椎侧位摄影，被检者双肩尽量下垂的目的是什么？

3. 分析观察左侧椎间孔和椎弓根，应摄什么片？

【实训评价】

1. 学生可以初步掌握颈椎常见摄影体位的基本操作。

2. 促使学生能够将理论与实践相结合，有利于后续部分的学习。

3. 激发学生实际动手操作的兴趣。

实训 11　胸椎、腰椎摄影

【实训目的】

1. 掌握胸椎前后位、胸椎侧位及腰椎前后位、腰椎侧位的摄影方法。

2. 分析 4 种摄影位置的观察内容。

3. 熟悉胸椎、腰椎照片影像的评价标准。

1. 物品 摄影用 IR〔279mm×356mm(11 英寸 ×14 英寸)X 射线胶片 4 张;279mm×356mm (11 英寸 ×14 英寸)带增感屏的暗盒 4 个;或相应尺寸的成像板,平板探测器〕;铅字标记 1 套;铅板或铅橡皮一块;观片灯 1 架;体厚测量尺 1 把;棉垫 1 块。

2. 器械 摄影用 X 射线机 1 台。

3. 环境 X 射线摄影机房。

【实训学时】

2 学时。

【实训方法】

1. 胸椎正位(前后位)摄影 数字 X 射线机从步骤(2)开始。

(1) 在暗室内将胶片装入暗盒,注意暗盒开启、装片及关闭的规范化。

(2) 将标记好的铅字按要求正贴于 IR 长边边缘 1.5cm 处的相应位置,然后将 IR 置于摄影床下的托盘上,或置于摄影床上并加固定滤线器,使 IR 长轴与摄影床长轴方向一致。

(3) 被检者仰卧于摄影床上,背部紧贴台面,测量胸部前后径。身体正中矢状面垂直并重合于 IR 中线。两臂置于身旁,下肢伸直或髋关节、膝关节屈曲,双足平踏床面。IR 上缘平第 7 颈椎,下缘包括第 1 腰椎。

(4) 移动 X 射线管,将焦 - 片距置于 90cm 处。

(5) 中心线:中心线对准第 6 胸椎(相当于胸骨体中点)垂直射入。

(6) 根据摄影因素,选择适宜的曝光条件。

(7) 复核摄影位置和曝光条件,在监视控制台曝光指示和被检者体位的情况下,嘱被检者保持摄影体位不动,屏气曝光。

2. 胸椎侧位摄影

(1) 将标记好的铅字按要求反贴于 IR 长边边缘 1.5cm 处的相应位置,将 IR 置于摄影床下的托盘上,或置于摄影床上并加固定滤线器,使 IR 长轴与摄影床长轴方向一致。

(2) 被检者侧卧于摄影床上,测量胸部左右径。两臂上举屈曲,头枕于近床面一侧的上臂上。双下肢髋关节、膝关节屈曲以支撑身体。两膝间放沙袋或棉垫,腰部过细者在腰下垫棉垫,使脊柱长轴与床面平行。胸椎棘突后缘置于床面中线外约 4cm 处。IR 上缘包括第 7 颈椎,下缘包括第 1 腰椎。

(3) 移动 X 射线管,将焦 - 片距置于 100cm 处。

(4) 中心线:中心线对准第 7 胸椎垂直射入。

(5) 按下滤线器摄影键。根据摄影因素,选择适宜的曝光条件。

(6) 复核摄影位置和曝光条件,在监视控制台曝光指示和被检者体位的情况下,嘱被检者保持摄影体位不动,屏气曝光。

3. 腰椎正位(前后位)摄影

(1) 在暗室内将胶片装入暗盒,注意暗盒开启、装片及关闭的规范化。

(2) 将标记好的铅字按要求正贴于 IR 长边边缘 1.5cm 处的相应位置,然后将 IR 置于摄影床下的托盘上,或置于摄影床上并加固定滤线器,使 IR 长轴与摄影床长轴方向一致。

(3) 被检者仰卧于摄影床上,测量腰部前后径。身体正中矢状面垂直于床面并重合于 IR 中线。

两臂置于身旁,双侧髋关节、膝关节屈曲,双足平踏床面,使腰背部贴近床面,以减少生理弯曲度。IR 上缘包括第 11 胸椎,下缘包括上部骶椎、左右包括腰大肌。

(4) 移动 X 射线管,将焦 – 片距置于 90cm 处。

(5) 中心线:中心线对准第 3 腰椎(相当于脐上 3cm 处)垂直射入。

(6) 按下滤线器摄影键。根据摄影因素,选择适宜的曝光条件。

(7) 复核摄影位置和曝光条件,在监视控制台曝光指示和被检者体位的情况下,嘱被检者保持摄影体位不动,深呼气后屏气曝光。

4. 腰椎侧位摄影

(1) 将标记好的铅字按要求反贴于 IR 长边边缘 1.5cm 处的相应位置,将 IR 置于摄影床下的托盘上,或置于摄影床上并加固定滤线器,使 IR 长轴与摄影床长轴方向一致。

(2) 被检者侧卧于摄影床上,测量腰部左右径。身体正中矢状面平行于床面。两臂上举抱头,双侧髋关节、膝关节略屈曲以支撑身体。腰细臀宽者在腰下垫棉垫,使脊柱与床面平行。第 3 腰椎棘突置于 IR 中线后 5cm 处。IR 上缘包括第 11 胸椎,下缘包括部分骶椎。

(3) 移动 X 射线管,将焦 – 片距置于 100cm 处。

(4) 中心线:中心线经髂嵴上 3cm 即第 3 腰椎平面垂直射入。

(5) 按下滤线器摄影键。根据摄影因素,选择适宜的曝光条件。

(6) 复核摄影位置和曝光条件,在监视控制台曝光指示和被检者体位的情况下,嘱被检者保持摄影体位不动,深呼气后屏气曝光。

5. 冲洗胶片,注意冲洗操作程序的规范化。

【实训结果】

1. 记录实训全过程,将实训数值记录于实训表 10。

实训表 10　记录表

摄影体位	管电压 /kV	管电流 /mA	时间 /s	焦 – 片距 /cm	滤线器(±)	体厚 /cm
胸椎前后位						
胸椎侧位						
腰椎前后位						
腰椎侧位						

2. 讨论胸椎侧弯畸形者,摆位时为何凸侧贴近床面?

3. 讨论腰椎生理性向前弯曲,正位摄影为何不摄后前位?

4. 腰椎侧位摄影的焦 – 片距为何大于腰椎前后位摄影的焦 – 片距?

5. 评价照片质量。

【实训评价】

1. 学生可以初步掌握胸、腰椎常见摄影体位的基本操作。

2. 促使学生能够将理论与实践相结合,有利于后续部分的学习。

3. 激发学生实际动手操作的兴趣。

实训 12 骶尾椎及骨盆摄影

【实训目的】

1. 掌握骶尾椎前后位、骶尾椎侧位、骨盆前后位的摄影方法。

2. 分析 3 种摄影位置的观察内容。

3. 熟悉骶尾椎、骨盆照片影像的评价标准。

【实训准备】

1. 物品 摄影用 IR〔305mm×381mm（12 英寸 ×15 英寸）X 射线胶片 3 张；305mm×381mm（12 英寸 ×15 英寸）带增感屏的暗盒 3 个；或相应尺寸的成像板，平板探测器〕；铅字标记 1 套；观片灯 1 架；体厚测量尺 1 把；棉垫 1 块。

2. 器械 摄影用 X 射线机 1 台。

3. 环境 X 射线摄影机房。

【实训学时】

2 学时。

【实训方法】

1. 骶尾椎正位（前后位）摄影 数字 X 射线机从步骤（2）开始。

（1）在暗室内将胶片装入暗盒，注意暗盒开启、装片及关闭的规范化。

（2）将标记好的铅字按要求正贴于 IR 长边边缘 1.5cm 处的相应位置，然后将 IR 置于摄影床下的托盘上，或置于摄影床上并加固定滤线器，使 IR 长轴与摄影床长轴方向一致。

（3）被检者仰卧于摄影床上，测量骶部前后径。身体正中矢状面垂直于床面并重合于 IR 中线。两臂置于身旁，双下肢伸直并拢。IR 上缘包括第 4 腰椎，下缘包括耻骨联合下 3cm。

（4）移动 X 射线管，将焦 – 片距置于 90cm 处。

（5）中心线：骶椎摄影时中心线向头侧倾斜 15°~20° 角，经耻骨联合上 3cm 处射入。尾椎摄影时中心线向足侧倾斜 15° 角，经耻骨联合上 3cm 处射入。

（6）根据摄影因素，选择适宜的曝光条件。

（7）复核摄影位置和曝光条件，在监视控制台曝光指示和被检者体位的情况下，嘱被检者保持摄影体位不动，深呼气后屏气曝光。

2. 骶尾椎侧位摄影

（1）将标记好的铅字按要求反贴于 IR 长边边缘 1.5cm 处的相应位置，将 IR 置于摄影床下的托盘上，或置于摄影床上并加固定滤线器，使 IR 长轴与摄影床长轴方向一致。

（2）被检者侧卧于摄影床上，测量臀部左右径。身体正中矢状面平行于床面。两臂上举抱头，双侧髋关节、膝关节屈曲以支撑身体。腰细臀宽者在腰下垫棉垫，使脊柱与床面平行。骶部后缘置于 IR 中线外 4cm。IR 上缘包括第 4 腰椎，下缘包括耻骨联合下 3cm。

（3）移动 X 射线管，将焦 – 片距置于 90cm 处。

（4）中心线：中心线经骶尾椎中部垂直射入。

（5）按下滤线器摄影键。根据摄影因素，选择适宜的曝光条件。

（6）复核摄影位置和曝光条件，在监视控制台曝光指示和被检者体位的情况下，嘱被检者保持摄影体位不动，深呼气后屏气曝光。

3. 骨盆正位（前后位）摄影

（1）在暗室内将胶片装入暗盒，注意暗盒开启、装片及关闭的规范化。

（2）将标记好的铅字按要求正贴于 IR 长边边缘 1.5cm 处的相应位置，然后将暗盒置于摄影床下的托盘上，或置于摄影床上并加固定滤线器，使 IR 短轴与摄影床长轴方向一致。

（3）被检者仰卧于摄影床上，测量臀部前后径。身体正中矢状面垂直床面并重合于 IR 中线。下肢伸直，足尖向上，并稍内旋，双足拇趾靠拢。两侧髂前上棘连线与床面平行。IR 上缘超出髂骨嵴 3cm，下缘达耻骨联合下 3cm。

（4）移动 X 射线管，将焦－片距置于 90cm 处。

（5）中心线：中心线经两侧髂前上棘连线中点与耻骨联合上缘连线的中点，垂直 IR 射入。

（6）按下滤线器摄影键。根据摄影因素，选择适宜的曝光条件。

（7）复核摄影位置和曝光条件，在监视控制台曝光指示和被检者体位的情况下，嘱被检者保持摄影体位不动，深呼气后屏气曝光。

4. 冲洗胶片，注意冲洗操作程序的规范化。

【实训结果】

1. 记录实训全过程，将实训数值记录于实训表 11。

实训表 11　记录表

摄影体位	管电压 /kV	管电流 /mA	时间 /s	焦－片距 /cm	滤线器（±）	体厚 /cm
骶尾椎前后位						
骶尾椎侧位						
骨盆前后位						

2. 讨论骶尾椎摄影中心线的设计。

3. 如何获得标准的骨盆正位影像？

4. 评价照片质量。

【实训评价】

1. 学生可以初步掌握骶尾椎及骨盆常见摄影体位的基本操作。

2. 促使学生能够将理论与实践相结合，有利于后续部分的学习。

3. 激发学生实际动手操作的兴趣。

实训 13　胸部后前位和胸部侧位摄影

【实训目的】

1. 掌握胸部后前位和胸部侧位的摄影方法。

2. 熟悉胸部后前位和胸部侧位照片的影像评价标准。

1. 物品　观片灯、摄影申请单、IR 356mm×432mm（14 英寸 ×17 英寸）或 305mm×381mm（12 英寸 ×15 英寸）、铅字标记、防护用具、铅板（或含铅橡皮）1 块、X 射线摄影人体模型。

2. 器械　摄影用 X 射线机。

3. 环境　X 射线摄影机房。

【实训学时】

2 学时。

【实训方法】

（一）胸部后前位

1. 选择合适的 IR，并做好标记。

2. 被检者着专用 X 射线摄影服，去除各类饰品及膏药。

3. 训练被检者做深吸气后屏气动作，并做好必要的防护。

4. 被检者背向 X 射线管，站立于摄影架前，双足分开与肩同宽，前胸壁紧贴 IR，身体正中矢状面与 IR 垂直，并对准 IR 中线，头稍上仰，下颌置于立位摄影架颌托上。双手背置于髋部，双肩放松下垂，肘部弯曲，上臂及肘部尽量内旋，使肩胛骨向外牵拉，避免与肺野重叠。IR 上缘超出肩部皮肤 3cm，下缘包括两侧肋膈角，两侧包括侧胸壁皮肤。

5. 移动 X 射线管，调整焦 – 片距，肺部为 150~180cm，心脏为 180~200cm。调节 X 射线管高度，使中心线呈水平投射，对准被检者第 5 或第 6 胸椎高度并与 IR 垂直。调节照射野，使之与被检部位和 IR 大小相适应。

6. 选择摄影条件。

7. 复核摄影位置及曝光条件，嘱被检者深吸气后屏气曝光（心脏大血管摄影时，平静呼吸下屏气曝光），同时密切注意控制台上各仪表指示是否正常。

（二）胸部侧位

1. 选择合适的 IR，并做好标记。

2. 被检者着专用 X 射线摄影服，去除各类饰品及膏药。

3. 训练被检者做深吸气后屏气动作，并做好必要的防护。

4. 被检者侧立于摄影架前，被检侧紧贴 IR，双足分开与肩同宽，身体正中矢状面与 IR 平行。身体长轴中线对准 IR 中线，两臂上举屈肘交叉抱头，使肩部尽量不与肺部重叠。IR 上缘平第 7 颈椎，下缘包括肋膈角，前后缘包括前胸壁及后背皮肤。

5. 移动 X 射线管，调整焦 – 片距，肺部为 150~180cm，心脏为 180~200cm。调节 X 射线管高度，使中心线呈水平投射，对准被检者第 5 或第 6 胸椎高度的侧胸壁中点并与 IR 垂直。调节照射野，使之与被检部位和 IR 大小相适应。

6. 选择摄影条件。

7. 复核摄影位置及曝光条件，嘱被检者深吸气后屏气曝光（心脏大血管摄影时，平静呼吸下屏气曝光），同时密切注意控制台上各仪表指示是否正常。

【实训结果】

1. 记录实训全过程，将实训数值记录于实训表 12。

摄影体位	管电压/kV	管电流/mA	时间/s	焦–片距/cm	滤线器(±)	体厚/cm
胸部后前位						
胸部侧位						

2. 认识胸部正侧位照片 X 射线影像。

3. 讨论各小组所摄胸部正侧位照片的优缺点。

【实训评价】

1. 学生基本掌握胸部后前位和胸部侧位的摄影要点。

2. 促使学生能够将理论与实践相结合,有利于后续部分的学习。

3. 激发学生实际动手操作的兴趣。

实训 14　胸部右前斜位和肋骨斜位摄影

【实训目的】

1. 掌握胸部右前斜位和肋骨斜位的摄影方法。

2. 熟悉胸部右前斜位和肋骨斜位的影像评价标准。

【实训准备】

1. 物品　观片灯、摄影申请单、IR 305mm×381mm(12 英寸 ×15 英寸)、铅字标记、防护用具、铅板(或含铅橡皮)1 块、X 射线摄影人体模型。

2. 器械　摄影用 X 射线机。

3. 环境　X 射线摄影机房。

【实训学时】

2 学时。

【实训方法】

(一)胸部右前斜位

1. 选择合适的 IR,并做好标记。

2. 被检者着专用 X 射线摄影服,去除各类饰品及膏药。

3. 训练被检者做屏气动作,并做好必要的防护。

4. 被检者背向 X 射线管,站立于摄影架前,右前胸壁紧贴 IR,使身体冠状面与 IR 成 45°~55° 角,左臂上举,屈肘抱头,右手背放在髋部,右臂内旋。IR 上缘超出锁骨 6cm,下缘达第 12 胸椎,左前及右后胸壁包括在 IR 内。

5. 移动 X 射线管,调整焦–片距,肺部为 150~180cm,心脏为 180~200cm。调节 X 射线管高度,中心线对准第 6 胸椎水平与左侧腋后线交界处垂直射入。调节照射野,使之与被检部位和 IR 大小相适应。

6. 选择摄影条件。

7. 复核摄影位置及曝光条件,嘱被检者深吸气后屏气曝光(心脏大血管摄影时,平静呼吸下屏气曝光),曝光时患者需吞服医用硫酸钡,同时密切注意控制台上各仪表指示是否正常。

（二）肋骨斜位

1. 选择合适的 IR，并做好标记。

2. 被检者着专用 X 射线摄影服，去除各类饰品及膏药。

3. 训练被检者做屏气动作，并做好必要的防护。

4. 被检者面向 X 射线管，站立于摄影架前，被检侧紧贴 IR，身体冠状面与 IR 成 45° 角，两臂上举，屈肘抱头，肩部内收，IR 上缘包括第 7 颈椎，下缘包括第 3 腰椎。

5. 移动 X 射线管，调整焦 – 片距，为 150~180cm。调节 X 射线管高度，中心线对准斜位胸廓中点垂直射入。调节照射野，使之与被检部位和 IR 大小相适应。

6. 选择摄影条件。

7. 复核摄影位置及曝光条件，显示膈上肋骨，嘱被检者深吸气后屏气曝光（显示膈下肋骨深呼气后屏气曝光），同时密切注意控制台上各仪表指示是否正常。

【实训结果】

1. 记录实训全过程，将实训数值记录于实训表 13。

实训表 13　记录表

摄影体位	管电压 /kV	管电流 /mA	时间 /s	焦 – 片距 /cm	滤线器（±）	体厚 /cm
胸部右前斜位						
肋骨斜位						

2. 认识胸部右前斜位和肋骨斜位照片 X 射线影像。

3. 讨论各小组所摄胸部右前斜位和肋骨斜位照片的优缺点。

【实训评价】

1. 学生基本掌握胸部右前斜位和肋骨斜位的摄影要点。

2. 促使学生能够将理论与实践相结合，有利于后续部分的学习。

3. 激发学生实际动手操作的兴趣。

实训 15　腹部仰卧前后位和腹部站立前后位摄影

【实训目的】

1. 掌握腹部仰卧前后位和腹部站立前后位的摄影方法。

2. 熟悉腹部仰卧前后位和腹部站立前后位的影像评价标准。

【实训准备】

1. 物品　观片灯、摄影申请单、IR 356mm×432mm（14 英寸 ×17 英寸）或 305mm×381mm（12 英寸 ×15 英寸）、铅字标记、防护用具、铅板（或含铅橡皮）1 块、X 射线摄影人体模型。

2. 器械　摄影用 X 射线机。

3. 环境　X 射线摄影机房。

2学时。

【实训方法】

(一) 腹部仰卧前后位

1. 选择合适的IR,做好标记,并将IR置于摄影床下滤线栅托盘内。

2. 被检者着专用X射线摄影服,去除各类饰品及膏药。

3. 训练被检者做深呼气后屏气动作,并做好必要的防护。

4. 被检者仰卧于摄影床上,身体正中矢状面与床面垂直,并与IR中线重合;双臂上举或放于身旁,双下肢伸直;IR上缘包括剑突,下缘包括耻骨联合。

5. 移动X射线管,调整焦-片距,为90cm。中心线对准剑突与耻骨联合上缘连线中点,并与床面垂直。调节照射野,使之与被检部位和IR大小相适应。

6. 选择摄影条件。

7. 复核摄影位置及曝光条件,嘱被检者深呼气后屏气曝光,同时密切注意控制台上各仪表指示是否正常。

(二) 腹部站立前后位

1. 选择合适的IR,并做好标记。

2. 被检者着专用X射线摄影服,去除各类饰品及膏药。

3. 训练被检者做深吸气后屏气动作,并做好必要的防护。

4. 被检者面向X射线管,站立于摄影架前,身体正中矢状面与IR垂直,并与IR中线重合;两臂自然下垂,手掌向前置于身旁;IR竖放,疑有消化道穿孔者,IR上缘包括膈肌;疑为肾位置异常者,IR下缘包括耻骨联合

5. 移动X射线管,调整焦-片距,为90cm。调节X射线管高度,中心线对准剑突与耻骨联合上缘连线的中点垂直射入。疑有消化道穿孔者,中心线经剑突与脐连线的中点垂直射入。调节照射野,使之与被检部位和IR大小相适应。

6. 选择摄影条件。

7. 复核摄影位置及曝光条件,嘱被检者深呼气后屏气曝光,同时密切注意控制台上各仪表指示是否正常。

【实训结果】

1. 记录实训全过程,将实训数值记录于实训表14。

实训表14 记录表

摄影体位	管电压/kV	管电流/mA	时间/s	焦-片距/cm	滤线器(±)	体厚/cm
腹部仰卧前后位						
腹部站立前后位						

2. 认识腹部仰卧前后位和腹部站立前后位照片X射线影像。

3. 讨论各小组所摄腹部仰卧前后位和腹部站立前后位照片的优缺点。

【实训评价】

1. 学生基本掌握腹部仰卧前后位和腹部站立前后位的摄影要点。

2. 促使学生能够将理论与实践相结合,有利于后续部分的学习。

3. 激发学生实际动手操作的兴趣。

实训 16　头颅后前位和头颅侧位摄影

【实训目的】

1. 掌握头颅后前位和头颅侧位的摄影方法。

2. 熟悉头颅后前位和头颅侧位影像的解剖结构与评价标准。

【实训准备】

1. 物品　胶布、观片灯、摄影申请单、IR 205mm×256mm(8 英寸 ×10 英寸)、铅字标记、防护用具、模拟人体。

2. 器械　200mA 或 500mA X 射线机。

3. 环境　X 射线摄影机房。

【实训学时】

2 学时。

【实训方法】

(一)头颅后前位

1. 选择合适的 IR,并做好标记竖放在摄影床下托盘内正中处固定。

2. 被检者着专用 X 射线摄影服,去除头部各类饰品。

3. 训练被检者做平静呼吸屏气动作,并做好必要的防护。

4. 被检者俯卧于摄影床上,正中矢状面垂直于床面,床面不能活动者,正中矢状面重合于床面中线;额部及鼻部触及床面,下颌内收,使听眦线垂直于床面;两下肢伸直,两上肢置于身旁或头颅两侧。IR 上缘超出颅顶 3cm。

5. 移动 X 射线管,调整焦 – 片距,使中心线呈垂直地面方向投射,对准枕外隆凸经眉间垂直射入 IR。调节照射野,使之与被检部位和 IR 大小相适应。

6. 选择摄影条件,观察电源电压表一定要在指示正常范围内。再选择大小焦点,调节管电压、管电流、曝光时间。

7. 曝光前观察被检者体位,并嘱被检者不要动,屏气曝光。

8. 曝光期间观察毫安表指示数据及曝光指示灯。

9. 曝光结束将 IR 取出进行处理,并完成摄影申请单的填写。

(二)头颅侧位

1. 选择合适的 IR,并做好标记横放在摄影床下托盘内正中处固定。

2. 被检者着专用 X 射线摄影服,去除头部各类饰品。

3. 训练被检者做平静呼吸屏气动作,并做好必要的防护。

4. 被检者俯卧于摄影床上,正中矢状面垂直于床面,床面不能活动者,正中矢状面重合于床面中线;头部侧转,被检侧靠近床面,矢状面与床面平行,瞳间线与床面垂直,下颌内收,额鼻线与床中线平行,被检侧上肢内旋置于身旁,下肢伸直;对侧上肢屈肘握拳垫于颌下,下肢屈曲以支撑身体。IR 上缘超出颅顶 3cm。

5. 移动 X 射线管,调整焦 – 片距,使中心线呈垂直地面方向投射,对准外耳孔前、上各 2.5cm 处垂直射入 IR。调节照射野,使之与被检部位和 IR 大小相适应。

6. 选择摄影条件,观察电源电压表一定要在指示正常范围内。再选择大小焦点,调节管电压、管电流、曝光时间。

7. 曝光前观察被检者体位,并嘱被检者不要动,屏气曝光。

8. 曝光期间观察毫安表指示数据及曝光指示灯。

9. 曝光结束将 IR 取出进行处理,并完成摄影申请单的填写。

【实训结果】

1. 记录实训全过程,将实训数值记录于实训表 15。

实训表 15　记录表

摄影体位	管电压 /kV	管电流 /mA	时间 /s	焦 – 片距 /cm	滤线器(±)	体厚 /cm
头颅后前位						
头颅侧位						

2. 认识头颅后前位和头颅侧位照片 X 射线影像。

3. 讨论头颅正位 X 射线摄影为何常规取后前位?什么情况下取前后位摄影?

【实训评价】

1. 学生基本掌握头颅后前位和头颅侧位的摄影要点。

2. 促使学生能够将理论与实践相结合,有利于后续部分的学习。

3. 激发学生实际动手操作的兴趣。

实训 17　瓦氏位摄影

【实训目的】

1. 掌握瓦氏位摄影方法。

2. 熟悉瓦氏位照片影像的解剖结构和评价标准。

【实训准备】

1. 物品　胶布、观片灯、角度板、摄影申请单、IR 205mm×256mm(8 英寸 ×10 英寸)、铅字标记、防护用具、模拟人体。

2. 器械　摄影用 X 射线机。

3. 环境　X 射线摄影机房。

【实训学时】

2学时。

【实训方法】

1. 选择合适的 IR,并做好标记竖放在摄影床下托盘内正中处固定。

2. 被检者着专用 X 射线摄影服,去除头部各类饰品。

3. 训练被检者做平静呼吸屏气动作,并做好必要的防护。

4. 被检者俯卧于摄影床上,正中矢状面垂直于床面,并与床中线重合。下颌骨颏部置于床面上,头稍后仰,使听眦线与床面成 37° 角,鼻尖部对准 IR 中心,两下肢伸直,两上肢置于身旁或头颅两侧。IR 上缘包括前额,下缘包括颏部。

5. 移动 X 射线管,调整焦 – 片距,使中心线呈垂直地面方向投射,经鼻尖部垂直射入 IR。调节照射野,使之与被检部位和 IR 大小相适应。

6. 选择摄影条件,观察电源电压表一定要在指示正常范围内。再选择大小焦点,调节管电压、管电流、曝光时间。

7. 曝光前观察被检者体位,并嘱被检者不要动,屏气曝光。

8. 曝光期间观察毫安表指示数据及曝光指示灯。

9. 曝光结束将 IR 取出进行处理,并完成摄影申请单的填写。

【实训结果】

1. 记录实训全过程,将实训数值记录于实训表 16。

实训表 16　记录表

摄影体位	管电压 /kV	管电流 /mA	时间 /s	焦 – 片距 /cm	滤线器（±）	体厚 /cm
瓦氏位						

2. 认识瓦氏位照片 X 射线影像。

3. 记录分析头颅后前位与瓦氏位照片的显示区别。理解瓦氏位要求听眦线与床面成 37° 角的意义。

【实训评价】

1. 学生基本掌握瓦氏位的摄影要点。

2. 促使学生能够将理论与实践相结合,有利于后续部分的学习。

3. 激发学生实际动手操作的兴趣。

实训 18　上颌切牙位摄影

【实训目的】

1. 掌握拍摄上颌切牙位摄影方法、牙片放置及固定方法。

2. 熟悉上颌切牙位照片影像的解剖结构和评价标准。

【实训准备】

1. 物品　观片灯、摄影申请单、齿型片 3cm×4cm、防护用具。

2. 器械　牙科 X 射线摄影机。

3. 环境　X 射线摄影机房。

2学时。

【实训方法】

1. 认真阅读摄影申请单,同被检者讲解摄影过程,争取配合。

2. 被检者着专用 X 射线摄影服,坐于专用摄影椅上,头部靠在枕托上,头部矢状面与地面垂直,听鼻线与地面平行。

3. 嘱被检者口张大,将 IR 放入口腔内并使 IR 感光面紧贴被检查牙的舌面。IR 竖放,下缘贴近牙冠并超出切缘 0.5cm 与颌面平行;上缘贴于腭部。其目的是形成明显的对比度及避免牙冠超出牙片。

4. IR 放好后,嘱被检者用拇指固定 IR。

5. 调整 X 射线管使中心线与矢状面平行,向足侧倾斜 40°~45° 经鼻尖射入 IR。

6. 选择摄影条件曝光。

7. 曝光结束后将 IR 取出进行处理,并完成摄影申请单的填写。

【实训结果】

1. 记录实训全过程,将实训数值记录于实训表 17。

实训表 17　记录表

摄影体位	管电压/kV	管电流/mA	时间/s	焦-片距/cm	滤线器(±)	体厚/cm
上颌切牙位						

2. 认识上颌切牙位照片 X 射线影像。

3. 记录分析如何获得标准牙齿型片的影像。

【实训评价】

1. 学生基本掌握上颌切牙位摄影的摄影要点。

2. 促使学生能够将理论与实践相结合,有利于后续部分的学习。

3. 激发学生实际动手操作的兴趣。

实训 19　口腔曲面全景体层摄影

【实训目的】

1. 掌握口腔曲面全景体层摄影技术。

2. 熟悉口腔全景照片影像的解剖结构和评价标准。

【实训准备】

1. 物品　观片灯、摄影申请单、IR 254mm×305mm(10 英寸 ×12 英寸)、防护用具。

2. 器械　口腔曲面体层摄影机。

3. 环境　X 射线摄影机房。

【实训学时】

2学时。

【实训方法】

1. 认真阅读摄影申请单,同被检者讲解摄影过程,争取配合。

2. 被检者着专用 X 射线摄影服。

3. 被检者立位或坐位,颈椎垂直或向前倾斜;将下颌颏部置于颏托正中,以前切牙缘咬在颌板槽内,头颅矢状面与地面垂直,听眶线与听鼻线的角平分线与地面平行,用额托或头夹将头固定。

4. 将 IR 固定于片架上。

5. 根据摄影目的完成摄影层面选择。

6. 选择合适的摄影条件。在核实上述摄影要求无误后,嘱患者不要动的情况下曝光。

7. 曝光结束将 IR 取出进行处理,并完成摄影申请单的填写。

【实训结果】

1. 记录实训全过程。

2. 认识口腔曲面全景照片 X 射线影像。

3. 记录分析为何只有用口腔曲面体层摄影机,利用它的摄影原理,才能将全口牙一次性拍摄在一张胶片上。

【实训评价】

1. 学生基本掌握口腔曲面全景体层摄影的摄影要点。

2. 促使学生能够将理论与实践相结合,有利于后续部分的学习。

3. 激发学生实际动手操作的兴趣。

实训 20　乳腺 X 射线摄影

【实训目的】

1. 掌握乳腺常用摄影体位如内外斜位、头尾位的摄影方法及注意事项。

2. 熟悉钼靶 X 射线机的基本结构和相应操作方法,以及后期图像处理及打印的步骤。

3. 了解 X 射线的图像特点及大体解剖图像。

【实训准备】

1. 物品　观片灯、检查预约通知单、IR 乳腺摄影模体。

2. 器械　钼靶 X 射线机、胶片冲洗设备。

3. 环境　钼靶 X 射线室。

【实训学时】

2 学时。

【实训方法】

1. 参观钼靶 X 射线室的工作环境;认识 X 射线机的机型;掌握机架移动、锁定、设置等操作的方法;了解实训室的相关防护措施。

2. 查看与核对检查申请单,明确临床乳腺检查的确切部位与目的要求。

3. 检查前去除被检者体表影响成像的物品,如膏药、金属等。

4. 根据申请单要求进行体位摆放,如内外斜位、头尾位、内外侧位。

5. 输入被检者的基本信息,选择相应的检查程序。

6. 根据设备情况、被检者个人情况等因素设定曝光条件。

7. 打印胶片得到乳腺模体的 X 射线影像。

【实训结果】

1. 记录实训全过程,将实训数值记录于实训表 18。

实训表 18　记录表

摄影体位	管电压/kV	管电流/mA	时间/s	焦-片距/cm	滤线器(±)	体厚/cm
乳腺头尾位						
乳腺斜位						

2. 记录乳腺检查过程中的一些注意事项。

3. 记录分析如何正确选择曝光条件。

4. 总结不同临床表现对应的摄影体位。

【实训评价】

1. 学生可以初步掌握乳腺常用摄影体位的操作。

2. 促使学生能够将理论与实践相结合,有利于后续部分的学习。

3. 激发学生实际动手操作的兴趣。

实训 21　碘过敏试验的方法及碘过敏反应的处理

【实训目的】

1. 掌握碘过敏试验的方法。

2. 熟悉碘过敏反应的处理。

【实训准备】

1. 物品　30% 有机碘对比剂 1ml、针管、止血带、胶布。

2. 器械　配药车。

3. 环境　医院 CT 检查室。

【实训学时】

2 学时。

【实训方法】

1. 碘过敏试验皮试的注射方法　①用 1ml 一次性注射器,抽取 30% 有机碘对比剂 1ml;②用碘伏局部消毒;③在前臂腕横纹上 3 横指正中处与腕横纹平行进针做皮内注射;④ 15min 后观察有无阳性反应。若注药处出现伪足及红斑即为阳性。

2. 碘过敏试验静脉注射步骤及方法　①用 1ml 一次性注射器,抽取 30% 有机碘对比剂 1ml;②用碘伏局部消毒;③在肘正中静脉做静脉注射;④ 15min 后观察有无阳性反应。

若出现恶心、呕吐、胸闷、气急、荨麻疹及休克者,为阳性反应。

3. 学生讨论,提出疑点、难点问题。

4. 教师集中解答学生提出的疑点、难点问题。

【实训结果】

1. 碘过敏试验皮试阳性反应的判断。

2. 碘过敏试验静脉注射阳性反应的判断。

3. 碘过敏反应的急救措施。

4. 记录实训全过程,书写实训报告。

5. 记录碘过敏试验静脉注射的步骤及方法。

6. 记录分析如何判断碘过敏试验的阳性反应。

【实训评价】

1. 学生初步掌握碘过敏试验的基本操作。

2. 促使学生能够将理论与实践相结合,有利于学生熟悉碘过敏表现及急救措施。

3. 激发学生实际动手的操作能力及学习的兴趣。

实训 22　上消化道常规钡剂造影

【实训目的】

1. 掌握上消化道钡剂造影的造影技术。

2. 熟悉上消化道钡剂造影的适应证及禁忌证。

【实训准备】

1. 物品　医用硫酸钡、一次性纸杯、温开水,发泡剂。

2. 器械　数字胃肠机或普通透视 X 射线机。

3. 环境　医院数字胃肠室。

【实训学时】

2 学时。

【实训方法】

1. 接通电源,打开主机。

2. 调剂医用硫酸钡,其钡水比例为 1∶1。

3. 首先让患者先服用 1 袋发泡剂,然后行胸腹部常规透视。

4. 嘱患者立位口服一大口硫酸钡混悬液,观察钡剂通过食管的情形,摄取食管正、斜位片。

5. 站立位观察并摄取胃充盈像及挤压像,检查顺序为先胃体,后胃窦和幽门前区。

6. 仰卧位观察并摄取胃黏膜像。

7. 俯卧位观察并摄取胃窦部蠕动及十二指肠球充盈像。

【实训结果】

1. 记录实训全过程。

2. 记录上消化道常规钡剂造影的适应证及禁忌证。

3. 记录上消化道常规钡剂造影的检查技术。

【实训评价】

1. 学生初步掌握数字胃肠机的基本操作。

2. 促使学生能够将理论与实践相结合,熟悉上消化道钡剂检查的步骤及方法。

3. 激发学生实际动手的操作能力及学习的兴趣。

实训 23 静脉肾盂造影

【实训目的】

1. 掌握静脉肾盂造影的目的、适应证。

2. 熟悉静脉肾盂造影的方法、步骤。

3. 了解造影中发生意外时的临床表现及急救措施。

【实训准备】

1. 物品 输尿管压迫器 1 套(腹部压迫带 1 个,棉垫 2 个);X 射线胶片 5 张;暗盒 2 个。

2. 器械 200mA 以上的 X 射线机。

3. 环境 影像实训基地。

【实训学时】

2 学时。

【实训方法】

学生穿戴工作服和帽,先由实训课教师讲解造影目的和步骤,阅读 X 射线检查申请单或病历,了解造影前过敏试验情况,注意压迫输尿管的方法、注药部位及速度,同时观察摄影时间、体位和造影完成后患者的处理,让学生观察造影的全过程。

【实训结果】

记录造影目的、造影前准备、注药速度、摄影时间、照片显示情况及造影后处理。在造影中患者若有反应,应详细记录临床症状及处理措施。

【实训评价】

1. 简述造影的全过程。

2. 分析 7min、15min、30min 片肾盂、肾盏对比剂浓度变化情况。

3. 写出心得体会。

实训 24 CT 机的基本操作

【实训目的】

1. 掌握 CT 机的正确使用方法及其使用注意事项;CT 机的工作流程。

2. 熟悉 CT 机的结构和工作原理。

3. 了解 CT 检查室的工作环境要求。

【实训准备】

1. 物品 观片灯、CT 检查预约通知单、模拟人体。

2. 器械　CT 机、激光胶片打印机。

3. 环境　医院 CT 检查室。

【实训学时】

2 学时。

【实训方法】

1. 参观 CT 检查室的工作环境；认识 CT 机的机型；掌握检查床移动、锁定、设置及定位灯操作的方法；了解 CT 检查室的防护措施。

2. 首先给 CT 扫描机接通电源，之后打开外围设备的电源，最后打开 CT 扫描机的主机电源，CT 机便按照内设程序进行自检。在自检过程中，禁止按动键盘上任何按键及移动鼠标。待自检完成，显示器屏幕上显示人机对话时，方可根据对话窗的提示进行下一步操作。

3. 开机后首先应训练 X 射线管，即用空气扫描方式由低管电压到高管电压曝光数次来对 X 射线管进行加热。此时，CT 扫描视野内应没有任何物品，并由 CT 扫描机内的软件控制扫描条件和曝光次数。

4. 为了修正原始数据零点漂移所带来的误差，应进行空气校准。采用空气扫描方式，获得探测器各通道的零点漂移值，从而保证采样数据的准确性。

5. 为了确保扫描工作不受影响，在对患者扫描前，首先应查询一下磁盘，了解一下磁盘存储的剩余空间是否够用。应根据当日工作量大小考虑，若不够用，应将处理完毕的图像数据进行删除。

6. 按照 CT 机的操作指令逐项输入被检者的自然项目，例如，患者姓名、性别、年龄、CT 号；选择扫描方向，即头先进还是足先进；患者的位置是仰卧、俯卧，还是左侧卧、右侧卧。如果是增强扫描，要注明"C+"。

7. 患者体位的处置根据检查要求确定是仰卧还是俯卧，头先进还是足先进；将患者或模拟人体合理安置于扫描床上，利用床旁操作台和／或扫描架上的诸操作键，把扫描床调整至合适位置；开启定位指示灯，将患者或模拟人体送入扫描视野内的预定位置，最后熄灭定位指示灯。

8. 摆位时要对非检查部位的重要器官进行辐射防护，如甲状腺和性腺用专用防护用品遮盖。

9. 根据检查的需要采用适当的辅助装置，固定检查部位。对于胸腹部扫描的患者，要做好呼吸训练。

10. 确定扫描计划（定位），通常先进行定位像扫描，即 X 射线管与探测器位置不变，曝光过程中，检查床载患者匀速移动，扫描图像类似高千伏摄影平片，一般扫描正侧位两张。在该定位像上确定扫描计划，制订扫描范围、扫描基线、层厚、层间距及扫描参数等。定位较明确的部位（如颅脑），也可利用定位指示灯直接从患者的体表上定出扫描的起始位置。

11. 根据预先设定的扫描方式程序进行具体 CT 扫描。

12. 显示出患者或模拟人体扫描部位的 CT 图像并进行后处理，之后打印出照片，对该部位进行图像分析。

13. 扫描完毕之后，首先关闭 CT 扫描机主机，之后关闭外围设备，最后切断 CT 扫描机的电源。

【实训结果】

1. 记录实训全过程。

2. 记录 CT 检查前被检者的准备工作。

3. 记录分析如何正确选择和运用窗口技术。

【实训评价】

1. 学生可以初步掌握 CT 的基本操作。

2. 促使学生能够将理论与实践相结合,有利于后续部分的学习。

3. 激发学生实际动手操作的兴趣。

实训 25　颅脑 CT 检查技术

【实训目的】

1. 掌握颅脑 CT 检查的方法及扫描参数的选择。

2. 熟悉颅脑 CT 检查前的准备工作及在工作站进行图像的后处理。

3. 了解颅脑各层面的大体解剖图像,建立横断面解剖图像的概念。

【实训准备】

1. 物品　观片灯、CT 检查预约通知单、模拟人体。

2. 器械　CT 机、激光胶片打印机。

3. 环境　医院 CT 检查室。

【实训学时】

2 学时。

【实训方法】

1. 复习总结　在复习颅脑 CT 检查技术理论的基础上,对颅脑 CT 检查的操作流程进行复习、归纳、总结,在带教老师的指导下,学生穿戴工作服进行实训。

2. 检查前准备

(1) 技师准备:① CT 检查室的温度及湿度保持在正常范围之内,温度 18~26℃,相对湿度 40%~65%。②电源电压、频率稳定。③每天开机前进行空气校正,X 射线管进行预热。

(2) 被检者准备:①摘掉影响成像的头部金属物品,如金属发卡、耳环等。②嘱被检者在检查过程中要保持体位不动。③对于不能自主控制者,进行镇静处理,成人注射地西泮,儿童给予 2% 水合氯醛灌肠或口服。

3. 颅脑 CT 检查基本步骤

(1) 录入被检者基本信息:姓名、性别、年龄、ID 号、选择体位等。

(2) 摆颅脑检查体位:被检者仰卧于扫描床上,头枕在头托内,下颌内收,上肢置于身体两侧。

(3) 选择扫描基线:扫描基线听眶线(RBL)、听眦线(OML)、听眉线(EML),多采用 OML 线。矢状定位线与人体正中矢状线重合,冠状定位线平外耳孔前方。

(4) 体位摆放完毕告知被检者保持不动,进入颅脑 CT 检查部位界面,头先进,根据扫描目的不同选择扫描序列,外伤患者需使用带有骨窗的扫描序列。①先扫定位像,确定扫描范围,颅脑软组织要包括在内,一般选择非螺旋扫,层厚层距 5~10mm,确定各信息无误后,按下扫描键,从颅底扫至颅顶结束。②也可不做定位像扫描,直接进行非螺旋轴位扫描,基线对准听眦线行第一层扫描,逐层退床往头顶方向扫完全部颅脑,层厚、层距 5~10mm。

(5) 窗宽 75~100Hu,窗位 30~50Hu;如需骨窗,窗宽 1 500~2 500Hu,窗位 400~700Hu。

(6) 排版和打印胶片,无外伤被检者一般只打印脑组织窗照片,外伤患者需打印脑组织窗和骨窗照片。

(7) 影像观察及照片质量评价,实训操作做自我评价并做好相应的记录与总结。

【实训结果】

1. 记录实训全过程,包括实训过程中的所有扫描参数、窗宽、窗位、扫描时间等。

2. 记录检查前被检者的准备工作及注意事项。

3. 记录分析如何正确选择参数和运用窗口技术。

【实训评价】

1. 学生可以初步掌握颅脑 CT 检查的基本操作。

2. 促使学生能够将理论与实践相结合,有利于后续部分的学习。

3. 激发学生实际动手操作的兴趣。

实训 26　五官及颈部 CT 检查

【实训目的】

1. 掌握眼眶、鼻骨、鼻窦、乳突、颌面、咽喉、甲状腺等部位及颈部血管 CTA 扫描的方法及扫描参数的选择。

2. 熟悉图像处理及图像打印的步骤及方法。

3. 了解各部位扫描层面的大体解剖图像,建立横断面及二维、三维等解剖图像的概念。

【实训准备】

1. 物品　观片灯、CT 检查预约通知单、高压注射器等。

2. 器械　CT 机、激光胶片打印机。

3. 环境　医院 CT 检查室。

【实训学时】

2 学时。

【实训方法】

1. 常规进行 CT 设备准备,包括 CT 机的预热及日常校正。

2. 患者检查前准备,包括嘱患者去除检查部位的金属异物,扫描时保持体位不动,不做吞咽动作等。增强扫描的患者建立静脉通道等。

3. 认真审阅临床检查申请单,了解检查的目的,输入患者的自然信息。

4. 确定扫描方式、制订扫描范围及扫描参数。

(1) 正确摆放患者体位为常规仰卧位,扫描头颅、颈部侧位像,用于定位横断面扫描范围。

(2) 确定横断面扫描范围,如眼眶扫描范围一般从眼眶顶至眼眶底;鼻窦扫描范围一般由口咽水平向上扫描完额窦等所有鼻窦;乳突扫描范围自颞骨岩部顶至乳突尖;颈部扫描范围自第 1 颈椎水平至主动脉弓上缘;甲状腺自舌骨下缘至主动脉弓上缘;喉部自舌骨平面至环状软骨下缘;颈部血管 CTA 扫描范围自主动脉弓上缘至颅底或鼻咽部(包括大脑动脉环),如果包括脑动脉,扫描范围向上延长至颅顶。

(3) 确定横断面扫描层厚、层距为 3~5mm,部分部位需要 <1mm 超薄层扫描(如乳突),扫描方式为螺旋或非螺旋扫描,重建模式为软组织算法、骨算法及高分辨算法等重建方法。

(4) 应用图像处理工作站调阅图像,适当调整图像窗宽、窗位,并按图像层面顺序进行排序打印照片,必要时运用薄层图像数据进行二维、三维等后处理方法后,进行图像重建。

(5) 确定增强扫描患者的对比剂浓度、用量、速率以及扫描延迟时间。

【实训结果】

1. 记录实训全过程,包括实训过程中的所有扫描参数、窗宽、窗位、对比剂使用情况、扫描时间等。

2. 记录检查前被检者的准备工作及注意事项。

3. 记录分析如何正确选择和运用窗口技术显示五官及颈部各部位软组织及骨骼影像,保证图像显示最佳。

【实训评价】

1. 学生可以初步掌握五官、颈部各部位 CT 检查及颈部血管 CTA 检查前准备工作、注意事项及扫描方法。

2. 促使学生能够将理论与实践相结合,激发学生实际动手操作的兴趣。

3. 促使学生脑海中建立五官、颈部各部位横断面及二维、三维解剖图像的概念。

实训 27　胸部 CT 检查技术

【实训目的】

1. 掌握肺部、纵隔、食管、肋骨及肺部高分辨扫描的方法及扫描参数的选择。

2. 熟悉图像处理及图像打印的步骤及方法。

3. 认识各部位扫描层面的大体解剖图像,建立横断面解剖图像的概念。

【实训准备】

1. 物品　观片灯、CT 检查预约通知单、高压注射器等。

2. 器械　螺旋 CT 机,激光胶片打印机。

3. 环境　医院 CT 检查室。

【实训学时】

2 学时。

【实训方法】

1. 常规进行 CT 设备准备,包括 CT 机的预热及日常校正。

2. 患者检查前准备,包括嘱患者去除检查部位的金属异物,训练呼吸屏气,增强扫描的患者建立静脉通道等。

3. 认真审阅临床检查申请单,了解检查的目的,输入患者的自然信息。

4. 确定扫描方式、制订扫描范围及扫描参数。

(1) 正确摆放患者体位为常规仰卧位,扫描一个胸部正位图像,用来定位横断面扫描范围。

(2) 确定横断面扫描范围,一般从肺尖开始扫描至肺底,肋骨扫描要到第 12 肋骨下缘。

（3）确定横断面扫描层厚、层距为5~10mm,扫描方式为螺旋扫描,重建模式为肺重建、标准重建、骨重建等。

（4）应用图像处理工作站调阅图像,适当调整图像窗宽、窗位,并按图像层面顺序进行排序打印照片。

（5）确定增强扫描患者的对比剂浓度、用量、速率以及扫描延迟时间。

【实训结果】

1. 记录实训全过程,包括实训过程中的所有扫描参数、窗宽、窗位、对比剂使用情况、扫描时间等。

2. 记录检查前被检者的准备工作及注意事项。

3. 记录分析如何正确选择和运用窗口技术显示肺组织、软组织及骨骼,保证图像显示最佳。

【实训评价】

1. 学生可以初步掌握肺部、纵隔、食管及肋骨等螺旋CT检查前准备工作、注意事项及扫描方法。

2. 促使学生能够将理论与实践相结合,激发学生实际动手操作的兴趣。

3. 促使学生脑海中建立肺、纵隔、食管及肋骨等横断面解剖图像的概念。

实训 28　心脏、肺动脉、主动脉 CTA 检查

【实训目的】

1. 掌握心脏、肺动脉、胸主动脉 CTA 扫描的方法及扫描参数的选择。

2. 熟悉二维、三维图像后处理及图像打印的步骤及方法。

3. 认识各部位扫描层面的大体解剖图像,建立横断面及二维、三维解剖图像的概念。

【实训准备】

1. 物品　观片灯、CT 检查预约通知单、高压注射器等。

2. 器械　螺旋 CT 机、激光胶片打印机。

3. 环境　医院 CT 检查室。

【实训学时】

2 学时。

【实训方法】

1. 常规进行 CT 设备准备,包括 CT 机的预热及日常校正。

2. 患者检查前准备,包括嘱患者去除检查部位的金属异物,训练呼吸屏气。

3. 确定患者建立静脉通道,给患者放置心电电极并连接导线等。

4. 认真审阅临床检查申请单,了解检查的目的,输入患者的自然信息。

5. 确定扫描方式、制订扫描范围及扫描参数。

（1）正确摆放患者体位为常规仰卧位,扫描一个胸部正位图像,心脏 CTA 加扫侧位像,用来定位横断面扫描范围。

（2）确定横断面扫描范围,冠状动脉 CTA 扫描范围通常自气管隆嵴下 1cm 至心脏膈面下方;肺动脉 CTA 扫描范围自主动脉弓上 1cm 至膈顶;胸主动脉 CTA 扫描范围自胸廓入口至膈顶水平。

（3）确定横断面扫描层厚、层距为 2.5~5mm,二次重建为 ≤1mm 的薄层重建,扫描方式为螺旋扫

描,冠状动脉及胸主动脉 CTA 用心电门控,重建模式为软组织重建等。

(4) 应用图像处理工作站调阅图像,适当调整图像窗宽、窗位,并按图像层面顺序进行排序打印照片。运用≤1mm 的薄层重建图像数据进行二维、三维图像后处理,对图像进行排版打印。

(5) 确定增强扫描时患者所用对比剂的浓度、用量、速率以及扫描延迟时间。

【实训结果】

1. 记录实训全过程,包括实训过程中的所有扫描参数、窗宽、窗位、对比剂使用情况(包括用量、浓度、注射速率等)、扫描时间等。

2. 记录检查前被检者的准备工作及注意事项。

3. 记录分析如何正确选择和运用窗口技术显示肺组织、软组织及增强后的血管,保证图像显示最佳。

4. 记录在图像处理工作站对增强后的血管进行二维、三维图像处理方法及过程。

【实训评价】

1. 学生可以初步掌握冠状动脉、肺动脉、主动脉 CTA 检查前准备工作、注意事项及扫描方法。

2. 促使学生能够将理论与实践相结合,激发学生实际动手操作的兴趣。

3. 促使学生对心脏大血管二维、三维图像处理有初步的概念,并能够对心脏大血管等重建后的图像有初步认识。

实训 29　腹部、盆腔 CT 检查

【实训目的】

1. 掌握全腹部包括上腹、泌尿系、腹膜腔及盆腔等部位的扫描方法及扫描参数的选择。

2. 熟悉腹部、盆腔扫描图像的处理和图像打印的步骤及方法。

3. 认识各部位扫描层面的大体解剖图像,建立横断面解剖图像的概念。

【实训准备】

1. 物品　观片灯、CT 检查预约通知单、高压注射器等。

2. 器械　螺旋 CT 机、激光胶片打印机。

3. 环境　医院 CT 检查室。

【实训学时】

2 学时。

【实训方法】

1. 常规进行 CT 设备准备,包括 CT 机的预热及日常校正。

2. 患者检查前准备,包括确认患者近期是否做过钡剂检查;扫描前嘱患者口服阳性对比剂或水使胃肠道充盈;盆腔检查患者要提前 5h 口服阳性对比剂,扫描前需要膀胱充盈;扫描前去除腹部及盆腔部位的金属饰物或其他影响检查的异物;向患者解释 CT 检查全过程,取得患者的配合,并对患者进行呼吸屏气训练。

3. 认真审阅临床检查申请单,了解检查的目的,输入患者的自然信息。

4. 确定扫描方式、制订扫描范围及扫描参数。

(1) 正确摆放患者体位为常规仰卧位,扫描一个腹部或盆腔正位像,用来定位横断面扫描范围。

(2) 确定横断面扫描范围,一般上腹部从膈顶开始扫描至肝右叶下缘,全程泌尿系从第 12 胸椎开始扫描至耻骨联合下缘,盆腔从髂前上棘开始扫描至耻骨联合下缘。

(3) 确定横断面扫描层厚、层距为 5~10mm,扫描方式为螺旋扫描,重建模式为软组织重建。

(4) 确定增强扫描患者对比剂的浓度、用量、速率以及扫描延迟时间。一般上腹部(肝胆)采用三期扫描,即动脉期、门脉期、平衡期,其他部位可以采用双期扫描,必要时可以延迟扫描,膀胱病变者还需要膀胱充盈期。

(5) 应用图像处理工作站调阅图像,适当调整图像窗宽、窗位,并按图像层面顺序进行排序打印照片。

【实训结果】

1. 记录实训全过程,包括实训过程中的所有扫描参数、窗宽、窗位、对比剂使用情况(包括用量、浓度、注射速率等)、扫描时间等。

2. 记录检查前被检者的准备工作及注意事项。

3. 记录分析如何正确选择和运用窗口技术显示平扫与增强后的腹部、盆腔组织,保证图像显示最佳。

【实训评价】

1. 学生可以初步掌握腹部、泌尿系、盆腔检查前的准备工作、注意事项及扫描方法,特别是增强三期扫描延迟时间的选择。

2. 促使学生能够将理论与实践相结合,训练学生较熟练的 CT 专业操作技能。

3. 促使学生脑海中建立肝脏、胆囊、胰腺、肾脏、输尿管、膀胱、腹膜腔、盆腔等部位横断面解剖图像的概念。

实训 30　颈部及胸部脊柱 CT 检查

【实训目的】

1. 掌握颈部及胸部脊柱 CT 扫描的方法及注意事项。

2. 熟悉颈部及胸部脊柱常用图像后处理的一些基本方法。

3. 了解颈部及胸部脊柱 CT 图像的特点及解剖结构。

【实训准备】

1. 物品　观片灯、CT 检查预约通知单、模拟人体。

2. 器械　CT 机、激光胶片打印机。

3. 环境　医院 CT 检查室。

【实训学时】

2 学时。

【实训方法】

1. 掌握检查床移动、锁定、设置及定位灯操作的方法;了解 CT 检查室的防护措施。

2. 首先给 CT 扫描机接通电源,之后打开外围设备的电源,最后打开 CT 扫描机的主机电源,CT

机便按照内设程序进行自检。在自检过程中，禁止按动键盘上任何按键及移动鼠标。待自检完成，显示器屏幕上显示人机对话时，方可根据对话窗的提示进行下一步操作。

3. 开机后首先应训练 X 射线管，即用空气扫描方式由低管电压到高管电压曝光数次来对 X 射线管进行加热。此时，CT 扫描视野内应没有任何物品，并由 CT 扫描机内的软件控制扫描条件和曝光次数。

4. 为了修正原始数据零点漂移所带来的误差，要进行空气校准。采用空气扫描方式，获得探测器各通道的零点漂移值，从而保证采样数据的准确性。

5. 查看与核对检查申请单，明确临床 CT 检查的确切部位与目的要求。

6. 检查前去除被检者体表影响成像的物品，如膏药、金属等。

7. 摆位时要对非检查部位的重要器官进行辐射防护，如甲状腺和性腺用专用防护用品遮盖。

8. 按照 CT 机的操作指令逐项输入被检者的自然项目，如患者姓名、性别、年龄、CT 号；选择扫描方向，即头先进还是足先进；患者的位置是仰卧、俯卧，还是左侧卧、右侧卧。如果是增强扫描，要注明 "C+"。

9. 患者体位的处置根据检查的要求确定是仰卧还是俯卧，头先进还是足先进；将患者或模拟人体合理安置于扫描床上，利用床旁操作台和 / 或扫描架上的诸操作键，把扫描床调整至合适位置；开启定位指示灯，将患者或模拟人体送入扫描视野内的预定位置，最后熄灭定位指示灯。

10. 制订扫描计划（定位），并注意椎体与椎间盘扫描计划的不同要求；在该定位像上确定扫描计划，制订扫描范围、扫描基线、层厚、层间距及扫描参数等。

11. 显示出患者或模拟人体扫描部位的 CT 图像并进行后处理，之后打印出照片，对该部位进行图像分析。

12. 扫描完毕之后，首先关闭 CT 扫描机主机，之后关闭外围设备，最后切断 CT 扫描机的电源。

【实训结果】

1. 记录实训全过程。

2. 记录 CT 检查过程中的一些注意事项。

3. 记录分析如何正确选择参数和运用窗口技术。

4. 熟悉不同部位的图像特点。

【实训评价】

1. 学生可以初步掌握脊柱 CT 扫描的基本操作。

2. 促使学生能够将理论与实践相结合，有利于后续部分的学习。

3. 激发学生实际动手操作的兴趣。

实训 31　腰骶部脊柱 CT 检查

【实训目的】

1. 掌握腰骶部脊柱 CT 扫描的方法及注意事项。

2. 熟悉腰骶部脊柱常用图像后处理的一些基本方法。

3. 了解腰骶部脊柱 CT 图像的特点及解剖结构。

【实训准备】

1. 物品　观片灯、CT 检查预约通知单、模拟人体。

2. 器械　CT 机、激光胶片打印机。

3. 环境　医院 CT 检查室。

【实训学时】

2 学时。

【实训方法】

1. 掌握检查床移动、锁定、设置及定位灯操作的方法；了解 CT 检查室的防护措施。

2. 首先给 CT 扫描机接通电源，之后打开外围设备的电源，最后打开 CT 扫描机的主机电源，CT 机便按照内设程序进行自检。在自检过程中，禁止按动键盘上任何按键及移动鼠标。待自检完成，显示器屏幕上显示人机对话时，方可根据对话窗的提示，进行下一步操作。

3. 开机后首先应训练 X 射线管，即用空气扫描方式由低管电压到高管电压曝光数次来对 X 射线管进行加热。此时 CT 扫描视野内应没有任何物品，并由 CT 扫描机内的软件控制扫描条件和曝光次数。

4. 为了修正原始数据零点漂移所带来的误差，应进行空气校准。采用空气扫描方式，获得探测器各通道的零点漂移值，从而保证采样数据的准确性。

5. 查看与核对检查申请单，明确临床 CT 检查的确切部位与目的要求。

6. 检查前去除被检者体表影响成像的物品，如膏药、金属等。

7. 摆位时要对非检查部位的重要器官进行辐射防护，如甲状腺和性腺用专用防护用品遮盖。

8. 按照 CT 机的操作指令逐项输入被检者的自然项目，如患者姓名、性别、年龄、CT 号；选择扫描方向，即头先进还是足先进；患者的位置是仰卧、俯卧，还是左侧卧、右侧卧。如果是增强扫描，要注明"C+"。

9. 患者体位的处置根据检查的要求确定是仰卧还是俯卧，头先进还是足先进；将患者或模拟人体合理安置于扫描床上，利用床旁操作台和 / 或扫描架上的诸操作键，把扫描床调整至合适位置；开启定位指示灯，将患者或模拟人体送入扫描视野内的预定位置，最后熄灭定位指示灯。

10. 制订扫描计划（定位），并注意椎体与椎间盘扫描计划的不同要求；在该定位像上确定扫描计划，制订扫描范围、扫描基线、层厚、层间距及扫描参数等。

11. 显示出患者或模拟人体扫描部位的 CT 图像并进行后处理，之后打印出照片，对该部位进行图像分析。

12. 扫描完毕之后，首先关闭 CT 扫描机主机，之后关闭外围设备，最后切断 CT 扫描机的电源。

【实训结果】

1. 记录实训全过程。

2. 记录 CT 检查过程中的一些注意事项。

3. 记录分析如何正确选择参数和运用窗口技术。

4. 熟悉不同部位的图像特点。

【实训评价】

1. 学生可以初步掌握脊柱 CT 扫描的基本操作。

2. 促使学生能够将理论与实践相结合，有利于后续部分的学习。

3. 激发学生实际动手操作的兴趣。

实训 32　髋关节 CT 检查

【实训目的】

1. 掌握髋关节 CT 检查的方法及扫描参数的选择。

2. 熟悉髋关节 CT 检查前的准备工作及在工作站进行图像的后处理。

3. 了解髋关节各层面的解剖图像。

【实训准备】

1. 物品　观片灯、CT 检查预约通知单、模拟人体。

2. 器械　CT 机、激光胶片打印机。

3. 环境　医院 CT 检查室。

【实训学时】

2 学时。

【实训方法】

1. 复习总结　在复习髋关节 CT 检查技术理论的基础上,对髋关节 CT 检查的操作流程进行复习、归纳、总结,在带教老师的指导下,学生穿戴工作服进行实训。

2. 检查前准备

(1) 技师准备:① CT 检查室的温度及湿度保持在正常范围之内,温度 18~26℃,相对湿度 40%~65%。②电源电压、频率稳定。③每天开机前进行空气校正,X 射线管进行预热。

(2) 被检者准备:①去除影响摄影的金属物品。②嘱被检者在检查过程中要保持体位不动。

3. 髋关节 CT 检查基本操作步骤

(1) 录入被检者基本信息:姓名、性别、年龄、ID 号、选择 CT 扫描髋关节序列等。

(2) 摆放髋关节检查体位:被检者仰卧于检查床上,头先进,身体正中矢状面垂直于床面并与中线重合,两臂上举抱头,双侧大腿内旋,两足尖并拢。扫描基线平髂前上棘。

(3) 体位摆放完毕告知被检者保持不动,进入髋关节 CT 检查部位界面,选择髋关节扫描序列,扫描定位像,确定扫描范围。确定各信息无误后,按下扫描键,从髋关节上方扫至股骨小转子结束。

(4) 扫描结束后根据情况,可做多平面重组的影像后处理,层厚一般 ≤1mm。

(5) 窗宽、窗位:软组织窗宽 300~500Hu,窗位为 30~50Hu;骨窗的窗宽为 1 500~2 000Hu,窗位 400~600Hu。

(6) 排版和打印胶片,髋关节打印骨窗和软组织窗照片。

(7) 影像观察及照片质量评价,实训操作自我评价并做好相应的记录与总结。

【实训结果】

1. 记录实训全过程,包括实训过程中的所有扫描参数、窗宽、窗位、扫描时间等。

2. 记录检查前被检者的准备工作及注意事项。

3. 记录分析如何正确选择参数和运用窗口技术。

1. 学生可以初步掌握髋关节 CT 检查的基本操作。

2. 促使学生能够将理论与实践相结合,有利于后续部分的学习。

3. 激发学生实际动手操作的兴趣。

实训 33　膝关节 CT 检查

【实训目的】

1. 掌握膝关节 CT 检查的方法及扫描参数的选择。

2. 熟悉膝关节 CT 检查前的准备工作及在工作站进行图像的后处理。

3. 了解膝关节各层面的解剖图像。

【实训准备】

1. 物品　观片灯、CT 检查预约通知单、模拟人体。

2. 器械　CT 机、激光胶片打印机。

3. 环境　医院 CT 检查室。

【实训学时】

2 学时。

【实训方法】

1. 接通电源,打开外围设备,打开主机。

2. 被检者准备　去除相应异物,嘱患者检查时不要乱动。

3. 按照 CT 的操作指令输入被检者的自然项目。

4. 按照实训指导教师的要求,将患者或模拟人体合理安置于扫描床上并送入扫描视野内的预定位置。

5. 制订扫描计划(定位)。

6. 根据预先设定的扫描方式程序进行 CT 扫描。

7. 显示出患者或模拟人体扫描部位的 CT 图像并进行后处理,之后打印出照片,对该部位进行图像分析。

8. 退出。

【实训结果】

1. 记录实训全过程。

2. 记录膝关节 CT 检查前被检者的准备工作。

3. 记录分析如何正确摆放患者体位和扫描技术参数。

【实训评价】

1. 学生可以初步掌握膝关节 CT 扫描的基本操作。

2. 促使学生能够将理论与实践相结合,有利于后续部分的学习。

3. 激发学生实际动手操作的兴趣。

实训 34　MRI 装置的基本操作

【实训目的】

1. 掌握 MRI 检查的基本步骤和常用的检查方式、各部位常规检查线圈的选择及使用。

2. 熟悉 MRI 装置的硬件组成、MRI 装置的开关机程序以及工作原理。

3. 了解 MRI 检查的工作环境。

【实训准备】

1. 物品　各部位线圈。

2. 器械　MRI 扫描设备、后处理工作站、激光打印机。

3. 环境　MRI 检查室环境。

【实训学时】

2 学时。

【实训方法】

1. 进入 MRI 操作间,去除身上携带的金属物品如手机、手表、钥匙、磁卡等。

2. 进入 MRI 磁体间,学习主磁体面板上按键操作,附属设备如呼吸门控、心电门控等。

3. 掌握检查床移动、升级及定位灯的操作。

4. 学习并了解各部位的检查线圈以及操作规范。

5. 学习并掌握 MRI 设备开机过程,进入启动界面后,输入用户名和密码。

6. 学习 MRI 设备操作系统界面,操作界面上包括线圈选择、序列选择、基本扫描参数、定位部分、图像观察窗口。

7. 认识操作系统的关机部分。

【实训结果】

1. 记录 MRI 设备开关机过程及步骤。

2. 了解并记录 MRI 设备检查线圈。

【实训评价】

1. MRI 设备检查前,除被检者做相应准备,操作者须选择相应线圈。

2. MRI 装置的开关机步骤烦琐且复杂,须认真理解、仔细记录。

实训 35　神经系统的 MRI 检查

【实训目的】

1. 通过扫描,掌握颅脑 MRI 检查的方式,不同部位的常用扫描序列、定位方法、扫描参数。认识颅脑矢状位、冠状位、横轴位各层的大体解剖图像。

2. 通过扫描,掌握脊柱 MRI 检查的方式,不同部位的常用扫描序列、定位方法、扫描参数。认识脊柱矢状位、冠状位、横轴位各层的大体解剖图像。

【实训准备】

1. 物品　头颈联合部位线圈、脊柱线圈。

2. 器械　MRI扫描设备、后处理工作站、激光打印机。

3. 环境　MRI检查室环境。

【实训学时】

2学时。

【实训方法】

1. 进入MRI操作间,去除身上携带的金属物品如手机、手表、钥匙、磁卡等。

2. 根据实际情况接诊被检者,与带教老师一起,嘱被检者做好检查前准备。

3. 进入MRI磁体间,根据检查申请单,颅脑MRI检查放置头颅线圈或头颈联合线圈,脊柱检查放置脊柱线圈。

4. 与带教老师一起,对被检者进行摆位,做好扫描前准备。

5. 在操作界面输入被检者基本资料,选择相应部位的扫描序列。

6. 开始进行扫描,首先扫描三平面定位像。

7. 根据扫描的定位像对相应的扫描序列进行定位,同时认识不同扫描序列的基本扫描参数。

8. 扫描结束,送离被检者。

【实训结果】

1. 记录颅脑MRI检查操作的全过程。

2. 记录脊柱MRI检查操作的全过程。

【实训评价】

1. 简述MRI检查的基本步骤。

2. 颅脑检查是MRI检查开展最早的部位,扫描技术比较成熟,其中垂体、海马、眼眶等小部位检查扫描序列及定位方法均不尽相同。

3. 脊柱MRI检查较颅脑相对简单,但注意预饱和技术的使用,以及不同病变横轴位定位的区别。

实训 36　上腹部 MRI 检查技术

【实训目的】

1. 掌握上腹部MRI检查的注意事项,包括被检者检查前准备及呼吸训练等。

2. 熟悉上腹部MRI检查体位设计及线圈的放置方法。

3. 了解上腹部MRI检查的序列设计。

【实训准备】

1. 物品　腹部线圈,呼吸感压器等。

2. 器械　MRI扫描设备、激光胶片打印机。

3. 环境　医院MRI检查室。

【实训学时】

2学时。

【实训方法】

1. 上腹部 MRI 受检者检查前准备。

2. 上腹部 MRI 检查体位及线圈摆放。

3. 与受检者的心理沟通及呼吸训练。

4. 定位并进床至磁体中心。

5. 按照设备的操作指令输入被检者的自然项目。

6. 选择上腹部 MRI 检查扫描序列。

7. 定位成像,设定扫描方位和扫描参数。

8. 显示出受检者上腹部 MRI 图像并进行后处理,之后打印出照片,对其进行图像分析。

【实训结果】

1. 记录 MRI 检查前的注意事项。

2. 记录上腹部 MRI 检查体位、线圈的摆放方法及定位中心位置。

3. 记录上腹部 MRI 检查扫描序列、方位、参数。

【实训评价】

1. 学生可以初步掌握上腹部 MRI 检查的基本操作。

2. 学生可以初步掌握上腹部 MRI 图像的窗宽、窗位调节方法。

3. 促使学生能够将理论与实践相结合,有利于后续部分的学习。

实训 37　膝关节 MRI 检查技术

【实训目的】

1. 掌握膝关节 MRI 检查体位及线圈的放置方法。

2. 熟悉膝关节 MRI 检查的序列设计。

3. 了解膝关节 MRI 检查扫描方位和参数设定。

【实训准备】

1. 物品　膝关节专用线圈,软垫等辅助材料。

2. 器械　MRI 扫描设备、激光胶片打印机。

3. 环境　医院 MRI 检查室。

【实训学时】

2 学时。

【实训方法】

1. 膝关节 MRI 被检者检查前准备。

2. 膝关节 MRI 检查体位及线圈摆放。

3. 与被检者的心理沟通。

4. 定位并进床至磁体中心。

5. 按照设备的操作指令输入被检者的自然项目。

6. 选择膝关节 MRI 检查扫描序列。

7. 定位成像,设定扫描方位和扫描参数。

8. 显示出被检者膝关节 MRI 图像并进行后处理,之后打印出照片,对其进行图像分析。

【实训结果】

1. 记录膝关节 MRI 检查体位、线圈的摆放方法及定位中心位置。

2. 记录膝关节 MRI 检查扫描序列、方位、参数。

3. 记录膝关节图像窗宽、窗位的调节方法。

【实训评价】

1. 学生可以初步掌握膝关节 MRI 检查的基本操作。

2. 学生可以初步掌握膝关节 MRI 图像的窗宽、窗位调节方法。

3. 促使学生能够将理论与实践相结合,有利于后续部分的学习。

实训 38 Seldinger 操作步骤

【实训目的】

1. 掌握 Seldinger 技术的操作过程。

2. 熟悉 Seldinger 穿刺术的要点。

3. 了解 Seldinger 穿刺术所用器材。

【实训准备】

1. 物品 穿刺手术包、肝素、肝素盐水、对比剂、实验动物等。

2. 器械 DSA 系统、各种型号的穿刺针、导管、导丝、导管鞘。

3. 环境 DSA 室。

【实训学时】

2 学时。

【实训方法】

1. 将实验动物摆成仰卧位。

2. 右腹股沟区备皮、常规消毒、铺巾。

3. 用 2% 利多卡因 3~5ml,于右腹股沟中点下方 1.5~1cm 处作皮下组织局部浸润麻醉。

4. 用手术刀在穿刺点处(股动脉穿刺选腹股沟韧带下方 0.5~1cm 处)作 2~3mm 的皮肤切口,深达皮下组织。如果皮下组织较厚或较紧者,可用蚊式止血钳作皮下组织钝性分离。皮肤开口处务必在血管搏动点正上方,以保证随后的操作始终与血管在同一轴线上。

5. 在确定穿刺部位后,术者以左手示指、中指按压固定穿刺点的皮肤及血管,手指不要在动脉两侧滑动,以免偏离血管方向,右手拇指、示指、中指持穿刺针沿皮肤切口刺入皮下,探测动脉的波动,一旦针尖触到血管波动,使针与皮肤成 45°~60° 夹角快速刺入,然后松开穿刺针,观察针尾的波动。如果针尾向两侧摆动,证明穿刺针位于血管的一侧;如果针尾随动脉上下波动,证明穿刺针已刺中血管,穿刺时穿刺针的斜面应始终向上,一旦针尾喷血,说明针的斜面位于血管腔内,这时应当把针旋转 180° 使斜面向下,这样才利于导丝推进。穿刺方向要始终与血管走行一致,导丝进入有阻力时应当透视观察,看导丝远端是否进入分支小血管,如果进入小血管,就要先退出穿刺针,再将导丝慢慢调整到主干血管腔内。切不可猛拉导丝，以避免穿刺针斜面切割、损伤导丝。

6. 助手将扩张管连同导管鞘自导丝端套入。

7. 拔出扩张管及导丝。助手打开导管鞘侧臂开关，并推入肝素盐水 3~5ml，即可开始选择预插血管进行各种检查和治疗。

8. 拔出导管鞘，压迫穿刺点 10min，并加压包扎。

【实训结果】

1. 记录实训全过程。

2. 记录 Seldinger 穿刺术检查前准备。

3. 记录分析 Seldinger 穿刺术的操作流程。

【实训评价】

1. 学生基本掌握 Seldinger 穿刺术的要点。

2. 促使学生能够将理论与实践相结合，有利于后续部分的学习。

3. 激发学生实际动手操作的兴趣。

实训 39　PACS 工作流程

【实训目的】

1. 掌握 PACS 系统的基本构成、布局。

2. 熟悉 PACS 系统的工作流程。

3. 了解 PACS 系统的性能要求。

【实训准备】

1. 物品　X 射线胶片。

2. 器械　PACS、CT、MRI、DR、DSA、数字胃肠机、影像工作站等。

3. 环境　阅片室（诊断室）。

【实训学时】

2 学时。

【实训方法】

1. 参观影像科 DR、CT、MRI、DSA、数字胃肠机等数字化设备，了解各设备的数据采集、传输，观察 PACS 系统的基本构成和布局。

2. 在工作站上练习 PACS 系统的基本操作，调取同一患者不同时期、不同设备的影像资料，并进行对比研究。

3. 在工作站上进行患者和检查的列表管理，显示患者列表、检查状态并进行图像处理。

4. 利用 PACS 系统实现患者的影像资料的传输，进行信息共享。

【实训结果】

1. 记录实训全过程。

2. 记录 PACS 系统的基本构成和布局。

3. 记录分析 PACS 系统的基本操作。

【实训评价】

1. 让学生基本掌握 PACS 图像采集、传输和储存的要点。

2. 掌握 PACS 操作过程，并能够完成基本操作。

3. 比较各组在 PACS 操作过程中的正确性和完整性，并分析原因。

4. 促使学生能够将理论与实践相结合，有利于后续部分的学习。

5. 激发学生实际动手操作的兴趣。

教学大纲(参考)

一、课程性质

医学影像技术是中等卫生职业教育医学影像技术专业的一门专业核心课程。本课程主要内容包括普通 X 射线检查技术、X 射线造影检查技术、CT 检查技术、MRI 检查技术、介入放射学简介及医学影像信息系统。本课程的主要任务是使学生了解医学影像检查技术的原理,掌握常用影像检查技术的操作方法,熟悉影像检查技术的临床应用,提高学生的专业素质、职业能力,培养学生爱岗敬业、精益求精、大国工匠的职业品质。通过本课程的学习,能够胜任普通 X 射线、CT、MRI 等检查技术的操作工作岗位,并且具备良好的家国情怀、医患沟通能力和团队协作创新能力。

二、课程目标

(一) 知识目标

1. 掌握 X 射线成像的基本原理及物理学基础;数字 X 射线成像设备及基本操作;X 射线检查技术的基础理论;四肢、胸部、腹部、脊柱、骨盆及头颅的 X 射线常规检查技术;数字图像的基本处理技术;CT、MR 的成像原理,CT 常用部位的扫描技术及图像后处理技术。

2. 熟悉普通 X 射线摄影检查的步骤与原则;乳腺 X 射线检查技术;DSA 的成像原理;CT、MRI 特殊部位的扫描技术及图像后处理技术;PACS 的工作原理及 PACS 在远程放射学中的应用。

3. 了解 MRI、DSA 的操作步骤及临床应用;消化系统及泌尿生殖系统 X 射线造影检查及其他特殊 X 射线检查技术;DICOM 标准。

(二) 能力目标

1. 能熟练掌握 DR/CT 医学影像设备的操作,进行各部位 DR、CT 常用技术检查。

2. 能熟练掌握 X 射线造影检查设备的操作并进行常用部位的 X 射线造影检查。

3. 学会对获得的医学影像质量作出合理评估,并能对临床常见疾病的影像表现进行初步分析和判断。

4. 能够对获取的医学影像信息进行图像后处理、分析、存储、打印及传输。

5. 学会对常用医学影像设备进行日常维护、保养。

6. 能准确理解并依据诊断要求正确实施医学影像检查。

(三) 素质目标

1. 具有高度的社会责任感、奉献精神及爱岗敬业、精益求精的工匠精神。

2. 具有良好的人文精神、职业道德,自觉尊重患者人格,保护患者隐私。

3. 具有良好的人际沟通能力,能与患者及家属进行有效沟通,与相关医务人员进行专业沟通。

4. 具有良好的法律意识,自觉遵守相关医疗卫生法律法规,依法行医。

5. 具有良好的身体素质、心理素质和良好的社会适应能力,能适应基层医疗卫生工作的实际要求。

6. 具有自我防护意识,并能保护患者及家属免受射线损伤。

三、学时安排

教学内容	学时		
	理论	实践	合计
一、总论	2	0	2
二、普通 X 射线检查技术	48	40	88
三、X 射线造影检查技术	10	6	16
四、CT 检查技术	40	18	58
五、MRI 检查技术	30	10	40
六、介入放射学简介	4	2	6
七、医学影像信息系统	4	2	6
合计	138	78	216

四、课程内容和要求

单元	教学内容	教学要求	教学活动参考	参考学时	
				理论	实践
一、总论	(一) 医学影像技术的发展及现状		理论讲授 多媒体演示 分析讨论	2	
	1. 医学影像技术及研究内容	了解			
	2. 医学影像技术的发展历程	掌握			
	3. 医学影像技术现状	熟悉			
	(二) 医学影像技术常用方法及选择				
	1. 医学影像技术常用方法	了解			
	2. 医学影像技术常用方法的选择	熟悉			
	(三) 课程总目标及学习方法	熟悉			
二、普通 X 射线检查技术	(一) X 射线成像物理学基础		理论讲授 项目教学 多媒体演示 分析讨论 实践教学	48	40
	1. X 射线的产生	了解			
	2. X 射线的本质和特性	熟悉			
	3. X 射线的量与质	掌握			
	4. X 射线的量与质影响因素	熟悉			
	5. X 射线照片密度	掌握			
	6. X 射线照片对比度	了解			
	7. X 射线照片模糊度	掌握			
	8. X 射线影像	了解			
	(二) 数字 X 射线成像设备及基本操作				
	1. 基本知识	熟悉			
	2. 计算机 X 射线摄影	掌握			
	3. 数字 X 射线摄影	熟悉			
	(三) 普通 X 射线摄影检查步骤与原则				
	1. 解剖学体位及关节运动	掌握			
	2. X 射线设备装置及胶片方面的术语	了解			
	3. 摄影体位	了解			

单元	教学内容	教学要求	教学活动参考	参考学时 理论	参考学时 实践
二、普通X射线检查技术	4. 常用摄影方向与摄影位置	熟悉			
	5. X射线机使用注意事项	掌握			
	6. X射线检查的禁忌事项	熟悉			
	7. 患者检查前准备与沟通	掌握			
	8. X射线检查的防护	了解			
	9. X射线摄影步骤和原则	掌握			
	(四)X射线图像后处理				
	1. 医用X射线胶片种类及规格	了解			
	2. 医用X射线胶片分类	熟悉			
	3. 医用X射线胶片结构	掌握			
	4. 图像信息内容及标记	熟悉			
	5. 照片后处理、传输及打印	掌握			
	(五)四肢X射线检查				
	1. 摄影注意事项	了解			
	2. 体表定位标志	掌握			
	3. 上肢各部位X线检查技术	掌握			
	4. 下肢各部位X线检查技术	掌握			
	(六)胸部X射线检查				
	1. 摄影注意事项	了解			
	2. 体表定位标志	掌握			
	3. 胸部正侧位	掌握			
	4. 胸部右前斜位、左前斜位	掌握			
	5. 胸部前弓位	了解			
	6. 胸骨正侧位	掌握			
	7. 膈上肋骨前后位	掌握			
	8. 膈下肋骨前后位	掌握			
	9. 肋骨斜位	掌握			
	(七)腹部X射线检查				
	1. 摄影注意事项	了解			
	2. 体表定位标志	掌握			
	3. 腹部仰卧前后位	掌握			
	4. 腹部侧卧侧位	掌握			
	5. 腹部站立前后位	掌握			
	(八)脊柱X射线检查				
	1. 摄影注意事项	了解			
	2. 体表定位标志	熟悉			
	3. 颈椎正侧位	掌握			
	4. 颈椎斜位	掌握			
	5. 胸椎正侧位	了解			

单元	教学内容	教学要求	教学活动参考	参考学时	
				理论	实践
二、普通X射线检查技术	6. 腰椎正侧位	熟悉			
	7. 腰椎斜位	掌握			
	8. 骶尾椎正侧位	掌握			
	(九) 骨盆X射线检查				
	1. 摄影注意事项	了解			
	2. 体表定位标志	熟悉			
	3. 骨盆前后位	掌握			
	4. 骶髂关节前后斜位	掌握			
	(十) 头颅X射线检查				
	1. 摄影注意事项	了解			
	2. 体表定位标志	熟悉			
	3. 头颅正位(后前位)、侧位	掌握			
	4. 瓦氏位	掌握			
	5. 柯氏位	熟悉			
	6. 鼻骨侧位	掌握			
	7. 下颌骨侧位	了解			
	8. 颞下颌关节侧位	熟悉			
	(十一) 口腔X射线检查				
	1. 口腔摄影用X射线机	了解			
	2. 牙齿的解剖结构及体表投影	熟悉			
	3. 摄影注意事项	掌握			
	4. 口内摄影体位	熟悉			
	5. 口腔曲面全景体层摄影	掌握			
	(十二) 乳腺X射线检查				
	1. 乳腺X射线摄影基础知识	了解			
	2. 适应证及禁忌证	熟悉			
	3. 摄影注意事项	掌握			
	4. 常用摄影体位	熟悉			
	5. 其他摄影技术	掌握			
	6. 乳腺X射线摄影的质量控制	掌握			
三、X射线造影检查技术	(一) 对比剂及其应用		理论讲授 项目教学 多媒体演示 分析讨论 实践教学	10	6
	1. 对比剂分类	了解			
	2. 常用X射线对比剂	熟悉			
	3. 对比剂比较与选择	掌握			
	4. 对比剂引入途径	熟悉			
	5. 造影检查辅助用药	掌握			

单元	教学内容	教学要求	教学活动参考	参考学时	
				理论	实践
三、X射线造影检查技术	（二）碘过敏试验方法及不良反应处理措施				
	1. 碘过敏试验方法	了解			
	2. 碘过敏不良反应的预防	熟悉			
	3. 碘过敏不良反应的临床表现	掌握			
	4. 碘过敏不良反应处理措施	熟悉			
	（三）消化系统造影				
	1. 食管造影检查	了解			
	2. 胃及十二指肠造影检查	熟悉			
	3. 小肠造影检查	掌握			
	4. 结肠钡灌肠造影检查	了解			
	5. 小儿肠套叠空气灌肠	熟悉			
	（四）泌尿生殖系统造影检查				
	1. 静脉肾盂造影检查	了解			
	2. 逆行肾盂造影检查	熟悉			
	3. 膀胱及尿道造影检查	掌握			
	4. 子宫输卵管造影检查	熟悉			
	（五）其他造影				
	1. 经皮经肝胆管造影	了解			
	2. 术中胆道造影	熟悉			
	3. T形管胆道造影	掌握			
	4. 窦道及瘘管造影	熟悉			
四、CT检查技术	（一）CT检查发展与现状及原理		理论讲授项目教学多媒体演示分析讨论实践教学	40	18
	1. CT检查发展与现状	了解			
	2. CT检查原理	熟悉			
	3. CT检查基本参数选择	掌握			
	（二）CT图像特点与临床应用				
	1. CT图像的主要特点	了解			
	2. 影响CT图像质量的主要因素	熟悉			
	3. CT检查的临床应用	掌握			
	4. CT检查注意事项	熟悉			
	（三）CT机的基本操作				
	1. 开机程序	了解			
	2. CT检查步骤	熟悉			
	（四）CT扫描技术				
	1. 平扫	了解			
	2. 增强扫描	熟悉			
	3. CT血管造影检查	掌握			
	4. 能谱CT扫描	熟悉			

单元	教学内容	教学要求	教学活动参考	参考学时	
				理论	实践
四、CT检查技术	（五）图像后处理技术				
	1. 重建技术	了解			
	2. 重组技术	熟悉			
	3. 功能分析软件的应用	掌握			
	4. 图像的测量和计算	熟悉			
	（六）颅脑CT检查技术				
	1. 颅脑平扫	了解			
	2. 颅脑增强扫描	熟悉			
	3. 脑血管CTA检查	掌握			
	4. 脑CT灌注成像	熟悉			
	（七）五官CT检查技术				
	1. 眼眶	了解			
	2. 鼻骨	熟悉			
	3. 鼻窦	掌握			
	4. 乳突	熟悉			
	5. 上、下颌骨	熟悉			
	（八）颈部CT检查技术				
	1. 颈部	了解			
	2. 咽部	熟悉			
	3. 喉部	掌握			
	4. 甲状腺	熟悉			
	5. 颈部血管CTA	熟悉			
	（九）胸部CT检查技术				
	1. 肺和纵隔	了解			
	2. 胸部高分辨力CT扫描	熟悉			
	3. 食管	掌握			
	4. 心脏与冠状动脉CTA	熟悉			
	5. 胸主动脉CTA	熟悉			
	6. 肋骨CT三维重建	熟悉			
	（十）腹部CT检查技术				
	1. 上腹部	了解			
	2. 肾上腺	熟悉			
	3. 双肾、输尿管、膀胱	掌握			
	4. 腹膜及腹膜后腔	熟悉			
	5. 盆腔	熟悉			
	6. 腹主动脉CTA	了解			
	（十一）脊柱CT检查技术				
	1. 颈椎及椎间盘	了解			
	2. 胸椎	熟悉			

单元	教学内容	教学要求	教学活动参考	参考学时	
				理论	实践
四、CT检查技术	3. 腰椎及椎间盘	掌握			
	4. 骶尾椎	掌握			
	(十二) 四肢及关节 CT 检查技术				
	1. 四肢	了解			
	2. 关节	熟悉			
	3. 下肢动脉 CTA	掌握			
五、MRI检查技术	(一) MRI 检查现状及原理		理论讲授 项目教学 多媒体演示 分析讨论 实践教学	30	10
	1. MRI 检查现状	了解			
	2. MRI 原理	熟悉			
	(二) MRI 技术				
	1. 脉冲序列及相关参数	掌握			
	2. 常用脉冲序列及应用	了解			
	3. MRI 图像质量	熟悉			
	4. 特殊的 MRI 技术	掌握			
	(三) MRI 的临床应用概述				
	1. 临床特点及限度	掌握			
	2. 临床应用	了解			
	3. MRI 检查前准备	熟悉			
	4. MRI 检查注意事项	掌握			
	(四) MRI 装置的基本操作				
	1. 开关机程序	熟悉			
	2. MRI 的检查步骤	掌握			
	(五) MRI 检查方式				
	1. MRI 平扫	熟悉			
	2. MRI 增强扫描	掌握			
	(六) 颅脑 MRI 检查技术				
	1. 颅脑 MRI 平扫	了解			
	2. 颅脑 MRI 增强扫描	熟悉			
	3. 颅脑 MRA	掌握			
	(七) 脊椎与脊髓 MRI 检查技术				
	1. 颈椎与颈髓	掌握			
	2. 胸椎与胸髓	了解			
	3. 腰椎与腰髓	熟悉			
	4. 骶尾椎	掌握			
	(八) 腹部及盆腔 MRI 检查技术				
	1. 上腹部	掌握			
	2. 双肾	了解			
	3. 盆腔	熟悉			

单元	教学内容	教学要求	教学活动参考	参考学时 理论	参考学时 实践
五、MRI检查技术	4. 子宫及附件	掌握			
	5. 前列腺	掌握			
	（九）四肢及关节MRI检查技术				
	1. 上肢	掌握			
	2. 下肢	了解			
	3. 膝关节	熟悉			
	4. 髋关节	掌握			
	5. 肩关节	掌握			
	6. 踝关节	了解			
	（十）胸部MRI检查技术				
	1. 肺及纵隔	了解			
	2. 心脏大血管	熟悉			
	3. 乳腺	掌握			
六、介入放射学简介	（一）介入放射学概述		理论讲授 项目教学 多媒体演示 分析讨论 实践教学	4	2
	1. 介入放射学现状	了解			
	2. Seldinger技术的操作步骤	熟悉			
	3. 介入放射学常用设备	掌握			
	4. 介入放射学常用器材	掌握			
	（二）DSA检查				
	1. DSA概述	了解			
	2. DSA成像系统	熟悉			
	3. DSA的原理	掌握			
	4. DSA的减影方式	掌握			
	5. 高压注射器	了解			
	（三）DSA操作步骤				
	1. 患者资料输入	了解			
	2. 患者体位选择	熟悉			
	3. 设备准备	掌握			
	（四）DSA临床应用				
	1. DSA造影中的常用技术	掌握			
	2. 心血管介入治疗常用体位	了解			
	3. 神经系统造影	熟悉			
	4. 循环系统造影	掌握			
七、医学影像信息系统	（一）PACS概述		理论讲授 实践教学 多媒体演示 分析讨论	4	2
	1. 发展简史与发展趋势	了解			
	2. 主要功能	掌握			
	3. 主要内容	了解			
	4. 分类	熟悉			
	5. 远程放射学系统	掌握			

单元	教学内容	教学要求	教学活动参考	参考学时	
				理论	实践
七、医学影像信息系统	6. 限度 （二）DICOM 标准 1. 主要作用 2. 应用范围和领域 3. 文件格式	了解 熟悉 掌握 熟悉			

五、说明

（一）教学安排

本教学大纲主要供中等卫生职业教育医学影像技术专业教学参考使用。本课程于第3、第4学期开设，总学时为216学时，包括理论教学138学时，实践教学78学时。各教学单位可根据学校的实际情况略做调整，但理论和实践教学课时比总体应控制在1:0.6左右。

（二）教学要求

1. 本课程对知识部分教学目标分为掌握、熟悉、了解三个层次。掌握：指对基本知识、基本理论有深刻的认识，并能综合、灵活地运用所学的知识解决实际问题。熟悉：指能够领会概念、原理的基本含义，解释现象。了解：指对基本知识、基本理论能有一定的认识，能够记忆所学的知识要点。

2. 本课程重点突出以岗位胜任力为导向的教学理念，在技能目标分为能和会两个层次。能：指能独立、规范地解决实际技能问题，完成实践技能操作。会：指在教师的指导下能够初步实施实践技能操作。

3. 本课程在教学过程中融入思政内容，倡导爱国主义精神、团队合作精神、劳模精神、工匠精神以及创新精神。

（三）教学建议

1. 本课程依据医学影像技术岗位的工作任务、职业能力要求，强化理论实践一体化，突出"做中学、学中做"的职业教育特色，根据培养目标、教学内容和学生的学习特点以及职业资格考试要求，提倡项目教学、案例教学、任务教学、角色扮演、情景教学、工作过程导向教学等方法，利用校内外实训基地，将学生的自主学习、合作学习和教师引导教学等教学组织形式有机结合。

2. 教学过程中，可通过测验、观察记录、技能考核和理论考试等多种形式对学生的职业素养、专业知识和技能进行综合考评。应体现评价主体的多元化，评价过程的多元化，评价方式的多元化。评价内容不仅关注学生对知识的理解和技能的掌握，更要关注知识在临床实践中运用与解决实际问题的能力水平，重视大国工匠、家国情怀、追求卓越、爱岗敬业等职业素质的培养。

参 考 文 献

［1］中华医学会影像技术分会，中华医学会放射学分会.乳腺影像检查技术专家共识 [J]. 中华放射学杂志，2016, 50 (8): 561−565.

［2］盛蕾，锁彤，张霞，等.对比增强乳腺 X 射线摄影对于致密型乳腺乳腺癌的诊断价值 [J]. 中华放射学杂志，2019, 53 (2): 98−102.

［3］黄霞.医学影像技术 [M]. 3 版.北京：人民卫生出版社，2016.

［4］余建明，曾勇明.医学影像检查技术学 [M]. 北京：人民卫生出版社，2016.

［5］雷子乔，郑艳芬.医学影像技术 [M]. 北京：人民卫生出版社，2020.

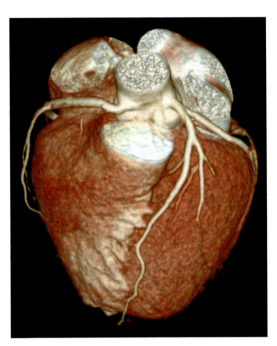

彩图 4-5-7　心脏 VR

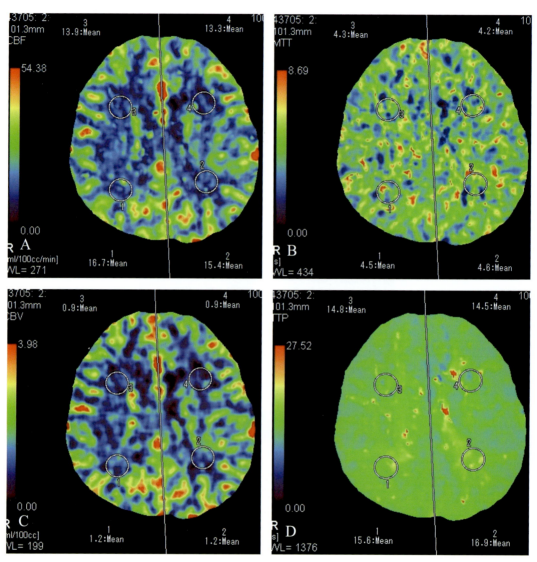

彩图 4-5-12　脑灌注成像
A.血流量图;B.平均通过时间图;C.血容量图;D.达峰时间图。

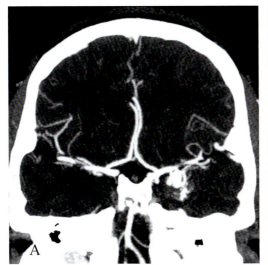

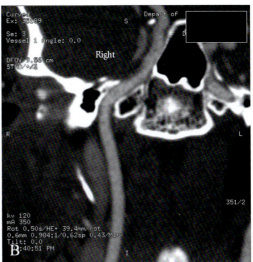

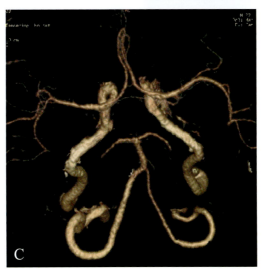

彩图 4-6-6　颅脑 CTA 后处理技术
A. MIP；B. CPR；C. VR。

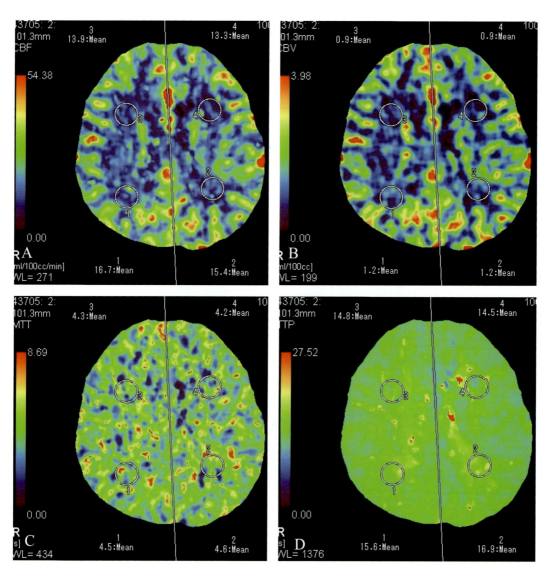

彩图 4-6-7　颅脑 CTP 血流灌注参数图像
A. CBF；B. CBV；C. MTT；D. TTP。

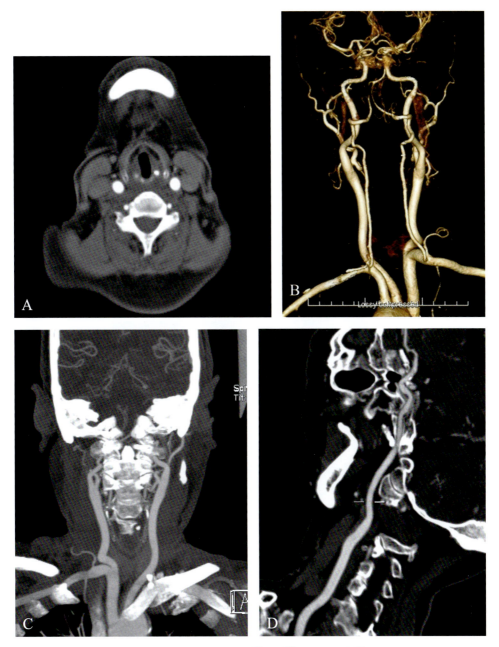

彩图 4-8-10　颈部血管 CTA 图像
A. 横断面；B.VR 图像；C. 最大密度投影；D. 曲面重组。

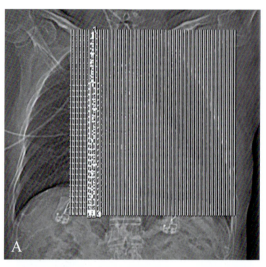

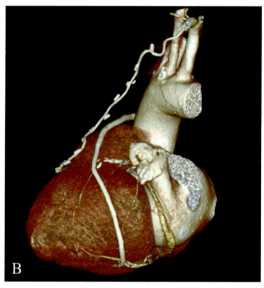

彩图 4-9-10　冠状动脉搭桥术后
A.扫描范围;B.容积再现(VR)图像。

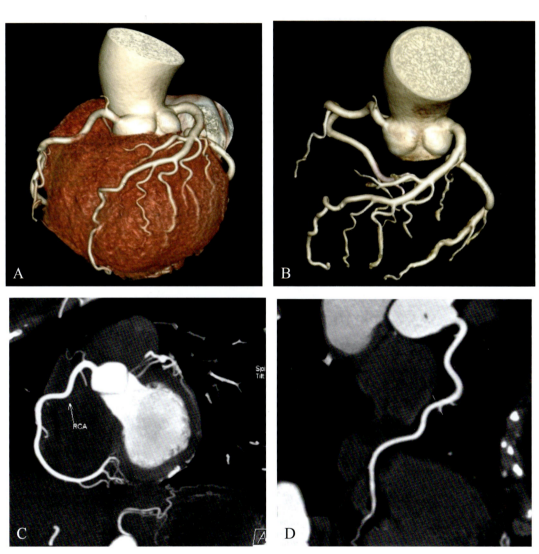

彩图 4-9-14　冠状动脉图像

A. 冠状动脉 VR 图像;B. 冠状动脉树;C. 最大密度投影;D. 曲面重组。

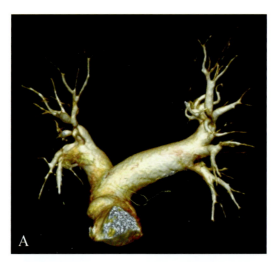

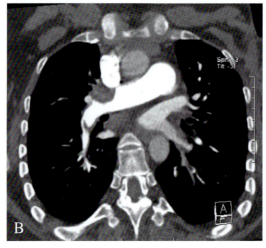

彩图 4-9-18　肺动脉 CTA

A. 肺动脉 VR 图像；B. 多平面重组（MPR）。

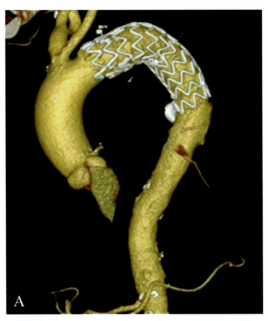

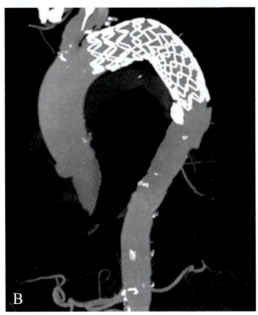

彩图 4-9-22　胸主动脉支架术后
A. VR 图像；B. 最大密度投影。

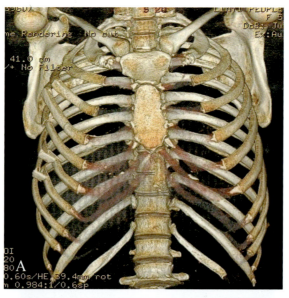

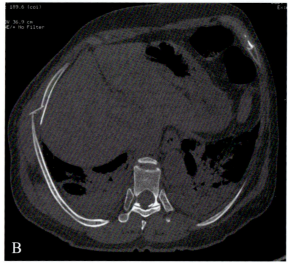

彩图 4-9-25　肋骨三维重建图像
A. 肋骨 VR 图像;B. 单根肋骨 CPR 图像。

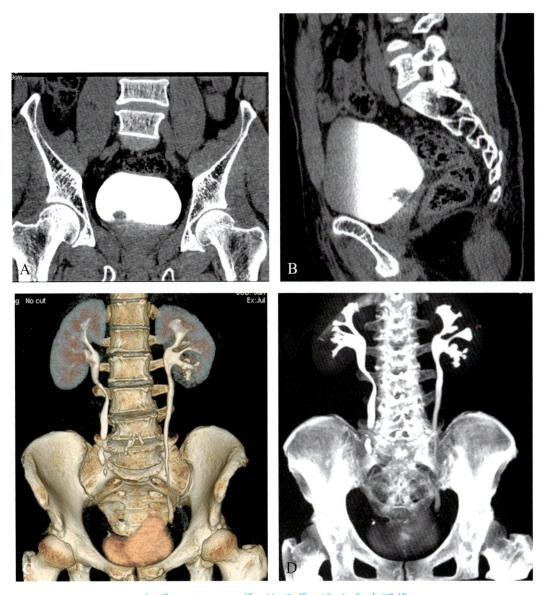

彩图 4-10-7　肾、输尿管、膀胱重建图像

A. 膀胱充盈期冠状位；B. 膀胱充盈期矢状位；C. 泌尿系全程 VR 图像；
D. 泌尿系 MIP 图像。

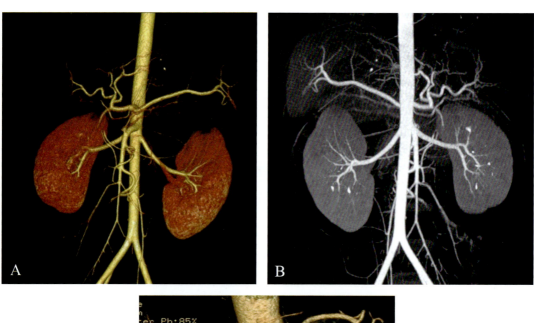

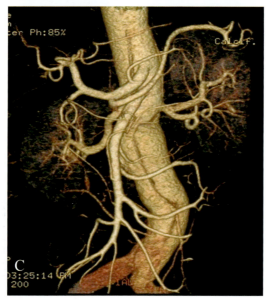

彩图 4-10-17 腹主动脉 CTA

A. 正常腹主动脉 VR 图像;B. 最大密度投影;C. 腹主动脉夹层动脉瘤 VR 图像。

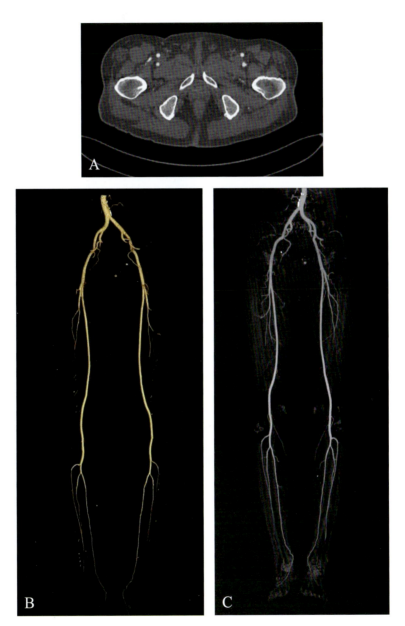

彩图 4-12-15　下肢动脉 CTA 图像
A. 横断面图像;B. VR 图像;C. 最大密度投影。

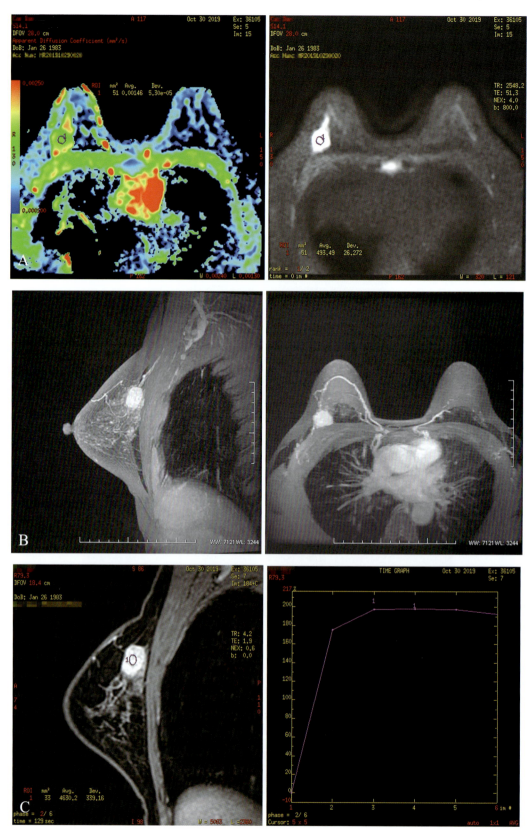

彩图 5-10-10 乳腺扫描图像后处理
A. 病灶 ADC 测量及 DWI；B. 病灶的最大密度投影图像；
C. 动态增强时间－信号强度曲线测量。

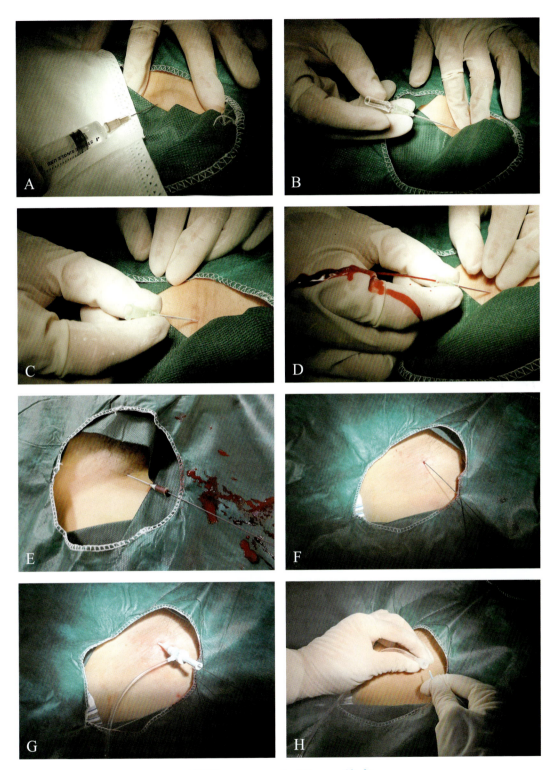

彩图 6-1-2 Seldinger 技术

A. 局部麻醉;B. 右侧腹股沟区皮肤皱褶下方约 0.5cm 处,快速穿刺股动脉;C. 退出针芯;D. 缓缓向外退针,见血液从针尾射出;E. 将导丝经穿刺针芯送至股动脉;F. 退出穿刺针,只将导丝留在股动脉;G. 通过导丝引入血管鞘;H. 经血管鞘送入导管。